Paul Yannick Windisch

Survival-Kit Biochemie

Der ideale Einstieg für angehende Mediziner

1. Auflage

ELSEVIER

ELSEVIER

Hackerbrücke 6, 80335 München, Deutschland
Wir freuen uns über Ihr Feedback und Ihre Anregungen an books.cs.muc@elsevier.com

ISBN 978-3-437-41397-1
eISBN 978-3-437-18001-9

Alle Rechte vorbehalten
1. Auflage 2017
© Elsevier GmbH, Deutschland

Wichtiger Hinweis für den Benutzer
Die Erkenntnisse in der Medizin unterliegen laufendem Wandel durch Forschung und klinische Erfahrungen. Herausgeber und Autoren dieses Werkes haben große Sorgfalt darauf verwendet, dass die in diesem Werk gemachten therapeutischen Angaben (insbesondere hinsichtlich Indikation, Dosierung und unerwünschter Wirkungen) dem derzeitigen Wissensstand entsprechen. Das entbindet den Nutzer dieses Werkes aber nicht von der Verpflichtung, anhand weiterer schriftlicher Informationsquellen zu überprüfen, ob die dort gemachten Angaben von denen in diesem Werk abweichen, und seine Verordnung in eigener Verantwortung zu treffen.
Für die Vollständigkeit und Auswahl der aufgeführten Medikamente übernimmt der Verlag keine Gewähr.
Geschützte Warennamen (Warenzeichen) werden in der Regel besonders kenntlich gemacht ($^{®}$). Aus dem Fehlen eines solchen Hinweises kann jedoch nicht automatisch geschlossen werden, dass es sich um einen freien Warennamen handelt.

Bibliografische Information der Deutschen Nationalbibliothek
Die Deutsche Nationalbibliothek verzeichnet diese Publikation in der Deutschen Nationalbibliografie; detaillierte bibliografische Daten sind im Internet über http://www.d-nb.de/ abrufbar.

19 20 21 22   5 4 3 2

Für Copyright in Bezug auf das verwendete Bildmaterial siehe Abbildungsverzeichnis

Das Werk einschließlich aller seiner Teile ist urheberrechtlich geschützt. Jede Verwertung außerhalb der engen Grenzen des Urheberrechtsgesetzes ist ohne Zustimmung des Verlages unzulässig und strafbar. Das gilt insbesondere für Vervielfältigungen, Übersetzungen, Mikroverfilmungen und die Einspeicherung und Verarbeitung in elektronischen Systemen.

Um den Textfluss nicht zu stören, wurde bei Patienten und Berufsbezeichnungen die grammatikalisch maskuline Form gewählt. Selbstverständlich sind in diesen Fällen immer Frauen und Männer gemeint.

Planung: Karolin Dospil, München
Projektmanagement: Martha Kürzl-Harrison, München
Redaktion: Dr. Antje Kronenberg, Gronau (Westf.)
Satz: abavo GmbH, Buchloe/Deutschland; TnQ, Chennai/Indien
Druck und Bindung: Dimograf, Bielsko-Biała, Polen
Umschlaggestaltung und Grafik: SpieszDesign, Neu-Ulm

Aktuelle Informationen finden Sie im Internet unter **www.elsevier.de**

Vorwort

Wenn man Medizinstudenten nach ihren Lieblingsfächern fragt, wird man „Biochemie" als Antwort wohl eher selten zu hören bekommen. Ob man nun mit Chemie nie richtig warm wurde, sich vor großen Stoffwechselwegen und komplizierten Enzymnamen fürchtet oder eigentlich am liebsten nur operieren möchte: Die Gründe, dieses Fach nicht zu mögen, sind so vielfältig wie die Studenten selbst.

Wenn dann auch noch die drohende Prüfung am Ende des Semesters näher rückt, wird jedes aufkeimende Interesse an der Biochemie im Keim erstickt.

Warum also dieses Buch? Weil Biochemie an sich gar nicht so schwer ist, wenn man (wie immer im Medizinstudium) die Prioritäten klar setzt, Eselsbrücken liefert, kleinschrittig erklärt und das Ganze mit ein paar Übungsaufgaben garniert. Zudem hat es, im Gegensatz zu manch anderen vorklinischen Fächern, einen sehr engen Bezug zur Klinik, sodass es letztlich keine Option ist, die Biochemie völlig zu ignorieren.

Natürlich kann ein Buch mit diesem Umfang nicht auf jede Frage, die einem in der Klausur begegnen könnte, die Antwort parat haben. Aber wenn man dank prägnanter und verständlicher Erklärungen in kurzer Zeit eine sehr solide Basis (mit der nicht nur das Bestehen gesichert sein sollte) aufgebaut hat, findet man vielleicht auch mal die Zeit, echtes Interesse zu entwickeln und einzelne Teilgebiete noch etwas zu vertiefen.

Egal ob ihr das Buch also nutzt, um die Klausur zu überleben, oder ausgehend vom Gelernten die 1,0 anpeilt, hoffe ich, dass es euch beim Erreichen eurer Ziele helfen wird, und freue mich auf Rückmeldungen.

Mein Dank gilt dem Bereich Medizinstudium von Elsevier (Frau Kürzl-Harrison und Frau Dospil) sowie Frau Kronenberg und Herrn Zettlmeier für ihre Beiträge zu diesem Buch.

Heidelberg, April 2017
Paul Y. Windisch

Benutzerhinweise

LERNTIPP
Insider-Know-How von Studenten für Studenten: In den gelben Kästen findest Du Eselsbrücken, Merkhilfen, Tipps und Tricks. So bist Du in Prüfungen bestens gewappnet!

FÜR DIE KLAUSUR
In den blauen Kästen findest Du Hinweise, Tipps und Tricks, wie das jeweilige Thema in den Klausuren abgefragt wird und beantwortet werden kann!

FÜR AHNUNGSLOSE
Die grünen Kästen markieren Übungsfragen samt Lösungsstrategien zum chemischen Grundwissen. Das absolute Minimum dessen, was Du wissen musst!

MERKE
Praktische Merksätze und Definitionen, die das Basiswissen in Kürze zusammenfassen und logische Zusammenhänge herstellen, sind in rot hervorgehoben!

!ACHTUNG
Hinweise auf Fußangeln, Verwechslungsgefahren oder Besonderheiten in leuchtendem Orange.

Abbildungsverzeichnis

Der Verweis auf die jeweilige Abbildungsquelle befindet sich bei allen Abbildungen im Werk am Ende des Legendentextes in eckigen Klammern.

G157	Goering, R. et al.: Mims' Medical Microbiology, Elsevier/Mosby, 4th ed. 2008.
L106	Henriette Rintelen, Velbert
L190	Gerda Raichle, Ulm
L231	Stefan Dangl, München
L253	Dr. Wolfgang Zettlmeier, Barbing
V492	abavo GmbH, Buchloe

Abkürzungsverzeichnis

A	Adenin	ER	endoplasmatisches Retikulum
ABC	ATP-Binding Cassette	F_{AB}	Fragment Antigen Binding
ACE	Angiotensin Converting Enzyme	FAD	Flavin-Adenin-Dinucleotid
ACTH	adrenocorticotropes Hormon	F_C	Fragment Crystallizable
ADH	Antidiuretisches Hormon	fl	Femtoliter
ADP	Adenosin-Diphosphat	FMN	Flavin-Mononucleotid
AL(A)T	Alanin-Aminotransferase	FSH	follikelstimulierendes Hormon
AMP	Adenosin-Monophosphat	G	Guanin
ANP	atriales natriuretisches Peptid	GABA	Gamma-Aminobuttersäure
APC	aktiviertes Protein C	GDP	Guanosin-Diphosphat
APRT	Adenin-Phosphoribosyl-Transferase	GI	gastrointestinal
ASAT	Aspartat-Aminotransferase	Gi	inhibitorische heterotrimere G-Proteine
ASS	Acetylsalicylsäure	GIP	glucoseabhängiges insulinotropes Peptid
AST	Aspartat-Aminotransferase	Gl., Gll.	Glandula, Glandulae
ATP	Adenosin-Triphosphat	GLP	Glucagon-like Peptide
BCAA	Branched-Chain Amino Acids	GLUT	Glucosetransporter
Bcl	B-Cell Lymphoma-Proteins	GMP	Guanosin-Monophosphat
BPG	Bisphosphoglycerat	GOT	Glutamat-Oxalacetat-Transaminase
C	Cytosin	Gp	Glykoprotein
cAMP	cyclisches Adenosinmonophosphat	GPCR	G-Protein-gekoppelter Rezeptor
CCK	Cholecystokinin	GPI	Glykosylphosphatidylinositol
CD	Cluster of Differentiation	GPT	Glutamat-Pyruvat-Transaminase
CDK	Cyclin-Dependent Kinase	Gq	die PLC aktivierende G-Proteine
cDNA	copy DNA	Gs	stimulatorische heterotrimere G-Proteine
cGMP	cyclisches GMP	GTP	Guanosin-Triphosphat
CGRP	Calcitonin Gene-Related Peptide	Hb	Hämoglobin
CK	Kreatinkinase	HbCO	Carboxyhämoglobin
CK-BB	Kreatinkinase vor allem im Hirn	HCG	humanes Choriongonadotropin
CKI	CDK-Inhibitoren	HCl	Salzsäure
CK-MB	Kreatinkinase vor allem im Myokard	HClO	hypochlorige Säure
CK-MM	Kreatinkinase vor allem im Skelettmuskel	HDL	High Density Lipoprotein
CoA	Coenzym A	HGPRT	Hypoxanthin-Guanin-Phosphoribosyl-Transferase
COX	Cyclooxygenase		
CPR	C-reaktives Protein	HIF	Hypoxia Inducible Factor
CREB	cAMP Response Element-Binding Protein	HIV	Human Immunodefcieny Virus
CRH	Corticotropin Releasing Hormone	HLA	Human Lymphocyte Antigen
CTP	Cytidintriphosphat	hnRNA	heterogeneous nuclear RNA
CYP	Cytochrom P450	Ig	Immunglobulin
DAG	Diacylglyerin	IGF	Insulin-Like-Growth-Faktor
dGTP	Desoxy-Guanosindiphosphat	IMP	Inosinmonophosphat
dl	Deziliter	IP	isoelektrischer Punkt
DMT	Divalent Metal Transporter	IP3	Inositol-1,4,5-trisphosphat
DNA	Desoxyribonucleinsäure	Jak	Januskinasen
DNP	2,4-Dinitrophenol	kcal	Kilokalorien
DPPC	Dipalmitoylphosphatidylcholin	KCN	Kaliumcyanid
dTMP	Desoxy-Thymidinmonophosphat	kDa	Kilodalton
dTTP	Desoxy-Thymidintriphosphat	kJ	Kilojoule
dUMP	Desoxy-Uridinmonophosphat	K_M	Michaelis-Menten-Konstante
eEF	eukaryontischer Elongationsfaktor	KZ	Koordinationszahl
eIF	eukaryontischer Initiationsfaktor	LCAT	Lecithin-Cholesterin-Acyltransferase
ENaC	Epithelial Na-Channel	LDL	Low Density Lipoprotein
Epo	Erythropoetin	LH	luteinisierendes Hormon

LOX	Lipoxygenase	RANK	Receptor Activator of Nuclear Factor κ
MAG	Monoacylglycerid	RANKL	Receptor Activator of Nuclear Factor κ Ligand
MAK	Membranangriffskomplex		
MAO	Monoaminoxidase	rER	raues (rough) endoplasmatisches Retikulum
MCH	Mean Corpuscular Hemoglobin		
MCHC	Mean Corpuscular Hemoglobin Concentration	RISC	RNA-Indiced Silencing Complex
		RNA	Ribonucleinsäure
M-CSF	Macrophage Colony-Stimulating Factor	ROS	reaktive Sauerstoffspezies
MCV	Mean Corpuscular Volume	RQ	respiratorischer Quotient
Met-Hb	Methämoglobin	rRNA	ribosomale RNA
MHC	Major Histocompatibility Complex	RT	Reverse Transkriptase
miRNA	micro RNA	S	Svedberg (Einheit der Sedimentationskonstante)
MOMP	Mitochondrial Outer Membrane Permeabilization		
		SAM	S-Adenosylmethionin
MPF	Mitosis-Promoting Factor	SDS	Sodium Dodecyl Sulfate
MPS	mononukleäres Phagozytensystem	sER	glattes (smooth) endoplasmatisches Retikulum
mRNA	messenger RNA		
MSH	melanozytenstimulierendes Hormon	SGLT1	Sodium Dependent Glucose Transporter 1
NAD	Nicotinamid-Adenin-Dinucleotid	SH	Schwefelwasserstoff
NADP	Nicotinamid-Adenin-Dinucleotid-Phosphat	siRNA	small interfering RNA
		snRNA	small nuclear RNA
NK-Zellen	natürliche Killerzellen	SRP	Signal Recognition Particle
NLS	Nuclear Localization Signal	SSRI	Selective Serotonin Reuptake Inhibitor(s)
NO	Stickstoffmonoxid	STAT	Signal Transducers and Activators of Transcription
NOR	Nucleolus Organizer Region		
OMP	Orotidinmonophosphat	STH	somatotropes Hormon
OPG	Osteoprotegerin	T	Thymin
ORI	Origin of Replication	TAG	Triacylglycerin
P/Q	Phosphat/Sauerstoff-Quotient	tPA	Tissue Plasminogen Activator
PALP	Pyridoxalphosphat	TPP	Thiaminpyrophosphat
PAMP	Pathogen-Associated Molecular Pattern	TRH	Thyreotropin Releasing Hormone
PAMP	Pyridoxaminphosphat	tRNA	transfer RNA
PAPS	3-Phosphoadenosin-5-phosphosulfat	TSH	Thyroidea-stimulierendes Hormon
PCR	Polymerase Chain Reaction	U	Uracil
PDH	Pyruvatdehydrogenase	U	Enzymeinheit
PE	Phosphatidylethanolamin	UCP1	Uncoupling Protein 1
PEP	Phosphoenolpyruvat	UDP	Urididiphosphat
PEP-CK	Phosphoenolpyruvat-Carboxykinase	UMP	Uridinmonophosphat
PFK	Phosphofructokinase	UTP	Uridintriphosphat
PFKFB	Phosphofructokinase-2/Fructose-2,6-bisphosphatase	V	Volumen
		V	Vasopressin
pg	Picogramm	VIP	vasoaktives intestinales Peptid
PI	Phosphatidylinositol	VLDL	Very Low Densitiy Lipoprotein
PIP2	Phosphatidylinositol-4,5-bisphosphat	V_{max}	Maximalgeschwindigkeit
PKA	Proteinkinase A	vWF	Von-Willebrand-Faktor
PKU	Phenylketonurie	WHO	World Health Organization
PLC	Phospholipase C	XMP	Xanthinmonophosphat
POMC	Proopiomelanocortin	ZNS	Zentralnervensystem
PRPP	5-Phosphoribosyl-1-Pyrophosphat	β-HMG-CoA	β-Hydroxy-methyl-glutaryl-Coenzym A
RAAS	Renin-Angiotensin-Aldosteron-System		

Inhaltsverzeichnis

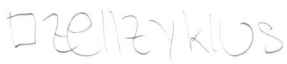
Zellzyklus

1	**Einführung in Stoffwechselwege**	1
1.1	Wiederholung: Thermodynamik und Kinetik	2
1.2	Wiederholung: Nährstoffe	4
1.3	Enzyme	30
1.4	Cofaktoren	43
1.5	Übungen	43
2	**Grundstruktur der Zelle**	45
2.1	Allgemeines	45
2.2	Zellmembran	46
2.3	Organellen	49
2.4	Zytoskelett	57
2.5	Zellkontakte	57
2.6	Übungen	58
3	**Kohlenhydratstoffwechsel**	59
3.1	Zellatmung: Glykolyse bis Atmungskette	59
3.2	Pentosephosphatweg	106
3.3	Die anderen Zucker	112
3.4	Übungen	115
4	**Lipidstoffwechsel**	117
4.1	Lipolyse	117
4.2	β-Oxidation	119
4.3	Ketonkörper-Stoffwechsel	123
4.4	Fettsäure-Synthese	127
4.5	Triacylglycerin-Synthese	131
4.6	Cholesterin-Synthese	132
4.7	Stoffwechsel der Lipoproteine	136
4.8	Übungen	141
5	**Genetik**	143
5.1	Wiederholung: Nucleotide, DNA und RNA	143
5.2	Transkription	149
5.3	Translation	154
5.4	Replikation	159
5.5	Zellzykluskontrolle	164
5.6	Apoptose	166
5.7	Nucleotidstoffwechsel	168
5.8	Übungen	178
6	**Proteine**	179
6.1	Posttranslationale Modifikationen	179
6.2	Bindegewebe	181
6.3	Aminosäurestoffwechsel	184
6.4	Exkurs: Muskel	200
6.5	Übungen	202
7	**Blut**	203
7.1	Bestandteile	203
7.2	Hämatopoese	206
7.3	Hämoglobin	207
7.4	Hämostase	217
7.5	Übungen	223
8	**Immunsystem**	225
8.1	Antigene	226
8.2	Zellen des Immunsystems	226
8.3	Antikörper	231
8.4	Komplementsystem	234
8.5	Übungen	236
9	**Hormone**	237
9.1	Einleitung und wiederkehrende Strukturen	237
9.2	Insulin, Diabetes und Glucagon	242
9.3	Adrenalin und Noradrenalin	248
9.4	Rund um die Hypophyse	250
9.5	Calciumhaushalt	266
9.6	Blutdruck und Elektrolyte	268
9.7	Übungen	270
10	**Vitamine**	271
10.1	Vitamin A	271
10.2	Vitamin D	274
10.3	Vitamin E	276
10.4	Übungen	276

11	**Nährstoffe und ihre Aufnahme – vom Mund bis ins Blut**	279	**13**	**Lösungen**	305
11.1	Nährstoffe	279	13.1	Einführung in Stoffwechselwege	305
11.2	Parenterale Ernährung	280	13.2	Grundstruktur der Zelle	306
11.3	Verdauung	281	13.3	Kohlenhydratstoffwechsel	306
11.4	Resorption	284	13.4	Lipidstoffwechsel	306
11.5	Übungen	289	13.5	Genetik	307
			13.6	Proteine	307
			13.7	Blut	307
12	**Im Labor**	291	13.8	Immunsystem	308
12.1	Die experimentelle Doktorarbeit	291	13.9	Hormone	308
12.2	Rund um Viren	292	13.10	Vitamine	308
12.3	Rund um Bakterien	295	13.11	Verdauung	309
12.4	Polymerase-Kettenreaktion	299	13.12	Im Labor	310
12.5	Gel-Elektrophorese	300			
12.6	Onkogene	303		**Register**	311
12.7	Übungen	304			

KAPITEL 1

Einführung in Stoffwechselwege

1.1 Wiederholung: Thermodynamik und Kinetik 2

1.2 Wiederholung: Nährstoffe 4

1.3 Enzyme 30

1.4 Cofaktoren 43

1.5 Übungen 43

In der Biochemie kommt man ohne Kenntnisse der großen Stoffwechselwege nicht weit. Bevor wir uns in Glykolyse, β-Oxidation und Co. stürzen, wollen wir zuerst ein paar Grundlagen klären, die uns helfen zu verstehen, was bei diesen Prozessen wirklich passiert, sodass wir uns die prüfungsrelevanten Fakten leichter einprägen können. Dazu wollen wir zunächst ein paar Dinge zum Thema Thermodynamik und Kinetik wiederholen, um zu begreifen, warum bestimmte Reaktionen ablaufen und andere nicht. Im Anschluss rufen wir uns die Struktur der Nährstoffe in Erinnerung, die im Rahmen der großen Stoffwechselwege synthetisiert oder abgebaut werden. Es folgen wichtige Fakten zu Enzymen und Coenzymen bzw. Cosubstraten, die uns ebenfalls häufig begegnen werden.

☺ FÜR AHNUNGSLOSE

Was bedeutet eigentlich **Stoffwechsel?** Unter Stoffwechsel versteht man die Gesamtheit der (bio-)chemischen Prozesse in unserem Körper. Prinzipiell können sie zwei Funktionen haben:
1. Den Aufbau oder den Erhalt des Körpers **(Baustoffwechsel)**
2. Das Bereitstellen von Energie für Energie verbrauchende Prozesse wie Bewegung, die Synthese bestimmter Stoffe, die Erzeugung von Membranpotenzialen etc. **(Energiestoffwechsel)**

Wenn man sich mit einem Stoffwechselweg befasst, verliert man sich schnell in Details. Am Ende kennt man die Namen sämtlicher Zwischenprodukte (Intermediate) und hat dennoch nicht verstanden, worum es eigentlich geht. Um das zu vermeiden, sollte man für jeden Stoffwechselweg ein paar wichtige Fragen beantworten können:
- Was geht rein? (Substrate/Edukte)
- Was kommt raus? (Produkte)
- Wo im Körper findet der Prozess statt? (Gewebe, Organellen)
- Warum läuft dieser Prozess ab? (Energiegewinnung etc.)
- Wie ist die Energiebilanz?
- Was sind die wichtigsten Regulationsmechanismen? (Enzyminhibition etc.)
- Gibt es Verbindungen zu anderen Stoffwechselwegen? (gemeinsame Metaboliten)

Um euch die Beantwortung dieser Fragen etwas zu erleichtern, findet ihr bei der Besprechung jedes Stoffwechselwegs eine kleine Tabelle.

Doch zunächst, wie besprochen, die (durchaus prüfungsrelevante) Wiederholung der Basics!

1.1 Wiederholung: Thermodynamik und Kinetik

Keine Angst! So detailliert wie in der Chemie werden wir uns mit den Begriffen Thermodynamik und Kinetik nicht mehr beschäftigen. Ein paar wichtige Aspekte sollten wir allerdings trotzdem noch einmal ansprechen.

1.1.1 Thermodynamik

Ihr wisst hoffentlich noch, dass es in der Thermodynamik vor allem darum ging, ob eine chemische Reaktion abläuft oder nicht, wohingegen die Frage nach der Geschwindigkeit dieser Reaktion im Rahmen der Kinetik geklärt wird.

Ein zentraler Begriff aus der Thermodynamik ist die **Gibbs-Energie (ΔG)** bzw. Gibbs' freie Energie. Sie gibt an, ob eine Reaktion spontan, also gewissermaßen „freiwillig", abläuft. Das ist der Fall, wenn ΔG negativ ist; man spricht von einer **exergonen** Reaktion. Eine Reaktion, die nicht spontan abläuft, hat ein positives ΔG und wird als **endergon** bezeichnet. Die Einheit der Gibbs-Energie, auf die man sehr oft im Rahmen der Thermodynamik trifft, ist übrigens Kilojoule pro mol (kJ/mol).

> **! ACHTUNG**
> Manchmal wird für ΔG auch der Begriff „freie Reaktionsenthalpie" verwendet. Um Verwechslungen mit der Reaktionsenthalpie H zu vermeiden, werden wir ihn aber in diesem Buch vermeiden.

> **☺ FÜR AHNUNGSLOSE**
> Was bedeutet eigentlich „Δ"? Bei diesem Dreieck handelt es sich um den griechischen Großbuchstaben **D**elta. Er wird in der Mathematik häufig verwendet, um deutlich zu machen, dass es um eine **D**ifferenz geht, in unserem Fall um die Differenz zwischen dem Energiegehalt der Edukte und Produkte.

> **☺ FÜR AHNUNGSLOSE**
> Warum laufen Reaktionen mit negativer Gibbs-Energie spontan ab? Ihr wisst vielleicht noch, dass alles im Universum nach einem möglichst **energiearmen Zustand** strebt. Was wiederum bedeutet, dass bei einer spontan ablaufenden Reaktion der Energiegehalt der Edukte höher ist als der der Produkte. Da die Edukte zu energiearmen Produkten reagieren, nimmt die Energie der beteiligten Stoffe durch die chemische Reaktion folglich ab, sodass ΔG negativ wird.

Wenn eine Reaktion exergon ist, heißt das, dass diese Reaktion sofort stattfindet, wenn man die Edukte zusammenführt? Nein, denn auch wenn die Produkte einen niedrigeren Energiegehalt haben, muss man meist erst ein bisschen Energie, die **Aktivierungsenergie (G^A)**, ins System investieren, damit die Reaktion in Gang kommt. Werft am besten mal einen Blick auf die Energieprofile der Reaktionen (➤ Abb. 1.1); dann werdet ihr sehen, dass die Aktivierungsenergie gewissermaßen ein kleines Hindernis darstellt, das überwunden werden muss, damit die Reaktion in Gang kommt.

Was kann der Körper machen, wenn er eine endergone Reaktion ablaufen lassen will? Er koppelt die endergone Reaktion an eine exergone Reaktion, die gleichzeitig abläuft. Diese **Kopplung** führt dazu, dass sich die Gibbs-Energien der beiden Reaktionen zur Gibbs-Energie der Gesamtreaktion **addieren.** Ist diese dann negativ, so ist die Reaktion exergon und

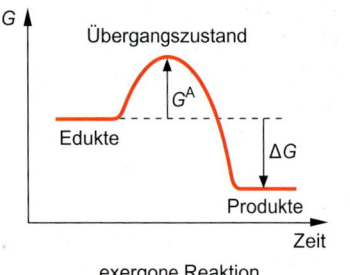

exergone Reaktion

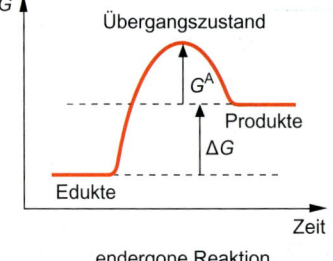

endergone Reaktion

Abb. 1.1 Energieprofile von exergonen und endergonen Reaktionen [L253]

läuft ab. In unserem Körper werden endergone Reaktionen häufig an die Spaltung (genauer gesagt die **Hydrolyse**) **von ATP**, der Energiewährung der Zelle, gekoppelt, um sie ablaufen zu lassen.

> **! ACHTUNG**
> Verwechslungsgefahr: Ihr erinnert euch vielleicht noch an die **Gleichgewichtskonstante K** aus der Chemie. Koppelt man zwei Reaktionen, erhält man die Gleichgewichtskonstante der Gesamtreaktion, indem man die Gleichgewichtskonstanten der Einzelreaktionen **multipliziert**. Die Gibbs-Energien werden dagegen **addiert**!

1.1.2 Kinetik

Im Rahmen der Kinetik befasst man sich vor allem mit der Geschwindigkeit, mit der chemische Reaktionen ablaufen. Um eine Aussage über die Geschwindigkeit einer Reaktion treffen zu können, muss man aber erst einmal festlegen, was die Reaktionsgeschwindigkeit ist und wie man sie messen kann! Man hat zwei Möglichkeiten zur Auswahl (die natürlich beide zum selben Ergebnis führen):

- Während der Reaktion werden Produkte gebildet. Man misst die **Zunahme der Produktkonzentration pro Zeit.** Die Formel für die Geschwindigkeit v lautet dann:

$$v = \frac{dc_p}{dt}$$ | Formel 1.1

c ist dabei die Konzentration (der Produkte) und t die Zeit.

> **☺ FÜR AHNUNGSLOSE**
> Wofür steht das „d"? Anstatt d hätte man auch Δ schreiben können – es geht wieder um eine **Differenz**! Angenommen, man startet eine chemische Reaktion und bestimmt die Produktkonzentration nach 3 und nach 8 Sekunden. Die Differenz zwischen den Zeitpunkten, also dt bzw. Δt, beträgt dann 5 Sekunden und auch die Differenz der Produktkonzentrationen kann man auf diese Weise bestimmen. Nun dividiert man die beiden Differenzen und erhält die Geschwindigkeit.

- Zweite Möglichkeit: Während der Reaktion werden die Ausgangsstoffe, die Edukte, verbraucht.

Man misst folglich die **Abnahme der Eduktkonzentration** in einem bestimmten Zeitraum.

$$v = -\frac{dc_A}{dt}$$ | Formel 1.2

Warum das Minus in der Gleichung? Wenn man die Differenz der Eduktkonzentrationen bestimmt, ergibt sich ein Problem: Da die Edukte verbraucht werden, ist die Konzentration am Ende der Reaktion geringer als am Anfang. Der Wert, den man in die Gleichung zur Berechnung der Geschwindigkeit einsetzen würde, wäre folglich negativ. Die Geschwindigkeit selbst würde dann auch einen negativen Wert annehmen. Da die Geschwindigkeit aber selbstverständlich positiv sein muss, ist ein Minus in der Gleichung notwendig.

Doch nun zum wichtigen Teil: Wir wollen wissen, wovon die Reaktionsgeschwindigkeit abhängt. Anstatt uns dabei – wie noch in der Chemie – in Formeln zu vertiefen, orientieren wir uns lieber an den wichtigsten Fakten und Fragen:

Wann läuft eine Reaktion besonders schnell ab?

- Wenn die **Temperatur hoch** ist! Stellt euch eine Lösung vor, in der zwei Arten von Molekülen schwimmen. Die Teilchen sind ständig in Bewegung (sie schwingen auf der Stelle, können aber auch aneinander vorbeigleiten), und wann immer zwei Moleküle zusammenstoßen, kommt es zu einer Reaktion. Wenn wir nun unsere Lösung erhitzen, schwingen die Teilchen schneller und die Wahrscheinlichkeit, dass zwei Moleküle zusammenstoßen, steigt ... und damit auch die Reaktionsgeschwindigkeit.

- Wenn die **Konzentration der Edukte hoch** ist! Wenn viele Eduktmoleküle in einer Lösung schwimmen, ist die Wahrscheinlichkeit eines Zusammenstoßes natürlich ebenfalls höher, als wenn nur wenige vorhanden sind. Auch bei Stoffen, die zerfallen, gilt: Je mehr Teilchen vorhanden sind, desto mehr Teilchen können zerfallen.

- Wenn die **Aktivierungsenergie niedrig** ist! Wenn man in eine Reaktion erst einmal viel Energie pumpen muss, damit überhaupt etwas passiert, läuft diese auch langsamer ab. Es gibt Substanzen, welche die Aktivierungsenergie einer Reaktion herabsetzen und auf diese Weise die Reaktionsgeschwindigkeit (und bei Gleichgewichtsreaktionen auch die Einstellung des Gleichgewichts) beschleunigen. Zudem gehen sie auch noch **unverändert aus der Reaktion hervor.** Man bezeichnet sie als **Katalysatoren.** Katalysatoren verändern aber nicht die Anzahl der Produkte, die entstehen, bzw. das Verhältnis von Edukten zu Produkten. Sie können auch aus einer endergonen keine exergone Reaktion machen (was ihr am Energieprofil erkennen könnt), sondern wirken lediglich beschleunigend (➢ Abb. 1.2).

Ein letzter Begriff, den ihr aus der Kinetik mitnehmen solltet, ist der der **geschwindigkeitsbestimmenden Reaktion.** In der Biochemie werden wir uns sehr viel mit Stoffwechselwegen befassen, bei denen ein Produkt entsteht, das dann sofort in einer Folgereaktion als Edukt dient. Das dort entstehende Produkt dient dann als Edukt des nächsten Schritts usw. Es kann aber durchaus sein, dass eine Reaktion die Produkte langsamer bildet, als die Folgereaktion sie verbraucht. Diese Reaktion wird als geschwindigkeitsbestimmende/r Reaktion/Teilschritt bezeichnet, da sie die Geschwindigkeit des ganzen Stoffwechselwegs limitiert. Schließlich können die folgenden Schritte nicht ablaufen, wenn ihnen keine Edukte bereitgestellt werden. Der geschwindigkeitsbestimmende Schritt ist der mit der **höchsten Aktivierungsenergie.** Auf diese Weise kann man ihn in einem Energieprofil auch leicht erkennen.

😊 FÜR AHNUNGSLOSE
Stellt euch den geschwindigkeitsbestimmenden Schritt wie einen sehr langsamen Staffelläufer vor. Egal wie schnell seine Kollegen sind, solange er das Staffelholz nicht übergeben hat, geht nichts weiter.

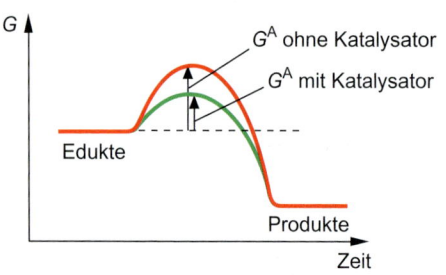

Abb. 1.2 Energieprofile mit und ohne Katalysator [L253]

1.2 Wiederholung: Nährstoffe

Bevor wir uns mit den Reaktionen von Kohlenhydraten, Lipiden und Proteinen befassen, sollten wir zunächst die wichtigsten Fakten wiederholen und für ein bisschen Systematik sorgen; zum einen, weil diese Fakten selbst gerne in Klausuren und Physikum geprüft werden, zum anderen, weil mit einem guten Verständnis der Grundlagen die Stoffwechselwege viel leichter ihren Weg ins Langzeitgedächtnis finden.

1.2.1 Kohlenhydrate

Von Kohlenhydraten (➢ Kap. 3) bzw. Zuckern habt ihr mit Sicherheit schon eine gute Vorstellung aus dem Alltag. Wenn man sich Kohlenhydrate verschiedener Größe anschaut, erkennt man, dass ihnen eine gemeinsame Summenformel zugrunde liegt: $C_n(H_2O)_n$. Jedem C-Atom wird also quasi ein Wassermolekül zugeordnet, was auch den Namen Kohlenhydrat erklärt.

😊 FÜR AHNUNGSLOSE
Was bringt eine allgemeine Summenformel? Will man wissen, aus wie vielen Atomen ein Kohlenhydrat mit 6 C-Atomen besteht, muss man nur für „n" die Zahl 6 einsetzen und erhält die korrekte Summenformel.

📐 FÜR DIE KLAUSUR
Die meisten Zucker erkennt ihr an der Endung „ose". Das heißt aber nicht, dass alle Zucker diese Endung haben müssen.

Die einfachsten Zucker sind die **Monosaccharide** (Einfachzucker), die sich zu **Oligo-** und **Polysacchariden** (Mehrfachzucker) verknüpfen lassen (➢ Abb. 1.3).

Monosaccharide Teil 1

Monosaccharide werden häufig in der **Fischer-Projektion** dargestellt. Falls die Chemie schon etwas länger zurückliegt, wollen wir schnell die wich-

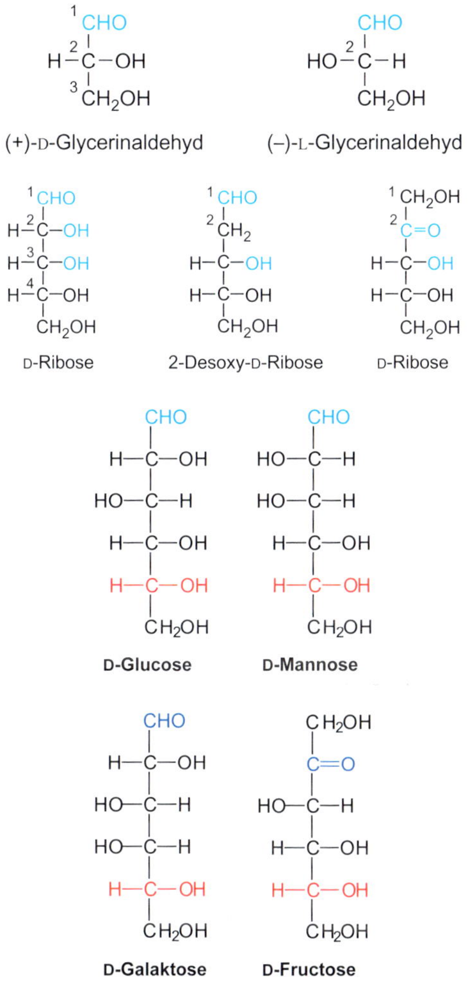

1.2 Wiederholung: Nährstoffe

Abb. 1.3 Wichtige Kohlenhydrate [L253]

(+)-D-Glycerinaldehyd, (−)-L-Glycerinaldehyd, D-Ribose, 2-Desoxy-D-Ribose, D-Ribose, D-Glucose, D-Mannose, D-Galaktose, D-Fructose

ein, und alle horizontalen Bindungen nach vorne, also aus dem Blatt heraus, weisen.

> **LERNTIPP**
> Um nicht mehr zu vergessen, in welche Richtung die Bindungen in der Fischer-Projektion zeigen, müsst ihr euch nur vorstellen, dass ihr von einem **schüchternen Menschen umarmt** werdet. Die Arme zeigen nach vorne, Körperkontakt wird allerdings vermieden.

In der Fischer-Projektion können wir wichtige Klassifikationskriterien und Eigenschaften der Zucker erkennen.

Alle Zucker tragen eine **Carbonylgruppe** (Kohlenstoff ist mit Sauerstoff durch eine Doppelbindung verknüpft). Diese ist entweder endständig (dann handelt es sich um ein **Aldehyd**) oder an ein C-Atom innerhalb der Kette (**Keton**) gebunden (> Abb. 1.4). Monosaccharide können verschieden lange Kohlenstoffketten besitzen. Je nach Kettenlänge unterscheidet man:

- 3 C-Atome = **Triose** (z. B. Glycerinaldehyd)
- 4 C-Atome = **Tetrose**
- 5 C-Atome = **Pentose** (z. B. Ribose)
- 6 C-Atome = **Hexose** (z. B. Glucose)

Aufgrund der beiden Unterscheidungsmerkmale (funktionelle Gruppe und Kettenlänge) ordnet man Zucker einer Gruppe zu. So ist z. B. Glucose eine **Aldohexose**, da sie eine Aldehydgruppe trägt und aus 6 C-Atomen besteht.

Wenn ihr nun aber einen Blick auf die wichtigen Kohlenhydrate (> Abb. 1.3) werft, wird euch auffallen, dass sowohl Glucose als auch Galaktose Aldohexosen sind. Sie unterscheiden sich lediglich darin, dass die Hydroxygruppen (OH-Gruppen) teilweise in verschiedene Richtungen zeigen. Man spricht von unterschiedlichen **Konfigurationen an den Chirali-**

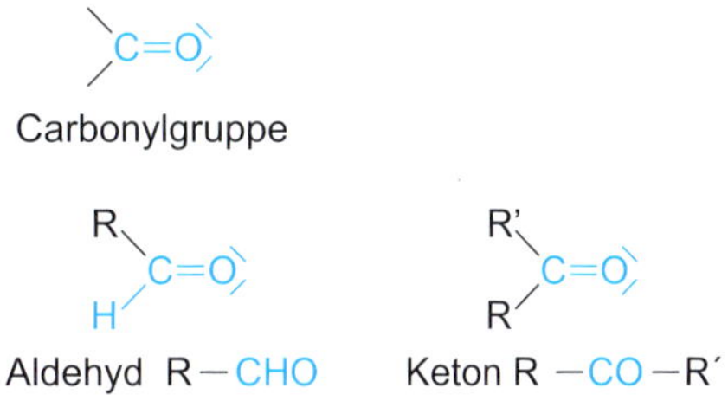

tigsten Fakten zu dieser Darstellungsform wiederholen:

1. Die längste Kohlenhydratkette des Moleküls, dessen Fischer-Projektion gezeichnet werden soll, wird **von oben nach unten** gezeichnet.
2. Die **am höchsten oxidierte Gruppe** (in der der Kohlenstoff die höchste Oxidationszahl hat) steht oben. Zum Thema Oxidation/Reduktion werden wir später noch einige Fakten wiederholen. Die Kette wird von oben nach unten von 1 aufwärts durchnummeriert.
3. Für die räumliche Anordnung muss man sich vorstellen, dass alle vertikalen Bindungen (zwischen C-Atomen) nach hinten, also ins Blatt hin-

Carbonylgruppe: C=O

Aldehyd R—CHO

Keton R—CO—R′

Abb. 1.4 Carbonylgruppe, Aldehyd und Keton [L253]

tätszentren. Bevor wir uns damit weiter befassen, sollten wir noch einmal die wichtigsten Fakten zur Stereochemie auffrischen.

Exkurs: Stereochemie

Im Rahmen der Stereochemie gibt es einige Definitionen, an denen kein Weg vorbeiführt ... genau lesen lohnt sich! Falls ihr vor lauter Isomeren den Überblick verliert, werft einen Blick in ➤ Tab. 1.1.

Aus der Chemie kennt ihr bereits **Summenformeln** (z. B. H$_2$0), die das Verhältnis der Atome einer Verbindung zueinander angeben, aber auch **Strukturformeln**, die deutlich machen, wie die Atome miteinander verknüpft sind. Wenn zwei Stoffe dieselbe Summenformel haben, sich aber in ihrer Strukturformel unterscheiden, spricht man von **Konstitutionsisomeren**. In ➤ Abb. 1.5 haben z. B. beide Moleküle die Summenformel C$_4$H$_{10}$, aber unterschiedliche Strukturen. Sie sind Konstitutionsisomere.

Bei **Stereoisomeren** sind dagegen Summen- und Strukturformel identisch. Jedes Atom hat also in beiden Verbindungen dieselben Bindungspartner. Was

Abb. 1.5 n-Butan und Isobutan [L253]

sich allerdings unterscheidet, ist die räumliche Anordnung.

Lassen sich die Moleküle durch „Drehen" an einer Einfachbindung ineinander überführen, kann man statt von Stereoisomeren auch genauer von **Konformationsisomeren (Rotameren)** sprechen. Ist dies nicht der Fall (man müsste Bindungen brechen und neu verknüpfen), bezeichnet man die Moleküle als **Konfigurationsisomere.**

Auch bei Konfigurationsisomeren kann man noch präziser werden. Verhalten sich zwei Konfigurati-

Tab. 1.1 Übersicht über Isomerien

Konstitutionsisomere: gleiche Summenformel, aber unterschiedliche Strukturformel/Bindungsmuster	Stereoisomere: gleiche Summenformel, gleiche Struktur, aber unterschiedliche räumliche Anordnung			
	Konfigurationsisomere: Stereoisomere, die sich nicht durch Drehung um eine Einfachbindung ineinander überführen lassen			**Konformationsisomere (Rotamere):** Stereoisomere, die sich durch Drehung um eine Einfachbindung ineinander überführen lassen
	Enantiomere: Konfigurationsisomere, die sich wie Bild und Spiegelbild zueinander verhalten	**Diastereomere:** Konfigurationsisomere, die sich nicht wie Bild und Spiegelbild zueinander verhalten		
		Epimere: Sonderfall der Diastereomere, die sich nur in der Konfiguration an einem C-Atom unterscheiden	**E/Z-Isomere:** Sonderfall der Diastereomere an unterschiedlich substituierten Doppelbindungen oder cis/trans-Isomerie an Ringstrukturen	

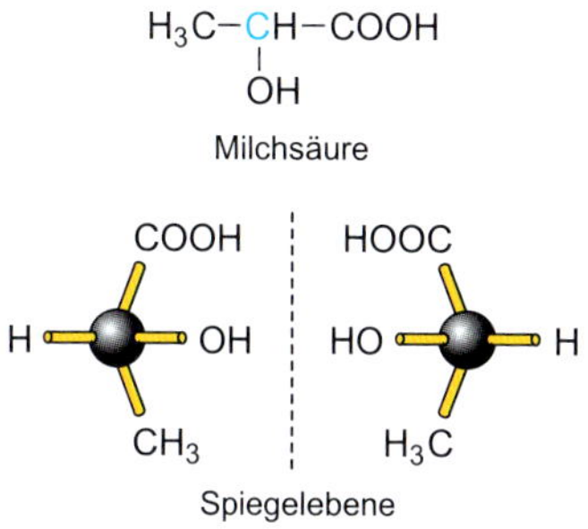

H₃C—CH—COOH
      |
      OH
   Milchsäure

COOH   HOOC
H—●—OH   HO—●—H
  CH₃   H₃C
      Spiegelebene

Abb. 1.6 Die zwei Enantiomere der Milchsäure [L253]

onsisomere wie Bild und Spiegelbild zueinander, spricht man von **Enantiomeren** (> Abb. 1.6).

Vergleicht man zwei Enantiomere, wird man feststellen, dass die **physikalischen Eigenschaften** (Schmelztemperatur, Siedetemperatur etc.) **identisch** sind. Trotzdem können manche Enantiomere im menschlichen Körper völlig unterschiedliche Wirkungen entfalten (Enzyme können nämlich die Enantiomere unterscheiden).

Übrigens: Verhalten sich zwei Konfigurationsisomere nicht wie Bild und Spiegelbild zueinander, spricht man von **Diastereomeren.**

Doch zurück zum Wesentlichen: Wir hatten gesagt, dass sich Monosaccharide in der Konfiguration an ihren Chiralitätszentren unterscheiden können. Der Begriff „chiral" bedeutet so viel wie „händig", denn auch unsere Hände sind wie enantiomere Moleküle Spiegelbilder, die sich nicht durch Drehen ineinander überführen lassen. Chirale Moleküle besitzen immer ein **C-Atom**, das als **Chiralitätszentrum** fungiert und für die Chiralität verantwortlich ist. Wenn man es genau nimmt, gilt diese Bedingung nur für die zentrale Chiralität. Da aber dieser Sonderfall die einzige in der Medizinerausbildung wichtige Chiralität darstellt, können wir andere Kriterien für chirale Moleküle vernachlässigen. Wie erkennen wir ein Chiralitätszentrum?

1. Das C-Atom muss **sp³-hybridisiert** sein. Wenn ihr mittlerweile vergessen habt, was das bedeutet, sucht einfach nach einem C-Atom, das **vier Einfachbindungen** ausbildet.
2. Das C-Atom muss über die Einfachbindungen an **vier unterschiedliche Substituenten** gebunden sein.

Nun wissen wir zwar, wie man ein Chiralitätszentrum findet, aber was hat es mit dessen Konfiguration auf sich? Man kann den Substituenten des Chiralitätszentrums Prioritäten zuweisen und je nach Anordnung dieser Prioritäten bezeichnet man es als **R- oder S-**konfiguriert. Wer hierzu noch weitere Details will, wirft am besten noch einmal einen Blick in ein Chemiebuch. Wenn Moleküle in der Fischer-Projektion dargestellt sind, verwendet man gerne noch eine andere Nomenklatur, die uns auch bei den Kohlenhydraten begegnen wird: Weist die funktionelle Gruppe nach rechts, bezeichnet man das Chiralitätszentrum als **D** (lat. dexter). Weist sie dagegen nach links, spricht man von **L** (lat. laevus).

Monosaccharide Teil 2

Wir waren dabei, Glucose und Galaktose zu vergleichen, und hatten bereits festgestellt, dass sie dieselbe Strukturformel besitzen und der Unterschied in der Konfiguration an den Chiralitätszentren liegt. Mit unserem frisch erworbenen Wissen sehen wir, dass die C-Atome 2, 3, 4 und 5 der beiden Zucker chiral sind. Das bedeutet leider, dass ihr die Richtung, in welche die Hydroxygruppen an diesen C-Atomen zeigen, auswendig lernen müsst, wenn ihr die Zucker korrekt zeichnen oder erkennen wollt.

😀 FÜR AHNUNGSLOSE

Was ist mit den anderen beiden C-Atomen? C1 ist nicht sp³-hybridisiert (erkennbar an der Doppelbindung) und C6 ist mit zwei H-Atomen verknüpft, hat also keine 4 unterschiedlichen Substituenten.

💡 LERNTIPP

Ein paar Eselsbrücken helfen einem dabei, sich die Konfigurationen der einzelnen Zucker einzuprägen. Bei der Glucose merkt man sich „ta tü ta ta". Die Hydroxygruppen an C2, C4 und C5 zeigen also auf dieselbe Seite, wohingegen C3 auf die andere Seite zeigt. Ob die Gruppen nach rechts oder nach links zeigen, hängt davon ab, ob ihr D- oder L-Glucose zeichnet.
Bei der **Galaktose** sehen die Hydroxygruppen aus wie die Spitze einer Rakete, die durch die **Gala**xis fliegt. Fructose sieht aus wie Glucose, nur eben als Ketose. Wenn ihr die „wichtigen Kohlenhydrate" aus > Abb. 1.3 erkennen könnt, solltet ihr für Klausur und Physikum gut gerüstet sein.

D- oder L-Glucose? Es gibt zwei Möglichkeiten, Glucose zu zeichnen: Entweder zeigen die Hydroxygruppen an C2,4,5 nach rechts und an C3 nach links oder umgekehrt. Bei der Klassifikation der Zucker benennt man diese nach der Konfiguration des Chiralitätszentrums, das **am weitesten von der Aldehyd- oder Ketogruppe entfernt** ist. Klingt schwierig? Ist aber ziemlich simpel! Bei der Glucose in ▶ Abb. 1.3 zeigt die OH-Gruppe an C5 nach rechts. C5 ist also D-konfiguriert; folglich bezeichnet man das Molekül als D-Glucose. Die meisten Zucker, die wir im Alltag konsumieren, sind übrigens D-konfiguriert.

Macht es einen Unterschied, ob wir D- oder L-Zucker essen? Ja, und den kann man sogar schmecken! Den süßen Geschmack der D-Glucose kennt ihr, wohingegen L-Glucose bitter schmeckt.

D- und L-Glucose verhalten sich wie Bild und Spiegelbild zueinander; sie sind folglich Enantiomere. Ein Gemisch, in dem zwei Enantiomere zu gleichen Teilen vorkommen (z. B. 50 % D-Glucose und 50 % L-Glucose), bezeichnet man übrigens als **Racemat.**

Betrachten wir dagegen D-Glucose und D-Galaktose, erkennen wir, dass sich diese nicht durch Spiegeln ineinander überführen lassen. Sie sind Diastereomere, genauer gesagt **Epimere.** Epimere sind Diastereomere, die sich in der Konfiguration genau eines Chiralitätszentrums (in diesem Fall C4) unterscheiden.

In Wasser und folglich auch im menschlichen Körper (der hauptsächlich aus Wasser besteht) liegen Monosaccharide meist nicht als Kette vor, sondern bilden Ringsysteme. Der Ringschluss läuft dabei immer nach einem ähnlichen Schema ab (▶ Abb. 1.7):

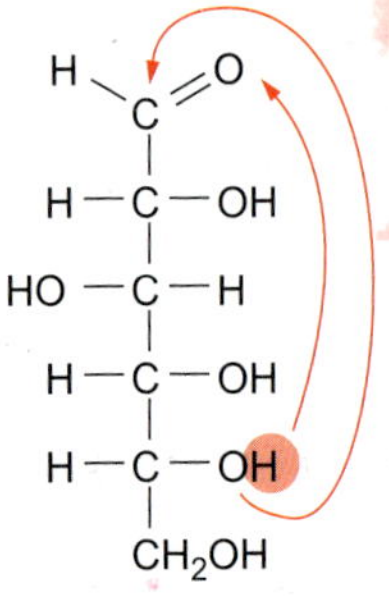

Abb. 1.8 α-D-Glucose als Beispiel einer Pyranose [L253]

1. Die Hydroxygruppe des letzten chiralen C-Atoms greift an der Aldehyd- oder Ketogruppe an.
2. Das Sauerstoffatom der Hydroxygruppe wird als Sauerstoffbrücke Teil des Rings. Das Wasserstoffatom der Hydroxygruppe bildet mit dem Sauerstoffatom der Carbonylgruppe eine neue Hydroxygruppe.
3. Der fertige Ring lässt sich in der **Haworth-Struktur** darstellen (▶ Abb. 1.8).

FÜR DIE KLAUSUR
Beim Ringschluss reagiert eine Hydroxy- mit einer Carboxygruppe. Im Chemieteil des Physikums könnte gefragt werden, wie das Produkt dieser Reaktion heißt: Es handelt sich um ein **Halbacetal!**

Um aus der Fischer-Projektion auf die Darstellung des Rings in der Haworth-Struktur zu kommen, muss man verschiedene Punkte beachten. Euch wird auffallen, dass einige OH-Gruppen über und andere unter der Ringebene stehen. Ob ein Atom über oder unter dem Ring steht, könnt ihr euch aus der Fischer-Projektion herleiten. Beachtet bitte, welches C-Atom aus der Fischer-Projektion an welchem Ort in der Haworth-Struktur landet, und versucht vielleicht auch mal, einige der anderen Monosaccharide selbst zu zeichnen.

LERNTIPP
FLOH: Fischer **L**inks **O**ben **H**aworth. Eine Gruppe, die in der Fischer-Projektion auf der linken Seite des Moleküls steht, zeichnet man in der Haworth-Schreibweise nach oben.

Abb. 1.7 Ringschluss der D-Glucose [L253]

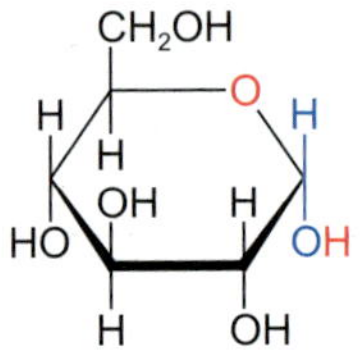

In der Ringform kann man noch eine weitere Unterscheidung zwischen den Zuckern machen. Liegen sie als Fünfring vor, spricht man von Furanosen. Einen Sechsring bezeichnet man als Pyranose

(> Abb. 1.8). Am Beispiel der Glucopyranose seht ihr außerdem, dass an C1 (die rechte Ecke des Rings), das früher die Aldehydgruppe trug, nun ein Chiralitätszentrum entstanden ist. Dieses Zentrum wird im Fall von Zuckern auch als anomeres C-Atom bezeichnet. Je nachdem, ob die Hydroxygruppe am anomeren C nach unten oder oben zeigt, bezeichnet man den Zucker als α oder β. Bei der Glucose in unserem Körper stehen die α-, die β- und die offenkettige Form im Gleichgewicht. Man spricht von Mutarotation.

FÜR DIE KLAUSUR
Wenn ihr mal im Stress der Prüfung das anomere C-Atom nicht finden könnt, sucht nach einem C, das über zwei Einfachbindungen an Sauerstoffatome gebunden ist!

LERNTIPP
Furanose = **F**ünfring (4 C- und 1 O-Atom)
Pyranose = **S**echsring (5 C- und 1 O-Atom)
Alpha = **a**bwärts
Beta = **ob**en HOCHBETT

Noch ein letzter Punkt, dann können wir das Kapitel Monosaccharide vorerst abschließen. Wir haben gelernt, dass Monosaccharide funktionelle Gruppen besitzen, und diese sind bekanntlich gerne an chemischen Reaktionen beteiligt.

FÜR AHNUNGSLOSE
Was sind funktionelle Gruppen? In der Organik (also der Chemie des Kohlenstoffs) hat man häufig mit Verbindungen von Kohlen- und Wasserstoff zu tun. Da sich diese beiden Elemente in ihren Elektronegativitäten (also dem Vermögen, Elektronen an sich zu ziehen) kaum unterscheiden, sind die Bindungen zwischen den Atomen in Kohlenwasserstoffen quasi unpolar und damit eher wenig reaktiv. Neben Kohlen- und Wasserstoff können aber auch noch andere Elemente in organischen Verbindungen vorkommen, die man als Heteroatome bezeichnet. Deren Elektronegativitäten unterscheiden sich teilweise stark von denen des Kohlenstoffs (Sauerstoff ist z. B. vergleichsweise stark elektronegativ). Da das elektronegativere Atom gemeinsam bindende Elektronenpaare zu sich zieht, bewirkt dies eine lokal stärker negative Ladung und damit eine Polarisierung der Atombindung. Am anderen Bindungspartner entsteht dagegen ein positiver Ladungsschwerpunkt. Da nun entgegengesetzt geladene Teilchen an der polarisierten Bindung angreifen können, ist die Reaktivität gegenüber einer unpolaren Bindung erhöht. Heteroatome (aber auch Doppelbindungen) beeinflussen also die Reaktivität einer organischen Verbindung. Man bezeichnet sie deshalb auch als funktionelle Gruppen.

Im Folgenden sind wichtige Reaktionsmechanismen zusammengefasst, wobei es Punkte bringen kann, euch den Reaktionsmechanismus und das Produkt einzuprägen (> Abb. 1.9). Schaut gelegentlich einmal auf die Fischer-Projektionen der Zucker, um euch die Reaktion und das Produkt besser vorstellen zu können.

- Aus **Glucose** entsteht durch **Oxidation an C1 Gluconsäure**.
- Aus **Glucose** entsteht durch **Oxidation an C6 Glucuronsäure**.
- Aus **Glucose** entsteht durch **Reduktion der Aldehydgruppe Sorbitol** (ein Polyalkohol).
- Aus **Mannose** entsteht durch **Reduktion der Aldehydgruppe Mannitol** (ebenfalls ein Polyalkohol).

Exkurs: Oxidation und Reduktion

Auch hier noch einmal eine kleine Auffrischung eures Chemiewissens:
- Gibt ein Stoff Elektronen ab, wird er **oxidiert**.
- Nimmt ein Stoff Elektronen auf, wird er **reduziert**.

Da in der Natur Elektronen nicht einfach abgegeben werden, um dann frei im Raum herumzuschwirren, finden Elektronenabgabe und -aufnahme in einer gekoppelten 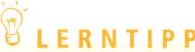 **RED**uktions-**OX**idations-Reaktion (**Redoxreaktion**) statt.

LERNTIPP
Reduktion = meh**r** (Elektronenaufgabe)
Oxidation = **Ex** (Elektronenabgabe)

Manchmal sieht man allerdings nicht auf den ersten Blick, wo Elektronen aufgenommen oder abgegeben werden, weshalb man **Oxidationszahlen** als Hilfsmittel nutzt. Oxidationszahlen sind als formale Ladungen definiert. Was zunächst verwirrend klingt, ist eigentlich ganz einfach: Die Oxidationszahl vergleicht den Zustand eines Atoms mit dem Zustand, den es als Element hat. Die folgenden Beispiele sollten Klarheit schaffen:

1. Liegt ein Stoff als Element vor, hat er genauso viele Elektronen, wie seiner Kernladungszahl

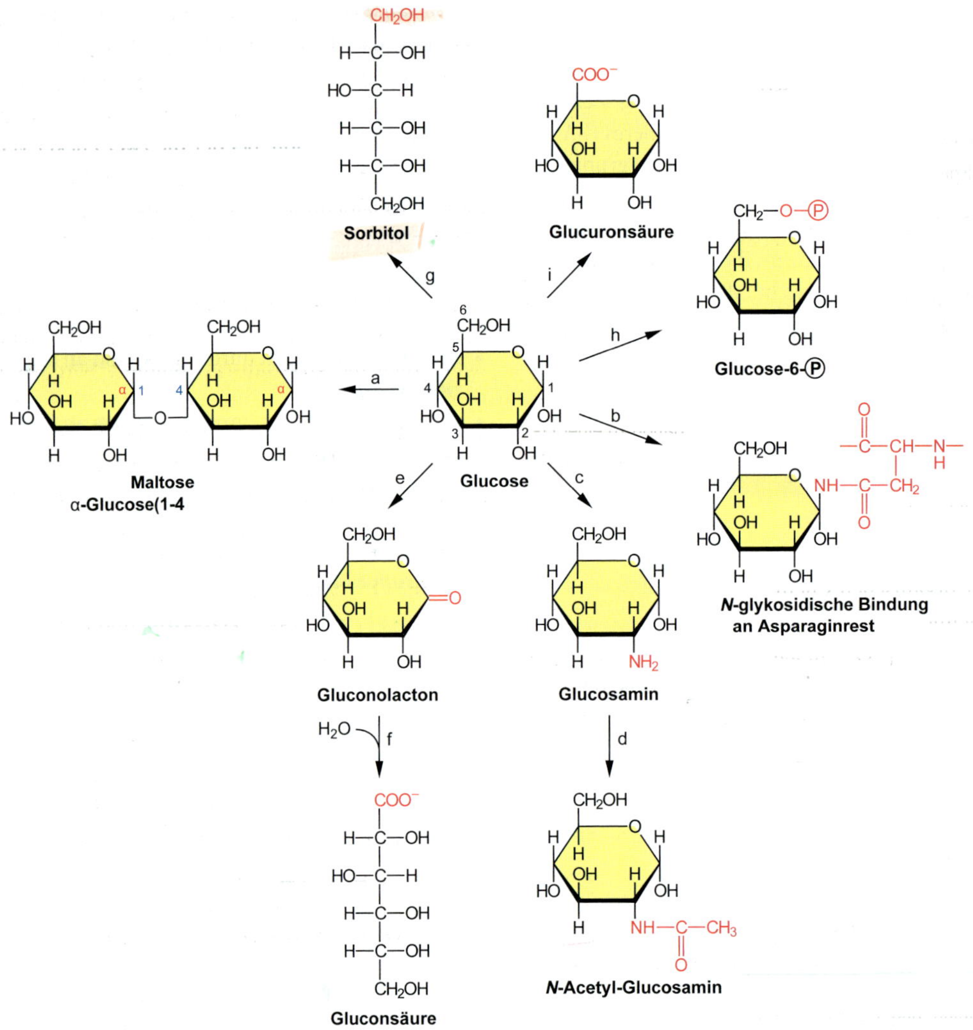

Abb. 1.9 Reaktionsprodukte der Glucose [L253]

(= Protonenzahl) entspricht, und erhält die **Oxidationszahl 0.**

2. Liegt ein Stoff als Ion vor, hat er genauso viele Elektronen mehr oder weniger, wie seine Ladung angibt. Seine Oxidationszahl entspricht folglich der **Ladung** (Mg^{2+} hat 2 Elektronen weniger als das Mg-Atom und somit die Oxidationszahl +2).

Aufpassen muss man bei Molekülen! Zur Erinnerung: Atome sind über gemeinsam bindende Elektronenpaare verbunden. Das Elektronenpaar wird bei der Bestimmung der Oxidationszahl immer dem **elektronegativeren Partner** zugeordnet. Es bietet sich deshalb an, Moleküle zu zeichnen und mit einem Bleistift die Elektronenpaare zuzuordnen. Dann zählt man für jedes Atom die Elektronen, die ihm zugeordnet werden, und vergleicht diese Anzahl mit der, die es im elementaren Zustand hätte (➤ Abb. 1.10).

!**ACHTUNG**

Im Infokasten zu den funktionellen Gruppen haben wir gelernt, dass eine Bindung zwischen Kohlenstoff und Wasserstoff aufgrund ähnlicher Elektronegativitäten als unpolar bezeichnet wird. Trotzdem wird das bindende Elektronenpaar bei der Bestimmung der Oxidationszahlen dem Kohlenstoff zugewiesen.

1.2 Wiederholung: Nährstoffe

Abb. 1.10 Zeichnerische Bestimmung der Oxidationszahlen am Beispiel Wasser [L253]

AUSWIRKUNG AUF OXIDATIONSZAHL!

Da eine Reduktion mit der Aufnahme von Elektronen verbunden ist, bewirkt sie eine **Erniedrigung der Oxidationszahl**, während eine Oxidation mit einer **Erhöhung der Oxidationszahl** verbunden ist.

💡 LERNTIPP
Wenn man nicht mehr weiß, ob eine Oxidation zu einer Erhöhung oder einer Erniedrigung der Oxidationszahl führt, muss man nur genau hinschauen: Das Wort **Ox**idationszahl enthält bereits ein **+**, es ist lediglich ein bisschen gekippt.

In der organischen Chemie, mit der wir uns in der Biochemie vorwiegend befassen werden, ist die Definition der Begriffe Oxidation und Reduktion sogar noch ein wenig simpler: In der Organik definiert man die **Abgabe von Wasserstoffatomen** bzw. das Knüpfen einer **Bindung zu einem Sauerstoffatom** als Oxidation. Den umgekehrten Fall nennt man folglich Reduktion.

😊 FÜR AHNUNGSLOSE
Warum wird die Abgabe von H-Atomen (Achtung: nicht Protonen!) als Oxidation bezeichnet? Mit den H-Atomen gehen natürlich auch deren Elektronen verloren. Wie wir wissen, werden diese bei der Bestimmung der Oxidationszahlen den C-Atomen zugesprochen, an welche die H-Atome gebunden sind (höhere Elektronegativität des C gegenüber dem H). Bei der Abspaltung eines Wasserstoffatoms wird daher die Oxidationszahl am C-Atom größer; es ist oxidiert worden.
Warum wird das Knüpfen einer Bindung zu einem Sauerstoffatom als Oxidation bezeichnet? Die Bindung an ein elektronegatives O Atom führt dazu, dass sich die Oxidationszahl des bindenden C-Atoms erhöht (da dessen Elektron nun dem O zugesprochen wird), sodass dies ebenfalls eine Oxidation darstellt.

Disaccharide

Wir haben schon einiges über Monosaccharide gelernt und es wurde bereits erwähnt, dass sich diese zu Disacchariden verknüpfen lassen. Die Bindung zwischen den Monosacchariden wird **glykosidische Bindung** (genauer: O-glykosidische Bindung, weil die Ringe über ein Sauerstoffatom verbunden sind) genannt. Die Reaktion, bei der die zwei Zucker verknüpft werden, ist übrigens eine **Acetalbildung**. An dieser Acetalbildung ist immer das **anomere C-Atom** des einen Monosaccharids beteiligt. Das andere Monosaccharid muss nicht zwingend mit seinem anomeren C-Atom binden! Es muss sich auch nicht um ein Monosaccharid derselben Sorte handeln. Auch die glykosidische Bindung wird als α oder β klassifiziert, je nachdem, ob die OH-Gruppe am anomeren C-Atom in α- oder β-Stellung steht.

Man gibt bei Disacchariden immer die beteiligten Zucker, die Nummern der beteiligten Atome und die α- oder β-Klassifikation an. Die wichtigsten Disaccharide und die zugrunde liegende Bindung solltet ihr kennen (> Abb. 1.11):

- **Lactose** (Milchzucker): **Galaktose** und **Glucose** sind **β-1,4-glykosidisch** verknüpft.

β-PEEZ.: MUTAROTATION

GALANT TRINKT GLUCKERND MILCH

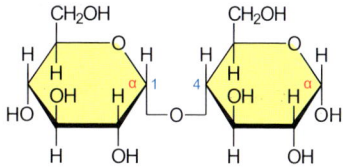

Maltose
α-D-Glucopyranosyl-(1→4)-α-D-glucopyranose

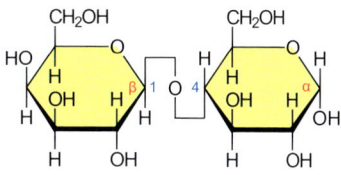

Lactose
β-D-Galaktopyranosyl-(1→4)-β-D-glucopyranose

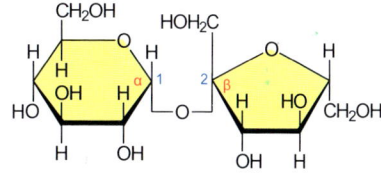

Saccharose
α-D-Glucopyranosyl-(1→2)-β-D-fructofuranose

Abb. 1.11 Maltose, Lactose und Saccharose [L253]

1 Einführung in Stoffwechselwege

> ISOMALTOSE: GLUC. + GLUC. 1-6α GLYK. VERKNÜPFT

- **Maltose** (Malzzucker): Glucose und Glucose sind **α-1,4-glykosidisch** verknüpft.
- **Saccharose** (Haushaltszucker): **α-Glucose** und **β-Fructose** sind **1,2-glykosidisch** verknüpft. Beide anomeren C-Atome sind an der glykosidischen Bindung beteiligt.

💡 LERNTIPP
Maltose ist als Malzzucker im Bier enthalten. Sie besteht aus zwei Glucoseeinheiten, was als **Glc-Glc** abgekürzt wird. Wenn ihr versucht, „Glc-Glc" auszusprechen, werdet ihr sehen, dass das in etwa dasselbe Geräusch ist, das in eurem Hals beim Biertrinken entsteht.

! ACHTUNG
Lactose hat nichts mit Lactat zu tun, mit dem wir uns später in diesem Buch noch genauer befassen werden.

Noch ein eher für die Chemie wichtiger Fakt: Man unterscheidet **reduzierende** und **nichtreduzierende Zucker**. Besitzt ein Zucker eine Aldehydgruppe, kann er an dieser oxidiert werden und ist damit selbst ein reduzierender Zucker. Ein Disaccharid besitzt nur dann eine Aldehydgruppe, wenn sich mindestens einer der beiden Zucker aus der Ringform in die Kettenform öffnen kann. Das wiederum ist nur dann möglich, wenn eins der anomeren C-Atome nicht an der glykosidischen Bindung beteiligt ist, da dort die Ringöffnung stattfinden muss. Somit ist Saccharose kein reduzierender Zucker, Lactose und Maltose dagegen schon.

📘 FÜR DIE KLAUSUR
Enzyme, die Disaccharide spalten, haben denselben Namen wie die Zucker, mit dem Unterschied, dass sie auf „**ase**" enden. Lactase spaltet folglich Lactose. Wenn sie fehlt, bekommt man Schwierigkeiten bei der Verdauung von Milchprodukten (die verbreitete Lactose-Unverträglichkeit).

Polysaccharide

Man kann Monosaccharide natürlich auch zu längeren Zuckern verknüpfen. Diese nennt man Polysaccharide. Man unterscheidet Polysaccharide, die **aus identischen Monosaccharideinheiten aufgebaut** sind (**Homoglykane**), und solche, die **aus unterschiedlichen Monosaccharideinheiten bestehen** (**Heteroglykane**).

Ihr solltet folgende Polysaccharide und natürlich die Verknüpfung ihrer einzelnen Bausteine kennen:

- **Cellulose:** Cellulose gibt Pflanzen Struktur. Sie besteht aus Glucoseeinheiten, die **β-1,4-glykosidisch** verknüpft sind, ist also ein Homoglykan. Da der menschliche Körper keine β-Glucosidase besitzt, kann Cellulose im Gegensatz zur ebenfalls β-1,4-glykosidisch verknüpften Lactose nicht abgebaut werden. Man zählt sie deshalb zu den **Ballaststoffen**. Aus Cellulose Energie zu gewinnen, ist uns nicht möglich.
- **Stärke:** Stärke ist der Speicherstoff pflanzlicher Zellen. Sie besteht aus Glucose, die α-glykosidisch verknüpft ist; sie ist also ebenfalls ein Homoglykan. Im Unterschied zur Cellulose können wir Stärke verdauen. Stärke besteht aus **Amylose** und **Amylopectin**. In der Amylose liegt Glucose in unverzweigten Ketten **α-1,4-glykosidisch** verknüpft vor. Im Amylopectin sitzen an diesen Ketten noch Verzweigungen, an denen die Glucosemoleküle **α-1,6-glykosidisch** verknüpft sind. Das wichtigste Enzym zum Abbau der Stärke im menschlichen Körper heißt passenderweise **α-Amylase**.

→ HOMOGLYKANE

- **Glykogen:** Glykogen ist ein Speicherstoff tierischer und menschlicher Zellen. Glykogen ähnelt dem Amylopectin, enthält allerdings weitaus mehr Verzweigungen. Betrachtet man den menschlichen Körper, findet sich das meiste Glykogen in den Skelettmuskeln (einfach weil wir so viel Muskulatur haben). Über die höchste Konzentration an Glykogen verfügt dagegen die Leber; dort beträgt sie etwa 10 % und ist damit 10-mal höher als in der Skelettmuskulatur.

So weit, so gut, aber bis jetzt haben wir nur Homoglykane kennengelernt. Die Heteroglykane liegen meist nicht allein vor, sondern finden sich in Verbindungen mit Proteinen und Lipiden, zu denen wir noch kommen werden. Da es sich aber so gut anbietet, werden wir die Heteroglykane trotzdem schon hier besprechen. Die Details zu Proteinen und Lipiden lernt ihr dann im Anschluss kennen.

- **Mucopolysaccharide/Glucosaminoglykane:** Diese Zucker enthalten noch keine Proteine oder Lipide. Um trotzdem für ein bisschen Abwechslung zu sorgen, kommen in Mucopolysacchariden nicht die „klassischen" Zucker wie Glucose

→ HETEROGLYKANE

oder Galaktose, sondern mit diversen anderen funktionellen Gruppen „verzierte" Monosaccharide vor. Das Grundgerüst bilden dabei eine **Uronsäure** und ein **Aminozucker,** die immer wieder aneinandergereiht sind (man spricht von **repetitiven Disaccharideinheiten**).
Ein wichtiges Mucopolysaccharid ist die **Hyaluronsäure** aus **Glucuronsäure** und **N-Acetyl-Glucosamin.** Löst man dieses Molekül in Wasser, lagern sich Wassermoleküle an die Hyaluronsäure an (Hydratation). Da die Moleküle mit ihrer Hydrathülle sehr groß sind, bilden sie einen zähen Schleim (lat. mucus), was den Namen erklärt. Weitere erwähnenswerte Beispiele sind das **Heparin,** das für die Blutgerinnung wichtig ist, und **Chondroitinsulfat** (**N-Acetylgalaktosamin** + **Glucuronsäure**), das Knorpelgewebe hilft, Kompressionskräften zu widerstehen.

😊 FÜR AHNUNGSLOSE

Was sind Uronsäuren? Ihr kennt bereits ein Beispiel: Die Glucuronsäure, die bei der Oxidation von Glucose an C6 entsteht. Ganz allgemein entstehen Uronsäuren durch Oxidation der **primären Hydroxygruppe** eines Monosaccharids. Was ist die primäre Hydroxygruppe? Das ist die Hydroxygruppe, die an einem C-Atom hängt, das an genau zwei weitere H-Atome gebunden ist.

- **Proteoglykane:** Wie der Name schon sagt – hier sind Zucker an Proteine gebunden. Da allerdings der Anteil der Kohlenhydrate wesentlich größer ist als der der Proteine, ähneln die chemischen Eigenschaften der Proteoglykane denen von Zuckern. Das Protein in der Mitte, das **Core-Protein,** dient vor allem dazu, die Polysaccharide zu organisieren. Es sind übrigens nicht irgendwelche Polysaccharide, sondern die gerade angesprochenen Mucopolysaccharide. Ein wichtiges Proteoglykan ist das **Aggrecan,** das für die Struktur von Knorpelgewebe eine wichtige Rolle spielt. Übrigens: Handelt es sich beim Proteinanteil lediglich um ein kurzes Peptid, spricht man von einem **Peptidoglykan.** Diese kommen vor allem in der Zellwand von Bakterien vor.
- **Glykoproteine:** Auch hier sind Zucker an Proteine gebunden; allerdings ist der Proteinanteil deutlich größer als der der Kohlenhydrate. Glykoproteine erfüllen im Körper vielfältige Aufgaben. Proteine der Zellmembran sind an ihrer extrazellulären Seite glykosyliert. Mit dieser Zuckerstruktur gibt sich die Zelle ihrer Umgebung zu erkennen. Auch ein Großteil der Proteine des Blutplasmas, mit Ausnahme von Albumin und Präalbumin, sind Glykoproteine.

💡 LERNTIPP

Wie kann man sich merken, welcher Anteil im Heteroglykan dominiert? Der Nachname bestimmt die (Familien-) Zugehörigkeit! Proteoglykane gehören folglich zu den Zuckern, wohingegen bei Glykoproteinen der Proteinanteil dominiert.

Ihr habt es fast geschafft! Zum Abschluss unserer kleinen Wiederholung und Vertiefung der Kohlenhydrate wollen wir noch einen prominenten Vertreter der Zucker kennenlernen – die **N-Acetylneuraminsäure.**

N-Acetylneuraminsäure gehört zu den Sialinsäuren und erfüllt im menschlichen Körper eine besondere Funktion: Sie ist der letzte Zucker der Zuckerkette von Glykoproteinen, die im Blutplasma schwimmen. Diese Proteine sollen nicht ewig im Blut verbleiben, sondern unterliegen, wie so ziemlich alles im menschlichen Körper, einem Zyklus von Abbau und Resynthese. Und hier kommt die N-Acetylneuraminsäure ins Spiel: Jedes Glykoprotein wird, wenn es lang genug im Plasma schwimmt, den ein oder anderen Baustein aus seiner Zuckerkette verlieren. Wenn die N-Acetylneuraminsäure vom Glykoprotein abgespalten wird, bedeutet das für den Körper, dass dieses Protein reif für den Abbau ist. Aus diesem Grund gibt es auf den Leberzellen (Hepatozyten) sogenannte **Asiaglykoprotein-Rezeptoren.** Diese erkennen gewissermaßen die Abwesenheit von Sialinsäure auf Glykoproteinen. Anders gesagt: Gelangt ein Glykoprotein, bei dem die N-Acetylneuraminsäure abgespalten wurde, an diese Rezeptoren, wird das Protein erkannt, in die Zelle aufgenommen (internalisiert) und abgebaut.

1.2.2 Aminosäuren und Proteine

Während uns die Kohlenhydrate vor allem im Energiestoffwechsel begegnen werden, spielen Proteine eine wichtige Rolle im **Baustoffwechsel** (was aber nicht heißt, dass sie nicht auch zur Energiegewin-

1 Einführung in Stoffwechselwege

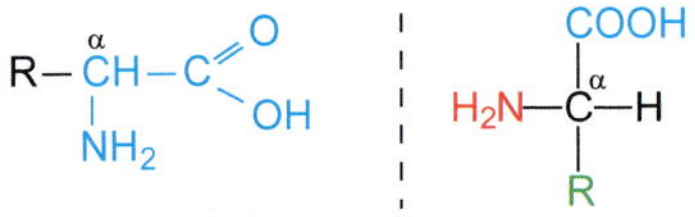

Abb. 1.12 Aminosäuren – allgemeine Formel [L253]

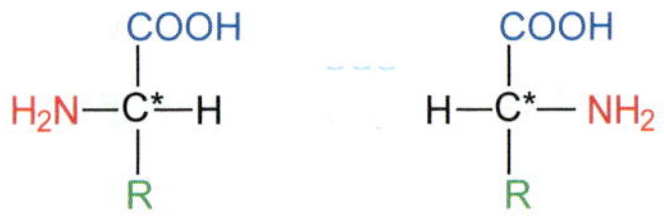

Abb. 1.13 D- und L-Aminosäuren [L253]

nung verbrannt werden können; ➤ Kap. 6). Proteine bestehen aus **Aminosäuren,** mit denen wir uns als Erstes befassen wollen.

Aminosäuren

Zunächst einmal solltet ihr euch darüber im Klaren sein, dass es eine unfassbare Vielfalt von Aminosäuren gibt. Die, mit denen wir uns hier beschäftigen, sind Säuren, die einerseits eine **Carboxygruppe** und andererseits am α-C-Atom eine **Aminogruppe** tragen. Man nennt sie folglich α-**Aminocarbonsäuren.** Sie besitzen alle eine gemeinsame Struktur, die ihr ➤ Abb. 1.12 entnehmen könnt, unterscheiden sich aber in einem Rest (R).

😊 FÜR AHNUNGSLOSE

Was ist das α-C-Atom? Wenn man über eine funktionelle Gruppe spricht, ist immer ein Kohlenstoffatom an dieser Gruppe beteiligt. Das C-Atom unmittelbar daneben wird α-C-Atom genannt. Das folgende heißt β-C-Atom usw.
Was sind Carboxygruppen? Die Carboxygruppe ist eine funktionelle Gruppe, die entsteht, wenn ein Aldehyd oxidiert wird. Sie bestehen, wie der Name schon sagt, aus einer **Carb**onyl- und einer Hyd**roxy**gruppe. Das Besondere an diesen funktionellen Gruppen ist, dass die Hydroxygruppe ein **Proton abgeben** kann. Substanzen, die Carboxygruppen tragen, reagieren also als **Säuren.**
Was sind Aminogruppen? Aminogruppen sind funktionelle Gruppen, die Stickstoff enthalten. Sie können die Summenformel NH oder NH_2 haben. Vielleicht wisst ihr aus der Chemie noch, dass Stickstoff ein freies Elektronenpaar besitzt. Wo so viel negative Ladung ist, kann mit Leichtigkeit ein positiv geladenes **Proton binden,** sodass Amine in Wasser **basisch** reagieren.

Auch unter den α-Aminocarbonsäuren sind noch lange nicht alle für uns interessant. In diesem Kapitel sollen uns nur die **proteinogenen** Aminosäuren beschäftigen, also nur die, welche in unserem Körper in Proteine eingebaut werden und ihm dadurch Struktur und Form geben.

Wenn ihr euch die Aminosäuren anschaut, werdet ihr feststellen, dass bei fast allen Aminosäuren das α-C-Atom **chiral** ist (vier Einfachbindungen zu vier verschiedenen Substituenten). Lediglich beim Glycin ist dieses C-Atom an zwei H-Atome gebunden und folglich achiral. Bei allen anderen Aminosäuren müssen wir uns fragen, wie diese konfiguriert sind: Alle wichtigen Aminosäuren in unserem Körper sind (im Gegensatz zu den Zuckern) **L-konfiguriert,** was ihr bei der Darstellung in der Fischer-Projektion berücksichtigen solltet (➤ Abb. 1.13).

Die 20 proteinogenen Aminosäuren solltet ihr erkennen und zeichnen können, weshalb sie in ➤ Abb. 1.14 dargestellt sind. Wichtig dabei: Lernt die Aminosäuren direkt gruppenweise (also alle basischen Aminosäuren, alle sauren Aminosäuren usw.), so erspart ihr euch später viel Zeit! Ihr findet in der Abbildung außerdem vier nichtproteinogene Aminosäuren, auf die wir später noch einmal zu sprechen kommen werden. Jede Aminosäure hat zudem eine Abkürzung aus drei Buchstaben, die ihr kennen solltet, wobei diese eher intuitiv sind. Außerdem gibt es auch noch einen 1-Buchstaben-Code, der euch aber, wenn ihr nicht jeden Tag Publikationen lest, nicht unbedingt interessieren muss.

📖 FÜR DIE KLAUSUR

Wenn ihr in einer mündlichen Prüfung etwas zeichnen sollt, habt ihr gute Chancen, dass es eine Aminosäure sein wird. Daher lohnt es sich, hier etwas Zeit zu investieren.
Da ihr in diesem Buch noch viele wichtige Strukturformeln kennenlernen werdet, solltet ihr euch überlegen, ob ihr eine Strukturformelkartei anlegen wollt. Dafür zeichnet ihr einfach die Strukturformel der Verbindung auf die eine Seite einer Karteikarte und ihren Namen (und evtl. noch ein paar wichtige Fakten) auf die andere. Auf diese Weise könnt ihr Moleküle wie Vokabeln lernen und seid für Klausur und Physikum mit Sicherheit gerüstet.

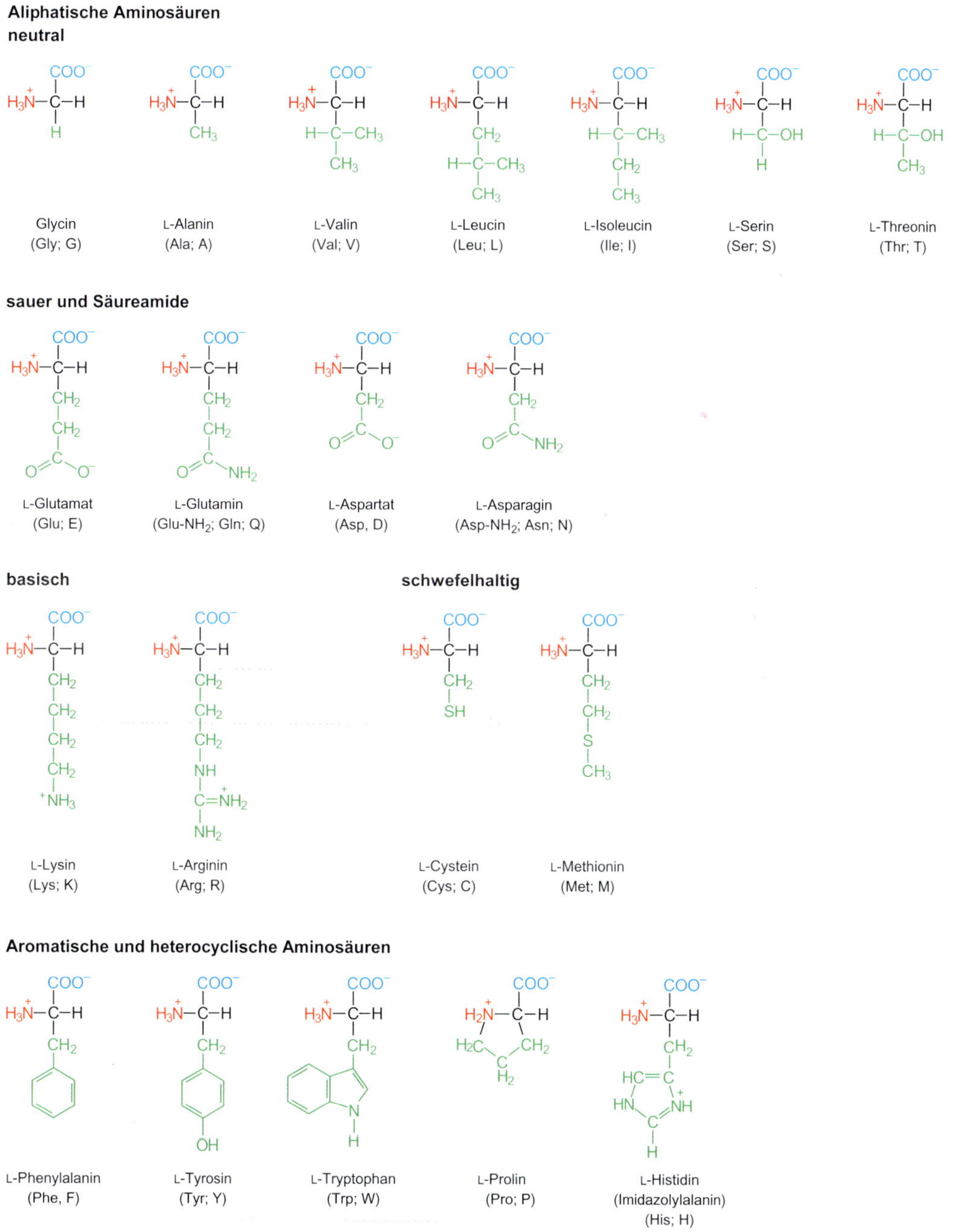

1.2 Wiederholung: Nährstoffe

Aliphatische Aminosäuren neutral

Glycin (Gly; G) | L-Alanin (Ala; A) | L-Valin (Val; V) | L-Leucin (Leu; L) | L-Isoleucin (Ile; I) | L-Serin (Ser; S) | L-Threonin (Thr; T)

sauer und Säureamide

L-Glutamat (Glu; E) | L-Glutamin (Glu-NH$_2$; Gln; Q) | L-Aspartat (Asp, D) | L-Asparagin (Asp-NH$_2$; Asn; N)

basisch

L-Lysin (Lys; K) | L-Arginin (Arg; R)

schwefelhaltig

L-Cystein (Cys; C) | L-Methionin (Met; M)

Aromatische und heterocyclische Aminosäuren

L-Phenylalanin (Phe, F) | L-Tyrosin (Tyr; Y) | L-Tryptophan (Trp; W) | L-Prolin (Pro; P) | L-Histidin (Imidazolylalanin) (His; H)

Abb. 1.14a Die für den Menschen wichtigen Aminosäuren [L253]

Und wo wir gerade so schön am Auswendiglernen sind: Viele Aminosäuren können vom Körper selbst synthetisiert werden (➤ Kap. 6.3). Die Aminosäuren, bei denen das nicht möglich ist, bezeichnet man als **essenziell** – sie müssen mit der Nahrung aufgenommen werden. Um euch zu merken, welche Aminosäuren essenziell sind, haltet ihr euch am besten an den obligatorischen Merkspruch.

Nicht-proteinogene Aminosäuren

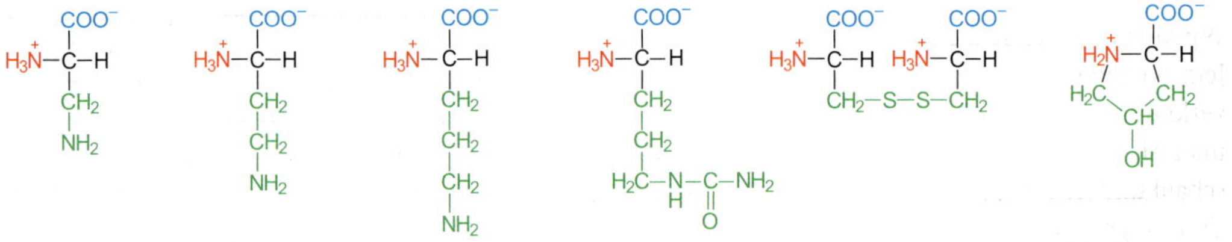

β-Alanin   γ-Aminobuttersäure   L-Ornithin   L-Citrullin   L-Cystin (Cys-Cys)   L-Hydroxyprolin (Hyp)

Abb. 1.14b Die für den Menschen wichtigen Aminosäuren [L253]

> **LERNTIPP**
> Die essenziellen Aminosäuren:
> **Ph**änomenale **Iso**lde **tr**übt **mit**unter **Leu**tnant **Val**entins **li**ebliche **Tr**äume.
> = Phenylalanin, Isoleucin, Tryptophan, Methionin, Leucin, Valin, Lysin und Threonin

Vielleicht irritiert euch die Einteilung in saure und basische Aminosäuren; schließlich verfügen alle Aminosäuren definitionsgemäß über eine Carboxy- und eine Aminogruppe, können also sowohl Protonen aufnehmen als auch abgeben. Sie sind **amphotere** Verbindungen.

Befindet sich die Aminosäure in einem sauren Lösungsmittel, sind in der Lösung bereits viele Protonen vorhanden. Die Carboxygruppe wird also ihr Proton nicht abgeben können, wohingegen die Aminogruppe kein Problem haben wird, ein Proton zu finden, das sie anlagern kann. Die Aminosäure ist somit positiv geladen und wird, wenn man ein elektrisches Feld anlegt, zum negativen Pol wandern.

Befindet sich eine Aminosäure in einem alkalischen Lösungsmittel, herrscht in der Lösung ein Mangel an Protonen. Die Aminogruppe wird also kaum ein Proton anlagern können, wohingegen die Carboxygruppe mit Freude ihr Proton abgibt. Die Aminosäure ist negativ geladen, wandert in einem elektrischen Feld folglich zum positiven Pol.

Irgendwo zwischen diesen Extremen liegt ein Punkt, an dem sowohl die Carboxygruppe ein Proton abgegeben als auch die Aminogruppe ein Proton aufgenommen hat. Die Aminosäure trägt somit eine positive und eine negative Ladung (**Zwitterion**). Im elektrischen Feld will sie einerseits zum positiven, andererseits zum negativen Pol. Aus diesem Grund wandert sie letztendlich gar nicht. Man bezeichnet den pH-Wert, bei dem dieser Zustand erreicht ist, als **isoelektrischen Punkt (IP)**. Für die meisten Aminosäuren kann man diesen Punkt berechnen, indem man den Mittelwert der pK$_s$-Werte von Amino- und Carboxygruppen berechnet:

$$IP = \frac{pK_{s1} + pK_{s2}}{2}$$

| Formel 1.3

> **FÜR AHNUNGSLOSE**
> Was sind **pK$_s$-Werte**? Ganz so detailliert wie im Rahmen der Chemie kann diese Frage hier natürlich nicht beantwortet werden. Nur so viel: Der pK$_s$-Wert gibt an, wie „stark" eine Säure ist, also wie sehr sie ihr Proton abgeben will. Dabei gilt: Je kleiner der pK$_s$, desto stärker die Säure.

Doch nun zurück zu der Frage, wann man eine Aminosäure als sauer oder basisch bezeichnet: Manche Aminosäuren haben in ihrem Rest eine zusätzliche Amino- oder Carboxygruppe. Man könnte nun meinen, dass man den Mittelwert aller drei pK$_s$-Werte berechnen muss, um den pH-Wert am isoelektrischen Punkt zu berechnen, aber dem ist nicht so!

Man berechnet den Mittelwert der beiden pK$_s$-Werte, die am nächsten beieinander liegen. Trägt die Aminosäure eine weitere Carboxygruppe in ihrem Rest, berechnet man das Mittel der pK$_s$-Wert der beiden Carboxygruppen. Trägt sie eine Aminogruppe, berechnet man das Mittel der pK$_s$-Werte beider Aminogruppen. Folglich liegt bei einigen Aminosäuren der IP im Alkalischen, bei anderen im Sauren. Das ist auch gleichzeitig das Kriterium dafür, ob eine Aminosäure als sauer oder als basisch klassifiziert wird.

Peptidbindung

Wir kennen nun also die Bausteine unserer Proteine. Jetzt wollen wir uns anschauen, wie diese Bausteine verknüpft werden, um ein Protein zu formen. Wenn man sich die Struktur unserer Aminosäuren anschaut und sich fragt, wie man eine Amino- und eine Carboxygruppe am besten verknüpfen kann, ist die Sache eigentlich klar: über eine **Amidbindung!**

😊 FÜR AHNUNGSLOSE
Was ist ein Amid? Amide entstehen, wenn eine **Carboxygruppe** mit einem **Amin** reagiert. Dabei wird die Hydroxygruppe der Carboxygruppe zusammen mit einem H-Atom der Aminogruppe als Wasser abgespalten und der Stickstoff tritt an ihre Stelle.

Da diese Amidbindung die Grundlage für unser Peptid ist, bezeichnet man sie als **Peptidbindung**.

Über Peptidbindungen sind die Aminosäuren zu langen Ketten verbunden. An einem Ende der Kette liegt eine freie Amino-, am anderen eine freie Carboxygruppe vor. Diesen Umstand macht man sich zunutze, wenn man die Sequenz der Aminosäuren angeben will. Man nennt diese nämlich immer vom aminoterminalen Ende (N-Terminal) zum carboxyterminalen Ende (C-Terminal). Versucht, euch am Dipeptid in ▶ Abb. 1.15 zu orientieren. Wo sind die Enden? Welches Atom ist an der Peptidbindung beteiligt und wo sind die Reste, anhand derer ihr die Aminosäure identifizieren könnt?

💡 LERNTIPP
Wie geben wir die Aminosäurensequenz an? Von **N** – nach **C**

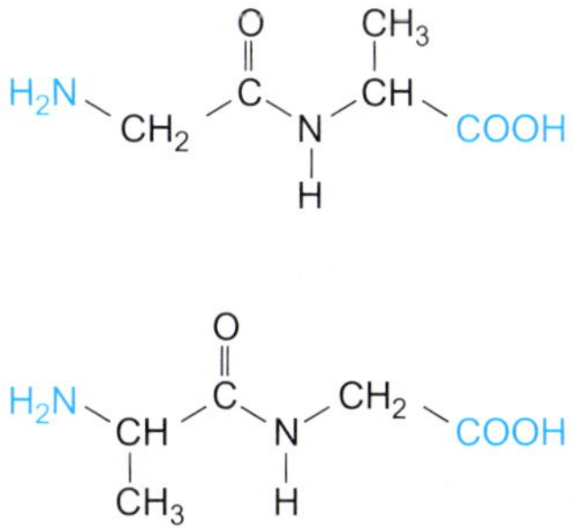

Abb. 1.15 Dipeptid aus Alanin und Glycin [L253]

🗒️ FÜR DIE KLAUSUR
Die Amidbindung hat wichtige Eigenschaften, die zwar eigentlich schon im Rahmen der Chemie besprochen wurden, aber auch mal ihren Weg in Biochemiefragen finden. Deswegen gibt es hier eine kleine Zusammenstellung der klausurrelevanten Fakten:
- Das elektronegative O der Amidbindung zieht alle Elektronen der Verbindung in seine Richtung. Das gilt auch für das freie Elektronenpaar des Stickstoffs, sodass dieser nun nicht mehr als Base reagiert.
- Die Amidbindung zeigt **Mesomerie**. Das macht sie zum einen **stabil**, zum anderen auch **planar** (eben) und **nicht drehbar**. Da man diese Eigenschaften eigentlich von Doppelbindungen kennt, sagt man, dass die Amidbindung **partiellen Doppelbindungscharakter** besitzt.

😊 FÜR AHNUNGSLOSE
Wenn ihr vergessen habt, was genau Mesomerie ist, könnt ihr noch einmal in einem Chemielehrbuch nachlesen. In der Biochemie solltet ihr auch ohne detailliertere Kenntnisse dieses Begriffs keine Punkte verlieren.

Peptid und Protein

Worin unterscheiden sich eigentlich Peptid und Protein? Das hängt davon ab, wie viele Aminosäuren zu einer Kette verknüpft sind! Einige der Definitionen in ▶ Tab. 1.2 sind allerdings nicht in Stein gemeißelt, sondern dienen vielmehr als Richtwerte.

Proteine liegen nicht als gestreckte Ketten vor, sondern sind gefaltet. Die Strukturen eines Proteins werden auch gern in Klausuren abgeprüft:
- **Primärstruktur:** Die Primärstruktur kennt ihr bereits. Sie ist nichts anderes als die Aminosäurensequenz, also die Reihenfolge der Aminosäuren im Protein, und bestimmt wesentlich, wie sich das Protein weiter faltet.

Tab. 1.2 Nomenklatur der Peptide und Proteine

Anzahl der Aminosäuren	Bezeichnung
2	Dipeptid
3	Tripeptid
< 20	Oligopeptid
20–100	Polypeptid
> 100	Protein

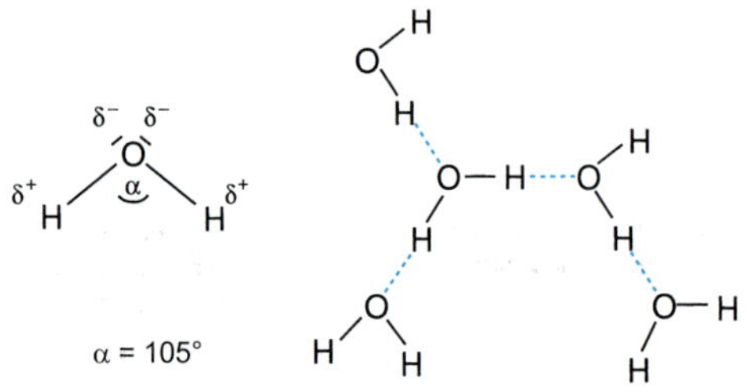

Abb. 1.16 Partialladungen im Wassermolekül und Wasserstoffbrücken zwischen Wassermolekülen [L253]

- **Sekundärstruktur:** Wenn ihr die Amidbindung betrachtet, seht ihr, dass an jedem Stickstoffatom ein Wasserstoffatom hängt. Aufgrund der hohen Elektronegativität des Stickstoffs wird dem Wasserstoff das gemeinsam bindende Elektronenpaar fast völlig entzogen. Da dem H-Atom nun quasi negative Ladung fehlt, ist es stark positiviert und zieht andere negative Ladungen an. Da die O-Atome der Peptidbindung freie Elektronenpaare (also verfügbare negative Ladung) besitzen, zieht das H-Atom diese an – man spricht von **Wasserstoffbrücken** (➤ Abb. 1.16). Diese Bindungskräfte zerren am Protein, das sich nun zu falten beginnt.

😀 FÜR AHNUNGSLOSE
Wie stark sind Wasserstoffbrücken? Die Bindungsenergie (also die Energie, die zum Lösen einer Bindung notwendig ist) von Wasserstoffbrücken beträgt rund **40 kJ/mol** und ist damit geringer als die kovalente bzw. Atombindung oder die Ionenbindung (rund 400 kJ/mol). Wasserstoffbrückenbindungen können, wie bei unseren Proteinen, innerhalb eines Moleküls, aber auch zwischen benachbarten Molekülen entstehen.

✏️ FÜR DIE KLAUSUR
Sekundärstrukturen entstehen durch Wasserstoffbrückenbindungen zwischen **Hauptkettenatomen.** Eine beliebte Falschantwort wäre die Behauptung, dass sich die Wasserstoffbrückenbindungen der Sekundärstruktur zwischen den Seitenketten ausbilden.

Die zwei wichtigsten Sekundärstrukturen, die ihr in jedem Fall kennen solltet, sind die **α-Helix** und das **β-Faltblatt,** auf die wir später noch einmal zu sprechen kommen werden (➤ Abb. 1.18).

- **Tertiärstruktur:** Auch zwischen Seitenketten kann es zu einer Vielzahl von Wechselwirkungen kommen. **Hydrophobe Wechselwirkungen, Wasserstoffbrücken** und **elektrostatische Anziehungskräfte** sind nur einige der möglichen Kräfte, die eine weitere Faltung des Proteins zu sogenannten **Domänen** bewirken. Domänen sind Abschnitte des Proteins mit eigener Struktur, die unabhängig von benachbarten Bereichen Funktionen erfüllen können (z. B. Substratbindung oder die Verankerung des Proteins in benachbarten Strukturen). Eine besondere Bindung, die ihr kennen solltet, ist die **Disulfidbrücke.** Ihr kennt bereits die Aminosäure **Cystein,** die in ihrem Rest eine **Thiolgruppe** trägt. Thiolgruppen ähneln den Hydroxygruppen (OH-Gruppen), besitzen allerdings statt des Sauerstoffatoms ein Schwefelatom. Die Thiolgruppen zweier Cysteinreste können zusammen oxidiert werden. Wie wir wissen, ist „Oxidation" in der Organik gleichbedeutend mit der Abgabe von Wasserstoffatomen oder der Knüpfung einer Bindung zu Sauerstoff. In diesem Fall geben beide Thiolgruppen je ein H-Atom ab. Zwischen beiden Schwefelatomen entsteht dabei eine kovalente Bindung, die natürlich sehr stabil ist, die Disulfidbindung (➤ Abb. 1.17). Sie ist für die Struktur des Proteins von essenzieller Bedeutung.

😀 FÜR AHNUNGSLOSE
Was sind **elektrostatische Anziehungskräfte?** Ihr wisst, dass sich ungleichnamige Ladungen (− und +) anziehen. Ihr wisst außerdem, dass unsere Aminosäuren funktionelle Gruppen enthalten, die, je nachdem ob sie ein Proton angelagert haben oder nicht, positiv oder negativ geladen sein können. Zudem ziehen manche Atome aufgrund ihrer hohen Elektronegativität stärker an Elektronen als andere, was zur Entstehung von Orten mit unterschiedlicher Ladung (sogenannten **Partialladungen**) im Molekül führt. Nun müsst ihr nur eins und eins zusammenzählen: Es kommt zu Anziehungskräften zwischen den unterschiedlichen Ladungen. Und weil diese Ladungen permanent sind und am gleichen Ort bleiben, spricht man von elektro**statischen** Anziehungskräften. Da es von dem **pH-Wert** der Umgebung abhängt, ob die funktionellen Gruppen der Seitenketten protoniert oder deprotoniert vorliegen, kann man über diesen Wert die Tertiärstruktur eines Proteins beeinflussen. Das ist nebenbei auch ein Grund dafür, warum der Körper den pH-Wert in seinem Inneren möglichst konstant halten sollte! Den Begriff „hydrophobe Wechselwirkungen" werden wir später noch einmal genauer beleuchten.

1.2 Wiederholung: Nährstoffe

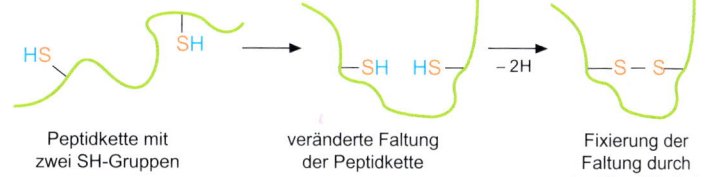

Abb. 1.17 Disulfidbrückenbindung – Oxidation zweier Thiolgruppen [L253]

Peptidkette mit zwei SH-Gruppen | veränderte Faltung der Peptidkette | Fixierung der Faltung durch eine Disulfidbrücke

- **Quartärstruktur:** Lagern sich mehrere Proteineinheiten zu einem größeren Gebilde zusammen, das dann zumeist eine besondere Funktion erfüllt, bilden sie eine Quartärstruktur. Das ist z. B. beim Hämoglobin der Fall, das aus vier zusammengelagerten Proteinketten besteht. Die Anzahl der Proteine, die eine Quartärstruktur bilden, kann allerdings weitaus größer sein. Die Proteine sind dabei nicht kovalent, sondern z. B. über **Wasserstoffbrücken** oder **Van-der-Waals-Kräfte** verbunden.

😊 FÜR AHNUNGSLOSE

Was sind Van-der-Waals-Kräfte? In einem Molekül sind die Elektronen der Atome ständig in Bewegung. Auch wenn ein Molekül eigentlich unpolar ist (weil die Elektronegativitäten aller beteiligten Atome ähnlich sind), kommt es deshalb dazu, dass sich zumindest für eine bestimmte Zeit in manchen Bereichen mehr negative Ladungen befinden als in anderen. Man spricht von temporären Dipolen und auch zwischen ihnen gibt es Anziehungskräfte, die **Van-der-Waals-Kräfte**. Sie sind mit einer Bindungsenergie von ca. **10 kJ/mol** zwar schwächer als Wasserstoffbrücken, nehmen aber zu, je größer die beteiligten Moleküle sind. Schließlich können sich in großen Molekülen mehr temporäre Dipole ausbilden.

Nachdem wir jetzt wissen, wie sich ein Protein faltet, kommen wir nun noch einmal etwas genauer auf die beiden wichtigsten Sekundärstrukturen zu sprechen (➤ Abb. 1.18):

- **α-Helix:** Diese Sekundärstruktur ist weit verbreitet und kommt z. B. im Myoglobin vor, das eng mit dem Hämoglobin verwandt ist. Zur α-Helix solltet ihr euch merken, dass an einer Windung (also einer Drehung um 360°) **3,6 Aminosäuren** beteiligt sind.

Eine Aminosäure kann bei der Bildung einer Helix für Probleme sorgen – wenn ihr euch die Strukturformeln der Aminosäuren betrachtet, könnt ihr auch erahnen, welche: Beim Prolin ist die Aminogruppe im Gegensatz zu allen anderen

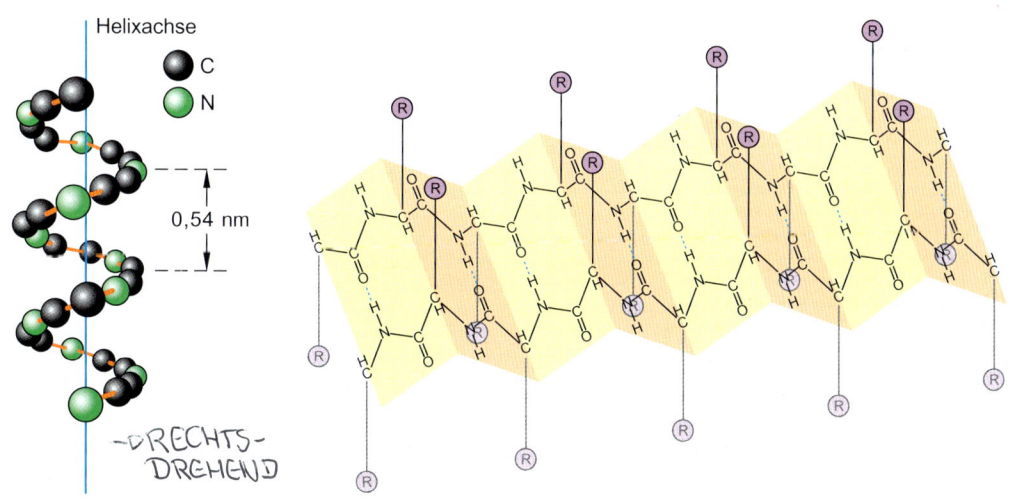

Abb. 1.18 α-Helix und β-Faltblatt [L253]

proteinogenen Aminosäuren nicht „frei", sondern Teil eines Rings. Dies führt dazu, dass es, wenn Prolin in eine α-Helix eingebaut werden soll, zu einer Abweichung von der normalen Struktur kommt. Man bezeichnet Prolin deshalb auch als **Helix-** oder **Strukturbrecher.**

- **β-Faltblatt:** Das β-Faltblatt erinnert, wie der Name schon sagt, an ein gefaltetes Blatt Papier. Je nach Anordnung der Stränge können parallele und antiparallele Verknüpfungen unterschieden werden, was euch aber in Prüfungen normalerweise nicht im Detail begegnen sollte.
β-Faltblätter finden sich unter anderem in Domänen von Immunglobulinen (Antikörpern), aber sie werden auch mit Erkrankungen in Verbindung gebracht, bei denen sich schlecht lösliche Proteine in bestimmten Zellen unseres Körpers ablagern (z. B. Alzheimer oder Amyloidosen).

Behaltet aber bitte im Hinterkopf, dass es sich bei α-Helix und β-Faltblatt zwar um die prominentesten, aber nicht die einzigen Sekundärstrukturen handelt.

1.2.3 Lipide

Fette kennt jeder in großer Vielfalt aus dem Alltag und auch die chemische Gruppe der Fette ist sehr vielfältig, sodass eine solide Systematik hier umso wichtiger ist (➤ Kap. 4). Bevor man sich die verschiedenen Vertreter anschaut, muss man sich aber erst einmal die Gemeinsamkeit klarmachen, die sie alle zu Lipiden macht: Im Unterschied z. B. zu den Aminosäuren gibt es hier nämlich kein gemeinsames Strukturmerkmal, sondern es handelt sich um Stoffe, die allesamt weitgehend wasserunlöslich (**hydrophob**) sind und von Organismen hergestellt werden (**Naturstoffe/Biomoleküle**).

😊 FÜR AHNUNGSLOSE
Wie war das noch einmal mit unpolar, lipophil, hydrophob etc.? **Gleiches löst sich in Gleichem!** Wenn ein Stoff geladen bzw. polar ist, löst er sich gern in anderen polaren Lösungsmitteln wie z. B. Wasser und man bezeichnet ihn als hydrophil. Da er sich nicht in unpolaren Lösungsmitteln (z. B. Fetten) löst, kann man den Stoff auch als lipophob bezeichnen. Wenn ihr die Begriffe gern mal durcheinanderbringt, denkt an die **Phob**ie als Angst bzw. Abneigung.

Eine Unterteilung, mit der viele Lehrbuchkapitel zu Fetten beginnen, ist die in **verseifbare** und **nicht verseifbare** Lipide. Vor allem sollet ihr euch allerdings die sieben großen Gruppen merken, von denen ihr gleich hören werdet, und in der Lage sein, alle Vertreter, die ihr in Zukunft kennenlernen werdet, einer dieser Gruppen zuzuordnen.

Zum Thema verseifbar vs. nicht verseifbar nur so viel: Reagiert eine Carboxygruppe mit einer Hydroxygruppe (also eine Carbonsäure mit einem Alkohol), wird Wasser abgespalten und ein sogenannter **Ester** entsteht (➤ Abb. 1.19).

Ester können natürlich auch wieder gespalten werden. Für diese Reaktion braucht es einerseits Wasser und andererseits einen **Katalysator** (➤ Kap. 1.1.2). Als Katalysator kann entweder eine Säure oder eine Base dienen, wobei man im Fall einer basenkatalysierten Reaktion von einer **Verseifung** spricht. Verseifbare Lipide sind also solche, die eine Esterbindung enthalten, die basenkatalysiert gespalten werden kann.

📘 FÜR DIE KLAUSUR
Gerade in mündlichen Prüfungen solltet ihr euer Wissen in die richtigen Fachtermini verpacken können. Reaktionen, bei denen sich zwei Moleküle verbinden, wobei Wasser abgespalten wird, sind **Kondensationsreaktionen**. Wird eine Verbindung unter Wasseraufnahme gespalten, spricht man von einer **Hydrolyse** (➤ Abb. 1.20).
Um euch daran zu gewöhnen, euer Wissen aktiv wiederzugeben, empfiehlt es sich, sich gerade bei besonders prüfungsrelevanten Themen nicht nur auf passives Lesen zu beschränken, sondern sich das Gelesene in einem kleinen Referat selbst noch einmal zu erklären. Auf diese Weise geht ihr sicher, dass ihr alles verstanden habt, und verbessert eure Vortragsfähigkeiten.

Doch nun genug des Vorgeplänkels, kommen wir zu den großen 7 … die ihr am besten direkt auswendig lernt:
1. Fettsäuren
2. Triacylglyceride
3. Phospholipide
4. Sphingolipide
5. Wachse
6. Lipopolysaccharide
7. Isoprenoide

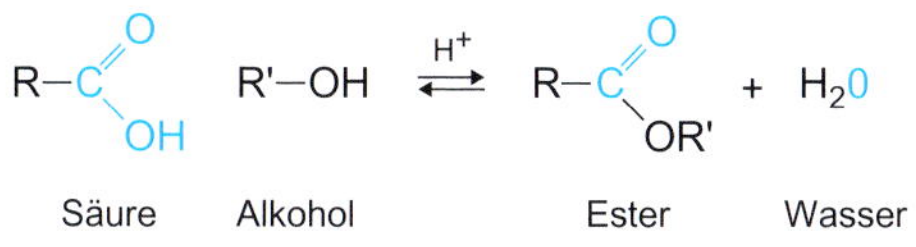

1.2 Wiederholung: Nährstoffe

$$R-\underset{OH}{\overset{O}{C}} + R'-OH \xrightleftharpoons{H^+} R-\underset{OR'}{\overset{O}{C}} + H_2O$$

Säure   Alkohol   Ester   Wasser

Abb. 1.19 Esterbildung [L253]

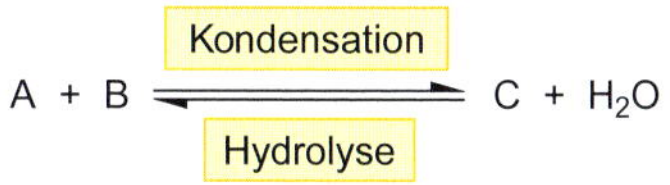

$$A + B \xrightleftharpoons[\text{Hydrolyse}]{\text{Kondensation}} C + H_2O$$

Abb. 1.20 Kondensation und Hydrolyse [L253]

Fettsäuren

Fettsäuren besitzen, wie der Name schon erahnen lässt, eine **Carboxygruppe**. Ihr wisst bereits, dass eine Carboxygruppe unter anderem elektronegative Sauerstoffatome enthält, die dafür sorgen, dass die Gruppe polar und damit hydrophil ist. Aber hatten wir nicht gesagt, dass ein Stoff, um zu den Lipiden zu zählen, weitgehend unpolar sein muss?

Richtig, und deshalb besitzen Fettsäuren neben der Carboxygruppe auch noch eine lange Kohlenwasserstoffkette, und die sind bekanntlich unpolar bzw. lipophil. Die Fettsäuren besitzen also sowohl hydrophile als auch lipophile Abschnitte. Man bezeichnet solche Verbindungen als **amphiphil**.

> **! ACHTUNG**
> - Eine Substanz ist **amphiphil**, wenn sie sowohl hydro- als auch lipophil ist.
> - Eine Substanz ist **amphoter** bzw. ein **Ampholyt**, wenn sie sowohl als Base als auch als Säure reagieren kann.

Man kann Fettsäuren in **ungesättigte** und **gesättigte** Fettsäuren unterteilen, je nachdem, ob in ihnen C-C-Doppelbindungen vorkommen oder nicht. Als wichtige gesättigte Fettsäuren solltet ihr vor allem **Stearin-** (18 C-Atome) und **Palmitinsäure** (16 C-Atome) kennen. Zu den wichtigen ungesättigten Fettsäuren zählen **Öl-, Linol-, Linolen-** und **Arachidonsäure** (> Abb. 1.21).

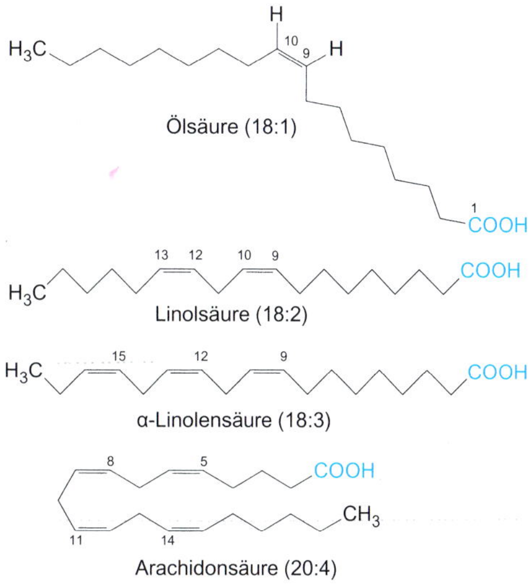

Abb. 1.21 Ungesättigte Fettsäuren (Kettenlänge : Anzahl der Doppelbindungen) [L253]

> **FÜR DIE KLAUSUR**
> Neben dem Namen der Fettsäure solltet ihr auch die Kettenlänge sowie Anzahl und Lage der Doppelbindungen kennen. Für die Lage der Doppelbindung müsst ihr die Kohlenwasserstoffkette von der Carboxygruppe aus durchnummerieren.

> **LERNTIPP**
> Was die Anzahl der Doppelbindungen angeht, gibt es einen kleinen Trick: Die Anzahl der Vokale im Namen der ungesättigten Fettsäuren liefert euch die Anzahl der Doppelbindungen (> Abb. 1.21):
> **Ö**lsäure = 1 Doppelbindung
> Lin**o**lsäure = 2 Doppelbindungen
> Lin**o**l**e**nsäure = 3 Doppelbindungen
> **A**r**a**ch**i**d**o**nsäure = 4 Doppelbindungen
> Übrigens: Die Fettsäuren mit **L** (Linol- und Linolensäure) sind essenziell, können vom Körper also nicht hergestellt werden, sodass wir sie mit der Nahrung aufnehmen müssen.

Die Doppelbindungen sind immer im Abstand von 3 C-Atomen eingebaut, man spricht folglich von isolierten Doppelbindungen.

FÜR AHNUNGSLOSE

Eine kleine Wiederholung zum Thema Doppelbindung: Das Wichtigste zuerst: Eine Doppelbindung ist prinzipiell stabiler als eine Einfachbindung (allerdings nicht doppelt so stabil) und die beteiligten Atome sind nicht frei drehbar. Vor allem in der Organik sind Doppelbindungen von großer Bedeutung. Kohlenwasserstoffe, die Doppelbindungen enthalten, bezeichnet man als ungesättigt, da sie theoretisch noch mehr H-Atome besitzen könnten, also noch nicht „gesättigt" sind.

Was ist das Besondere an solchen ungesättigten Kohlenwasserstoffen? Sie neigen dazu, zu reagieren, denn schließlich weisen sie durch die Doppelbindung lokal eine hohe Dichte negativer Ladung auf, die auf positiv geladene oder polarisierte Teilchen wortwörtlich „anziehend" wirkt. In größeren Molekülen macht es Sinn, die Doppelbindungen noch weiter zu charakterisieren:

- **Konjugierte Doppelbindungen:** Sind Doppelbindungen durch eine Einfachbindung voneinander getrennt, spricht man von konjugierten Doppelbindungen.
- **Isolierte Doppelbindungen:** Sind Doppelbindungen durch zwei oder mehr Einfachbindungen voneinander getrennt, spricht man von isolierten Doppelbindungen.
- **Kumulierte Doppelbindungen:** Wenn zwei Doppelbindungen unmittelbar benachbart sind, also ein C-Atom zwei Doppelbindungen ausbildet, spricht man von kumulierten Doppelbindungen.

cis/trans:

Bei Doppelbindungen gibt es zudem eine Form der Isomerie, die ihr kennen solltet. Wenn ihr die zwei Moleküle in ➤ Abb. 1.22 anschaut, sollte euch auffallen, dass beide Moleküle zwar in Summen- und Strukturformel übereinstimmen, sich aber in ihrer räumlichen Anordnung unterscheiden. Sie sind folglich **Stereoisomere.** Kann man sie durch Drehen ineinander überführen? Nein, denn an der Doppelbindung kann man die Atome nicht drehen; es handelt sich also um **Konfigurationsisomere.**

(Z)-2-Buten
(cis-2-Buten)
Sdp. 3,7°C

(E)-2-Buten
(trans-2-Buten)
Sdp. 0,9°C

Abb. 1.22 Z/E-But-2-en [L253]

Worin der Unterschied besteht, sieht man schnell: Bei einem Molekül liegen die C-Atome auf „derselben", beim anderen auf „gegenüberliegenden" Seiten der Doppelbindung. Nun reicht es in der Chemie natürlich nicht, die Unterschiede nur zu beschreiben, man muss die Moleküle auch korrekt benennen können. Dafür sucht man sich zunächst die beiden **Substituenten mit der höchsten Ordnungszahl** (= Protonenzahl). In unserem Fall sind die Substituenten der Doppelbindung zwei H- und zwei C-Atome. Ein Blick ins Periodensystem verrät, dass Wasserstoff die Ordnungszahl 1 und Kohlenstoff die Ordnungszahl 6 hat. Die C-Atome sind also die „wichtigen" Substituenten. Stehen sie auf derselben Seite der Doppelbindung, spricht man von Z-But-2-en. Stehen sie auf gegenüberliegenden Seiten, heißt es E-But-2-en. Früher verwendete man anstelle von E- „**trans**" und anstelle von Z- „**cis**" (➤ Abb. 1.23).

LERNTIPP

Z = zusammen
E = entgegen

Und was ist mit den Doppelbindungen in den ungesättigten Fettsäuren unseres Körpers? Sie sind **Z-konfiguriert!** Durch die Z-Konfiguration entsteht ein Knick in der Struktur der Fettsäuren. Dieser

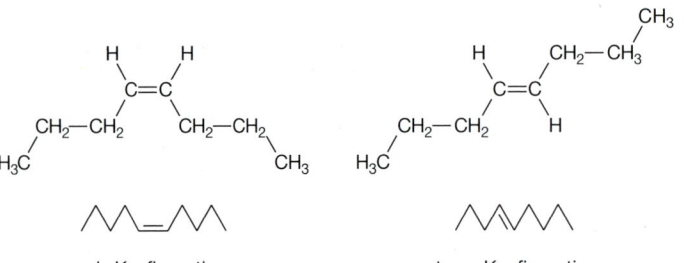

cis-Konfiguration   trans-Konfiguration

Abb. 1.23 cis/trans- bzw. Z/E-Isomerie bei Fettsäuren [L253]

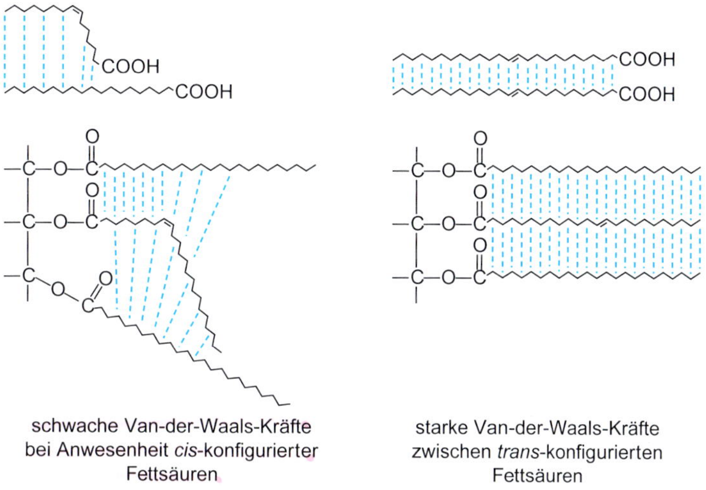

1.2 Wiederholung: Nährstoffe

Abb. 1.24 Van-der-Waals-Kräfte an Fettsäuren [L253]

schwache Van-der-Waals-Kräfte bei Anwesenheit *cis*-konfigurierter Fettsäuren

starke Van-der-Waals-Kräfte zwischen *trans*-konfigurierten Fettsäuren

Knick sorgt dafür, dass sich die Moleküle nicht ganz so eng „aneinanderschmiegen" können, sodass sich nur in geringem Maße Van-der-Waals-Kräfte ausbilden (> Abb. 1.24). Wenn die Kräfte zwischen den Molekülen gering sind, bedeutet das, dass man jene auch mit der Zufuhr einer geringen Menge Energie überwinden kann. Anders gesagt: **Z-konfigurierte Doppelbindungen senken die Schmelz- und Siedepunkte einer Fettsäure.**

- Zu guter Letzt wollen wir noch einen Begriff mit Wissen füllen, den ihr mit Sicherheit bereits kennt – **ω-3-Fettsäuren** (Omega-3-Fettsäuren). Omega ist der letzte Buchstabe des griechischen Alphabets, folglich ist das C-Atom einer Verbindung, das am weitesten von der funktionellen Gruppe (Carboxygruppe) entfernt ist, das ω-C-Atom. Bei einer ω-3-Fettsäure liegt eine Doppelbindung folglich zwischen dem dritt- und viertletzten C-Atom. Das ist, wie ihr den Strukturformeln entnehmen könnt, bei der Linolensäure der Fall.
- Fettsäuren sind wichtiger **Bestandteil anderer Lipide** und können zur **Energiegewinnung** verwendet werden.

Triacylglyceride

Fettsäuren liegen in unserem Körper häufig nicht frei vor, sondern sind oft an den **dreiwertigen Alkohol Glycerin** gebunden.

> **! ACHTUNG**
> Verwechslungsgefahr: Ein dreiwertiger Alkohol ist ein Kohlenwasserstoff, der drei Hydroxy- bzw. OH-Gruppen trägt. Darüber hinaus kann man auch primäre, sekundäre und tertiäre Alkohole unterscheiden, je nachdem, ob das C-Atom, das die Hydroxygruppe trägt, mit einem, zwei oder drei weiteren C-Atomen verbunden ist (> Abb. 1.25, > Abb. 1.26).

Was passiert, wenn die Carboxygruppe unserer Fettsäuren mit den Hydroxygruppen des Glycerins reagieren? Es entstehen **Ester**! An einem dreiwertigen Alkohol können folglich sogar bis zu drei Ester entstehen, also auch drei Fettsäuren gebunden werden:

- Ist nur eine Fettsäure an Glycerin gebunden, spricht man von **Monoacylgyceriden** (MAG).

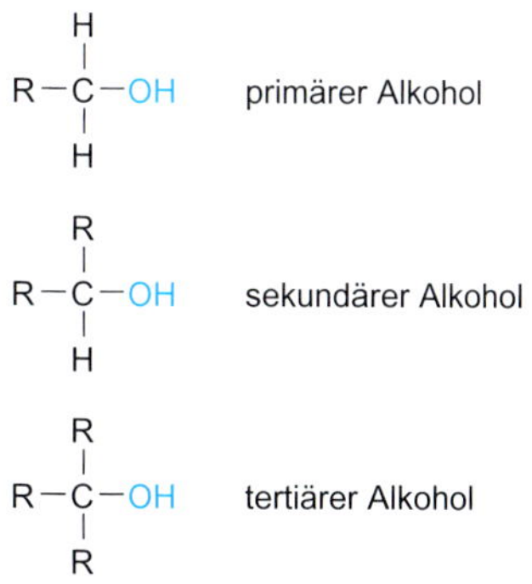

Abb. 1.25 Primärer, sekundärer und tertiärer Alkohol [L253]

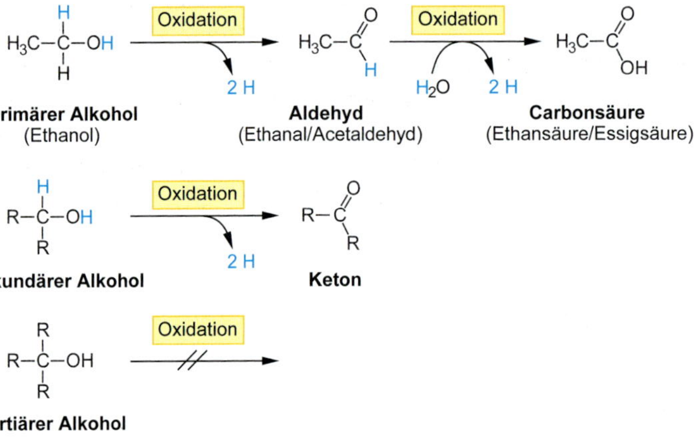

Abb. 1.26 Oxidation von primärem, sekundärem und tertiärem Alkohol [L253]

Da die Esterbindung sowie die Fettsäure unpolar sind, während die zwei unbesetzten Hydroxygruppen des Moleküls polar sind, ist eine solche Verbindung amphiphil.
- Sind zwei Fettsäuren an Glycerin gebunden, spricht man von einem **Diacylglycerid** (DAG). Auch hier ist aufgrund der verbliebenen OH-Gruppe der amphiphile Charakter des Moleküls noch vorhanden.
- Sind drei Fettsäuren gebunden, spricht man von einem **Triacylglycerid** (TAG). Das ist die Form, in der Fett in unserem Körper gespeichert wird. Triacylglyceride sind **unpolar**.

▷ Sind in einem Acylglycerid vor allem ungesättigte Fettsäuren mit Glycerin verestert (▶ Abb. 1.27), ist der Schmelzpunkt der Verbindung niedrig, sodass sie bei Raumtemperatur flüssig ist – man spricht von einem Öl bzw. einem fetten Öl. Enthält die Verbindung mehr gesättigte Fettsäuren und ist bei Raumtemperatur fest, spricht man von einem Fett. Man verwendet den Begriff „Fette" aber natürlich auch als Überbegriff für die gesamte Gruppe der Lipide, sodass ihr immer aufpassen müsst, was wirklich gemeint ist.

▷ Fettsäuren werden in der Regel als Triacylglyceride gespeichert.

Phosphoglyceride

Phosphoglyceride haben die meisten von euch wahrscheinlich schon in der Schule aufgrund ihrer Funk-

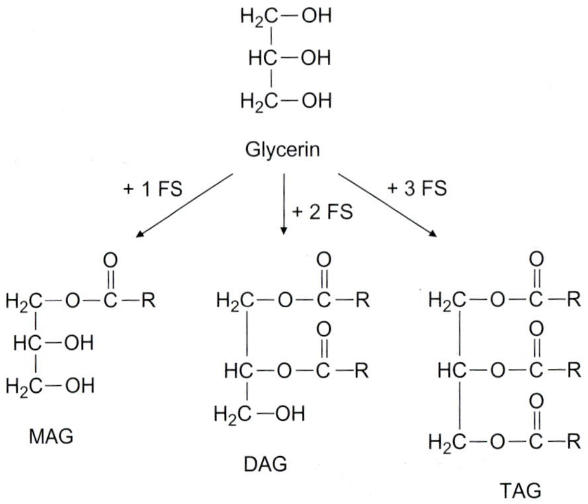

Abb. 1.27 Glycerin und Acylglyceride [L253]

tion als Bestandteil der Zellmembran kennengelernt. Auch in diesen Molekülen spielen Fettsäuren und Glycerin eine wichtige Rolle. Im Unterschied zu den Triacylgceriden sind hier allerdings nur zwei der OH-Gruppen des Glycerins mit Fettsäuren verestert. An der dritten OH-Gruppe bildet sich zwar ebenfalls ein Ester aus, allerdings in diesem Fall mit – ihr ahnt es schon – Phosphorsäure. Wenn ihr ➤ Abb. 1.28 betrachtet, erkennt ihr, dass die Phosphorsäure noch eine weitere Hydroxygruppe hat. Auch diese kann Esterbindungen ausbilden, man spricht dann von **Phosphorsäurediestern.** Die meisten Phosphoglyceride sind solche Phosphorsäurediester. Lediglich das einfachste Phosphoglycerid, die **Phosphatidsäure,** besteht nur aus 2 Fettsäuren, Glycerin und Phosphorsäure.

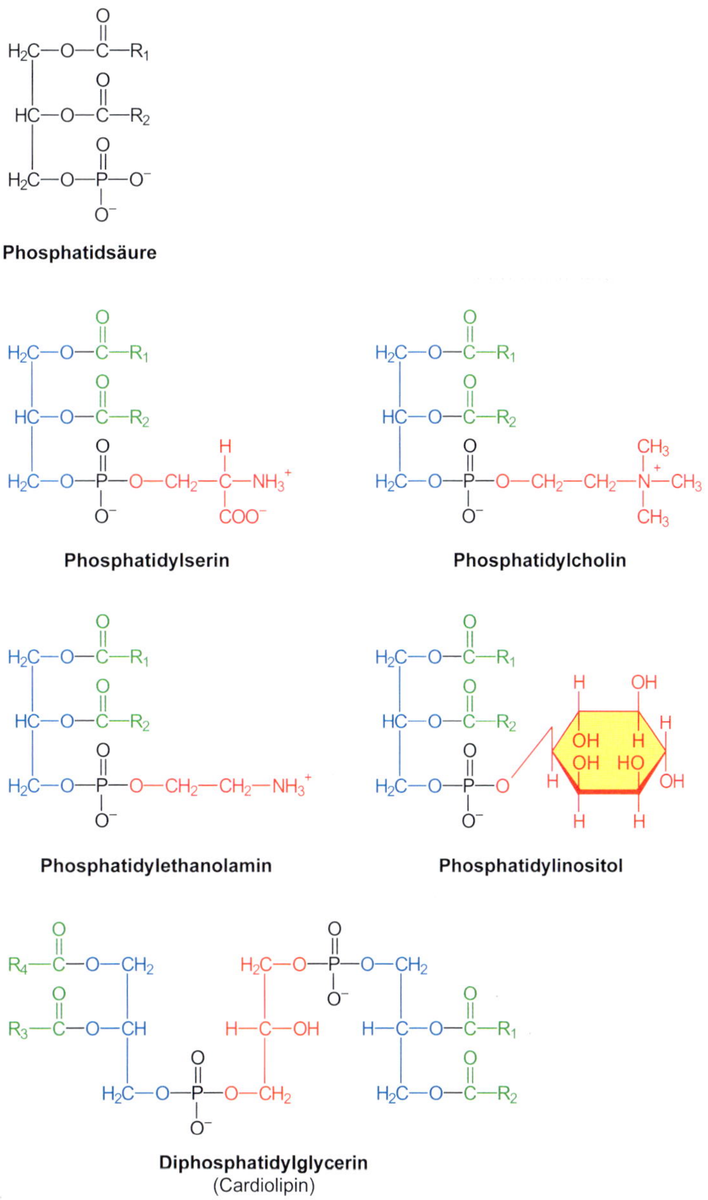

Abb. 1.28 Wichtige Phosphoglyceride [L253]

Neben der Phosphatidsäure solltet ihr auch die Namen, Strukturformeln und grob die Funktionen einiger anderer Phosphoglyceride kennen:

- **Phosphatidylcholin (Lecithin):** Bei den Phosphatidylcholinen ist eine weitere Esterbindung zum **Cholin,** einem primären einwertigen Alkohol, der zusätzlich noch Stickstoff enthält, vorhanden. Da der Stickstoff im Cholin vier Einfachbindungen ausbildet, spricht man von einer **quartären Ammoniumverbindung.** Da der Stickstoff im Cholin positiv geladen ist, wohingegen die Phosphatgruppe eine negative Ladung trägt, ist dieser Teil des Moleküls eher polar und damit hydrophil. Die zwei Fettsäuren, die über Ester an Glycerin gebunden sind, sind dagegen unpolar und damit lipophil, sodass es sich hier um eine amphiphile Verbindung handelt. Phosphatidylcholine solltet ihr vor allem als Membranlipide kennen.

🙂 FÜR AHNUNGSLOSE

Warum Phosphatidylcholine? Gibt es etwa mehrere? Ja, denn schließlich können verschiedene Fettsäuren mit dem Glycerin verestert sein. Wenn man es genau nimmt, muss man folglich die Namen der beteiligten Fettsäuren in den Namen des Moleküls aufnehmen, also z. B. **Dipalmitoylphosphatidylcholin (DPPC),** wenn es sich bei den beteiligten Fettsäuren um Palmitinsäure handelt. Ihr könnt euch DPPC schon einmal als wichtigen Bestandteil des **Surfactant** merken, das die Alveolen unserer Lunge vor dem Kollabieren schützt.
Übrigens: Wenn ihr euch Cholin als quartäre Ammoniumverbindung nicht merken könnt, denkt an Ammoniak (NH_3), in dem ebenfalls Stickstoff vorkommt.

- **Phosphatidylserin:** Im Phosphatidylserin ist, wie der Name schon sagt, die Aminosäure Serin mit der Phosphatgruppe verestert. Phosphatidylserin kommt ebenfalls in Zellmembranen vor, erfüllt dort aber eine besondere Funktion: Bei lebenden Zellen findet sich Phosphatidylserin fast ausschließlich im inneren Blatt der Doppelmembran, ist also von außen quasi nicht sichtbar. Kommt es zum programmierten Zelltod, der Apoptose, wird Phosphatidylserin ins äußere Blatt der Zellmembran verlagert, sodass Makrophagen (Fresszellen des Immunsystems) die Zelle erkennen und phagozytieren können. Aus diesem Grund ist häufig von Phosphatidylserin als **Eat-me-Signal** die Rede.
- **Phosphatidylethanolamin:** Wenn ihr die Strukturformeln von Phosphatidylserin und Phosphatidylethanolamin (PE) vergleicht, fällt auf, dass der Unterschied eigentlich nur in einer einzigen Carboxygruppe besteht. Phosphatidylethanolamin wird tatsächlich u. a. durch die Decarboxylierung von Phosphatidylserin erzeugt. PE findet sich ebenfalls in den Membranen unserer Zellen.
- **Phosphatidylinositol:** Im Phosphatidylinositol (PI) ist unsere Phosphatgruppe mit dem **cyclischen Alkohol Inositol** verestert. Auch PI kommt in Membranen vor und ist dort vor allem für die Weiterleitung von Signalen (**Signaltransduktion**) wichtig. Dort sind dann allerdings noch weitere Phosphatgruppen am Inositol gebunden – das Molekül heißt dann **Phosphatidylinositol-4,5-bisphosphat** oder kurz **PIP2.**

🙂 FÜR AHNUNGSLOSE

Warum ist Inositol kein Zucker, sondern „nur" ein cyclischer Alkohol? Schließlich ist sogar seine Summenformel identisch mit der von Glucose! Wenn ihr den Ring genauer betrachtet, erkennt ihr, dass in ihm kein Sauerstoffatom vorkommt. Inositol ist also **kein cyclisches Halbacetal,** was daran liegt, dass es vor dem Ringschluss keine Carbonylgruppe besitzt … und Stoffe, die keine Carbonylgruppe besitzen, können per Definition keine Zucker sein!

- **Diphosphatidylglycerin (Cardiolipin):** Im Cardiolipin ist unsere Phosphatgruppe mit einem weiteren Glycerin verestert, das wiederum an ein anderes Phospholipid bindet. Wir haben also quasi ein Doppelphospholipid. Beachtet, dass am „mittleren" Glycerin eine OH-Gruppe (die mittlere) frei bleibt. Cardiolipin kommt zwar ebenfalls in Membranen vor, allerdings nur in der **inneren Mitochondrienmembran** sowie in der Zellmembran von **Bakterien.** Warum das so ist, wird euch spätestens dann klar, wenn ihr euch mit der **Endosymbiontentheorie** befasst (➤ Kap. 2.3.3).

📘 FÜR DIE KLAUSUR

Einige Prüfungsfragen wollen euch glauben machen, dass **Cardio**lipine vorwiegend im Herzen vorkommen. Eine beliebte Falschantwort, denn der Name stammt daher, dass diese Phospholipide erstmals aus Tierherzen isoliert wurden … später konnte man sie aber auch in vielen anderen Geweben (nämlich allen mit Mitochondrien) und natürlich in Bakterien nachweisen.

Sphingolipide

Kommen wir nun zu einer Gruppe von Lipiden, in denen Glycerin ausnahmsweise keine Rolle spielt. Aber auch hier geht nichts ohne einen Alkohol – in diesem Fall handelt es sich um **Sphingosin**. Sphingosin ist ein **ungesättigter Aminodialkohol**, was uns schon einiges über seine Struktur verrät (> Abb. 1.29). Sphingosin besitzt:
1. Zwei Hydroxygruppen
2. Eine Aminogruppe (im „Sandwich" der Hydroxygruppen)
3. Eine Doppelbindung

Auch die wichtigsten Sphingolipide wollen wir uns etwas genauer anschauen:
- **Ceramid:** Im Ceramid bindet das Sphingosin an eine Fettsäure (> Abb. 1.29). Dabei reagiert die Aminogruppe des Sphingosins mit der Carboxygruppe der Fettsäure – und wie die entstehende Bindung heißt, wissen wir: **Amidbindung**! Ceramide bilden das Grundgerüst für die anderen Sphingolipide und sind selbst vor allem in der Hornschicht (**Stratum corneum**) der Haut von Bedeutung, wo sie zusammen mit anderen Substanzen eine Barrierefunktion ausbilden.
- **Sphingomyelin:** Das Grundgerüst der Sphingomyeline bildet – wie bereits erwähnt – Ceramid. Allerdings ist das Ceramid über eine Hydroxygruppe noch mit einer Phosphatgruppe verestert (> Abb. 1.29). Eine Phosphatgruppe allein wäre allerdings zu langweilig, weshalb diese ihrerseits noch mit einem uns bereits bekannten Alkohol verestert ist – entweder **Cholin** oder **Ethanolamin**. Die Sphingomyeline sind vor allem in der Umhüllung der Axone von bestimmten Nervenzellen (den sogenannten **Myelinscheiden**) von Bedeutung.

> **FÜR DIE KLAUSUR**
> Gelegentlich hört man im Studium den Begriff **Phospholipide** – also phosphorhaltige Lipide. Welche Lipide enthalten Phosphor? Alle Phosphoglyceride und Sphingomyelin!

- **Glykosphingolipide:** Nun kommen noch Kohlenhydrate ins Spiel. Die Grundstruktur bildet, wie gehabt, Ceramid (> Abb. 1.30).
  - **Cerebrosid:** Bei Cerebrosiden ist das Ceramid mit einem **Monosaccharid** (Glucose oder Galaktose) verknüpft.
  - **Gangliosid:** Auch hier ist das Cerebrosid mit Zucker verknüpft … die genauen Definitionen unterscheiden sich allerdings je nach Quelle. Manchmal wird jedes Glykosphingolipid, an dem mehr als ein Monosaccharid beteiligt ist, als Gangliosid bezeichnet, wohingegen in anderen Publikationen Glykosphingolipide, die einen oder mehr Sialinsäurereste besitzen, als Gangliosiden zusammengefasst werden.
  - Gelegentlich werden auch noch **Sulfatide** unterschieden, wenn eine Sulfatgruppe angelagert ist.

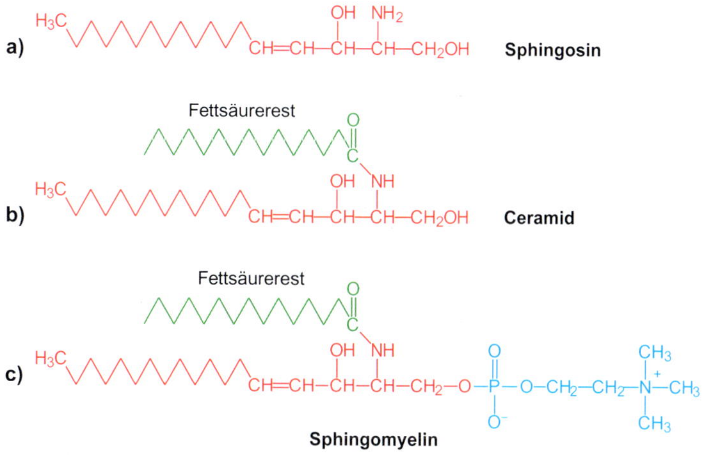

Abb. 1.29 Sphingosin, Ceramid und Sphingomyelin (mit Phosphocholin-Kopfgruppe) [L253]

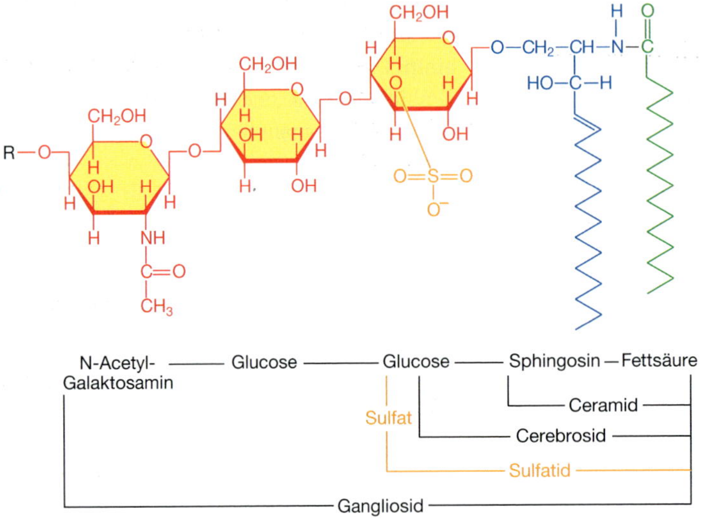

Abb. 1.30 Glykosphingolipide [L253]

Wachse

Die Gruppe der Wachse war in der Vergangenheit erfreulicherweise nicht prüfungsrelevant.

Lipopolysaccharide

Lipopolysaccharide bestehen aus Lipiden und Polysacchariden. Mit genauen Details hinsichtlich der Struktur müssen wir uns nicht befassen; ihr solltet euch allerdings merken, wo sie vorkommen: Sie sitzen in der äußeren Zellmembran gramnegativer Bakterien. Als Endotoxine können sie heftige Immunreaktionen beim Menschen provozieren.

> 😊 **FÜR AHNUNGSLOSE**
>
> Was sind Endotoxine? Endotoxine werden von Bakterien nicht aktiv in ihre Umgebung abgegeben (wie Exotoxine), sondern werden vor allem beim Absterben der Bakterien in größeren Mengen frei. Da es sich bei ihnen um körperfremde Stoffe handelt, die Fieber erzeugen können, bezeichnet man sie auch als exogene Pyrogene. Im Gegensatz zu den Bakterien, aus denen sie stammen, können sie höhere Temperaturen vergleichsweise unbeschadet überstehen, sodass aufgrund dieser hohen Thermostabilität Kontaminationen mit Endotoxinen problematisch sind.

Isoprenderivate

Beim Isopren handelt es sich um ein kleines Molekül (➤ Abb. 1.31), das sich aber auch in der Struktur vieler komplexerer Stoffe finden lässt. Diese bezeichnet man folgerichtig als Isoprenderivate oder Isoprenoide:

- **Terpene:** Die Gruppe der Terpene ist sehr heterogen. Als wichtiges Beispiel könnt ihr euch das Vitamin A einprägen. Ein Terpen, das Squalen, ist ein Stoff, der in der Synthese der nächsten Gruppe der Isoprenderivate eine Rolle spielt, den Steroiden.

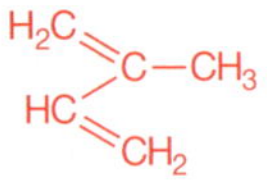

Abb. 1.31 Isopren [L253]

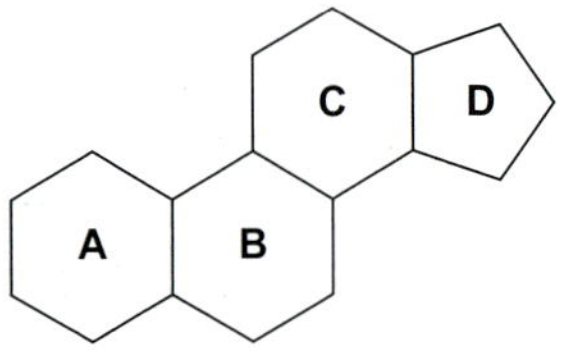

Abb. 1.32 Grundgerüst der Steroide [L253]

- **Steroide:** Steroide besitzen alle eine gemeinsame Struktur aus 4 Ringen (3 Sechs- und 1 Fünfring) und 17 C-Atomen (> Abb. 1.32). Die Steroide, von denen viele in unserem Körper als Hormone von Bedeutung sind, unterscheiden sich in den Substituenten an dieser Struktur. Ein sehr bekanntes Steroid ist das Cholesterin, das – wie viele andere Lipide auch – in den Membranen unserer Zellen von Bedeutung ist.

Übrigens: Da Isopren und Steroide in der Regel keine Esterbindungen enthalten, zählen sie zu den nicht verseifbaren Lipiden.

↪Als letzte kleine Wiederholung, was die Chemie angeht (> Abb. 1.33): Kennst du alle funktionellen

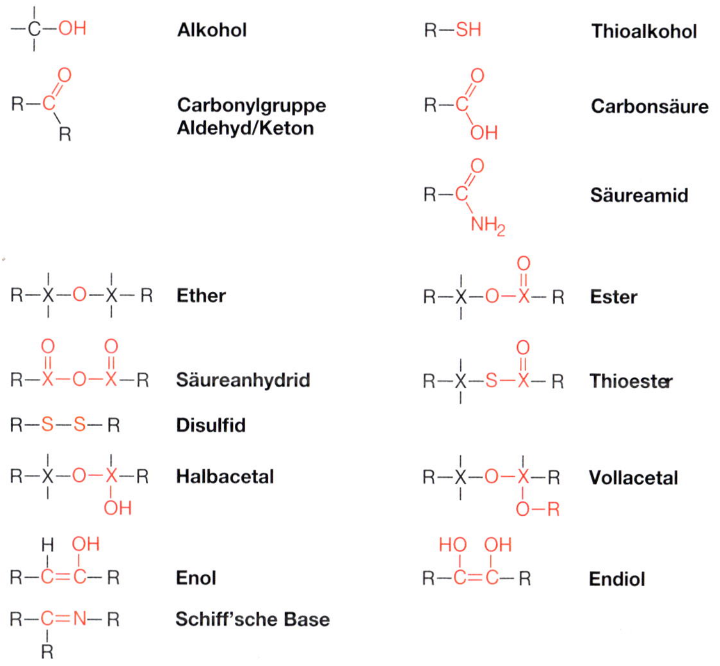

—C—OH	Alkohol	R—SH	Thioalkohol
R—C(=O)—R	Carbonylgruppe Aldehyd/Keton	R—C(=O)—OH	Carbonsäure
		R—C(=O)—NH₂	Säureamid
R—X—O—X—R	Ether	R—X—O—X—R (mit =O)	Ester
R—X(=O)—O—X(=O)—R	Säureanhydrid	R—X—S—X(=O)—R	Thioester
R—S—S—R	Disulfid		
R—X—O—X—R, OH	Halbacetal	R—X—O—X—R, O—R	Vollacetal
R—C(H)=C(OH)—R	Enol	R—C(OH)=C(OH)—R	Endiol
R—C=N—R, R	Schiff'sche Base		

Abb. 1.33 Funktionelle Gruppen [L253]

Tab. 1.3 Zusammenfassung der wichtigsten Lipide

Lipid	Struktur	Vertreter (Vorkommen/Funktion)	Verseifbar?
Fettsäuren	Carboxygruppe + unpolare Kohlenwasserstoffkette	• Bestandteil anderer Lipide • Energiestoffwechsel	nein
Triacylglyceride	Glycerin + 3 Fettsäuren	Speicher- und Baufett	ja
Phosphoglyceride	Glycerin + 2 Fettsäuren + phosphathaltige Kopfgruppe	• Phosphatidylcholin (Membranlipid, Surfactantbestandteil) • Phosphatidylserin (Eat-me-Signal) • Phosphatidylethanolamin (Membranlipid) • Phosphatidylinositol (Signaltransduktion)	ja
Sphingolipide	Sphingosin + Fettsäure + Kopfgruppe	• Sphingomyelin (Myelinscheiden der Nerven) • Cerebrosid/Gangliosid (Membranlipid)	ja
Wachse	nicht prüfungsrelevant	nicht prüfungsrelevant	ja
Lipopolysaccharide	Lipid + Polysaccharid	bakterielle Endotoxine	ja
Isoprenderivate	heterogen, leiten sich von Isopren ab	• Terpene (z. B. Vitamin A) • Steroide (Hormone, Cholesterin etc.)	nein

Gruppen und könntest du sie in Molekülen erkennen?

😊 FÜR AHNUNGSLOSE
Edukt, Substrat, Reaktant, Ausgangsstoff? Wie benenne ich die Stoffe, die in eine chemische Reaktion hineingehen? Mit **Reaktant** (oder im Englischen „Reactant") liegt man grundsätzlich nicht falsch. Edukt oder Reagens sind nach wie vor sehr geläufig, aber nicht mehr empfohlen. Bei enzymatischen oder anderen katalysierten Reaktionen wird auch der Begriff **Substrat** verwendet. Die Trennung der Begriffe ist in der Praxis aber wesentlich weniger streng, als es mancher Dozent darstellt.

📖 FÜR DIE KLAUSUR
Das Wissen in ➤ Tab. 1.3 solltet ihr auf jeden Fall parat haben!

1.3 Enzyme

1.3.1 Grundlagen

„Enzyme sind **Biokatalysatoren**" – wer Biologie in der Schule hatte, wird sich mit Sicherheit an diesen Satz erinnern. Was Katalysatoren sind, haben wir bereits in ➤ Kap. 1.1.2 gelernt: Sie setzen die Aktivierungsenergie einer chemischen Reaktion herab und sorgen so dafür, dass sich das Gleichgewicht schneller einstellt (die Lage des Gleichgewichts bleibt unverändert), sprich, dass die **Reaktion schneller abläuft.** Zudem gehen sie unverändert aus der Reaktion hervor. Weil ein Enzym eben genau das kann und an biochemischen Reaktionen beteiligt ist, spricht man von Biokatalysatoren.

In der chemischen Industrie spart man mit Katalysatoren Energie und damit letztlich Zeit und Geld; in unserem Körper ist das sogar noch wichtiger, denn dort kann die Temperatur nicht beliebig erhöht werden. Proteine entfalten sich nämlich ab ca. 42 °C – sie **denaturieren.** Nicht umsonst beginnt man spätestens, wenn sich ein Patient diesem Temperaturbereich nähert, mit fiebersenkenden (antipyretischen) Maßnahmen. Enzyme sind folglich absolut essenziell, um die Reaktionen in unserem Körper ablaufen zu lassen, und ein Enzymdefekt in einem wichtigen Stoffwechselweg hat verheerende Folgen.

Ein Enzym könnt ihr gewöhnlich schon daran erkennen, dass sein Name auf „**ase**" endet. Der Teil davor richtet sich meistens nach dem Stoff, den es verarbeitet (Substrat, z. B. Maltase), oder der Reaktion, an der es beteiligt ist (z. B. DNA-Polymerase).

Struktur

Enzyme sind Proteine und da diese sich, wie wir wissen, in verschiedene Strukturen falten können, gibt es auch innerhalb eines Enzyms zumeist einige Domänen mit unterschiedlichen Funktionen. Den Ort im Enzym, an dem das Substrat bindet und die Reaktion katalysiert wird, bezeichnet man als **aktives Zentrum** (gelegentlich werden auch „Binding Site" und „Catalytic Site" unterschieden).

Manche Enzyme benötigen, um eine Reaktion zu katalysieren, einen **Cofaktor,** also einen Stoff, bei dem es sich nicht um ein Protein handelt. Auf Cofaktoren kommen wir später noch zu sprechen. Merkt euch aber schon einmal, dass ein Enzym, das einen Cofaktor besitzt, als **Holoenzym** bezeichnet wird. Der Proteinanteil eines Holoenzyms (also ohne Cofaktor) wird **Apoenzym** genannt. Im Gegensatz zu Holoenzymen kommen reine Proteinenzyme ohne Cofaktor aus.

💡 LERNTIPP
Wenn ihr mit apo und holo Schwierigkeiten habt, denkt einfach an **h**olo als „**wh**ole" (ganz), also mit Cofaktor!

Ribozym

Können nur Proteine chemische Reaktionen katalysieren? Nein, es gibt auch kleine RNA-Moleküle, die das können! Da sie aus RNA (**Ribo**nukleinsäure) bestehen, sich aber wie ein Enzym verhalten, bezeichnet man sie als **Ribozym.** Eine wichtige Reaktion, die durch Ribozyme katalysiert wird, ist z. B. das Spleißen von mRNAs, auf das wir später noch einmal zu sprechen kommen werden.

1.3.2 Enzymkatalysierte Reaktionen

Enzym und Substrat

Damit ein Enzym eine Reaktion katalysieren kann, muss es sein Substrat zunächst einmal binden. Ein **Enzym-Substrat-Komplex** entsteht. Nun kommt es zur Reaktion; aus dem Substrat wird das Produkt und das Enzym dissoziiert ab.

Aus der Biologie kennt ihr wahrscheinlich schon das **Schlüssel-Schloss-Prinzip,** das besagt, dass zwei Strukturen zueinander passen müssen (wie der Schlüssel zum Schloss), um z. B. reagieren zu können (> Abb. 1.34). Und in der Tat muss das Substrat zum Enzym passen, damit es zu einer Reaktion kommen kann. Mittlerweile hat man das Schlüssel-Schloss-Prinzip noch um das **Induced-fit-Konzept** erweitert (> Abb. 1.34). Dabei geht man davon aus, dass Enzym und Substrat anfangs gar nicht zu 100 % zueinander passen. Wenn sich beide annähern, kommt es allerdings zu Wechselwirkungen, sodass beide ihre Strukturen leicht verändern, bis sich schließlich der Enzym-Substrat-Komplex bilden kann. Im deutschsprachigen Raum ist manchmal statt von Induced-fit- auch vom Hand-im-Handschuh-Prinzip die Rede: Beide passen zwar prinzipiell zueinander, aber erst, wenn sie sich nah genug angenähert haben (die Hand im Handschuh steckt), nehmen beide ihre endgültige Form an.

Nachdem das Substrat reagiert hat und der Komplex wieder zerfällt, geht das Enzym natürlich in seine Ausgangsform zurück.

FÜR DIE KLAUSUR
Ihr wisst bereits, dass ihr euer Wissen schön verpacken müsst, um im mündlichen Examen zu glänzen: Wann immer in der Biochemie ein Molekül, wie etwa ein Enzym, seine räumliche Struktur, sprich seine Form ändert, bezeichnet man das als **Konformationsänderung!**

Spezifitäten

Wenn man das Schlüssel-Schloss-Prinzip kennt, kann man sich schon denken, dass ein Enzym nicht jedes Substrat umsetzen kann. Enzyme sind sogar ziemlich wählerisch! Sie besitzen:
- **Substratspezifität:** Manche Enzyme können nur eine einzige Substanz umsetzen, bei anderen gibt es auch ein paar mögliche Substrate.
- **Gruppenspezifität:** Manchen Enzymen ist ihr Substrat vergleichsweise egal – es muss nur eine bestimmte funktionelle Gruppe besitzen. Die Alkoholdehydrogenase setzt z. B. sowohl Methanol, Ethanol, aber auch höhere Alkanole um. Das Substrat ist allerdings nicht völlig egal, denn obwohl gruppenspezifische Enzyme prinzipiell alle Moleküle mit der jeweiligen funktionellen Gruppe umsetzen können, binden sie verschiedene Substrate verschieden stark.

FÜR AHNUNGSLOSE
Wie kann es sein, dass ein Enzym so viele verschiedene Substrate binden kann, wenn doch Enzym und Substrat hinsichtlich ihrer Form zueinander passen müssen? Das Enzym bindet wahrscheinlich an seinem aktiven Zentrum nur die funktionelle Gruppe und nicht das ganze Molekül. Solange diese frei zugänglich ist und nicht durch andere Molekülbereiche abgeschirmt wird, sind auch verschiedene Substrate kein Problem.

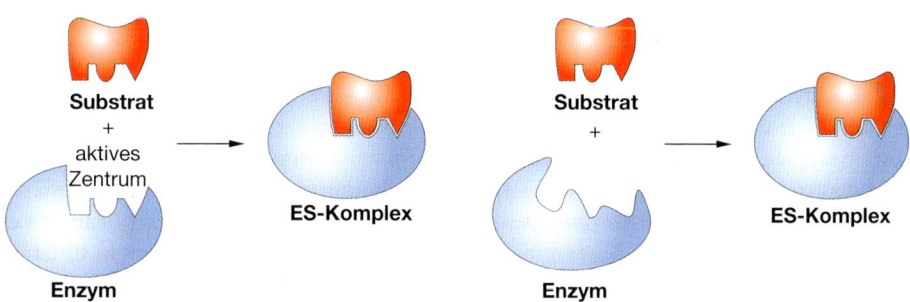

Abb. 1.34 Schlüssel-Schloss-Prinzip (links) und Induced-fit (rechts) [L253]

- **Optische Spezifität:** Ihr erinnert euch noch an unseren Exkurs zur Stereochemie und daran, dass es unterschiedliche Konfigurationen (R/S bzw. D/L) gibt (➤ Kap. 1.2.1). Wir hatten außerdem gelernt, dass diese Konfiguration bei Zuckern und Aminosäuren wichtig ist. Enzyme können unterschiedliche Konfigurationen an Chiralitätszentren erkennen und verarbeiten in der Regel nur eine der beiden Konfigurationen!
- **Wirkungs- bzw. Reaktionsspezifität:** Ein Substrat, das von einem Enzym gebunden wird, könnte theoretisch eine Vielzahl unterschiedlicher Reaktionen eingehen, vor allem, wenn es sich um ein großes Molekül handelt. Von dieser großen Zahl von Reaktionen katalysiert das Enzym aber in der Regel nur eine einzige. Auf diese Weise wird gewährleistet, dass sich ein Substrat im Rahmen eines Stoffwechselwegs in die „richtige Richtung entwickelt".

Isoenzyme und Kreatinkinase

Stellt euch zwei Enzyme vor, die sich in ihrer Aminosäurensequenz unterscheiden. Sie falten sich folglich etwas anders und sehen wahrscheinlich auch unterschiedlich aus. Es gibt nun Enzyme, die, obwohl sie sich in ihrer Aminosäurensequenz unterscheiden, dasselbe Substrat binden und auch dieselbe Reaktion katalysieren können. Aber irgendeinen Unterschied muss es doch geben, oder? Die Enzyme können eventuell **unterschiedlich starke Affinitäten** zum Substrat haben, setzen das Substrat **unterschiedlich schnell** um oder reagieren unterschiedlich auf verschiedene äußere **Einflussfaktoren** (z. B. Hemmstoffe, sogenannte Inhibitoren). Enzyme, die sich in ihrer Aminosäurensequenz unterscheiden, aber dieselbe chemische Reaktion katalysieren, heißen **Isoenzyme**.

Ein absolut klausurrelevantes Enzym ist die **Kreatinkinase** (CK), deren Konzentration im Blut häufig bestimmt wird. Die CK kommt im Blut eigentlich kaum vor; sie wird aber aus Zellen in das Blut freigesetzt, wenn diese Zellen geschädigt werden und sterben. Die CK kann also als Indikator für eine Gewebeschädigung genutzt werden. Nun muss man natürlich wissen, woher die im Blut gemessene CK stammt. Deshalb unterscheidet man bei einer CK-Erhöhung die unterschiedlichen Isoenzyme:

- CK-BB: vor allem im Hirn
- CK-MB: vor allem im Myokard
- CK-MM: vor allem im Skelettmuskel

Eine Erhöhung der CK-MB deutet folglich eher auf eine Schädigung des Herzmuskels (z. B. durch einen Infarkt) hin, wohingegen ein CK-MM-Anstieg auf eine Schädigung der Skelettmuskulatur zurückzuführen ist (z. B. durch Sport, intramuskuläre Injektion oder Rhabdomyolyse).

Abhängigkeiten der Enzymaktivität

- **Temperaturabhängigkeit:** Wir hatten bereits erwähnt, dass die meisten Proteine bei ca. 42 °C denaturieren. Da es sich auch bei den Enzymen unseres Körpers um Proteine handelt, sieht es mit der Enzymaktivität bei Temperaturen jenseits dieses Werts schlecht aus. Und darunter? Das Optimum der Enzymaktivität liegt bei 37 °C, was passenderweise der Temperatur entspricht, die in unserem Körper normalerweise vorherrscht (➤ Abb. 1.35). Bei Temperaturen darunter ist die Reaktionsgeschwindigkeit geringer, auch weil es weniger Teilchenbewegung gibt (die Teilchen schwingen nicht so stark), sodass die Wahrscheinlichkeit sinkt, dass Enzym und Substrat sich treffen und die notwendige Aktivierungsenergie zugeführt wird.

> **FÜR DIE KLAUSUR**
> Eine gern geprüfte Faustregel: Eine **Temperaturerhöhung von 10 °C bewirkt eine Verdopplung der Reaktionsgeschwindigkeit.** Das Ganze gilt natürlich nur in dem Bereich, in dem das Enzym tatsächlich aktiv ist (also unter der Denaturierungsschwelle).

- **pH-Abhängigkeit:** Auch der pH-Wert bestimmt, wie gut ein Enzym arbeitet. Das hat gleich mehrere Gründe: Angenommen, unser Enzym schwimmt in einer sehr sauren Lösung mit vielen Protonen. Nun kann es passieren, dass das Enzym aufgrund des Protonenüberschusses in der Lösung viele dieser positiv geladenen Teilchen bindet, was zu einer Ladungsverschiebung am Enzym führt und damit auch dessen Form verändert. Eventuell passt nun das ursprünglich gewünschte Substrat nicht mehr an das aktive Zentrum. Enzyme müssen also gewissermaßen für einen bestimmten pH-Wert „designed" werden. In ➤ Abb. 1.35 erkennt ihr, dass sich die bevorzugten pH-Bereiche der Enzyme unseres Körpers deutlich unterscheiden … und das ist auch gut so! Stellt euch vor, das **Pepsin,** das im Magen für den Abbau von Proteinen zuständig ist, gelangt aus irgendeinem Grund aus dem Magen in die Bauchhöhle. Wäre es dann nicht beruhigend, zu wissen, dass es nun nicht mehr seinen idealen pH-Wert vorfindet (den der Magensäure) und somit nicht mit vollem Tempo die anderen Strukturen der Bauchhöhle verdauen kann?

1.3.3 Systematik

Enzymklassifikation

Wir wissen, wie Enzyme benannt werden; nun wollen wir uns anschauen, wie man sie einteilt. Die einzelnen Klassen auswendigzulernen, muss normalerweise nicht sein, aber man sollte sich aus dem Namen eines Enzyms seine Funktion herleiten können:

1. **Oxidoreduktasen** katalysieren die Übertragung von Elektronen von einem Molekül auf ein anderes. Sie sind also an Reduktions- und Oxidationsreaktionen (Redoxreaktionen) beteiligt. Merkt euch schon einmal, dass Oxidoreduktasen i. d. R. auf einen Cofaktor angewiesen sind, der die Elektronen vorübergehend aufnimmt und wieder abgibt. Dabei handelt es sich in den meisten Fällen entweder um **N**icotinamid**a**denin**d**inucleotid (**NAD**$^+$) oder **N**icotinamid**a**denin**d**inucleotid**p**hosphat (**NADP**$^+$)**,** auf die wir später noch zu sprechen kommen. Da in der Organik und damit auch in der Biochemie ein Stoff häufig oxidiert wird, indem er nicht nur Elektronen, sondern gleich ganze Wasserstoffatome abgibt, enden die Vertreter der Oxidoreduktasen häufig auf „**dehydrogenase**".

2. **Transferasen** übertragen (transferieren) funktionelle Gruppen (z. B. Methylgruppen, Phosphatgruppen etc.) von einem Molekül auf ein anderes.

> **! ACHTUNG**
> Zur Gruppe der Transferasen gehören die **Phosphorylasen** und die **Kinasen**. Beide übertragen Phosphatgruppen auf ihre Substrate (sie phosphorylieren). Worin liegt der Unterschied? Kinasen bekommen das Phosphat, das sie übertragen, von einer energiereichen organischen Verbindung, wie etwa **ATP**. Phosphorylasen dagegen nutzen einfach **anorganisches Phosphat,** das nicht Teil eines großen Moleküls ist. Merkt euch: **K**inasen bekommen ihr Phosphat von einer **k**omplexen Verbindung (z. B. ATP).
> Die **Phosphatase** hat zwar einen ähnlichen Namen, gehört aber zu den Hydrolasen. Sie entfernt Phosphatgruppen von Molekülen (Dephosphorylierung).

3. **Hydrolasen** katalysieren Hydrolysen. Diesen Begriff kennt ihr bereits als die Spaltung einer Bindung unter Anlagerung von Wasser. Hydrolasen spalten natürlich gerne Bindungen, die unter Abspaltung von Wasser (Kondensation) entstanden sind. Eine Bindung, die auf diese Weise entsteht, kennt ihr bereits: Die Peptidbindung entsteht,

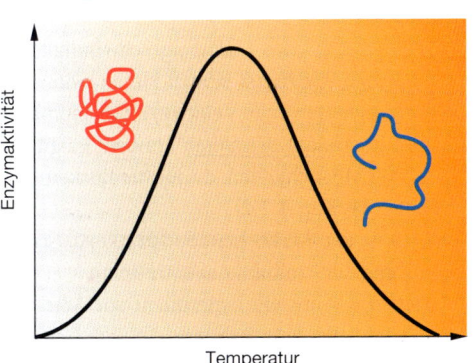
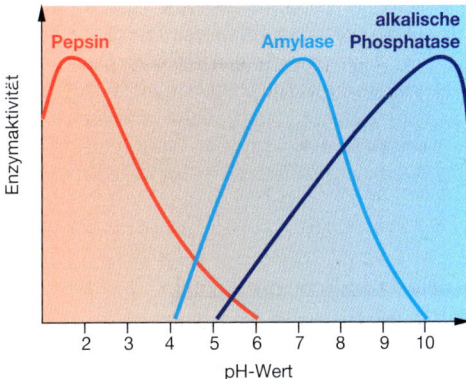

Abb. 1.35 Abhängigkeit der Enzymaktivität von Temperatur und pH-Wert [L253]

wenn eine Carboxy- mit einer Aminogruppe zu einem Amid reagiert, während Wasser abgespalten wird. Folglich zählen die **Peptidasen**, die Peptidbindungen spalten, zu den Hydrolasen.

4. **Lyasen** spalten ebenfalls Bindungen, nur nicht durch Oxidation oder Hydrolyse. Ein Beispiel müsst ihr euch an dieser Stelle noch nicht merken. Die meisten Vertreter enden ohnehin auf „lyase".
5. **Isomerasen** katalysieren die Isomerisierung (Umlagerung) von Molekülen, ohne dass etwas abgespalten wird. Ihr habt verschiedene Arten von Isomerien kennengelernt. Isomerasen können verschiedene Isomerisierungen katalysieren. Ihr könnt euch z. B. die **Racemasen** merken, die bei Molekülen, die nur ein Chiralitätszentrum besitzen, die Konfiguration an diesem ändern (aus einer D-Aminosäure wird eine L-Aminosäure). **Epimerasen** zählen ebenfalls zu den Isomerasen und ändern die Konfiguration an einem Chiralitätszentrum in einer Verbindung, die mehrere Chiralitätszentren besitzt (aus UDP-Glucose wird UDP-Galaktose).
6. **Ligasen** verknüpfen zwei Moleküle und formen dabei eine neue kovalente Bindung. So verknüpfen z. B. DNA-Ligasen DNA-Stränge miteinander.

! ACHTUNG

Eine Definition, die noch sehr verbreitet ist, besagt, dass sowohl Synthasen als auch Synthetasen Enzyme sind, die Bindungen knüpfen, wobei Synthetasen dabei Nucleosidtriphosphate verbrauchen (z. B. ATP), während Synthasen das nicht tun. Mittlerweile hat hier allerdings eine Veränderung stattgefunden:
- Synthasen sind alle Enzyme, welche die Synthese (Herstellung) einer Substanz katalysieren, egal ob Nucleosidtriphosphate verbraucht werden oder nicht.
- Enzyme, die früher als Synthetasen bezeichnet wurden, weil sie Nucleosidtriphosphate zur Synthese einer Substanz spalten (z. B. Acetyl-CoA-Synthetase), werden nun als Ligasen (Acetyl-CoA-Ligase) bezeichnet. Die Bezeichnung Synthetase ist aber weiterhin erlaubt.

Multienzymkomplex und multifunktionelle Enzyme

Wenn ein Enzym im Rahmen eines Stoffwechselwegs eine chemische Reaktion katalysiert, wäre es doch praktisch, wenn das Enzym, das den nächsten Schritt dieses Stoffwechselwegs katalysiert, direkt daneben sitzen würde. Auf diese Weise könnte der entstehende Stoff quasi direkt „weitergegeben" werden und müsste nicht erst blind durch die Zelle diffundieren. Aus diesem Grund gibt es aus mehreren Enzymen zusammengesetzte **Multienzymkomplexe**, die eine Reihe von Reaktionsschritten katalysieren können. Als wichtigstes Beispiel könnt ihr euch schon einmal den **Pyruvat-Dehydrogenase-Komplex** merken.

☺ **FÜR AHNUNGSLOSE**
Was hat es noch gleich mit der Diffusion auf sich? Die Antwort gibt es im Exkurs am Ende dieses Kapitels!

Nicht zu verwechseln ist der Multienzymkomplex mit einem **multifunktionellen Enzym**. Hierbei handelt es sich nicht um mehrere zusammengelagerte, sondern um ein einzelnes Enzym, das aber mehrere aktive Zentren besitzt und deshalb auch verschiedene Reaktionen katalysieren kann.

1.3.4 Enzymkinetik

Nun geht es ans Eingemachte! Fragen zur Enzymkinetik sind sehr beliebt beim IMPP. Bei Studenten stößt dieses Thema aufgrund von Formeln und Diagrammen meist auf wenig Gegenliebe ... ist aber eigentlich harmlos.

Maximalgeschwindigkeit (v_{max})

Bevor wir uns mit der Maximalgeschwindigkeit befassen, sollten wir zuerst einmal klären, wie wir die Geschwindigkeit v (engl. Velocity) einer chemischen Reaktion überhaupt definieren können. Es gibt dieselben zwei Möglichkeiten, die ihr bereits kennengelernt habt (➤ Kap. 1.1.2):
- Abnahme der Edukt- bzw. Substratkonzentration
- Zunahme der Produktkonzentration

Nun stellen wir uns ein Experiment vor: Wir haben 100 Enzyme, aber kein Substrat in einem Gefäß. Die Reaktionsgeschwindigkeit ist zunächst natürlich gleich 0, denn wo kein Substrat ist, kann auch kein Substrat umgesetzt werden. Wir tragen diesen Wert

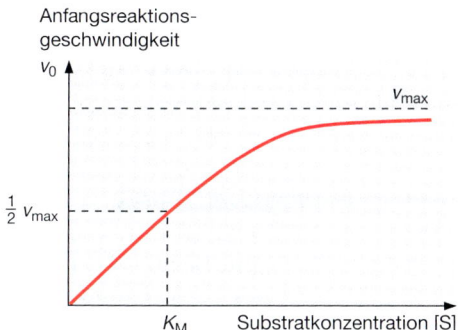

Abb. 1.36 Reaktionsgeschwindigkeit in Abhängigkeit von der Substratkonzentration [L253]

in ein Diagramm ein, das die Reaktionsgeschwindigkeit (y-Achse) in Abhängigkeit von der Substratkonzentration (x-Achse) darstellt (➤ Abb. 1.36). Dieses Diagramm wird euch in diesem Kapitel noch mehrmals begegnen.

Nun geben wir einzelne Substratmoleküle hinzu. Da wir wesentlich mehr Enzyme als Substratmoleküle haben, wird jedes hinzugegebene Substratmolekül quasi sofort umgesetzt. Entsprechend wird unsere Reaktionsgeschwindigkeit immer höher, je mehr Substrat wir zugeben. Wenn wir unsere Substratkonzentration verdoppeln, können die Enzyme doppelt so viele Substratmoleküle umsetzen und die Reaktionsgeschwindigkeit wird doppelt so hoch. **Substratkonzentration und Reaktionsgeschwindigkeit sind proportional,** was ihr im Diagramm (➤ Abb. 1.36) daran erkennt, dass der Graph eine gerade Linie ist.

Wir erhöhen die Substratkonzentration weiter. Nun ist schon so viel Substrat in unserem Gefäß, dass die meisten Enzyme damit beschäftigt sind, dieses umzusetzen. Wenn wir nun noch mehr Substrat zugeben, werden nur einige Moleküle unmittelbar umgesetzt, weil die meisten Enzyme eben schon besetzt sind. Eine Erhöhung der Substratkonzentration bewirkt nur noch eine geringe Erhöhung der Reaktionsgeschwindigkeit, was sich im zunehmenden Abflachen der Kurve darstellt.

Angenommen, wir erhöhen die Substratkonzentration immer weiter. Irgendwann kommt der Punkt, an dem jedes unserer 100 Enzyme mit einem Substratmolekül besetzt ist. Nun können wir noch so viel Substrat zugeben, die Reaktionsgeschwindigkeit wird sich nicht mehr erhöhen, weil jedes Enzym bereits beschäftigt ist und schon so schnell arbeitet, wie es kann. Das zusätzliche Substrat landet in der Warteschleife (**Substratsättigung**). Wenn die maximale Reaktionsgeschwindigkeit erreicht ist, erkennen wir das daran, dass unser Graph nun parallel zur x-Achse verläuft. Wie könnte man die maximale Reaktionsgeschwindigkeit jetzt noch steigern? Entweder man kann die Enzyme irgendwie dazu bringen, schneller zu arbeiten, oder man erhöht die Zahl der Enzyme.

Halbmaximale Reaktionsgeschwindigkeit (½v_{max})

Ein Begriff, den man in der Enzymkinetik häufiger hört, ist die **halbmaximale Reaktionsgeschwindigkeit** (½v_{max}), also die Hälfte der maximalen Reaktionsgeschwindigkeit. Warum sollte man statt mit der maximalen Reaktionsgeschwindigkeit lieber mit der halbmaximalen arbeiten? Die Maximalgeschwindigkeit kann man bestimmen, indem man zu einer bestimmten Enzymmenge wesentlich mehr Substrat gibt, sodass auf jeden Fall Substratsättigung erreicht wird und die Reaktion mit größtmöglicher Geschwindigkeit abläuft. Jetzt nehmen wir allerdings an, wir beginnen eine Reaktion, indem wir ganz langsam Substrat zu einer bestimmten Enzymmenge geben. Irgendwann wird sich auch hier die maximale Reaktionsgeschwindigkeit einstellen, aber den genauen Punkt zu erkennen, an dem sie erreicht wird, ist schwierig, da sich die Reaktionsgeschwindigkeit am Ende nur noch ganz leicht erhöht. Den Punkt, an dem die halbmaximale Reaktionsgeschwindigkeit erreicht ist, zu erkennen, ist dagegen leichter, da hier der Graph noch relativ steil verläuft.

Wie sieht es mit der Sättigung der Enzyme am Punkt der halbmaximalen Reaktionsgeschwindigkeit aus? Ganz klar: Die Hälfte der Enzyme hat Substrat gebunden, liegt also als Enzym-Substrat-Komplex vor, während die andere Hälfte noch auf ein Substratmolekül wartet.

Michaelis-Menten-Konstante

Die Substratkonzentration, bei der die halbmaximale Reaktionsgeschwindigkeit erreicht ist, wird auch als **Michaelis-Menten-Konstante** (K_M) bezeichnet.

Die Einheit der Michaelis-Menten-Konstante ist dementsprechend auch die Einheit einer Konzentration – z. B. **mol/l**.

> **FÜR DIE KLAUSUR**
>
> Lasst euch nicht verwirren: Nur weil bei der Substratkonzentration, die der Michaelis-Menten-Konstante entspricht, eine Reaktion mit halbmaximaler Geschwindigkeit abläuft, heißt das nicht, dass eine Verdopplung der Substratkonzentration zur Maximalgeschwindigkeit führt! Wenn ihr unseren Graph betrachtet, seht ihr, dass im Verlauf der Kurve eine starke Erhöhung der Substratkonzentration nur noch eine kleine Zunahme der Reaktionsgeschwindigkeit bewirkt. Entsprechend muss man die Substratkonzentration mehr als verdoppeln, um von der halbmaximalen zur maximalen Geschwindigkeit zu kommen.

K_M hängt natürlich davon ab, welches Enzym man betrachtet und welches Substrat dem Enzym zur Verfügung gestellt wird. Angenommen, wir haben ein Enzym sowie ein Substrat A und ein Substrat B. In einem Experiment geben wir nach und nach mehr von Substrat A zu einer bestimmten Menge unseres Enzyms; in einem anderen Experiment wiederholen wir dasselbe mit Substrat B. Wir messen jedes Mal, bei welcher Substratkonzentration die halbmaximale Reaktionsgeschwindigkeit erreicht ist, bestimmen also die K_M-Werte unseres Enzyms für Substrat A und Substrat B. Wenn unser Enzym nun einen kleineren K_M-Wert für Substrat B hat, was bedeutet das dann für die Affinität des Enzyms zu den Substraten? Es bedeutet, dass die Affinität unseres Enzyms zu Substrat B höher ist! Stellt es euch so vor: Das Enzym wird so sehr zu Substrat B hingezogen, dass bereits bei einer geringen Substratkonzentration (kleiner K_M) die Hälfte der Enzyme mit Substrat besetzt ist, sodass die Reaktion mit halbmaximaler Geschwindigkeit abläuft. Bei Substrat A muss man schon mehr zugeben, bis die Enzyme genauso viele Substratmoleküle gebunden haben. Würde man beide Substrate gleichzeitig zu unseren Enzymen geben, würde natürlich auch mehr Substrat B umgesetzt werden.

Wie fast alles in der Chemie ist auch K_M nicht in Stein gemeißelt, sondern hängt neben dem betrachteten Enzym/Substrat auch von der Temperatur und dem pH-Wert ab.

Übrigens: Manche Studenten sind der Meinung, dass die Konstante, von der in diesem Abschnitt die Rede ist, nach einem Forscher namens Michaelis Menten benannt ist. Es handelt sich aber eigentlich um die Nachnamen von Leonor Michaelis und Maud Menten.

Michaelis-Menten-Gleichung

Zur Michaelis-Menten-Gleichung muss man als Medizinstudent normalerweise erfreulich wenig wissen. Ihr habt bereits gelernt, dass ein Enzym ein Substrat bindet, der Enzym-Substrat-Komplex entsteht und am Ende Enzym und Produkt frei werden. Kurz vorher kann man übrigens auch noch einen Zustand, in dem das Enzym das Produkt gebunden hat, den Enzym-Produkt-Komplex, unterscheiden. Als Wortgleichung sieht das Ganze so aus:

Enzym + Substrat → Enzym-Substrat-Komplex → Enzym + Produkt

$$E + S \rightarrow ES \rightarrow E + P \qquad | \text{ Formel 1.4}$$

Das Ganze kann man mithilfe der Geschwindigkeitskonstanten der einzelnen Reaktionsschritte noch beliebig verkomplizieren, aber für uns reicht es aus, zu wissen, dass man aus diesem Reaktionsschema die Michaelis-Menten-Gleichung herleiten kann:

$$v = v_{max} \times \frac{[S]}{[S] + K_M} \qquad | \text{ Formel 1.5}$$

> ☺ **FÜR AHNUNGSLOSE**
>
> Warum die eckigen Klammern? Eckige Klammern bedeuten immer, dass es um die Konzentration des Stoffes in ihrer Mitte geht. „[S]" entspricht also der Substratkonzentration.

Wenn man so eine Gleichung vor sich hat, sollte man sich zunächst ein bisschen orientieren:

- Was kann man mit der Formel berechnen? Die Geschwindigkeit v einer Reaktion.
- Wie schaut es auf der rechten Seite der Gleichung aus? Irgendein Bruch wird mit v_{max} multipliziert. Da die Geschwindigkeit einer Reaktion nicht größer sein kann als v_{max} (aber auch nicht negativ), sollte der Bruch einen Wert zwischen 0 und 1 annehmen können.

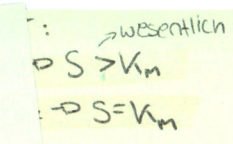

1.3 Enzyme

- Nun sollten wir ein paar Zahlen einsetzen, damit das Ganze etwas klarer wird! Wenn wir eine Reaktion betrachten, ist deren maximal mögliche Reaktionsgeschwindigkeit konstant. Auch K_M wird sich im Verlauf der Reaktion nicht ändern, solange wir nicht plötzlich Enzym oder Substrat austauschen oder mit pH-Wert und Temperatur spielen. Wir können aber verschiedene Substratkonzentrationen einsetzen und uns anschauen, was passiert:
  - Die eingesetzte **Substratkonzentration ist wesentlich geringer als K_M:**
    In diesem Fall können wir die Substratkonzentration im Nenner des Bruchs vernachlässigen. Warum? Weil K_M schon so groß ist, dass das Addieren der Substratkonzentration kaum noch etwas ausmacht. Die Gleichung lässt sich dann vereinfachen zu:

    $$v = v_{max} \times \frac{[S]}{K_M} \qquad \text{| Formel 1.6}$$

    Wir sehen: Je höher die Substratkonzentration, desto größer ist der Wert des Bruchs und umso größer ist auch das Produkt, wenn wir den Bruch mit v_{max} multiplizieren. Anders gesagt: Die Reaktionsgeschwindigkeit ist proportional zur Substratkonzentration. Wenn ihr aufmerksam lest, sollte euch auffallen, dass wir diese Beobachtung bereits gemacht haben. Das war jetzt nur die rechnerische Bestätigung!
  - Die **Substratkonzentration entspricht K_M:**
    Wenn [S] und K_M identisch sind, können wir K_M auch durch S ersetzen:

    $$v = v_{max} \times \frac{[S]}{[S]+[S]} = v_{max} \times \frac{[S]}{2[S]} \qquad \text{| Formel 1.7}$$

    Nun heißt es kürzen!

    $$v = v_{max} \times \tfrac{1}{2} \qquad \text{| Formel 1.8}$$

    Wir sehen: Wenn die Substratkonzentration der Michaelis-Menten-Konstante entspricht, läuft die Reaktion mit **halbmaximaler Geschwindigkeit** ab … auch das ist nichts Neues!
  - Die **Substratkonzentration ist wesentlich höher als K_M:**
    In diesem Fall können wir K_M vernachlässigen, schließlich ist [S] so viel größer. Die Gleichung lässt sich vereinfachen und kürzen zu:

    $$v = v_{max} \times [S]/[S] = v_{max} \times 1 = v_{max} \qquad \text{| Formel 1.9}$$

    Wir sehen: Ist die Substratkonzentration wesentlich höher als K_M, läuft die Reaktion mit maximaler Geschwindigkeit ab. Diesen Zustand kennen wir bereits als **Substratsättigung.**

Nun dürfte euch die Michaelis-Menten-Gleichung keine Angst mehr machen – wirklich schwierige Aufgaben sollten euch ohnehin erspart bleiben!

Lineweaver-Burk-Plot

Wir haben uns nun schon mehrfach mit dem Diagramm, das die Reaktionsgeschwindigkeit in Abhängigkeit von der Substratkonzentration darstellt, befasst und auch schon eine seiner Schwächen (ablesen, wann genau die maximale Reaktionsgeschwindigkeit erreicht ist) kennengelernt. Eine andere Darstellungsweise, die zugegebenermaßen nicht ganz so intuitiv ist, ist der **Lineweaver-Burk-Plot** (> Abb. 1.37).

Wir stellen uns erneut ein Experiment vor, bei dem wir mit einer bestimmten Enzymmenge starten und langsam die Substratkonzentration erhöhen, während wir die Reaktionsgeschwindigkeit messen. Angenommen, wir geben als Erstes Substrat zu, sodass eine Substratkonzentration von 2 mol/l entsteht, und messen die Reaktionsgeschwindigkeit. Bei unserem normalen Diagramm würden wir nun die Substratkonzentration auf der X- und die Reaktionsgeschwindigkeit auf der Y-Achse eintragen. Beim Lineweaver-Burk-Plot tragen wir auf der X-Achse allerdings nicht die Substratkonzentration, sondern deren Kehrwert (1/[S]) ein. In unserem Fall wäre das

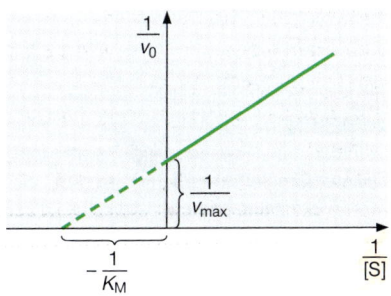

Abb. 1.37 Lineweaver-Burk-Plot [L253]

½, also 0,5. Genauso würden wir auch für die Reaktionsgeschwindigkeit verfahren. Da man von beiden Werten die Kehrwerte bildet, spricht man auch von einer **doppelt reziproken Darstellung**.

Wir erhöhen die Substratkonzentration auf 10 mol/l. Wenn wir diesen Wert eintragen wollen, müssen wir folglich 1 durch 10 teilen und kommen auf 0,1. Wir sehen: Je höher die Substratkonzentration wird, desto weiter nähern wir uns im Diagramm auf der X-Achse dem Nullpunkt. Wenn wir die resultierenden Reaktionsgeschwindigkeiten eintragen wollen, passiert dasselbe: Da die Reaktionsgeschwindigkeiten zunehmend größer werden, wird der Nenner unseres „Kehrwert-Bruchs" größer, sodass der Wert des Bruchs abnimmt und wir uns auch auf der Y-Achse dem Nullpunkt nähern.

Nun zu der Frage, die euch wahrscheinlich schon unter den Nägeln brennt: Warum machen wir das?

Angenommen, wir erhöhen die Substratkonzentration immer weiter, dann wird der Nenner unseres Kehrwert-Bruchs immer größer (erst ½, dann $1/10$, irgendwann $1/10000$). Wir nähern uns also auf der X-Achse immer mehr dem Nullpunkt. Am Nullpunkt ist die Substratkonzentration quasi unendlich. Und welche Reaktionsgeschwindigkeit herrscht, wenn wir unendlich viel Substrat zur Verfügung haben? Die maximale Reaktionsgeschwindigkeit. Wir können also die maximale Reaktionsgeschwindigkeit ganz einfach aus einem Lineweaver-Burk-Plot ablesen, indem wir den **Schnittpunkt des Graphen mit der Y-Achse** (diese hat schließlich die X-Koordinate 0) bestimmen. Man darf natürlich nicht vergessen, dann noch den Kehrwert des gerade abgelesenen Werts zu bilden.

> 😊 **FÜR AHNUNGSLOSE**
>
> Aber warum ist das ein Vorteil? Man kann doch auch ein normales Diagramm zeichnen und einfach sehr, sehr viel Substrat zugeben!
> Der Graph beim Lineweaver-Burk-Plot ist eine Gerade und eine Gerade kann man schon dann zeichnen, wenn man nur **zwei Punkte**, die auf ihr liegen, kennt. Das heißt für die Praxis: Man müsste nur für zwei Substratkonzentrationen die Reaktionsgeschwindigkeiten messen, diese als doppelt reziproke Werte eintragen und schon könnte man eine Gerade durch diese Punkte zeichnen. Wenn man nun schaut, wo diese Gerade die Y-Achse schneidet, kennt man die maximale Reaktionsgeschwindigkeit – und das ganz ohne tonnenweise Substrat zuzugeben.

In unserem Lineweaver-Burk-Plot erkennt ihr außerdem eine gestrichelte Linie, die unsere Gerade verlängert. Diese Werte können wir nicht experimentell bestimmen, denn wie wir bereits gesagt haben, entspricht eine unendlich hohe Substratkonzentration dem X-Wert 0, sodass wir nicht in den negativen Bereich (links der Y-Achse kommen). Es handelt sich also tatsächlich nur um eine rein zeichnerische Verlängerung unserer Geraden. Diese hat aber durchaus eine Funktion: Am **Schnittpunkt der Verlängerung mit der X-Achse** können wir K_M ablesen. Wir müssen nur den Kehrwert bilden und das negative Vorzeichen ignorieren. Zu erklären, warum genau an diesem Schnittpunkt K_M abgelesen werden kann, würde allerdings den Rahmen dieses Buches sprengen.

> 📘 **FÜR DIE KLAUSUR**
>
> Wenn ihr mit dem Lineweaver-Burk-Plot absolut nicht warm werdet, ist das kein Weltuntergang. Viele Fragen lassen sich bereits beantworten, wenn ihr euch die zentralen Fakten einprägt:
> - Es handelt sich um eine **doppelt reziproke Darstellung**.
> - **Schnittpunkt mit Y-Achse** entspricht $1/v_{max}$.
> - **Schnittpunkt mit X-Achse** entspricht $-1/K_M$.

Enzyminhibition

Unser Körper hat eine Vielzahl verschiedener Stoffwechselwege zur Verfügung, die natürlich nicht alle zu jedem Zeitpunkt gebraucht werden. Eine effektive Möglichkeit, die Aktivität von Stoffwechselwegen zu regulieren, ist es, ihre Enzyme zu hemmen oder bei Bedarf zu aktivieren. Die Enzyme unseres Körpers können allerdings auch durch **Toxine** gehemmt werden, was natürlich weniger erwünscht ist. Allemal Grund genug, uns dieses Thema genauer anzuschauen!

- Wie immer lohnt es sich, das Ganze mit System anzugehen: Man unterscheidet Inhibitoren, die ein Enzym nur für eine bestimmte Zeit hemmen (**reversibel**), von solchen, deren Wirkung dauerhaft ist (**irreversibel**).
- Reversible Inhibitoren binden häufig nicht kovalent (also über eine Atombindung) an das Enzym, sondern bilden schwächere Wechselwirkungen aus.

Man unterscheidet mehrere Typen der reversiblen Inhibition:
- **Kompetitive Hemmung:** Ein kompetitiver Inhibitor will, wie das Substrat auch, **am aktiven Zentrum des Enzyms** binden (> Abb. 1.38). Er tritt also mit dem Substrat in einen Wettkampf (Competition) um diese Bindungsstelle. Da ein Enzym nicht jedes Molekül an sein aktives Zentrum lässt, könnt ihr euch schon vorstellen, dass sich das Substrat und der kompetitive Inhibitor in ihrer Struktur meist ähneln.
Wie sieht es mit der Maximalgeschwindigkeit und K_M im Beisein eines kompetitiven Inhibitors aus? Der kompetitive Inhibitor konkurriert mit dem Substrat um das aktive Zentrum des Enzyms, sodass die maximale Reaktionsgeschwindigkeit eigentlich sinken müsste, oder? Aber wenn wir soviel Substrat zugeben, dass die Chance, dass ein Enzym ein Inhibitormolekül bindet, quasi gleich null ist, dann läuft die Reaktion wieder genauso schnell wie vorher! Ein kompetitiver Inhibitor hat also **keinen Einfluss auf die maximale Reaktionsgeschwindigkeit**.
Wir haben allerdings gesagt, dass wir eine höhere Substratkonzentration brauchen, um auf die maximale Reaktionsgeschwindigkeit zu kommen. Dasselbe gilt auch für die halbmaximale Reaktionsgeschwindigkeit, sodass **K_M steigt.**
- **Nichtkompetitive Hemmung:** Bei der nichtkompetitiven Hemmung bindet der Inhibitor nicht ans aktive Zentrum des Enzyms, sondern an eine andere regulatorische Untereinheit (> Abb. 1.39). Wir stellen uns das Ganze einmal mit 100 Enzymen und 20 Inhibitormolekülen vor: Angenommen, wir setzen eine unfassbare Menge Substrat ein, kommen wir wieder auf die maximale Reaktionsgeschwindigkeit, die ohne Inhibitor möglich war? Nein, denn 20 Enzyme sind mit Inhibitormolekülen besetzt und die können nicht durch eine Erhöhung der Substratkonzentration verdrängt werden, da sie ja gar nicht um dasselbe Zentrum konkurrieren. Es bleiben

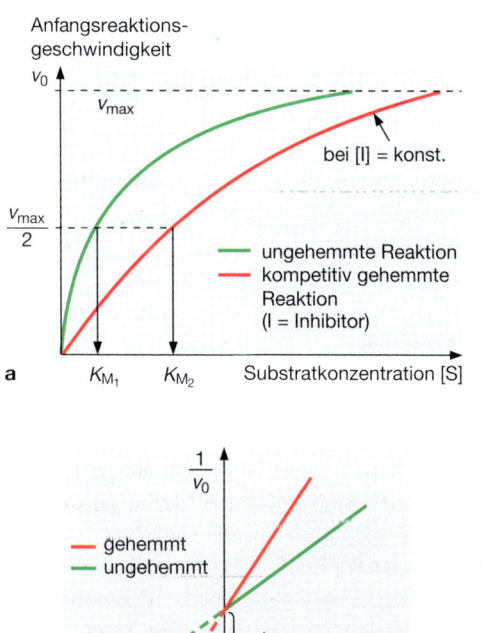

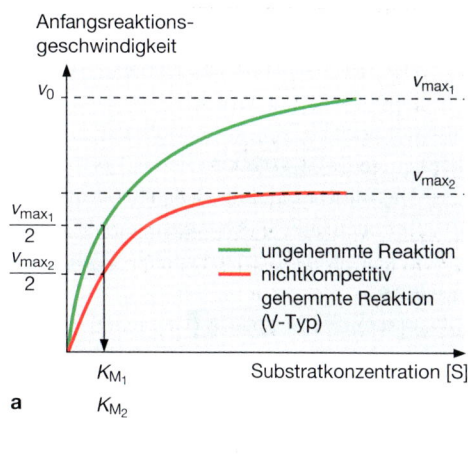

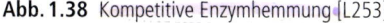

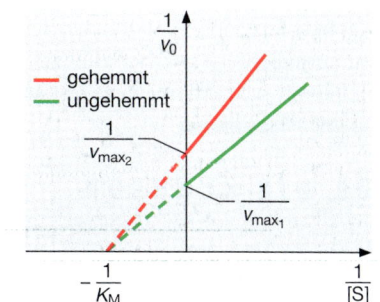

Abb. 1.38 Kompetitive Enzymhemmung [L253]   **Abb. 1.39** Nichtkompetitive Hemmung [L253]

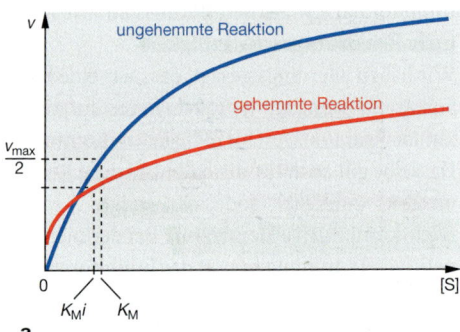

Tab. 1.4 Auswirkung der Hemmung auf v_{max} und K_M		
Hemmung	v_{max}	K_M
Kompetitiv	→	↑
Nichtkompetitiv	↓	→
Unkompetitiv	↓	↓

> **LERNTIPP**
> **K**ompetitive Hemmung **k**ickt K_M nach oben.
> Bei **u**nkompetitiver Hemmung gehen v_{max} **u**nd K_M nach **u**nten.

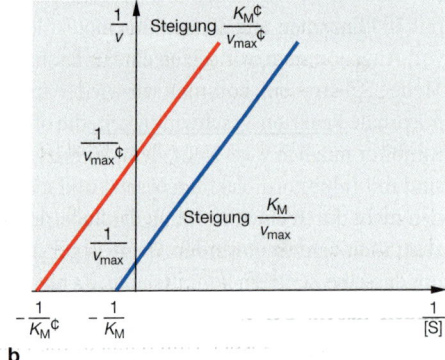

Abb. 1.40 Unkompetitive Hemmung [L253]

also nur noch 80 Enzyme, die Substrat umsetzen können, sodass **v_{max} sinkt.** Wie sieht es mit K_M aus? Die Substratbindung an den funktionierenden Enzymen findet noch ungehindert statt und es gibt keine Konkurrenzsituation – **K_M bleibt also gleich!**

- **Unkompetitive Hemmung:** Gelegentlich wird auch noch eine unkompetitive Hemmung unterschieden. Bei dieser kann der Inhibitor erst binden, **wenn sich ein Enzym-Substrat-Komplex gebildet hat** (> Abb. 1.40). Er hemmt nicht bereits das freie Enzym. Diese Form der Hemmung ist zwar normalerweise weniger prüfungsrelevant, ihr könnt euch aber merken, dass **sowohl v_{max} als auch K_M sinken.**

> **FÜR DIE KLAUSUR**
> Ihr solltet wissen, wie sich die unterschiedlichen Möglichkeiten der Hemmung auf v_{max} und K_M auswirken (> Tab. 1.4). Mit diesem Wissen sollte es dann auch kein Problem sein, diese in Diagrammen und Lineweaver-Burk-Plots zu erkennen!

Im Unterschied zu den reversiblen Inhibitoren, die wir gerade kennengelernt haben, binden irreversible Inhibitoren ihr Enzym meist kovalent. Die Trennung ist allerdings nicht so strikt, z. B. gibt es auch Inhibitoren, die zwar keine kovalente Bindung ausbilden, aber ein Enzym trotzdem so stark binden, dass es de facto zu einer irreversiblen Hemmung kommt.

Ein wichtiger Sonderfall der irreversiblen Inhibition ist die **Suizidinhibition.** Dabei bindet der Inhibitor an das aktive Zentrum des Enzyms. Dieses „denkt", es handelt sich um ein normales Substratmolekül, und modifiziert den Inhibitor, wodurch dieser erst in seine reaktive Form überführt wird und mit dem Enzym einen stabilen Komplex bildet – das Enzym ist dauerhaft gehemmt. Ein wichtiges Beispiel für Suizidinhibitoren ist **5-Fluoruracil,** auf das wir bei der Nucleotidbiosynthese zu sprechen kommen werden.

Allosterie

Obwohl sich dieser Begriff in jedem Biochemielehrbuch findet, wird er in der Praxis nicht ganz einheitlich verwendet. Sicher ist aber so viel: Bei der Allosterie bindet ein Effektor ein Enzym außerhalb des aktiven Zentrums und kann es auf diese Weise **aktivieren oder hemmen.** Umstritten ist dabei, ob man diesen Begriff nur bei Enzymen, die **Kooperativität** zeigen, verwenden darf (dazu später mehr).

Bei der Allosterie geht man davon aus, dass ein Enzym in zwei Formen vorkommen kann: der **R-Form (Relaxed)** mit einer hohen Substrataffinität und der **T-Form (Tense)** mit einer geringen Substrataffinität. Allosterische Aktivatoren sorgen folglich dafür, dass mehr Enzyme in der R-Form vorliegen, während Inhibitoren die T-Form stabilisieren.

> **LERNTIPP**
> Die **R**-Form setzt das Substrat **r**asant um!

2 TYPEN ALLOSTERISCHER EFFEKTOREN
Man kann zudem unterscheiden, ob sich allosterische Effektoren eher auf K_M auswirken (K-Typ; ➤ Abb. 1.41) oder ob sie v_{max} beeinflussen (V-Typ; ➤ Abb. 1.42).

> **FÜR AHNUNGSLOSE**
> Inwiefern kann unser Körper allosterische Regulation nutzen? Beispiel Stoffwechselwege: Angenommen, ein Stoffwechselweg läuft sehr stark ab, sodass das Produkt des Stoffwechselwegs zu akkumulieren beginnt (sich anhäuft). Häufig wirkt dieses Produkt dann als allosterischer Inhibitor an einem der Enzyme des Stoffwechselwegs und drosselt damit sozusagen seine eigene Produktion.
> Dasselbe funktioniert auch umgekehrt: Wenn das Substrat eines Stoffwechselwegs gehäuft vorliegt, kann es als allosterischer Aktivator seine Umsetzung verstärkt ablaufen lassen.

Kooperativität

Dieser Begriff ist nicht nur auf Enzyme beschränkt, sondern kann grundsätzlich bei Proteinen auftreten, die Liganden binden und aus mehreren Untereinhei-

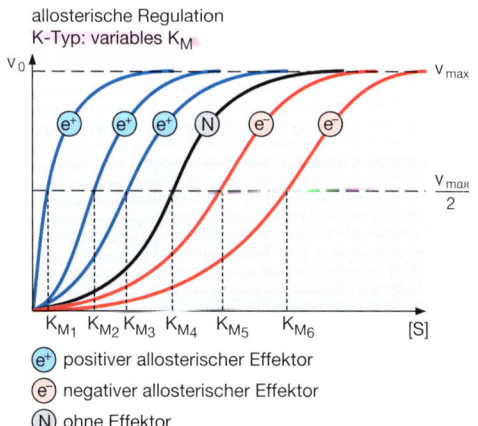

Abb. 1.41 Allosterische Regulation vom K-Typ [L253]

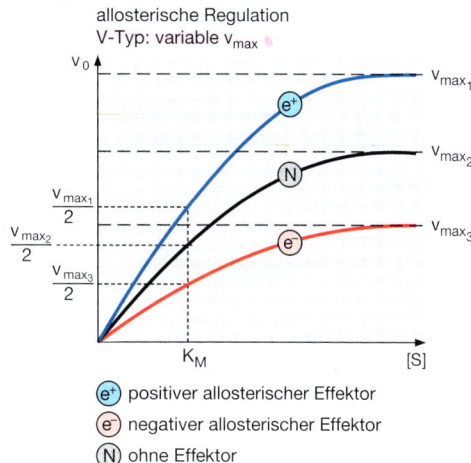

Abb. 1.42 Allosterische Regulation vom V-Typ [L253]

ten bestehen. Er bezeichnet die Eigenschaft, dass die Bindungsstärke eines Liganden davon abhängt, wie viele der anderen Untereinheiten bereits Liganden gebunden haben. Bei der positiven Kooperativität wird die Bindung mit jeder Untereinheit, die einen Liganden gebunden hat, stärker. Ein prominentes Beispiel ist das **Hämoglobin**, das Sauerstoff bindet (dazu später mehr). Bei der negativen Kooperativität nimmt die Bindungsstärke entsprechend ab, je mehr Liganden das Protein bereits gebunden hat.

Interkonvertierung

Letzter Begriff zum Thema Enzyminhibition: Bei der Interkonvertierung werden Enzyme an- oder ausgeschaltet, indem z. B. eine **Phosphatgruppe kovalent an das Enzym gehängt** wird. Man kann nicht pauschal sagen, dass phosphoryliert gleich angeschaltet und dephosphoryliert gleich ausgeschaltet ist. Manche Enzyme sind phosphoryliert aktiv, andere nur, wenn sie dephosphoryliert sind.

> **FÜR AHNUNGSLOSE**
> Hatten wir nicht gesagt, dass das Knüpfen einer kovalenten Bindung zwangsläufig eine irreversible Hemmung bedeutet? Das gilt vor allem für das Knüpfen einer Bindung zum Inhibitor. Bei der Interkonvertierung wird lediglich eine ganz kleine Gruppe (z. B. Phosphat) an das Enzym angehängt, die auch wieder entfernt werden kann.

Wechselzahl und Enzymeinheit (U)

Zum Abschluss noch ein paar Infos zu den Einheiten der Enzymaktivität. Wie kann man messen, wie schnell ein einzelnes Enzym arbeiten kann? Ganz einfach, man sorgt dafür, dass es permanent Substrat zur Verfügung hat, und schaut, wie viele Substratmoleküle es in einer bestimmten Zeit (i. d. R. 1 Sekunde) umsetzt (**Wechselzahl**). Setzt das Enzym innerhalb einer Sekunde 3 mol Substrat um, hat es die Enzymaktivität 3 kat. „kat" steht für **Katal**, die Einheit der katalytische Aktivität.

Bevor es Katal gab, wurde die Enzymaktivität als **Enzymeinheit (U)** angegeben. Da sich diese Angabe bis heute vor allem in der klinischen Chemie gehalten hat, sollte man sie mal gehört haben: Ein U ist die Menge eines Enzyms, die benötigt wird, um **ein µmol eines Substrats in einer Minute** umzusetzen.

FÜR DIE KLAUSUR

In der Klausur, vor allem aber in mündlichen Prüfungen, wird auch gerne mal gefragt, welche Enzyme des Körpers besonders schnell arbeiten können. Auf diese Frage sollten euch vor allem die **Katalase** (spaltet Wasserstoffperoxid) und die **Carboanhydrase** (katalysiert die Umwandlung von Kohlenstoffdioxid zu Kohlensäure und umgekehrt) einfallen.

Exkurs: Diffusion und Osmose

Wir wollen an dieser Stelle noch einmal kurz euer Chemiewissen auffrischen: Angenommen, auf eurem Schreibtisch steht ein Glas mit Wasser. Auch wenn das Wasser in eurem Glas völlig still auf dem Tisch steht, sind die Teilchen darin permanent in Bewegung. Sie schwingen und können sogar (im Gegensatz zu den Wassermolekülen in Eis) aneinander vorbeigleiten. Den Schwingungen der Teilchen liegt Bewegungsenergie (kinetische Energie) zugrunde, die wir als Temperatur des Wassers wahrnehmen können. Je stärker die Teilchen schwingen, desto höher die Temperatur. Wenn die Teilchen im Wasser ständig in Bewegung sind, stoßen sie häufig aneinander und ändern dabei völlig wahllos ihre Richtung.

Stellen wir uns nun einen großen Behälter mit Wasser vor. Auf der linken Seite tropfen wir 5 Farbstoffmoleküle in das Wasser, auf der rechten nur eins. Die Farbstoffmoleküle werden sich auch jetzt ohne Richtung bewegen und aneinanderstoßen, wie es ihnen gerade passt. Da aber 5 Moleküle auf der linken Seite sind, ist die Wahrscheinlichkeit, dass eines dieser Moleküle nach rechts wandert, 5-mal höher als die Chance, dass das Farbstoffmolekül von der rechten Seite seinen Weg nach links findet.

Die an sich ungerichtete Bewegung weist also doch, zumindest **statistisch**, eine Richtung auf – **vom Ort der hohen zum Ort der niedrigen Konzentration**. Diese Bewegung nennt man Diffusion und spricht von diffundierenden Teilchen (> Abb. 1.43). Die Diffusion an sich erfordert keine Energie, läuft also **passiv** ab. Sie kann aber genutzt werden, um Energie zu gewinnen, was die Zellen in unserem Körper auch fleißig machen.

FÜR AHNUNGSLOSE

Wie lässt sich mit Diffusion Energie erzeugen? Die Teilchen bewegen sich zumindest statistisch in eine Richtung, wie z. B. das Wasser, das durch ein Wasserkraftwerk fließt. Analog zum Wasserkraftwerk können auch Zellen mit einer Art Turbine bzw. Generator diese Energie speichern, worauf wir später noch zu sprechen kommen werden.

OSMOSE:

Stellen wir uns nun vor, dass wir es unseren Teilchen etwas schwerer machen: Auf der einen Seite des Gefäßes befindet sich nach wie vor mehr Farbstoff als auf der anderen. Diesmal machen wir es aber interessanter und trennen die Gefäßhälften mit einer selektivpermeablen Membran, die nur Wasser-, aber nicht die Farbstoffmoleküle passieren lässt (gelegentlich spricht man auch von semipermeablen Membranen).

Da in dem Gefäß trotzdem ein Konzentrationsausgleich stattfinden soll, wandern nun Wassermoleküle

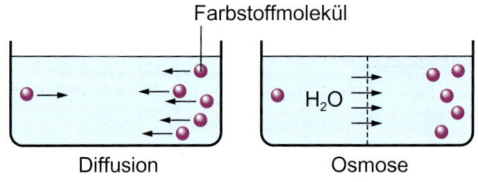

Abb. 1.43 Veranschaulichung von Diffusion und Osmose [L253]

von dort, wo die Konzentration an Farbstoff niedriger ist (der hypotonen Seite), auf die andere (hypertone) Seite. Diesen Prozess bezeichnet man als **Osmose** (> Abb. 1.43). Da durch das einströmende Wasser der Druck in der Gefäßhälfte, in der die Konzentration an gelösten Teilchen zu Anfang höher ist, zunehmen wird, kann man auch sagen, dass auf dieser Seite ein **höherer osmotischer Druck** herrscht.

1.4 Cofaktoren

Wenn ihr schon ein paar Biochemie-Vorlesungen gehört habt, sind euch unweigerlich schon einmal Begriffe wie Cofaktor, Cosubstrat oder Coenzym begegnet. Die Verwendung der Begriffe kann verwirrend sein und auch in der Literatur existieren verschiedene Varianten. Umso wichtiger ist es allerdings, sich die Fakten zu merken, bei denen man sich einig ist:

- **Cofaktor** ist der Oberbegriff. Ist ein Teilchen für die Funktion eines Enzyms notwendig, spricht man von einem Cofaktor, egal ob es sich um ein komplexes Molekül oder ein einfaches Metall-Ion handelt. Ruft euch in diesem Zusammenhang noch einmal ins Gedächtnis, was die Begriffe **Apo-** und **Holoenzym** bedeuten.
- Ist ein Cofaktor dauerhaft (z. B. mittels einer kovalenten Bindung) an ein Enzym gebunden, spricht man von einer **prosthetischen Gruppe**.
- Alle anderen organischen Moleküle, die einem Enzym zwar bei einer Reaktion helfen (also Cofaktoren sind), aber nicht dauerhaft an das Enzym binden, bezeichnet man als **Cosubstrat** oder **Coenzym**. Bitte beachtet aber, dass das Coenzym im Gegensatz zu einem echten Enzym verändert aus der Reaktion hervorgeht!

✎ FÜR DIE KLAUSUR
Wenn ihr euch in einer mündlichen Prüfung einmal nicht sicher seid: Mit dem Oberbegriff Cofaktor liegt ihr zumindest nicht falsch!

Inwiefern helfen nun Cofaktoren einem Enzym bei seiner Funktion? Bei einer chemischen Reaktion werden Moleküle verändert. Manchmal werden Teile des Moleküls abgespalten oder Gruppen angefügt. Cofaktoren können abgespaltene Gruppen in Empfang nehmen und sie in anderen Reaktionen zur Verfügung stellen. Die Größe der Strukturen, welche die Cofaktoren übertragen, kann dabei vom einfachen Elektron bis hin zum vergleichsweise komplexen Molekül variieren.

Die für euch wichtigen Cofaktoren werden euch im Rahmen der Stoffwechselwege, an denen sie beteiligt sind, näher vorgestellt. Eine Zusammenstellung findet ihr in > Kap. 11.

1.5 Übungen

1. Welche Aussage trifft nicht zu?
   a. Ist ΔG negativ, spricht man von einer exergonen Reaktion.
   b. Ist ΔG negativ, spricht man von einer endergonen Reaktion.
   c. Bei gekoppelten Reaktionen muss man die Gibbs-Energien addieren.
   d. Bei gekoppelten Reaktionen muss man die Gleichgewichtskonstanten multiplizieren.
2. Ein Monosaccharid, dessen Ring aus 5 C- und einem O-Atom besteht, bezeichnet man als _____.
3. Ein Monosaccharid, dessen Ring aus 4 C- und einem O-Atom besteht, bezeichnet man als _____.
4. Wie kann aus Glucose Glucuronsäure entstehen?
5. Aus was besteht Hyaluron?
6. Welcher Zucker fehlt bei Plasmaproteinen, die aus dem Blut entfernt werden sollen?
7. Nenne die essenziellen Aminosäuren!
8. Welche Aussage trifft nicht zu?
   a. Sind 100 oder mehr Aminosäuren zu einer Kette verknüpft, spricht man von einem Protein.
   b. Eine Peptidbindung ist eine Amidbindung.
   c. Eine Aminosäurenkette wird von N- nach C-terminal angegeben.
   d. Die Sekundärstruktur wird durch Wasserstoffbrückenbindungen zwischen den OH-Gruppen der Seitenketten von Serin und Threonin stabilisiert.

9. Vervollständige ➤ Tab. 1.5 mit den Fettsäuren, die wir in diesem Kapitel kennengelernt haben.
10. Welche Phosphoglyceride kennst du? Versuche dich zudem an ihre Funktion zu erinnern.
11. Das Schlüssel-Schloss-Prinzip der Bindung von Substrat zu Enzym wurde mittlerweile um das _____-Modell erweitert.
12. Der Schnittpunkt mit der Y-Achse beim Lineweaver-Burk-Plot entspricht _____.
13. Der Schnittpunkt mit der X-Achse beim Lineweaver-Burk-Plot entspricht _____.

Tab. 1.5 Übungstabelle: Fettsäuren und ihre Struktur

Fettsäure	Struktur
	20 C-Atome, 4 Doppelbindungen
Palmitinsäure	
Linolsäure	
	gesättigte Fettsäure aus 18 C-Atomen
Linolensäure	
	18 C-Atome, eine Doppelbindung

KAPITEL 2
Grundstruktur der Zelle

2.1	Allgemeines	45
2.2	Zellmembran	46
2.3	Organellen	49
2.4	Zytoskelett	57
2.5	Zellkontakte	57
2.6	Übungen	58

In diesem Kapitel wollen wir uns mit dem Aufbau der menschlichen Zelle befassen, sodass ihr euch besser vorstellen könnt, wo sich die Prozesse, auf die wir in den weiteren Kapiteln zu sprechen kommen, abspielen. Solltet ihr aber vor eurer Biochemieprüfung in Zeitnot geraten, könnt ihr dieses Kapitel überspringen, da die besprochenen Inhalte v. a. im Rahmen der Biologie abgeprüft werden, und euch direkt z. B. den wichtigen Stoffwechselwegen widmen. Die notwendigen zellbiologischen Grundlagen werden auch in den jeweiligen Kapiteln noch einmal wiederholt, sodass ihr nicht befürchten müsst, etwas nicht zu verstehen. Falls ihr aber eine etwas strukturiertere Einführung in den Aufbau unserer Zellen haben wollt, lest einfach weiter!

2.1 Allgemeines

Zellen sind die kleinsten Einheiten des Lebens, denn sie besitzen einen eigenen Stoffwechsel und können sich selbst vermehren (reproduzieren). Zellen bestehen aus einem wässrigen Medium, dem **Zytoplasma**, in dem viele kleine **Organellen** mit bestimmten Funktionen schwimmen.

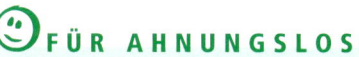
FÜR AHNUNGSLOSE
Was sind Organellen? Organellen sind für Zellen das, was für den Menschen die Organe sind – kleinere Bestandteile, die eine oder mehrere Funktionen erfüllen.

In der Biochemie befassen wir uns vor allem mit den Zellen des Menschen, der zu den **Eukaryonten** gehört. Die Zellen der Eukaryonten zeichnen sich dadurch aus, dass sie einen Zellkern besitzen (➤ Abb. 2.1). Neben den Menschen zählen auch andere mehrzellige Organismen wie Pflanzen sowie die Pilze zu den Eukaryonten.

Den Eukaryonten gegenübergestellt sind die **Prokaryonten,** die ohne Zellkern auskommen und im Allgemeinen simpler aufgebaut sind als die Zellen von Eukaryonten. Die wichtigsten Prokaryonten sind die Bakterien, die euch allerdings nur im letzten Kapitel dieses Buchs kurz begegnen werden.

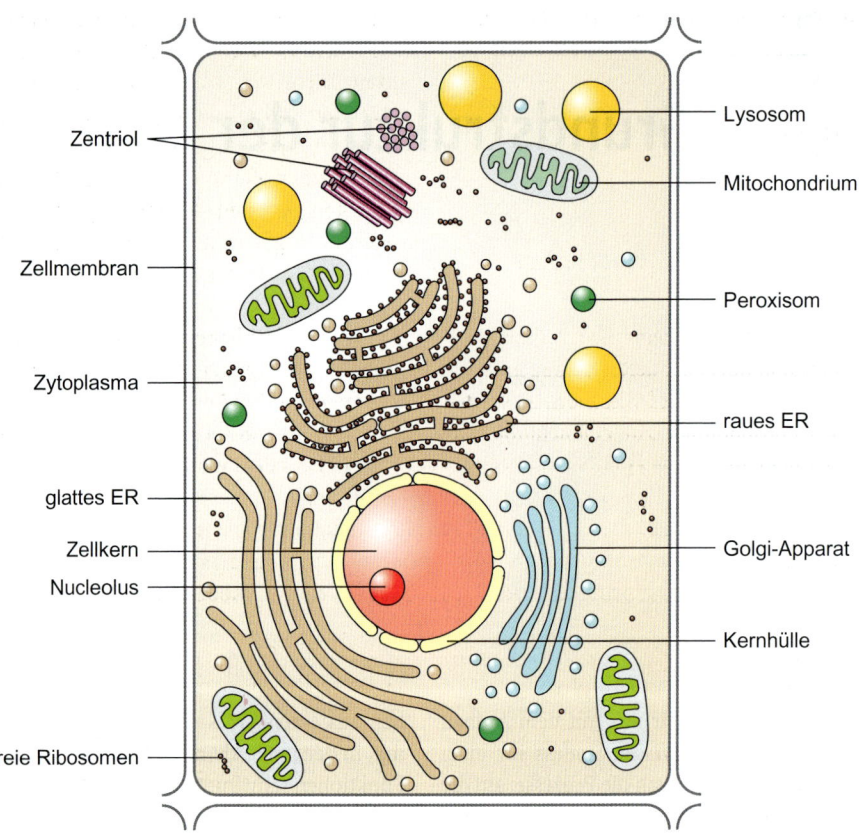

Abb. 2.1 Eukaryontenzelle [L253]

> 💡 **LERNTIPP**
> Um sich unbekannte Begriffe herzuleiten, ist es hilfreich, sich ein paar Wortbestandteile einzuprägen, die euch immer wieder begegnen werden:
> „Pro" bedeutet so viel wie „vor". Alles mit „kary" hat etwas mit dem Zellkern zu tun und „zyto" sagt uns, dass es um Zellen geht. „Prokaryozyten" sind folglich Zellen, die „vor einem Kern" sind, sprich: keinen Kern besitzen. Prokaryonten sind passenderweise in der Evolution auch vor den Eukaryonten entstanden.

2.2 Zellmembran

Bereits im letzten Kapitel (> Kap. 1) haben wir mehrmals von der Membran, die unsere Zellen umgibt – der Zellmembran –, gehört, die unsere Zelle zusammenhält und gegenüber ihrer Umgebung abgrenzt.

Auch innerhalb der Zelle spielen Membranen eine Rolle: Wenn z. B. für eine chemische Reaktion hohe Konzentrationen eines bestimmten Stoffes notwendig sind, ist ein abgegrenzter Raum innerhalb der Zelle notwendig, in dem dieser Stoff angereichert werden kann. Die Unterteilung der Zelle in eben diese Räume, die auch **Kompartimente** bzw. Organellen genannt werden, ist ebenfalls Aufgabe der Membranen. Da sowohl die äußere Zellmembran als auch die inneren Membranen, welche die Zelle weiter unterteilen, ähnlich aufgebaut sind und nach demselben Prinzip „funktionieren", spricht man auch von **biologischen Einheitsmembranen.**

> ❗ **ACHTUNG**
> Die Zellen von Tieren besitzen Zellmembranen und **keine Zellwände!** Gerade in mündlichen Prüfungen sollte man aufpassen, dass man hier nicht durcheinanderkommt. Zellwände gibt es bei Pflanzen und einigen Bak-

terienarten. Dabei unterscheiden sie sich in ihrem Aufbau deutlich von Zellmembranen. Sie werden oft als wesentlich starrer beschrieben. Diese Eigenschaft ist allerdings nicht nur auf die Struktur der Zellwand, sondern auch auf den hydrostatischen Druck im Inneren der Zelle zurückzuführen.

2.2.1 Aufbau

Die wichtigsten Grundbausteine von Zellmembranen sind Phospholipide, über deren Aufbau ihr mittlerweile ziemlich gut Bescheid wisst. Um zu verstehen, wie sich Phospholipide zur Zellmembran anordnen, muss man aber keine komplexen Strukturformeln kennen, sondern sich v. a. klarmachen, dass Phospholipide amphiphil sind:
- Sie besitzen einen hydrophoben/lipophilen, unpolaren Teil (die Kohlenwasserstoffkette der Fettsäuren).
- Sie besitzen einen hydrophilen/lipophoben, polaren Teil (die Kopfgruppe mit Phosphat).

Wie ordnen sich nun die Phospholipide an, wenn sie eine Zellmembran bilden? Dazu muss man sich zuallererst klarmachen, dass der wichtigste Bestandteil des Zytoplasmas Wasser ist. Wir wissen, dass die Phospholipide eine hydrophile Domäne (die polare Kopfgruppe mit dem Phosphatrest) besitzen. Diese wird sich entsprechend dem Wasser zuwenden und mit ihm ggf. sogar Wasserstoffbrückenbindungen ausbilden. Die hydrophoben Domänen stehen allerdings vor einem Problem: Da sie quasi komplett von Wasser umgeben sind, haben sie keine Möglichkeit, den Kontakt zum Wasser zu vermeiden … es sei denn, sie lagern sich zusammen. Wenn sich zwei Phospholipide so anordnen, dass ihre hydrophoben Schwänze zueinander ausgerichtet sind, reduziert sich die Kontaktfläche der hydrophoben Domänen zum Wasser schon mal ein wenig. Wenn nun auch noch benachbarte Phospholipide mitmachen, verringert sich die Kontaktfläche weiter.

Auf diese Weise entsteht eine **Doppelschicht (Bilayer)** – das Grundgerüst der biologischen Einheitsmembranen (> Abb. 2.2).

FÜR DIE KLAUSUR
Die Phospholipide halten aufgrund von hydrophoben Wechselwirkungen zusammen. Diese Anziehungskräfte sind natürlich nicht so stark wie z. B. kovalente Bindungen, sodass die Phospholipide aneinander vorbeigleiten können. Man spricht von lateraler Diffusion.

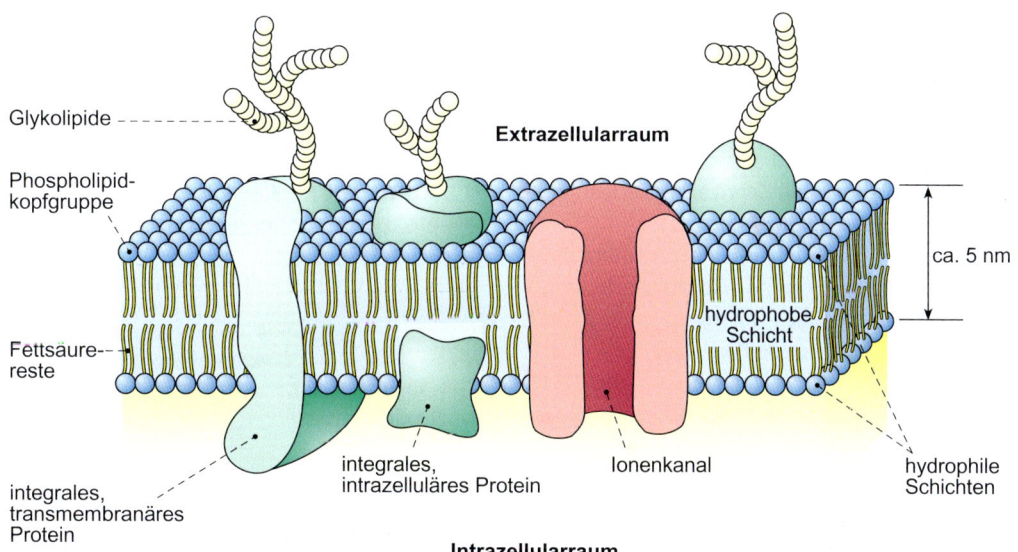

Abb. 2.2 Zellmembran mit Membranproteinen und Glykokalix [L106]

2.2.2 Fluidität

Auch dieser Abschnitt sollte sich euch dank eurer frisch erworbenen biochemischen Kenntnisse relativ leicht erschließen:

- Wir haben gelernt, dass aufgrund der vergleichsweise schwachen Anziehungskräfte zwischen den einzelnen Phospholipiden laterale Diffusion möglich ist. Das Ausmaß der lateralen Diffusion ist dabei von einigen Faktoren abhängig, von denen ihr mal gehört haben solltet:
- Steigt die **Umgebungstemperatur,** schwingen die Teilchen stärker und gleiten vermehrt aneinander vorbei.
- Die Fettsäuren, die den unpolaren Teil der Phospholipide bilden, beeinflussen die Viskosität der Membran stark. Ihr erinnert euch vielleicht noch daran, dass die **Van-der-Waals-Kräfte** zwischen großen Molekülen stärker sind. Entsprechend sind Zellmembranen, in denen viele **langkettige Fettsäuren** vorkommen, viskoser (also von geringerer Fluidität) als andere.
- Bei Fettsäuren mit Doppelbindungen, also **ungesättigten Fettsäuren,** spielt die Konfiguration der Doppelbindung eine wichtige Rolle. In der Natur vorkommende Fettsäuren sind normalerweise **cis- bzw. Z-konfiguriert.** Diese Konfiguration sorgt für einen „Knick" in der Struktur der Fettsäure (Wenn ihr Probleme habt, euch das vorzustellen, solltet ihr einmal im Internet nach der Strukturformel einer ungesättigten Fettsäure, wie etwa der Ölsäure, suchen). Ihr könnt euch sicher vorstellen, dass Phospholipide mit diesen sperrigen Fettsäuren nicht ganz so dicht aneinandergepackt werden können. Entsprechend bilden sich zwischen ungesättigten Fettsäuren weniger Van-der-Waals-Brücken aus, was zu einer hohen Fluidität führt.
- Die Rolle des **Cholesterins** bei der Membranfluidität kann etwas verwirrend sein: Einerseits ist es ein essenzieller Bestandteil von sogenannten „**Lipid-Rafts**" (Lipidflöße), also von Bereichen, die – verglichen mit dem Rest der Zellmembran – eher dicht gepackt sind, und kann bei hohen Temperaturen den Schmelzpunkt der Membran erhöhen. Andererseits ist es bei kalten Temperaturen in der Lage, den Schmelzpunkt der Membran zu verringern. Merkt euch am besten, dass Cholesterin als **Fluiditätsregulator** bestrebt ist, die Fluidität der Zellmembran zu gewährleisten … sprich, sie geschmeidig zu halten.

2.2.3 Rund um Membranproteine

Aus dem, was wir bisher zu Zellmembranen gelernt haben, ergibt sich ein Problem: Die Zellmembran besteht aus Phospholipiden, wobei sich die hydrophoben Schwänze zusammenlagern. Da sich aber hydrophile Stoffe nur in anderen hydrophilen Stoffen lösen, würde die Zellmembran für sämtliche hydrophilen Moleküle (also auch Wasser) eine unüberwindbare Barriere darstellen, was im Hinblick auf den Stoffwechsel unserer Zelle ziemlich unpraktisch wäre.

- Abhilfe schaffen Proteine, die z. B. **Tunnel** bilden und so hydrophilen Stoffen helfen, die Membran zu passieren. Solche Proteine erstrecken sich von der einen Seite der Membran auf die andere und werden deshalb als **integrale Membranproteine** oder **Transmembranproteine** bezeichnet. Ein Beispiel für Transmembranproteine sind die **Aquaporine,** durch die Wassermoleküle die Zellmembran überwinden können.
- Membranproteine können aber auch andere Funktionen wahrnehmen. Manche membranständigen Enzyme sind an Stoffwechselschritten beteiligt, andere Proteine dienen als Verankerung für Elemente des Zytoskeletts. Solche Proteine durchdringen oftmals nicht die gesamte Membran, sondern sitzen nur an einer Seite. Man bezeichnet sie entsprechend als **periphere Membranproteine.**
- Übrigens: Das Modell einer Zellmembran, die aus vergleichsweise ortsständigen Proteinen und verschieblichen Phospholipiden besteht, wird als **Fluid-Mosaik-Modell** bezeichnet.

> **FÜR DIE KLAUSUR**
>
> Wie kann ein Protein, das in erster Linie hydrophile Eigenschaften hat, im hydrophoben Bereich der Plasmamembran verankert werden? Ganz einfach: Man verknüpft das Protein mit einem hydrophoben Anker. Dies kann z. B. ein **Fettsäure-** oder ein **Isopren-Rest** sein. Alternativ gibt es **Glykosylphosphatidylinositol-(GPI-)Anker.** Diese Namen solltet ihr im Hinblick auf das Physikum kennen.

Neben ganz normalen Proteinen und Lipiden kommen auch Glykoproteine und Glykolipide in Zellmembranen vor (> Abb. 2.2). Deren Zucker sind sozusagen die Visitenkarte der Zelle. Auf diese Weise gibt sie sich anderen Zellen zu erkennen, wie etwa denen des Immunsystems. Mit dieser Information solltet ihr euch auch merken können, dass die Zucker immer im äußeren Blatt der Zellmembran verankert sind. Schließlich wäre es sinnlos, wenn sich die Zelle „nach innen" zu erkennen gäbe.

↪ Die Gesamtheit aller Zuckerreste auf der extrazellulären Seite der Zellmembran nennt man **Glykokalix** (➤ Abb. 2.2).

2.3 Organellen

Damit wir wirklich verstehen, was in der Zelle passiert, müssen wir einen Blick auf ihre Bestandteile werfen.

2.3.1 Zytoplasma

Dass es sich beim Zytoplasma um eine **wässrige Lösung** handelt, welche die Organellen umgibt, haben wir bereits gelernt.

Das Zytoplasma ist aber nicht nur Füllmaterial, sondern bietet Raum für eine Vielzahl **chemischer Reaktionen** – von der Synthese einiger Aminosäuren über Gluconeogenese bis hin zur Glykolyse. Aber auch als **Speicherort** ist das Zytoplasma von Bedeutung. Ihr solltet euch auf jeden Fall merken, dass hier überschüssige Glucose als **Glykogen** gelagert wird.

2.3.2 Nucleus und Nucleolus

Im **Zellkern (Nucleus)** findet sich ein Großteil unserer Erbinformation. Da diese quasi die Bauanleitung für unsere Organellen und Enzyme darstellt, genießt sie einen besonderen Schutz und schwimmt nicht frei im Zytoplasma (zumindest bei Eukaryonten). Der Zellkern, der sie beherbergt, ist sogar von einer Doppelmembran (also zwei Phospholipid-Doppelschichten) umgeben, die das sogenannte Karyoplasma umschließen.

Im Karyoplasma findet sich unsere Erbinformation in Form der **Chromosomen.** Die Substanz, aus der die Chromosomen bestehen, wird Chromatin genannt. **Chromatin** ist der Sammelbegriff für die DNA und die Proteine, die mit ihr assoziiert sind. Die äußere Kernmembran geht nahtlos in das endoplasmatische Retikulum über (➤ Abb. 2.3). Der inneren Membran liegt von innen die **Kernlamina** an.

Natürlich muss es auch die Möglichkeit geben, dass Stoffe vom Zytoplasma in den Kern gelangen und umgekehrt. Dafür gibt es einerseits Kernporen, andererseits spezielle Proteinkomplexe, die **Importine** genannt werden, um größere Moleküle wie etwa Histone, mit denen wir uns noch befassen werden, in den Kern zu schleusen.

> **! ACHTUNG**
>
> Im Zellkern kommen zwar Proteine vor, diese werden aber, wie alle anderen auch, im Zytoplasma synthetisiert und nicht etwa im Kern. Damit sie auch tatsächlich in den Kern gelangen, enthalten diese Proteine eine kurze Aminosäurensequenz, die **Nuclear Localization Signal (NLS)** genannt wird. Das NLS wird von einem Protein mit dem passenden Namen Importin gebunden und der so entstandene Komplex wandert in den Kern.

Wenn man gefärbte Zellen im Lichtmikroskop beobachtet, fällt einem im Zellkern eine Struktur auf,

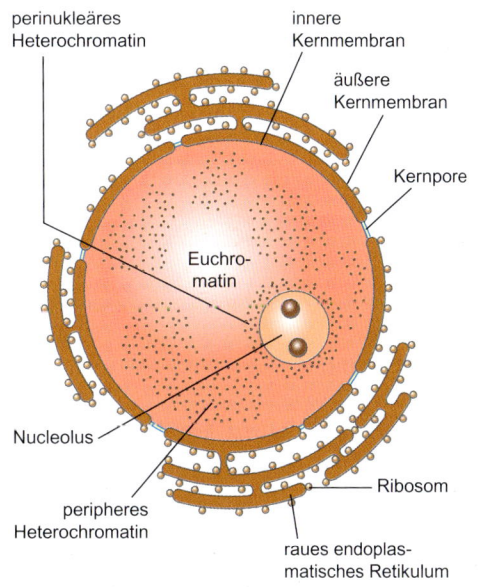

Abb. 2.3 Zellkern und endoplasmatisches Retikulum [L253]

die vergleichsweise auffällig angefärbt ist. Je nach Gewebe- bzw. Zelltyp ist diese Anfärbbarkeit mehr oder weniger ausgeprägt. Die gefärbte Struktur wird **Kernkörperchen** oder **Nucleolus** genannt. Auch wenn es vielleicht so aussieht, ist der Nucleolus nicht klar vom restlichen Kern abgegrenzt. Er wird von Abschnitten der Chromosomen gebildet, die **Nucleolus Organizer Regions (NOR)** heißen. NORs finden sich nur auf den Chromosomen **13, 14, 15, 21** und **22** (merken!), die zu den sogenannten **akrozentrischen Chromosomen** zählen.

Was macht der Nucleolus? Wir werden in diesem Kapitel noch die Ribosomen kennenlernen, welche die zentrale Rolle bei der Herstellung von Proteinen in unserer Zelle spielen. Diese Ribosomen bestehen u. a. aus **ribosomaler RNA (rRNA)** und genau diese rRNA wird im Nucleolus transkribiert (also von den jeweiligen DNA-Abschnitten abgelesen). Da Ribosomen zur Herstellung von Proteinen benötigt werden, finden sich in stoffwechselaktiven Zellen, die große Mengen von Proteinen herstellen, viele Ribosomen. Entsprechend ist der Bedarf an rRNA hoch, sodass es sogar mehrere Nucleoli geben kann, in denen die rRNA synthetisiert wird.

2.3.3 Mitochondrien

Sicher habt ihr bereits von den **Kraftwerken der Zelle** gehört, in denen ein Großteil des **ATPs,** das die Zelle für ihren Alltag benötigt, hergestellt wird. Da Energie in Form von ATP für Zellen ziemlich wichtig ist, kann man sich denken, dass Mitochondrien in fast allen eukaryontischen Zellen vorkommen. In fast allen? Erythrozyten besitzen keine Mitochondrien. Warum nicht? Erythrozyten sind voll und ganz auf Sauerstofftransport spezialisiert (> Kap. 7.1.1). Da sie sonst keine wesentlichen Funktionen ausüben, wurde alles, was diesem Zweck nicht dienlich ist, wegrationalisiert. Entsprechend fehlen nicht nur Mitochondrien, sondern auch Kern oder Ribosomen. Böse Zungen unterstellen dem Erythrozyten sogar, er sei keine Zelle, sondern nur ein hämoglobingefüllter Sack.

Merkt euch in jedem Fall, dass viele Mitochondrien darauf hindeuten, dass die Zelle, die ihr gerade mikroskopiert, einen hohen Bedarf an ATP hat. Ein klassisches Beispiel wären natürlich die Muskelzellen.

Wie ist ein Mitochondrium aufgebaut? Ganz grob besitzen Mitochondrien eine Doppelmembran, die einen Raum umschließt, den man **Matrix** nennt. Zwischen innerer und äußerer Membran findet sich der **Intermembranraum** und die innere Membran ist stark gefaltet (> Abb. 2.4). Anhand dieser Auffaltung unterscheidet man zwei bzw. drei Typen von Mitochondrien:

- Mitochondrien vom **Cristae-Typ:** Dieser Typ findet sich bei den meisten Mitochondrien in stoffwechselaktiven Geweben. Die innere Membran weist hier flächige, blattförmige Einstülpungen auf.
- Mitochondrien von **Tubulus-Typ:** Diese Mitochondrien finden sich vor allem in Zellen, die **Steroidhormone** synthetisieren. Die innere Membran bildet hier röhrenartige Strukturen aus.

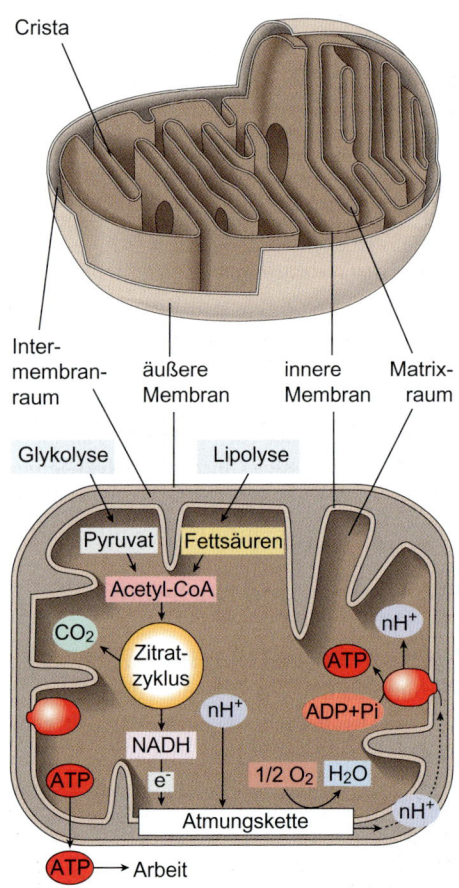

Abb. 2.4 Struktur des Mitochondriums und einige Stoffwechselwege, die ihr am Ende dieses Buchs hoffentlich im Schlaf beherrschen werdet! [L190]

- Mitochondrien vom **Sacculus-Typ:** Diese Mitochondrien finden sich ausschließlich in der Zona glomerulosa der Nebennierenrinde. Oftmals wird der Sacculus-Typ bei der Besprechung der Mitochondrien gar nicht erwähnt.

> **LERNTIPP**
> Denkt an die 3 **T**s:
> **T**ubulus-**T**yp für **T**esto!
> Mitochondrien vom Tubulus-Typ finden sich in Steroidhormon produzierenden Zellen.

Eventuell wundert ihr euch, warum das Mitochondrium über eine Doppelmembran verfügt. Die mögliche Antwort liefert die **Endosymbiontentheorie:**

Die Endosymbiontentheorie besagt, dass Mitochondrien früher **eigenständige Prokaryonten** waren. Der eigenständige Prokaryont wurde aber von einem anderen Prokaryonten durch Phagozytose aufgenommen. Es entstand eine innere Symbiose (daher Endosymbiontentheorie), von der beide Zellen profitierten. Die innere der beiden Membranen stammt dabei vom phagozytierten Prokaryonten, die andere wurde ihm von der Wirtszelle bei der Phagozytose „verpasst". Man könnte sich nun fragen:

Unterscheiden sich innere und äußere Membran in ihrer Zusammensetzung?

Ja, und diese Unterscheidung ist sogar hochgradig physikumsrelevant! Die innere Membran enthält **Cardiolipin,** das sonst in den Zellen unseres Körpers nicht vorkommt. Dafür fehlt ihr das Cholesterin, das sich wiederum in allen anderen Membranen findet. Der unterschiedliche Aufbau erklärt auch, warum es für viele Stoffe nicht ganz einfach ist, die innere Membran zu passieren. Hierfür sind oft spezielle Shuttles und Transporter notwendig (➤ Kap. 4.7.4), wohingegen die äußere Membran dank eingebauter Porine vergleichsweise leicht durchquert werden kann.

> **FÜR AHNUNGSLOSE**
> Kommt der Name Cardiolipin von „Herz"? Ja, aber bitte nicht falsch verstehen! Cardiolipin heißt so, weil es zuerst aus dem Herz isoliert wurde. Das bedeutet aber nicht, dass es nur dort vorkommt. Vielmehr findet es sich, wie bereits gesagt, in der inneren Mitochondrienmembran. Und da in unserem Körper alle Zellen außer den Erythrozyten über Mitochondrien verfügen, ist Cardiolipin folglich sehr weit verbreitet!

- Was ist mit der DNA der phagozytierten Bakterie passiert? Die gibt es immer noch! Mitochondrien verfügen über eine **eigene DNA,** die wir im nächsten Kapitel genauer beleuchten werden.
- Werden die Mitochondrien, wie andere Organellen auch, vor der Zellteilung (Mitose) vermehrt? Die Mitochondrien können sich unabhängig vom Zellzyklus (azyklisch) vermehren.
- Gibt es noch andere Hinweise, dass Mitochondrien einmal Prokaryonten waren? Mitochondrien besitzen, wie auch die Zelle, in der sie vorkommen, Ribosomen. Während unsere eukaryontische Zelle in ihrem Zytoplasma sogenannte **80S-Ribosomen** (was das bedeutet, erfahrt ihr später) besitzen, gibt es im Inneren der Mitochondrien **70S-Ribosomen.** Wo findet man ebenfalls 70S-Ribosomen? Richtig, in Bakterien!

Außerdem gut zu wissen: Spermien enthalten zwar Mitochondrien, die bei der Befruchtung in der Regel jedoch nicht in die Eizelle gelangen (wenn doch, werden sie dort eliminiert). Folglich stammen alle Mitochondrien eines Kindes ausschließlich **von seiner Mutter (maternaler Erbgang).** Dies wird besonders bei genetischen Defekten, welche die mitochondriale DNA betreffen, wichtig.

2.3.4 Proteasom

Nach dem großen Thema Mitochondrium kommen wir nun zu einem Organell, über das man nicht ganz so viel wissen muss.

In einer Zelle fallen oft Proteine an, die nicht mehr gebraucht werden. Man könnte nun meinen, dass es sinnvoll wäre, diese ins Blut abzugeben und quasi zu entsorgen. Viel effizienter ist es allerdings, sie zu recyceln, und genau dafür gibt es im Zytoplasma das **Proteasom.** Damit ein Protein zum Proteasom gelangt, muss es zunächst mit einer Substanz markiert werden, die deutlich macht, wo es hingehen soll. Diese Substanz heißt **Ubiquitin.** Innerhalb des Proteasoms wird das Protein in kleinere Peptidketten gespalten, die wiederum bis zu den einzelnen Aminosäuren abgebaut werden können. Aus den Aminosäuren können dann neue Proteine synthetisiert werden. Das Proteasom wird oft als tonnenförmig beschrieben, was schließlich gut zu seiner Funktion passt.

2.3.5 Ribosomen

Wir haben gelernt, dass die Aminosäuren, die beim Proteinabbau freiwerden, genutzt werden können, um neue Proteine zu synthetisieren. Das Organell, das für die Synthese von Proteinen zuständig ist, heißt **Ribosom** (> Kap. 5.3.3). Ribosomen bestehen selbst aus **Proteinen** und einer speziellen Sorte RNA, der ribosomalen **RNA (rRNA)**. Man bezeichnet sie deshalb auch als **Ribonucleoproteine**.

Ribosomen bestehen aus zwei Untereinheiten, die dissoziiert im Zytoplasma vorliegen und sich nur dann zusammenlagern, wenn ein Protein synthetisiert werden soll. Man unterscheidet zwischen **kleiner (40S)** und **großer (60S) Untereinheit**. Beide Untereinheiten zusammen bilden dann das **80S-Ribosom**.

Prokaryonten und Mitochondrien enthalten dagegen **70S-Ribosomen**. Diese bestehen ebenfalls aus einer **kleinen (30S)** und einer **großen (50S) Untereinheit**.

☺ FÜR AHNUNGSLOSE

Was hat es mit dem „S" auf sich? Das S steht für Svedberg, die Einheit der Sedimentationskonstante. Diese Größe ist bei der Zentrifugation eines Teilchens wichtig. Merkt euch, dass sich die Sedimentationskonstanten von großer und kleiner Untereinheit nicht zur Sedimentationskonstante des gesamten Ribosoms addieren (40 + 60 ≠ 80)!
Besser: Denkt in 20er-Schritten!
- Für die Ribosomen von Eukaryonten: 40, 60, 80
- Für die Ribosomen von Prokaryonten und Mitochondrien: 30, 50, 70

Ribosomen müssen natürlich auch wissen, in welcher Reihenfolge sie Aminosäuren zu einem Protein zusammensetzen sollen (> Kap. 5.3.4). Dafür gibt es in unserer Zelle sogenannte **mRNAs**, die gewissermaßen das „Kochrezept" darstellen. An einer mRNA lagern sich beide Untereinheiten des Ribosoms zusammen und die Translation, also die Synthese der Polypeptidkette, beginnt. An einer mRNA können natürlich auch mehrere Proteine gleichzeitig arbeiten. Eine solche Perlenkette von mRNA und Ribosomen bezeichnet man als **Polysom**.

2.3.6 Endoplasmatisches Retikulum

Es gibt noch eine Vielzahl weiterer Prozesse, die in unseren Zellen ablaufen. Um die Substrate für diese Reaktionen in hohen Konzentrationen anreichern zu können, wäre es doch praktisch, wenn man die Reaktionen räumlich voneinander trennen könnte. Die Zelle besitzt dafür ein Membransystem, das große Teile der Zelle netzartig durchzieht und dabei Kanäle bildet, das **endoplasmatische Retikulum (ER)** (> Abb. 2.5). Man unterscheidet ER, das mit Ribosomen besetzt ist und deshalb im elektronenmikroskopischen Bild **rau (rough) aussieht (rER),** und das **glatte (smooth) ER ohne Ribosomen (sER)**.

Wir werden glattes und raues ER aufgrund der unterschiedlichen Funktionen getrennt besprechen. Ihr solltet aber wissen, dass glattes ER durch Anlagerung von Ribosomen zu rauem ER werden kann und umgekehrt. Übrigens ist das ER auch sonst sehr dynamisch. Verarbeitete Stoffe werden in Form von Vesikeln abgeschnürt, andere Stoffe werden importiert und die Membranen bilden permanent neue Lumina.

Glattes ER

Hier ist Faktenwissen gefragt! Die wichtigsten Funktionen des glatten ER sind:
- **Lipidsynthese:** Dazu zählen einerseits die Synthese von Phospholipiden (die in jeder biologischen Membran gebraucht werden), andererseits auch die Synthese von Steroidhormonen. Entsprechend verfügen Gewebe, deren Zellen viele Steroidhormone produzieren (Hoden, Ovarien, Nebennierenrinde etc.), über vergleichsweise große Mengen an glattem ER.
- **Calciumspeicher:** Diese Funktion ist vor allem in Muskelzellen wichtig (dort wird das endoplasmatische Retikulum auch sarkoplasmatisches Retikulum genannt). Soll eine Kontraktion ausgelöst werden, strömen Calcium-Ionen ins Zytosol, was über verschiedene Mechanismen zur Kontraktion führt.
- **Biotransformation:** Die Biotransformation wird uns später in diesem Buch noch genauer begegnen. Grob gesagt geht es darum, Stoffe durch

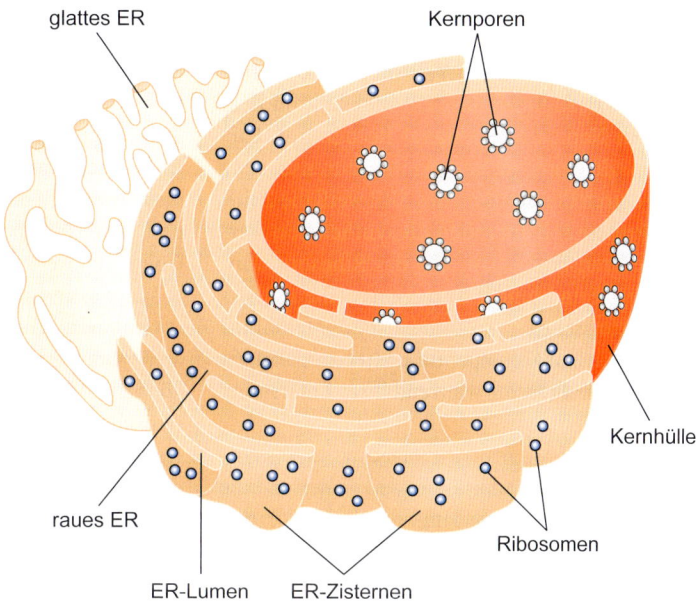

Abb. 2.5 Endoplasmatisches Retikulum [L231]

chemische Reaktionen in eine Form zu bringen, in der sie ausgeschieden werden können. Das glatte ER ist an diesem Prozess maßgeblich beteiligt, was vor allem daran liegt, dass es über ein Enzym namens **Cytochrom P450 (CYP)** verfügt, das ihr in diesem Zusammenhang unbedingt kennen solltet! Entsprechend enthalten Zellen, die viel Biotransformation betreiben (Leber etc.), große Mengen an glattem ER. Die Menge an ER kann dabei sogar noch gesteigert werden (man spricht von **Induktion),** wenn die Zellen häufig mit bestimmten Substanzen in Kontakt kommen. Als wichtige Beispiele solltet ihr euch die **Barbiturate** (Pharmaka, die früher vor allem als Schlafmittel verwendet wurden) und **Rifampicin** (ein Antibiotikum, das CYP450 induziert) einprägen.
- Kohlenhydratspeicher.
- In der Leber übt das glatte ER noch eine weitere wichtige Funktion aus: In seiner Membran sitzt ein Enzym namens **Glucose-6-phosphatase.** Dieses spaltet, wie der Name erahnen lässt, Phosphatgruppen von Glucose-6-phosphat ab. Die entstehende Glucose kann die Hepatozyten verlassen und gelangt über das Blut dorthin, wo sie gebraucht wird.

Raues ER

Da das raue ER mit Ribosomen besetzt ist, kann man seine Aufgabe schon erahnen: die Synthese von Proteinen! Sowohl die Ribosomen, die frei im Zytoplasma schwimmen, als auch die Ribosomen des rauen ER sind in der Lage, Proteine zu synthetisieren. Dabei besteht eine klare Aufgabenteilung:
- Die Ribosomen des rER synthetisieren **sekretorische, lysosomale und Membranproteine.**
- Die Ribosomen des Zytosols stellen Proteine her, die letztlich im Zytosol verbleiben.

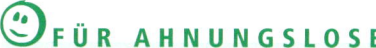**FÜR AHNUNGSLOSE**

Was sind sekretorische, lysosomale und Membranproteine? Sekretorische Proteine werden aus der Zelle exportiert (sezerniert). Lysosomale Proteine werden später ins Lysosom transportiert, wo sie, z.B. als Enzyme, verschiedenste Aufgaben erfüllen. Membranproteine werden in die Zellmembran eingebaut.

Aber woher weiß die Zelle, ob ein Protein am rauen ER synthetisiert werden soll? Gelangt eine mRNA ins Zytosol, lagern sich zwei ribosomale Untereinheiten zusammen und die **Translation** (also die Übersetzung der Basenfolge in eine Aminosäurensequenz) beginnt. Die ersten Aminosäuren, die das Ribosom verknüpft, werden **Signalpeptid** genannt. Warum? Weil sie ein Signal darstellen, das dazu führt, dass ein Molekül mit dem treffenden Namen **SRP** (Signal Recognition Particle) an die entstehende Aminosäurensequenz bindet. Durch die Bindung des SRP weiß die Zelle: Dieses Protein soll am rauen ER synthetisiert werden. Die Translation pausiert, das Ribosom wandert zum ER und bindet dort. Da nur die mRNAs von sekretorischen, lysosomalen und Membranproteinen für ein Signalpeptid codieren, gelangen auch nur diese Proteine während ihrer Entstehung zum rauen ER.

Sobald das Ribosom am ER angelangt ist, dissoziiert das SRP ab, die Translation geht weiter und die entstehende Peptidkette gelangt durch einen Proteinkomplex namens **Translocon** in das Lumen des ER. Dort wird das Signalpeptid abgespalten und das Protein weiter modifiziert.

> **FÜR DIE KLAUSUR**
> Die wichtigste Modifikation ist dabei das Anhängen von Zucker an Stickstoffatome (**N-Glykosylierung**). Alle Stickstoffatome? Nein, die **N**-Glykosylierung beschränkt sich auf die Seitenkette der Aminosäure **Asparagin**. Merkt euch also:
> Im e**N**doplasmatischen Retikulum kommt es zur **N**-Glykosylierung von Asparagi**N**-Seitenketten.
> Im endoplasmatischen Retikulum sind allerdings auch weitere Modifikationen wie **Hydroxylierungen** und das Einfügen von **Disulfidbrücken** möglich.

2.3.7 Golgi-Apparat

Die Proteine, die am rauen ER produziert wurden, gelangen zum **Golgi-Apparat** und von dort weiter zum Ort ihrer Bestimmung. Der Golgi-Apparat wird deswegen gelegentlich als **Paketzentrum der Zelle** bezeichnet, was aber seinen vielfältigen Aufgaben nicht ganz gerecht wird, denn hier finden unter anderem noch weitere **posttranslationale Modifikationen** statt (➤ Kap. 6.1).

Doch zunächst ein paar Fakten zur Struktur:
Der Golgi-Apparat besteht, ähnlich wie das ER, aus Membranen, die Hohlräume (sogenannte **Zisternen**) bilden (➤ Abb. 2.6). Diese Hohlräume organisieren sich zu Stapeln, die man **Diktyosomen** nennt. Eine Seite des Golgi-Apparats ist dem rauen ER zugewandt, von dem es Vesikel mit frisch synthetisierten und modifizierten Proteinen empfängt. Diese Seite bezeichnet man als **cis-Golgi-Netzwerk.** Auf der anderen Seite des Golgi-Apparats werden die verarbeiteten Proteine in Vesikeln abgeschnürt und weitertransportiert. Man spricht vom **trans-Golgi-Netzwerk.**

Was passiert nun im Golgi-Apparat?
Grundsätzlich kann man sagen, dass die Proteine hier weiter modifiziert werden. Die Modifikationen können etwa für die Funktion des Proteins wichtig sein, aber auch deutlich machen, wohin es im weiteren Verlauf transportiert werden muss. Ihr solltet euch die wichtigsten Modifikationen, zu denen der Golgi-Apparat in der Lage ist, merken:

- **Glykosylierung:** Wie das raue ER kann der Golgi-Apparat Zucker an Proteine anhängen. Im Gegensatz zum ER werden die Zucker hier allerdings mit Sauerstoffatomen verknüpft (und nicht mit Stickstoff). Entsprechend handelt es sich bei den Aminosäuren, an denen die Glykosylierung stattfindet, nicht um Asparagin, sondern um **Serin** und **Threonin.**
- Markierung von Proteinen für den Transport in Lysosomen: Das Markieren für den Transport in Lysosomen ist letztlich auch eine Glykosylierung, denn um deutlich zu machen, dass ein Protein ins Lysosom gehört, wird ein Zucker namens **Mannose-6-phosphat** an das Protein gebunden.
- Abspaltung von Peptidketten aus dem Protein.
- Sulfatierungen (das Anhängen von Sulfat-Ionen mit der Summenformel SO_4^{2-}).
- Phosphorylierung (das Anhängen von Phosphat-Ionen mit der Summenformel PO_4^{3-}).

> **LERNTIPP**
> Im G**O**lgi-Apparat kommt es zur **O**-Glykosylierung an Serin- und Thre**O**nin-Seitenketten.

2.3.8 Lysosomen

Lysosomen sind für den Verdau, also den Abbau, von Makromolekülen zuständig (➤ Abb. 2.7). Im Gegensatz zum Proteasom, das sich auf den Abbau

2.3 Organellen

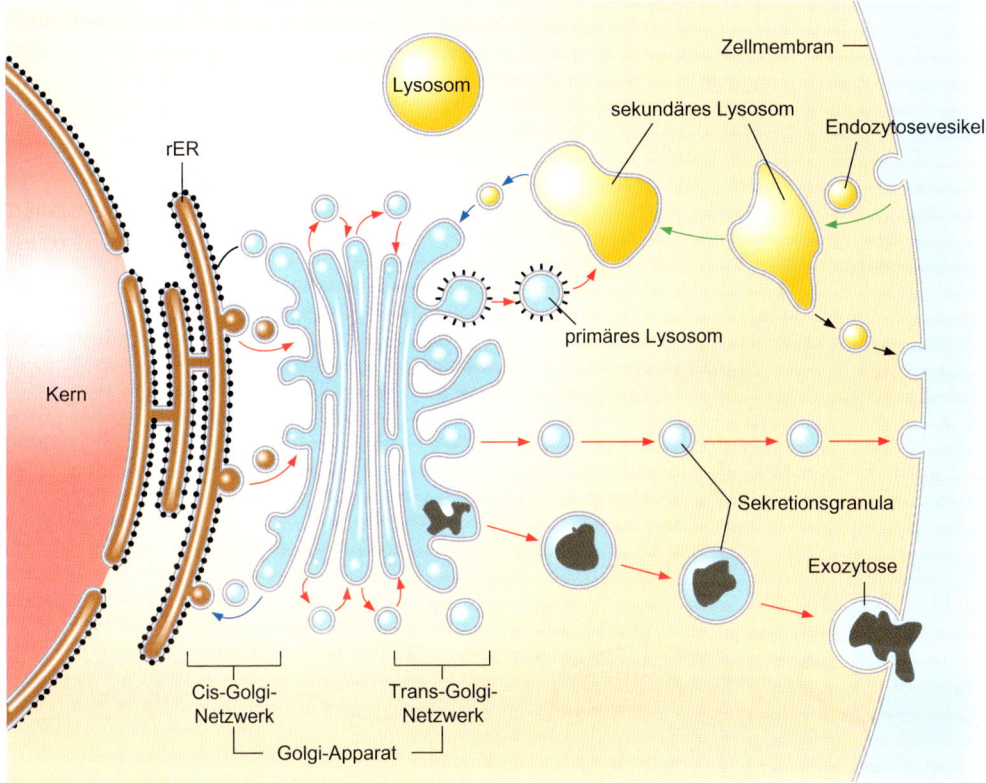

Abb. 2.6 Golgi-Apparat [L253]

von Proteinen beschränkt, ist das Lysosom weniger spezialisiert. Um viele verschiedene Stoffe abzubauen, braucht es natürlich viele verschiedene Enzyme (Nucleasen, Proteasen Lipasen etc.). Für Lysosomen sind vor allem Enzyme aus der Gruppe der **sauren Hydrolasen** charakteristisch.

Aus der Tatsache, dass die Enzyme in den Lysosomen im Sauren am besten arbeiten, kann man schon den Aufbau der Lysosomen erahnen:

- Das Lysosom ist von einer Membran begrenzt; schließlich kann man schlecht das gesamte Zytoplasma ansäuern. Das Lysosom entsteht übrigens als Vesikel, das sich aus dem Golgi-Apparat abschnürt.
- In der Membran des Lysosoms sitzen **Protonenpumpen** (sogenannte H^+-**ATPasen**). Diese befördern unter Verbrauch von ATP Protonen in die Lysosomen und sorgen so für den niedrigen pH im Inneren.

☺ FÜR AHNUNGSLOSE

Was für einen Sinn hat es, dass die lysosomalen Enzyme ihr pH-Optimum im Sauren haben? Sollte es aus irgendwelchen Gründen einmal ein Enzym aus dem Lysosom ins Zytoplasma schaffen, kann es dort aufgrund des höheren pHs nicht richtig arbeiten und keinen großen Schaden anrichten. Das saure pH-Optimum schützt die Zelle also vor dem Selbstverdau.

Werden aber große Mengen lysosomaler Enzyme freigesetzt, ist das trotzdem ein Problem, was z. B. bei der **Gicht** deutlich wird. Dabei wird die Membran der Lysosomen durch **Harnsäurekristalle** geschädigt, was zu einer schmerzhaften entzündlichen Reaktion führt. Bei der **Silikose** (Quarzstaublunge) kommt es ebenfalls zur Ruptur der Lysosomen, wobei hier eingeatmete **Quarzkristalle** (etwa im Bergbau) für die Entstehung der Krankheit verantwortlich sind.

Im Hinblick auf Klausuren und Physikum solltet ihr auch die Einteilung der Lysosomen in ihre verschiedenen „Stadien" kennen:

1. Ein Lysosom, das noch nicht mit abzubauenden Stoffen gefüllt ist (sich also frisch aus dem Golgi-

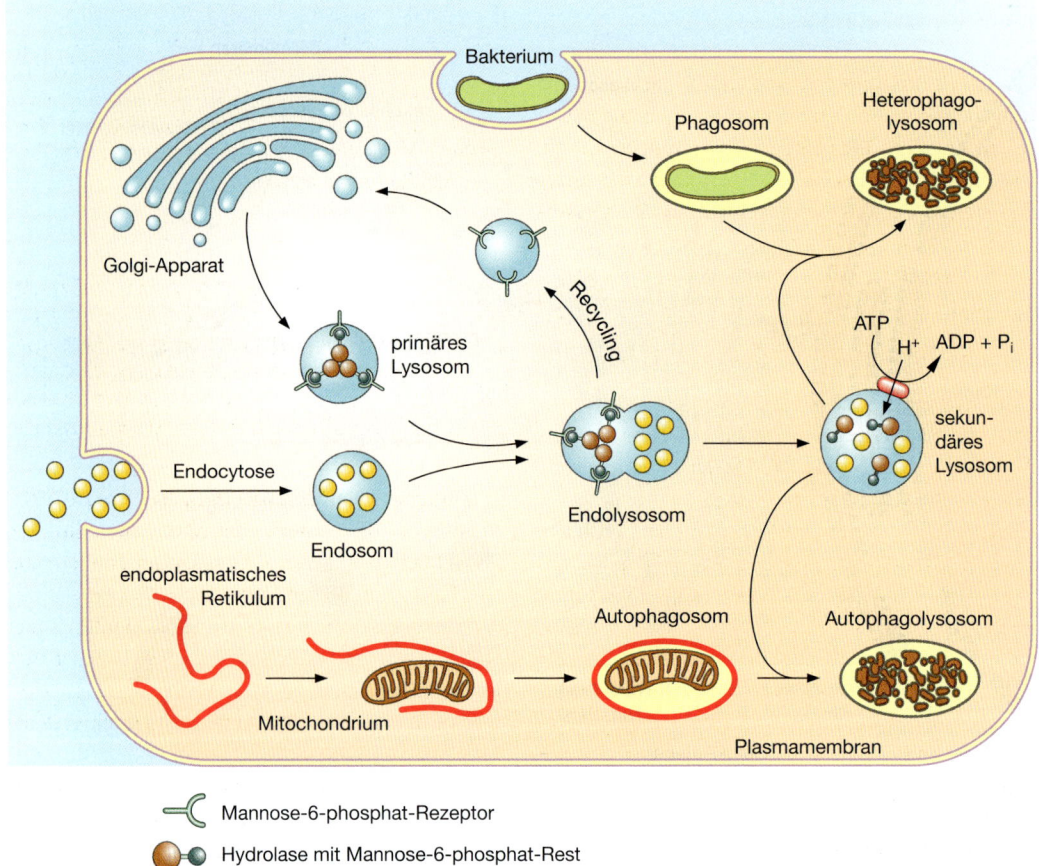

Abb. 2.7 Lysosomen [L253]

Apparat abgeschnürt hat), bezeichnet man als **primäres Lysosom**.

2. Verschmilzt das primäre Lysosom mit einem Vesikel, welches ein Molekül enthält, das abgebaut werden soll, spricht man von einem **sekundären Lysosom**. Man unterscheidet dabei:
   - **Autolysosomen**, die zelleigene Stoffe abbauen.
   - **Heterolysosomen**, die zellfremde Stoffe (z. B. Bakterienbestandteile) abbauen. Der zeitnahe und sichere Abbau zellfremder Stoffe ist besonders für die Infektabwehr von Bedeutung.
3. Nach dem Abbau im sekundären Lysosom werden alle Stoffe, die noch verwertbar sind, ins Zytoplasma exportiert. Manche Stoffe können allerdings nicht abgebaut werden und müssen eingelagert werden. Ein Lysosom, das eine solche Speicherfunktion ausübt, wird **tertiäres Lysosom**,

Telolysosom oder **Residualkörper** genannt. Bei einem Großteil der Stoffe, die nicht abgebaut werden können, handelt es sich um Lipide, sodass vor allem Fette (aber auch Proteine) in den tertiären Lysosomen zurückbleiben und bräunliche Ablagerungen bilden, die auch als **Lipofuscingranula** bzw. Alterspigment bezeichnet werden. Nur weil es im Physikum schon mal gefragt wurde: Lipofuscin zeigt Autofluoreszenz.

Lysosomen können übrigens auch mit der Zellmembran verschmelzen und dabei ihre Enzyme nach außen (in den Extrazellulärraum) abgeben.

- **Osteoklasten** nutzen die Exozytose von lysosomalen Enzymen, um Knochen abzubauen.
- **Spermien** besitzen in ihrem Kopf ein Lysosom, das **Akrosom** genannt wird, um die Zona pellucida (die Schutzhülle der Eizelle) aufzulösen.

2.3.9 Peroxisomen

Bei den **Peroxisomen** (Microbodies) kann man die Aufgabe schon aus dem Namen erahnen: Sie bauen das in der Zelle anfallende Wasserstoffperoxid ab. Hierfür verfügen die Peroxisomen über zwei Enzyme namens **Peroxidase** und **Katalase,** die den Abbau von Wasserstoffperoxid zu Wasser und Sauerstoff katalysieren. Die Reaktion, die von der Katalase unterstützt wird, lautet:

$$2\,H_2O_2 \rightarrow 2\,H_2O + O_2 \qquad | \text{ Formel 2.1}$$

Eine weitere Aufgabe der Peroxisomen ist der **Abbau von Fettsäuren.** In ➤ Kap. 4 lernt ihr die β-Oxidation der Fettsäuren allerdings als Aufgabe des Mitochondriums kennen. In das Peroxisom gelangen nur Fettsäuren, die besonders lang (also aus vielen C-Atomen aufgebaut) sind (➤ Kap. 4.2.1). Dort werden einige Kohlenstoffatome abgespalten und die nun kürzeren Fettsäuren wandern zum endgültigen Abbau in das Mitochondrium.

Peroxisomen können aber auch Fette synthetisieren. Genauer gesagt entstehen in ihnen **Plasmalogene (Etherlipide),** die vor allem für die Myelinscheiden des Nervensystems, aber auch im Herz von Bedeutung sind.

Die Peroxisomen einer Zelle entstehen entweder aus Abschnürungen des rauen ER oder durch Knospung aus anderen Peroxisomen.

2.4 Zytoskelett

Wir haben bereits die Zellmembran als äußere Begrenzung der Zelle kennengelernt. Wäre die Zelle aber lediglich ein „mit einer wässrigen Lösung gefüllter Sack", wäre es um ihre Stabilität wohl eher schlecht bestellt – und an die Fähigkeit zur **aktiven Bewegung,** die einige Zellen offensichtlich besitzen, wäre gar nicht zu denken.

Ein weiteres Strukturelement wäre also durchaus sinnvoll, und hier kommt das **Zytoskelett** ins Spiel. Merkt euch aber, dass sich der Aufgabenbereich des Zytoskeletts nicht nur auf Stabilität und Mobilität beschränkt. Es ist z. B. auch essenziell für **intrazelluläre Transportvorgänge und Zellteilung.**

😊 FÜR AHNUNGSLOSE
Wie ist der Begriff Zytoskelett definiert? Zytoskelett ist der Oberbegriff für die Gesamtheit aller Fasern (Filamente), welche die Zelle – genauer das Zytoplasma – durchziehen und die genannten Aufgaben übernehmen. Man unterscheidet dabei verschiedene Fasertypen, die aber alle **aus Proteinen** aufgebaut sind.

📖 FÜR DIE KLAUSUR
Da es vor allem in mündlichen Prüfungen wichtig ist, sein Wissen schön zu verpacken, solltet ihr einige Fachbegriffe (etwa „Filamente" statt „Fasern") in euer Repertoire aufnehmen. Gewöhnt euch deswegen daran, die Inhalte, die ihr lernt, vorzutragen. Nur so könnt ihr herausfinden, ob ihr die Fachtermini auch richtig anwenden könnt.

Wir unterscheiden drei wichtige Fasertypen: die **Mikrotubuli,** die **Intermediärfilamente** und die **Aktinfilamente**. Dabei sollte man im Hinblick auf das Physikum wissen, dass der Durchmesser der Aktinfilamente am geringsten ist (ca. 5 nm). In der Mitte liegen die Intermediärfilamente mit 10 nm (das könnt ihr euch gut vom Namen herleiten – intermediär = in der Mitte) und am dicksten sind die Mikrotubuli (25 nm).

Den genauen Aufbau dieser Filamente könnt ihr Büchern zur Biologie entnehmen. Er ist in aller Regel für die Biochemie nicht relevant.

💡 LERNTIPP
Manche Studenten lassen sich in Prüfungen von der Silbe „Mikro" in Mikrotubuli verwirren und denken, dass es sich folglich um die dünnsten Zytoskelettelemente handeln müsste. Merkt euch besser, dass Mikrotubuli so dick sind, dass man schon von richtigen „Röhren" (Tubuli) und nicht von Fasern (Filamenten) spricht.

2.5 Zellkontakte

Nun haben wir schon einiges zum Aufbau unserer Zellen gelernt. Wir Menschen sind allerdings mit einem Problem konfrontiert, mit dem sich einzellige Organismen nicht befassen müssen: Im menschlichen Körper organisieren sich viele Zellen zu Geweben, die unterschiedliche Anforderungen bewältigen müssen. So müssen z. B. die Zellen unserer Haut enormen mechanischen Belastungen widerstehen, während die Zellen des Darms zwar eine gewisse Barrierefunktion übernehmen, aber vor allem für die Aufnahme von Nährstoffen und Wasser zuständig sind.

Damit eine Zelle einen festen Platz einnehmen kann, muss sie entweder an ihrer Nachbarzelle befestigt sein oder eine Verbindung zur extrazellulären Matrix ausbilden. Diese Verbindung wird über Proteinkomplexe, die Zellkontakte genannt werden, vermittelt. Das gesamte Aufgabenspektrum der Zellkontakte ist allerdings wesentlich vielfältiger. Man unterscheidet Zellkontakte, die zwei Zellen verbinden (Zell-Zell-Kontakte), und Zellkontakte, die eine Zelle in die extrazelluläre Matrix einbauen (Zell-Matrix-Kontakte).

- Zell-Zell-Kontakte:
  - Zonula occludens
  - Zonula adherens
  - Desmosom
  - Gap Junction
- Zell-Matrix-Kontakte:
  - Hemidesmosom
  - Fokaler Kontakt

FÜR AHNUNGSLOSE

Was ist die extrazelluläre Matrix? Unsere Gewebe bestehen oftmals nicht vollständig aus Zellen. Beispielsweise finden sich im Bindegewebe zwar Zellen, diese produzieren allerdings eine Vielzahl von Fasern, die sie aus der Zelle ausschleusen. Folglich entsteht zwischen den Zellen ein mit Fasern gefüllter Raum, sodass die Zellen nicht unmittelbar aneinander liegen. Den Raum selbst bezeichnet man als Interzellulärraum, die Gesamtheit der Stoffe darin nennt man extrazelluläre Matrix.

Auch hier müssen wir uns für die Biochemie nicht mit Details befassen. Merkt euch vielleicht schon einmal die Namen der wichtigen Zell-Zell- und Zell-Matrix-Kontakte, dann spart ihr in der Biologie Zeit beim Lernen:

2.6 Übungen

1. Mitochondrien werden _____ vererbt.
2. Die Synthese von Lipiden findet v. a. im _____ statt.
3. Das Protein, mit dem Proteine, die im Proteasom abgebaut werden sollen, markiert werden, heißt _____.
4. Welche Aussage trifft zu?
   a. Im Inneren des Lysosoms ist der pH in der Regel < 7.
   b. Einer der wichtigsten Stoffwechselwege des Mitochondriums ist die Glykolyse.
   c. Die Endosymbiontentheorie besagt, dass Mitochondrien ehemals eigenständige Eukaryonten waren.
   d. Bakterielle 70S-Ribosomen bestehen aus einer 40S- und einer 60S-Untereinheit.
5. In den _____ findet der Abbau besonders langkettiger Fettsäuren statt.
6. Die Zonula occludens zählt zu den _____-Kontakten.

KAPITEL 3
Kohlenhydratstoffwechsel

3.1	Zellatmung: Glykolyse bis Atmungskette	59
3.2	Pentosephosphatweg	106
3.3	Die anderen Zucker	112
3.4	Übungen	115

Da wir die Grundlagen geklärt haben, können wir uns nun den ersten Stoffwechselwegen widmen und befassen uns zunächst mit den Kohlenhydraten.

3.1 Zellatmung: Glykolyse bis Atmungskette

Wir betrachten als Erstes den Weg eines Zuckermoleküls (**Glucose**) und verfolgen dieses Molekül, bis es vollständig abgebaut ist. Während wir diesen Weg nachverfolgen, werdet ihr auf einige Reaktionen stoßen, bei denen auch andere Metabolite, die keine Kohlenhydrate sind, z. B. Aminosäuren, dem Stoffwechselweg zugeführt werden können. Lasst euch davon nicht zu sehr verwirren und merkt euch einfach schon einmal, dass die einzelnen Stoffwechselwege nicht so strikt getrennt sind, wie es manchmal scheint. Unser Körper denkt eben ökonomisch: Wenn man verschiedene Moleküle zumindest teilweise über denselben Stoffwechselweg abbauen kann, muss man nicht so viele verschiedene Enzyme produzieren … und als Student weniger auswendig lernen.

Wenn ihr mit diesem Kapitel fertig seid, könnt ihr die Begriffe
- **Glykolyse**
- **Oxidative Decarboxylierung**
- **Citratzyklus**
- **Atmungskette**

mit Wissen füllen und seid damit schon ein ganzes Stück weiter!

Werft beim weiteren Lesen gelegentlich einmal einen Blick zurück auf ➤ Abb. 3.1, damit ihr euch immer darüber im Klaren seid, wo ihr euch befindet.

3.1.1 Glykolyse

Angenommen, ein Glucosemolekül hat es irgendwie in eine Zelle geschafft, die nun aus diesem Molekül Energie erzeugen will. Da die Energie im Molekül gespeichert ist, wird die Zelle das Molekül in **kleinere Bestandteile** zerlegen und die Energie in irgendeiner Form **speichern** wollen, damit sie sie später noch nutzen kann und diese nicht sofort in Wärme verpufft. Und genau das passiert in der Glykolyse (➤ Tab. 3.1; ➤ Abb. 3.2).

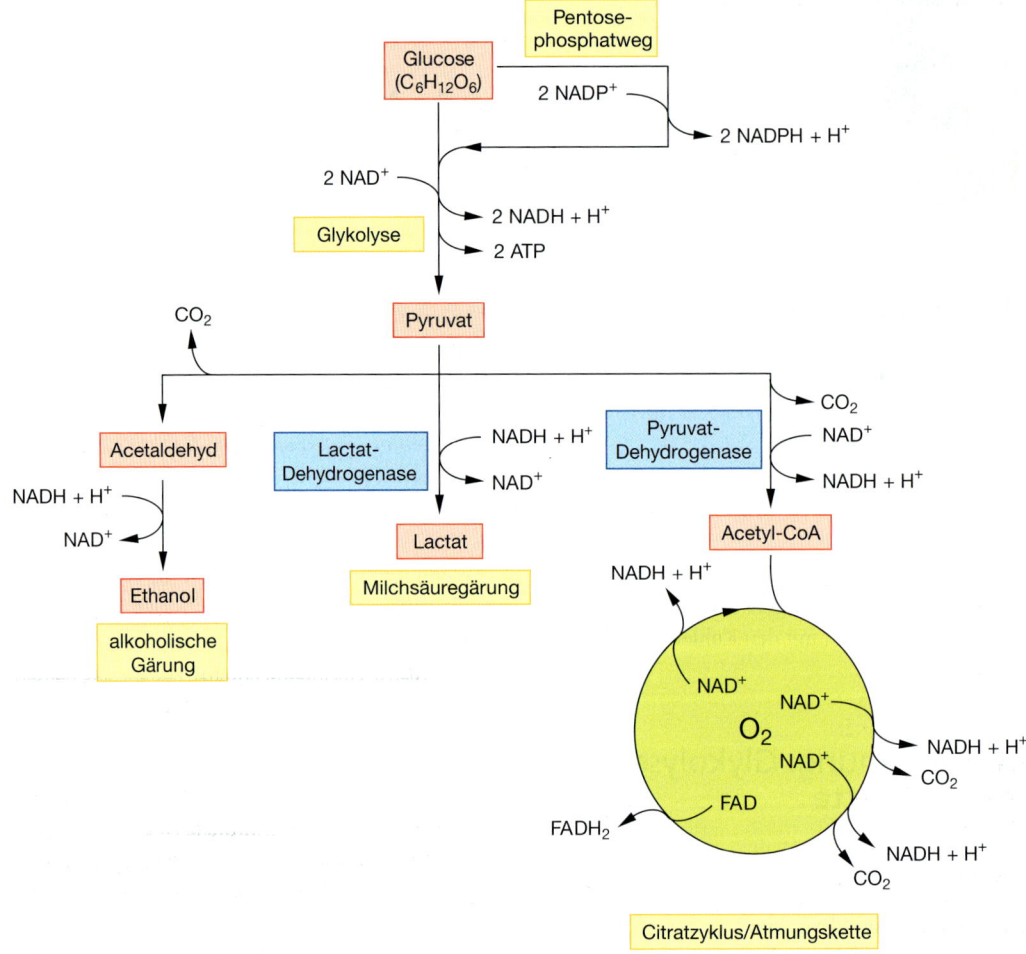

Abb. 3.1 Übersicht über den Kohlenhydratstoffwechsel [L253]

FÜR DIE KLAUSUR

Nun kommen wir zu den einzelnen Reaktionen. Ihr lernt einen Reaktionsschritt am besten, wenn ihr zunächst den Text lest und dann versucht, diesen anhand der zugehörigen Abbildung nachzuvollziehen! Wenn ihr euch sicher fühlt, versucht, selbst eine Abbildung zu erstellen – die Strukturformeln sind nicht zwingend notwendig, aber zumindest die Namen der Metabolite und Enzyme solltet ihr wissen. Wenn ihr in Zeitnot seid, merkt euch vor allem die Schritte, an denen:
- Cofaktoren beteiligt sind
- Regulationsmechanismen ansetzen (➤ Tab. 3.1)

Reaktionsschritte

➤ Abb. 3.2

1. Im ersten Schritt wird **Glucose** von der **Hexokinase** phosphoryliert. Es entsteht **Glucose-6-Phosphat.** Dieser Schritt ist ziemlich prüfungsrelevant, denn:
   – Es wird ein Molekül **ATP** (die Energiewährung der Zelle) verbraucht. Um Energie zu erzeugen, müssen wir also zunächst einmal ein bisschen Energie investieren!
   – Die Reaktion hat einen starken Drang abzulaufen (sie ist sehr exergon) und gilt damit als **irreversibel.**

3.1 Zellatmung: Glykolyse bis Atmungskette

Tab. 3.1 Stoffwechselsteckbrief: Glykolyse

Substrate	1 Glucose, 2 NAD$^+$, 2 ADP + P
Produkte	• Aerob: 2 Pyruvat • Anaerob: 2 Lactat
Lokalisation	• Im **Zytoplasma** aller Zellen des Körpers • Besonders wichtig für Gehirn • Alleiniger Energielieferant für Erythrozyten • Verstärkte Aktivität in vielen Tumoren
Funktion	Energiegewinnung
Energiebilanz	• Aerob: 2 ATP, 2 NADH+H$^+$, entspricht insgesamt 7 ATP • Anaerob: 2 ATP
Regulationsmechanismen	• Hexo-/Glucokinase, Phosphofruktokinase 1, Pyruvatkinase • Zusätzlich hormonelle Regulation über Insulin und Glucagon
Verbindung zu anderen Stoffwechselwegen	• Produkt (Pyruvat) ist Substrat für oxidative **Decarboxylierung** • Glucose-6-Phosphat ist Substrat des **Pentosephosphatwegs** und der **Glykogensynthese** sowie Produkt der **Gluconeogenese**
Besonderheit	einziger Stoffwechselweg, mit dem ohne Sauerstoff Energie erzeugt werden kann

– Sie ist eine der drei regulierten **Schlüsselreaktionen** (hier wird die Geschwindigkeit der Glykolyse reguliert).

😊 FÜR AHNUNGSLOSE

Warum heißt das Enzym Hexokinase? „Hexo", weil es mit Zuckern, die aus 6 Kohlenstoffatomen bestehen, arbeitet (in diesem Fall Glucose), und „kinase", weil es Phosphatgruppen überträgt und dafür eine energiereiche organische Verbindung (ATP) nutzt.
Und warum soll man sich merken, ob ein Reaktionsschritt irreversibel ist? Manchmal will der Körper den umgekehrten Weg gehen und Glucose herstellen. Wenn das der Fall ist, muss er die irreversiblen Reaktionsschritte umgehen, weswegen sie gerne abgeprüft werden!

❗ACHTUNG

In der **Leber** und in den **β-Zellen des Pancreas** katalysiert die **Glucokinase** diese Reaktion. Merkt euch schon einmal den Namen; worin der Unterschied besteht, werden wir noch besprechen.

2. Nun wird **Glucose-6-Phosphat** von der **Glucose-6-Phosphat-Isomerase** (die manchmal auch Phospho-Hexose-Isomerase genannt wird) zu **Fructose-6-Phosphat** isomerisiert.

😊 FÜR AHNUNGSLOSE

Warum heißt das Enzym Glucose-6-Phosphat-Isomerase? Weil es Glucose-6-Phosphat nimmt und umlagert (isomerisiert)! Fructose-6-Phosphat besteht aus denselben Atomen; es wird nichts abgespalten.

3. Im nächsten Schritt wird **Fructose-6-Phosphat** von der **Phosphofructokinase** zu **Fructose-1,6-Bisphosphat** phosphoryliert. Klingt sehr nach dem ersten Reaktionsschritt, oder? Es gibt noch mehr Gemeinsamkeiten:
   – Auch hier wird ein Molekül ATP verbraucht. Nun haben wir schon 2 Moleküle ATP investiert!
   – Auch diese Reaktion ist stark exergon und gilt damit als irreversibel.
   – Auch diese Reaktion ist eine der regulierten Schlüsselreaktionen. Sie ist sogar besonders stark reguliert, denn sie ist der **geschwindigkeitsbestimmende Schritt**. Was bedeutet das? Die Synthese von Fructose-1,6-Bisphosphat ist die langsamste Reaktion der Glykolyse. Wenn man diesen Reaktionsschritt drosselt, ist es egal, wie schnell die Enzyme, die noch kommen, arbeiten … solange nur wenig Fructose-1,6-Bisphosphat hergestellt wird, läuft die Glykolyse nur langsam!

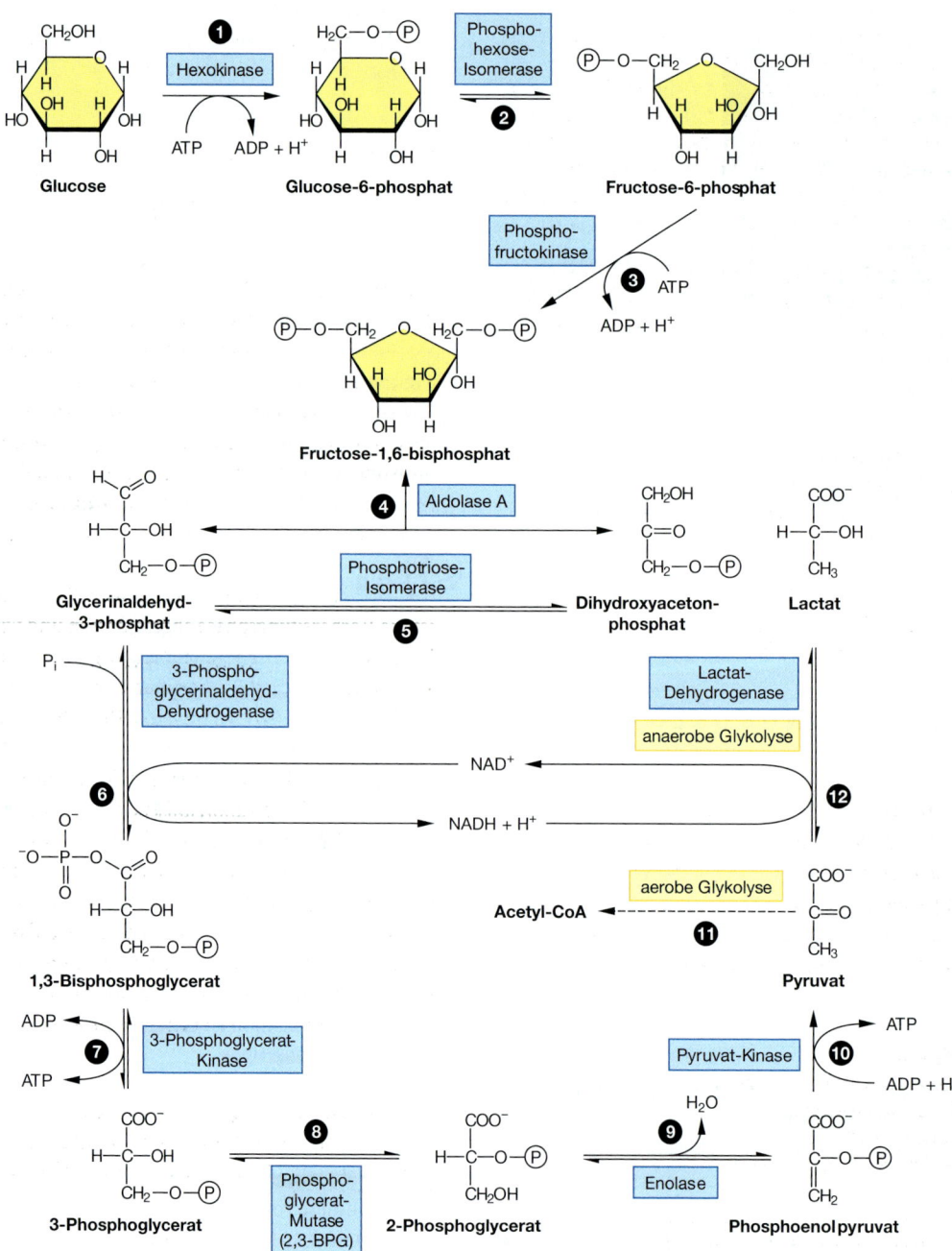

Abb. 3.2 Überblick Glykolyse [L253]

3.1 Zellatmung: Glykolyse bis Atmungskette

😊 FÜR AHNUNGSLOSE
Wäre es nicht schlauer, den ersten Schritt der Glykolyse zum geschwindigkeitsbestimmenden Schritt zu machen? So staut sich doch alles bei Schritt 3, oder? Das liegt daran, dass der erste Schritt Glucose-6-Phosphat liefert, was auch noch **für andere Stoffwechselwege wichtig** ist. Wenn der Körper diesen drosseln würde, nur weil er gerade nicht so viel Glykolyse benötigt, könnte er z. B. auch kaum noch Glykogen synthetisieren (➤ Tab. 3.1)!
Warum heißt das Enzym Phosphofructokinase? „Phosphofructo", weil es phosphorylierte Fructose als Substrat nutzt, und „kinase", weil ... das wisst ihr mittlerweile!

💡 LERNTIPP
Ein kleiner Ausflug in Sachen Nomenklatur: Die Zahlen 1 und 6 geben die Kohlenstoffatome an, an denen die Phosphatgruppen hängen. Bisphosphat sagt einerseits aus, dass an dem Molekül zwei Phosphatgruppen hängen, andererseits informiert es aber auch darüber, dass beide Gruppen nicht am selben Atom hängen (dann würde es Diphosphat heißen).
di = direkt nebeneinander
bis = bisschen auseinander
Wendet diese Regel aber vorerst nur bei Phosphat an – sie ist nicht allgemeingültig!

4. Jetzt wird endlich mal etwas gespalten! **Fructose-1,6-Bisphosphat** wird von der **Aldolase A** in **Glycerinaldehyd-3-Phosphat** und **Dihydroxyacetonphosphat** zerlegt. Aus unserem C6-Molekül (es bestand aus 6 Kohlenstoff-Atomen) sind zwei C3-Moleküle entstanden.

😊 FÜR AHNUNGSLOSE
Wie kann ich mir diese Strukturformeln merken? Indem man ein bisschen Chemie wiederholt (braucht man ohnehin für das Physikum)!
- Glycerinaldehyd-3-Phosphat:
  – Ihr solltet wissen, wie Glycerin aussieht (3 C-Atome in einer Reihe und an jeder eine OH-Gruppe).
  – Ein Aldehyd besteht aus einem C-Atom, das über eine Doppelbindung an ein O-Atom und über eine Einfachbindung an ein H-Atom geknüpft ist (C mit Doppelbindung zu O heißt übrigens **Carbonylgruppe**).
  – 3-Phosphat steht für eine Phosphatgruppe am dritten C. Welches ist das dritte C? Wie wir es bei den Zuckern gelernt hatten: Das am höchsten oxidierte C-Atom erhält die 1. Die Phosphatgruppe hängt folglich am C-Atom auf der gegenüberliegen Seite.

- Dihydroxyacetonphosphat:
  – Aceton besteht aus drei C-Atomen; nur trägt hier das mittlere die Carbonylgruppe (man spricht bei nicht endständigen Carbonylgruppen nicht von einem Aldehyd, sondern einem Keton).
  – Dihydroxy bedeutet eigentlich zwei Hydroxygruppen. Warum sehen wir nur eine? Weil die andere mit der Phosphatgruppe verestert ist.

5. Schritt 5 löst ein Problem: Nur Glycerinaldehyd-3-Phosphat kann weiterverwendet werden; was macht man also mit dem entstehenden Dihydroxyacetonphosphat? Glücklicherweise haben beide Moleküle zwar unterschiedliche Strukturformeln, aber eine identische Summenformel (Konstitutionsisomere), sodass man sie einfach ineinander isomerisieren kann. Die **Triosephosphat-Isomerase** (oder Phosphotriose) ist das verantwortliche Enzym.

6. Mit der Bildung von Glycerinaldehyd-3-Phosphat ist die Vorbereitungsphase abgeschlossen und wir können mit der Energiegewinnung beginnen. Unser **Glycerinaldehyd-3-Phosphat** wird nun von der **Glycerinaldehyd-3-Phosphat-Dehydrogenase** zu **1,3-Bisphosphoglycerat** phosphoryliert; allerdings nicht wie davor unter ATP-Verbrauch, sondern mithilfe von anorganischem Phosphat. Dabei wird zudem Wasserstoff abgespalten (daher der Name „Dehydrogenase"), und wie wir wissen, entspricht das in der Organik einer Oxidation. Die frei werdende Energie wird genutzt, um den **Cofaktor NAD^+ in $NADH+H^+$ umzuwandeln,** das später zur Herstellung von ATP genutzt werden kann ... wir haben also endlich Energie erzeugt!

❗ACHTUNG
Da aus unserem C6-Körper Glucose 2 C3-Körper entstanden sind, läuft diese Reaktion quasi doppelt ab. Wir erhalten also pro Molekül Glucose **zwei** Moleküle $NADH+H^+$!

📖 FÜR DIE KLAUSUR
Kleine Auffrischung des Chemiewissens: In 1,3-Bisphosphoglycerat ist eine Phosphatgruppe (ein Anion der Phosphorsäure) mit einer Carboxygruppe (ebenfalls sauer) verknüpft. Wie nennt man eine solche Verbindung zweier saurer Gruppen über ein Sauerstoffatom? **Säureanhydrid** ➤ Abb. 3.3!

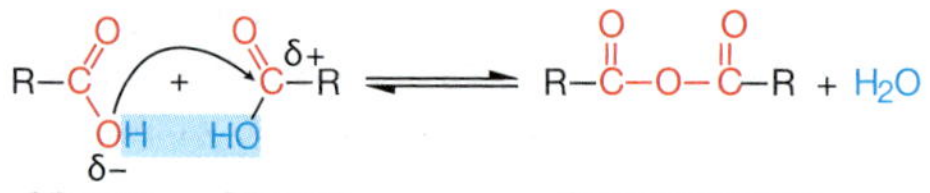

Abb. 3.3 Bildung der Säureanhydridbindung am Beispiel zweier Carbonsäuren [L253]

7. Nun wird direkt wieder eine Phosphatgruppe abgespalten: Die **Phosphoglycerat-Kinase** überträgt eine Phosphatgruppe des **1,3-Bisphosphoglycerat** auf ADP, sodass **ATP** entsteht. Aus 1,3-Bisphosphoglycerat wird **3-Phosphoglycerat.** Wir haben also schon wieder Energie erzeugt. Da hier direkt in einem Stoffwechselweg ATP erzeugt wird, spricht man auch von einer **Substratkettenphosphorylierung** im Unterschied zur ATP-Erzeugung im Rahmen der Atmungskette, der oxidativen Phosphorylierung.

😊 FÜR AHNUNGSLOSE

Warum heißt das Enzym Phosphoglycerat-Kinase, wenn es doch ATP synthetisiert? Das Enzym ist nicht nach der Reaktion, die wir gerade betrachten, sondern nach der umgekehrten – der Rückreaktion – benannt. Das kommt in der Biochemie öfter vor und kann z. B. daran liegen, dass das Enzym beim Katalysieren der **„Rückreaktion"** entdeckt wurde und man erst später herausfand, dass es auch in die andere Richtung arbeiten kann.

8. Der nächste Schritt ist eigentlich eine Reihe von Schritten, die ihr aber nicht genau kennen müsst. Wichtig ist nur: Die Phosphatgruppe wird in eine Position gebracht, von der aus sie besser reagieren kann – die **Phosphoglycerat-Mutase** wandelt 3-Phosphoglycerat in **2-Phosphoglycerat** um.
9. Nun der Endspurt: **2-Phosphoglycerat** wird unter Wasserabspaltung von der Enolase in **Phosphoenolpyruvat** umgewandelt. Phosphoenolpyruvat solltet ihr euch merken, weil es eine enorm energiereiche Verbindung ist, die deshalb auch gleich im nächsten Schritt zur Herstellung von ATP genutzt wird!

💡 LERNTIPP

Phospho**e**nol**p**yruvat hat Pep(p)!

10. Im letzten Schritt wird das Phosphat vom **Phosphoenolpyruvat** abgespalten und direkt auf ADP übertragen, sodass **ATP** entsteht und **Pyruvat** zurückbleibt (Substratkettenphosphorylierung). Bedenkt dabei wieder, dass pro Molekül Glucose zwei ATP und zwei Pyruvat entstehen! Das beteiligte Enzym ist wieder nach der Rückreaktion benannt: die **Pyruvatkinase.** Auch diese Reaktion ist **irreversibel** und die letzte der drei regulierten Schlüsselreaktionen.

Exkurs: ATP

Bevor wir uns im Detail mit den Regulationsmechanismen der Glykolyse befassen, wollen wir zunächst die Cofaktoren besprechen, die wir im Rahmen dieses Stoffwechselwegs kennengelernt haben. Den Anfang macht dabei das **ATP (Adenosin-Triphosphat),** die Energiewährung unserer Zellen. Egal ob der Aufbau von Stoffen Energie erfordert, der Transport von Teilchen gegen einen Konzentrationsgradienten oder die Bewegung der Filamente in unseren Muskeln – ohne ATP geht meistens nichts.

✏️ FÜR DIE KLAUSUR

Für alle Cofaktoren gilt: Zeichnen können müsst ihr sie höchstens für verrückte Professoren in mündlichen Prüfungen – sie zu erkennen, ist allerdings wichtig!

Wenn ihr euch die Strukturformel von ATP anschaut (➤ Abb. 3.4), sollten euch manche Dinge bekannt vorkommen: Ihr erkennt hoffentlich etwas, das euch an einen Zucker aus ➤ Kap. 1 erinnert – die **Ribose.** Mit diesem Zucker ist eine Phosphatgruppe verestert und an dieser Phosphatgruppe hängen im Fall von Adenosin-Di- bzw. -Triphosphat noch eine bzw. zwei weitere Phosphatgruppen. Da Phosphatgruppen die Anionen der Phosphorsäure sind, haben wir hier also wieder Bindungen zwischen zwei Säuren über ein Sauerstoffatom. Dass man diese **Säureanhydridbindungen** nennt, wissen wir bereits, und diese Bindungen sind auch dafür verantwortlich, dass ATP so viel Energie enthält, denn sie wird bei deren Spaltung frei. Wenn der Körper bei einem Stoffwechselprozess Energie erzeugt, wird er folglich immer Phosphatgruppen an AMP oder ADP anhängen, um die Energie in Form

3.1 Zellatmung: Glykolyse bis Atmungskette

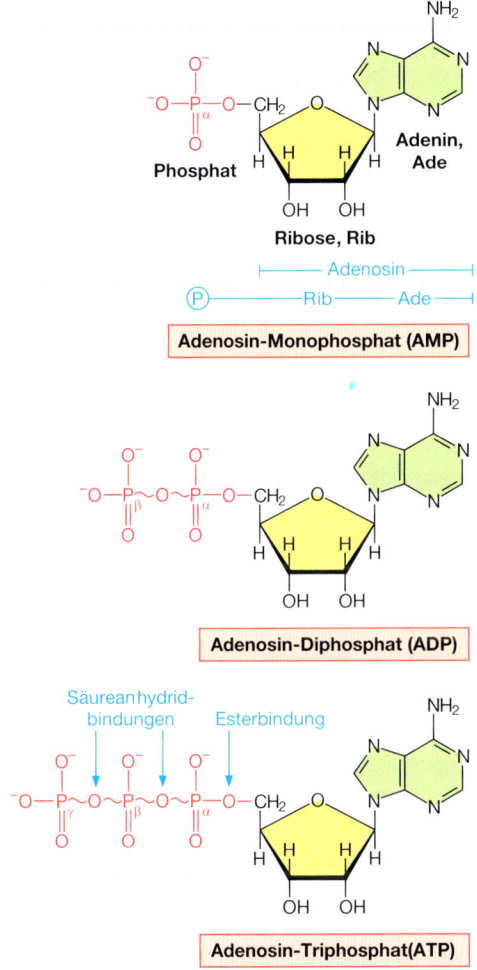

Abb. 3.4 Adenosin-Mono- (AMP), -Di- (ADP) und -Triphosphat (ATP) [L253]

von ATP zumindest vorübergehend zu speichern (tatsächlich passt der Körper natürlich seine ATP-Synthese dem Energiebedarf an). Wird bei einer Energie verbrauchenden Reaktion eine Phosphatgruppe abgespalten, kann das entstehende ADP natürlich wieder zur ATP-Synthese recycelt werden (➤ Abb. 3.5). Zur Abspaltung der Phosphatgruppe wird übrigens Wasser benötigt – ATP wird also **hydrolysiert!**

Und was hängt „am anderen Ende" der Ribose? Es handelt sich um **Adenin,** eine Base, die ein wichtiger Bestandteil unserer DNA ist und uns deshalb später noch verstärkt beschäftigen wird (➤ Kap. 5).

Übrigens: Wenn wir uns ATP anschauen, sehen wir viele negative Ladungen (4). Da die Natur allerdings meist nach irgendeiner Form von Ausgleich strebt, liegt ATP deshalb im Komplex mit **positiv geladenen Magnesium-Ionen** (Mg^{2+}) vor und kann nur in dieser Form von Enzymen genutzt werden.

Exkurs: $NAD^+/NADH+H^+$ sowie $NADP^+/NADPH+H^+$

NAD steht für **Nicotinamid-Adenin-Dinucleotid** und NADP für **Nicotinamid-Adenin-Dinucleotid-Phosphat.** Was sich am Namen erahnen lässt, bestätigt sich bei den Strukturformeln: Beide sind ziemlich ähnlich aufgebaut und unterscheiden sich eigentlich nur in einer Phosphatgruppe (➤ Abb. 3.6).

Auch ansonsten sollte euch in der Strukturformel nicht viel Neues begegnen: Adenosin kennt ihr vom ATP, die Ribose ebenfalls – nur Nicotinamid ist neu.

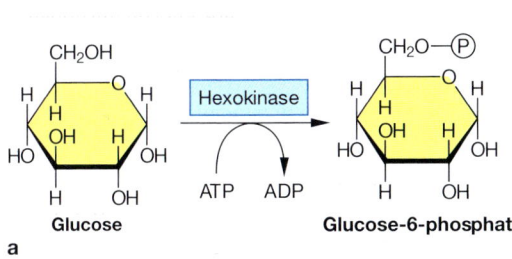

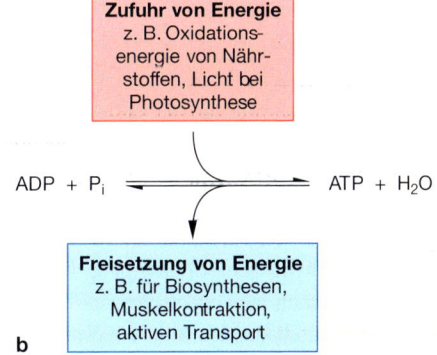

Abb. 3.5 Beispiele zur Funktion von ATP [L253]

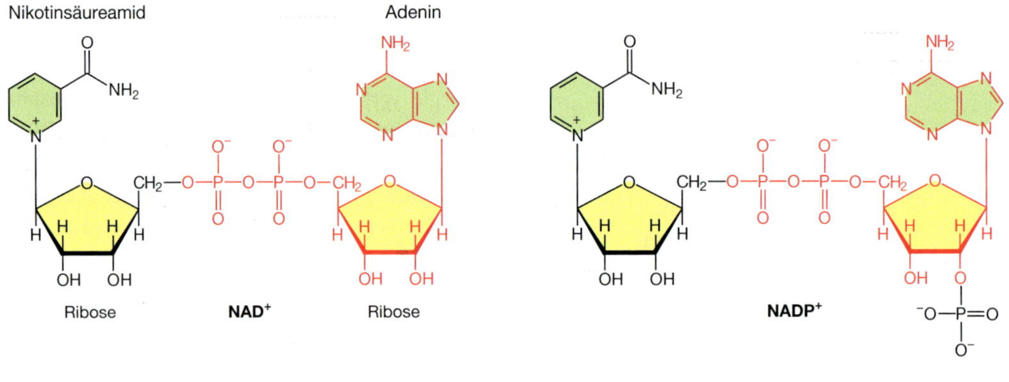

Abb. 3.6 NAD⁺ und NADP⁺ [L253]

Nicotinamid leitet sich von der Nicotinsäure ab (> Abb. 3.7). Je nach Quelle bezeichnet man entweder nur die Nicotinsäure oder Nicotinsäure und Nicotinamid zusammen als Niacin, ein Vitamin, das früher auch Vitamin B_3 genannt wurde. Ein Teil des Niacins kann der Körper aus der Aminosäure Tryptophan synthetisieren, auf deren Aufnahme er aber angewiesen ist.

✏️ FÜR DIE KLAUSUR
Bei Vitaminen sollte man gängige Mangelerscheinungen kennen. Einen Niacinmangel werdet ihr in eurer klinischen Karriere wahrscheinlich nicht zu sehen bekommen; es sei denn, ihr praktiziert in Ländern, in denen Mais das Hauptnahrungsmittel darstellt. Das gebundene Niacin im Mais kann unser Körper nämlich nicht verwerten und es kommt zu **Pellagra** mit den drei D-Symptomen:
- **D**urchfall
- **D**ermatitis (entzündete Haut)
- **D**emenz

💡 LERNTIPP
Wenn ihr euch die Symptome einer Erkrankung merken wollt, versucht, euch einen maximal erkrankten Patienten vorzustellen oder sucht im Internet nach Bildern.

> Wir haben NAD⁺ bereits als Coenzym bei einer Oxidation während der Glykolyse (Glycerinaldehyd-3-Phosphat-Dehydrogenase) kennengelernt. Wie wir wissen, werden bei Oxidationen in der Organik häufig nicht nur Elektronen, sondern gleich ein ganzes Wasserstoffmolekül abgegeben. So kommt es auch, dass NAD⁺ im Verlauf so einer Reaktion nicht nur zwei Elektronen, sondern auch noch ein Proton aufnimmt. Man spricht auch von einem **einfach-negativ geladenen Hydrid-Ion** (H⁻-Ion).

😊 FÜR AHNUNGSLOSE
Warum einfach-negativ geladen? 2 negativ geladene Elektronen + 1 positiv geladenes Proton = eine negative Ladung mehr!

> Wenn NAD⁺ ein Hydrid-Ion aufnimmt, hat das entstehende Produkt NADH keine Ladung mehr, weil sich die positive Ladung des NAD⁺ und die negative des Hydrid-Ions aufheben. Wo lagert sich das Hydrid-Ion an? Da sich positive und negative Ladung anziehen, kann man sich denken, dass sich das Hydrid-Ion zum Nicotinamid, dem Ort der positiven Ladung, hingezogen fühlt. Und warum heißt es NADH+H⁺? Von unserem bei einer Oxidation abgespaltenen Wasserstoffmolekül (H_2) haben wir bis jetzt zwei Elektronen und ein Proton in Form von NADH untergebracht. Das verbliebene Proton bindet dagegen nicht, sondern geht als (vorübergehend) einsames H⁺ in Lösung.

> Doch nun zur wichtigsten Frage: Warum das alles? Um später ATP zu erzeugen! NADH wurde im Rahmen einer Reaktion, bei der Energie frei wurde, mit Elektronen beladen und mithilfe dieser Energie wird in der Atmungskette ATP gemacht (genauer gesagt **2,5 mol ATP pro mol NADH**).

> Und was ist mit NADPH? Auch NADPH wird durch Anlagerung eines Hydrid-Ions (an NADP⁺) gebildet, im Unterschied zum NADH allerdings nicht bei vielen verschiedenen Reaktionen, sondern im

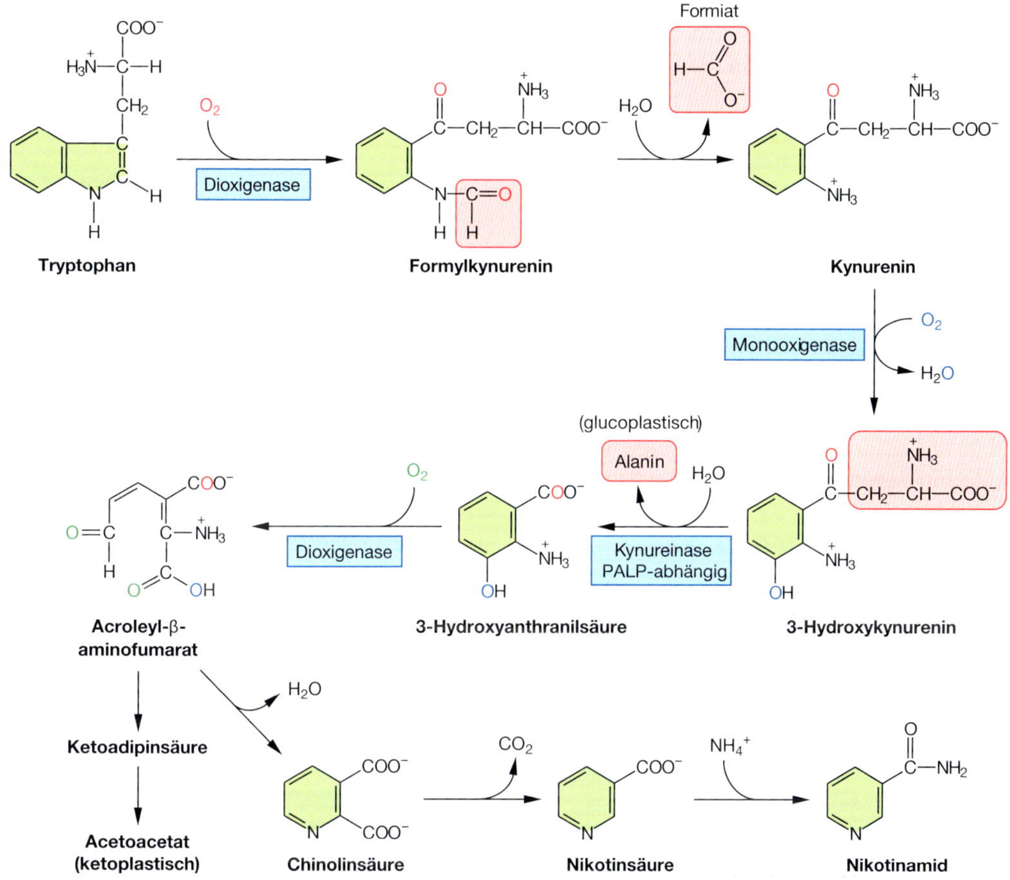

Abb. 3.7 Nicotinsäure und Nicotinamid [L253]

Pentosephosphatweg. Das NADPH wird auch nicht zur Bildung von ATP genutzt, sondern wird in **anabolen** (also Körpersubstanz aufbauenden) Stoffwechselwegen (z. B. der Cholesterinsynthese) verwendet.

😊 FÜR AHNUNGSLOSE

Warum braucht man NADH und NADPH? Könnte man nicht einfach NADH sowohl für die Gewinnung von ATP als auch für die anabolen Stoffwechselwege verwenden? Das Problem liegt im Bedarf des Körpers: Da der Körper NADPH bei Biosynthesen (anaboler Stoffwechsel) benötigt, will er prinzipiell immer viel davon haben und hält deshalb die Spiegel der reduzierten Form (NADPH) höher als die der oxidierten (NADP$^+$). Bei NADH ist das anders: Es wäre zwar prinzipiell wünschenswert, auch immer viel NADH zur ATP-Synthese zu haben, aber wenn das gesamte NADH in seiner reduzierten Form vorliegen würde, könnten die gesamten katabolen (Substanzen wie Gluco-se abbauenden) Stoffwechselwege nicht ablaufen, weil es kein NAD$^+$ geben würde, auf das man Elektronen übertragen kann. Die Folge wäre ein Stau und damit letztlich zu wenig Energie bzw. ein Mangel wichtiger Intermediate dieser Stoffwechselprozesse. Das Problem stellt sich beim NADPH nicht: Wenn zu viel NADPH da ist, drosselt man einfach den Pentosephosphatweg. NAD$^+$ wird also eher in der oxidierten Form vorrätig gehalten, NADPH dagegen in der reduzierten. Würde der Körper versuchen, eine Substanz zu verwenden, könnte er sich nicht entscheiden!

Da wir nun den wichtigen Unterschied geklärt haben, können wir nun die restlichen Gemeinsamkeiten klären:
- NAD$^+$ und NADP$^+$ haben das **gleiche Redoxpotenzial** – Elektronen fühlen sich also zu beiden gleich stark hingezogen.

- NAD⁺ und NADP⁺ sind im Gegensatz zum FAD, das wir noch kennenlernen werden, nicht permanent an ein Enzym gebunden, also **keine prosthetischen Gruppen.**
- NAD⁺ und NADP⁺ **absorbieren bei identischen Wellenlängen** Licht (> Abb. 3.8). Im oxidierten Zustand absorbiert nur das **Adenin,** und zwar bei **260 nm,** weshalb man dort ein Absorptionsmaximum erkennt. Nach der Reduktion absorbiert das Adenin nach wie vor; schließlich hat sich dort nichts verändert. Aber wie ihr seht, gibt es noch einen zweiten kleineren Peak bei **340 nm,** der auf die Anlagerung des Hydrid-Ions an den Nicotinamidring zurückzuführen ist. Für alle, die mündlich glänzen wollen: Diese Anlagerung führt zur Entstehung eines chinoiden Systems!

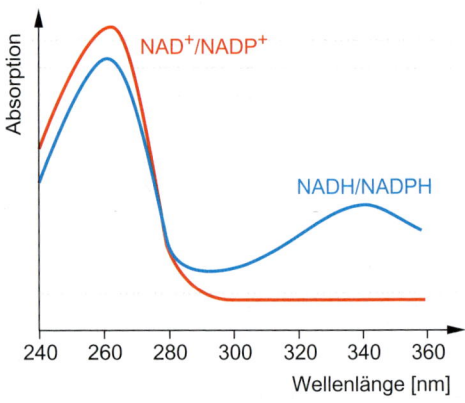

Abb. 3.8 Absorption von NAD⁺/NADH sowie NADP⁺/NADPH [L253]

😊 FÜR AHNUNGSLOSE
Was hat es mit dem Absorptionsspektrum auf sich? Man kann die Absorption von Substanzen nutzen, um sie in einer Probe nachzuweisen. Im Fall von NAD⁺ und NADH könnte man z. B. ermitteln, wie viel von der oxidierten und wie viel von der reduzierten Form vorliegt. Grundsätzlich kann man sagen, dass Verbindungen, damit sie Licht absorbieren, über Systeme von Pi-Elektronen verfügen müssen, wie es z. B. bei konjugierten Doppelbindungen oder Aromaten der Fall ist.

📎 FÜR DIE KLAUSUR
Zum Abschluss dieses Kapitels könnt ihr euch schon einmal einen klausurrelevanten Fakt, auf den wir später zurückkommen werden, merken: NADPH ist zur **Regeneration von Glutathiondisulfid durch die Glutathion-Reduktase** notwendig.

Anaerobe Glykolyse

Wenn ihr den Begriff anaerobe Glykolyse lest, fragt ihr euch vielleicht, inwiefern die Glykolyse von Sauerstoff (O₂) abhängt … schließlich könnt ihr mittlerweile ihre Reaktionsschritte auswendig und Sauerstoff spielt dort keine Rolle. Tatsächlich wird Sauerstoff erst in der Atmungskette relevant, wo unter anderem NADH, das auch bei der Glykolyse entsteht, zur ATP-Synthese verwendet wird. Bei Sauerstoffmangel kann diese Atmungskette nicht mehr ablaufen. Die Folge: NADH wird seine Elektronen nicht mehr los und irgendwann gibt es in der Zelle nur noch NADH und kein NAD⁺ mehr. Da wir aber NAD⁺ in der Glykolyse zwingend brauchen, um Elektronen in Empfang zu nehmen, würde auch die Glykolyse zum Stillstand kommen … und dann sähe es für unseren Energiehaushalt ziemlich düster aus.

→ Die Lösung: Am Ende der Glykolyse entsteht Pyruvat, das eine Carbonylgruppe besitzt. Die Zelle nutzt nun einfach die **Elektronen des NADH, um diese Carbonylgruppe zu einer Hydroxygruppe zu reduzieren.** NADH wird dabei oxidiert und damit wieder zu NAD⁺, sodass die Glykolyse weiter ablaufen kann. Das entstehende Produkt heißt **Lactat** und das beteiligte Enzym ist die **Lactatdehydrogenase** (Schritt 12 in > Abb. 3.2).

→ Nun sind natürlich einige Fragen zu klären:
- Ist es nicht ziemlich verschwenderisch, das mühsam erzeugte NADH sofort wieder zu verpulvern? Indem wir NAD⁺ regenerieren, kann wenigstens die Glykolyse weiterlaufen. Im Rahmen der Glykolyse wird zwar die meiste Energie eigentlich in Form von NADH gespeichert, aber es entsteht auch ein bisschen ATP, das dem Körper sofort zur Verfügung steht (2 ATP pro Molekül Glucose). Da die Atmungskette bei Sauerstoffmangel ohnehin nicht anläuft, kann das NADH auch nicht „besser" genutzt werden. Das Ganze ist sozusagen eine Notlösung, die es dem Menschen und seinen Geweben erlaubt, etwas länger ohne Sauerstoff auszukommen. Auf Dauer ist das für uns (im Gegensatz zu manchen Bakterien) allerdings keine Option.

- Was passiert mit dem Lactat? Die Zellen, in denen das Lactat anfällt, geben das Lactat an das Blut ab, in der Hoffnung, dass andere Zellen, in denen keine Sauerstoffknappheit herrscht, dieses irgendwann abbauen. Geschieht dies nicht, kommt es mit steigenden Lactatspiegeln irgendwann zu einem Abfall des pH-Werts, den man spüren kann, der **Lactatazidose**. Diese ist allerdings nicht, wie man oft hört, durch das Lactat selbst verursacht. Die genaue Entstehung ist jedoch etwas komplizierter und i. d. R. nicht prüfungsrelevant.
- Wie kommt es zum Sauerstoffmangel? Grundsätzlich kann ein Mangel immer zwei Ursachen haben: **hoher Verbrauch** (in unserem Fall z. B. starke physische Aktivität) oder **niedriges Angebot** (z. B. beim Luftanhalten) … im schlimmsten Fall beides! **Erythrozyten** betreiben dagegen auch bei ausreichender Sauerstoffversorgung anaerobe Glykolyse. Da sie keine Mitochondrien besitzen, in denen die Atmungskette normalerweise abläuft, haben sie keine andere Möglichkeit, NADH wieder zu NAD$^+$ zu oxidieren.

FÜR DIE KLAUSUR
Die Lactatdehydrogenase kommt vor allem innerhalb von Zellen vor und ist deshalb ein wichtiger Laborparameter, um den Zerfall von Zellen (nach Sport, Herzinfarkt, bei Tumoren) festzustellen.

Bilanz der Glykolyse

An dieser Stelle findet ihr noch einmal eine übersichtliche Zusammenstellung hinsichtlich der Energieerzeugung im Rahmen der Glykolyse. Versucht sie am besten noch einmal nachzuvollziehen (> Tab. 3.2; > Tab. 3.3).

Regulation der Glykolyse

Wie andere Stoffwechselwege auch, soll die Glykolyse in bestimmten Situationen verstärkt ablaufen und in anderen weniger. Um das zu erreichen, hat der Körper Möglichkeiten, sie zu regulieren, und ihr habt bereits die drei Reaktionen kennengelernt, bei denen das der Fall ist. Die Regulationsmechanismen an sich zählen zwar zu den komplexeren Themen

Tab. 3.2 Energiebilanz der aeroben Glykolyse

Reaktionsschritt	Gewinn/Verlust
Schritt 1 (Hexokinase)	- 1 ATP
Schritt 3 (Phosphofruktokinase)	- 1 ATP
Schritt 6 (Glycerinaldehyd-3-Phosphat-Dehydrogenase)	+ 2 NADH (wird in der Atmungskette zu + 5 ATP)
Schritt 7 (Phosphoglyceratkinase)	+ 2 ATP
Schritt 10 (Pyruvatkinase)	+ 2 ATP
gesamt:	**+ 7 ATP**

Tab. 3.3 Energiebilanz der anaeroben Glykolyse

Reaktionsschritt	Gewinn/Verlust
Schritt 1 (Hexokinase)	- 1 ATP
Schritt 3 (Phosphofruktokinase)	- 1 ATP
Schritt 6 (Glycerinaldehyd-3-Phosphat-Dehydrogenase)	+ 2 NADH (wird in der Atmungskette zu + 5 ATP)
Schritt 7 (Phosphoglyceratkinase)	+ 2 ATP
Schritt 10 (Pyruvatkinase)	+ 2 ATP
Lactatdehydrogenase	- 2 NADH
gesamt:	**+ 2 ATP**

der Biochemie, sind aber mit einem klaren System durchaus beherrschbar. Wir unterteilen deshalb die Regulation eines Stoffwechselwegs in:
- **Regulation auf lokaler Ebene:** Im Idealfall braucht man gar keine Hormone, Second Messenger und Sensoren, sondern die Zelle entscheidet selbst, was gut für sie ist. Ein Beispiel hierfür wäre die Hemmung eines Stoffwechselwegs durch sein eigenes Produkt **(Feedback-Inhibition)**.
- **Fernregulation:** Die Regulation aus der Ferne wird notwendig, da die Zelle zwar weiß, was gut für sie ist, aber das nicht unbedingt immer das Beste für den Gesamtorganismus sein muss. Aus diesem Grund greift der Körper auf Botenstoffe (Hormone) zurück, die an den verschiedenen Geweben unseres Körpers wirken und dort manchmal sogar unterschiedliche Funktionen ausüben.

Wir beginnen mit der lokalen Regulation. Macht an dieser Stelle eine kurze Pause, bevor ihr weiterlest; stellt euch vor, ihr wärt eine Muskelzelle, und überlegt euch, welche Substanzen die Glykolyse beschleunigen oder verlangsamen sollten.

- **Lokale Aktivatoren** der Glykolyse sind beispielsweise alle Substanzen, die einen Energiemangel der Zelle anzeigen. So führen z. B. hohe Spiegel von **AMP und ADP** (wenn das ganze ATP verbraucht ist) zu einem verstärkten Ablaufen der Glykolyse.
- Ein lokaler Inhibitor der Glykolyse ist dementsprechend **ATP,** aber auch **NADH,** das ebenfalls bei der Glykolyse entsteht. Auch **Citrat,** das ihr noch kennenlernen werdet, hemmt die Glykolyse. Citrat wird nämlich unter anderem aus Pyruvat gebildet, sodass es sich quasi um eine Produkthemmung handelt.

Wenn ihr schon so viel Arbeit investiert habt, um die drei regulierten Reaktionsschritte der Glykolyse auswendig zu lernen, sollten wir sie auch noch einmal etwas genauer anschauen.

- **Hexokinase:** Wir wissen, dass die Hexokinase Glucose zunächst phosphoryliert ... aber warum eigentlich? Wenn die Glucose einmal mit einer geladenen Phosphatgruppe bestückt ist, kommt sie weniger gut über die ungeladene (hydrophobe) Zellmembran. Die Hexokinase stellt also sicher, dass die Zelle über genug Substrat für die Glykolyse verfügt und dieses nicht „abhauen kann". Entsprechend kann man sich auch denken, wie die Hexokinase gehemmt wird – **durch Glucose-6-Phosphat.** Denn solange genug davon in der Zelle ist, kann die Glykolyse ablaufen und die Hexokinase darf sich eine Pause gönnen.
→ In den Zellen der Leber (Hepatozyten) übernimmt diese Funktion übrigens ein Enzym namens **Glucokinase.** Die Glucokinase katalysiert exakt dieselbe Reaktion, aber es gibt einige wichtige Unterschiede zur Hexokinase (> Tab. 3.4). Dafür müsst ihr zunächst wissen, dass die Leber einerseits ein sehr prüfungsrelevantes, andererseits ein zutiefst altruistisches (selbstloses) Organ ist, das sich völlig in den Dienst des Körpers stellt: Wenn zu wenig Glucose im Blut vorhanden ist, geben die Hepatozyten ihre Glucose ab; wenn viel Glucose im Blut vorliegt, nehmen die Hepatozyten die Glucose auf und speichern sie. Um sicherzustellen, dass die Leber den anderen Zellen unseres Körpers nicht schadet, indem sie Glucose aus dem Blutkreislauf entfernt, hat die Glucokinase der Leber einen **höheren K_M-Wert für Glucose** (also eine niedrigere Affinität) als die Hexokinase der restlichen Zellen unseres Körpers. Folglich wird in den Hepatozyten Glucose nur dann phosphoryliert (und damit zum Bleiben gezwungen), wenn durch den hohen Blutglucosespiegel sichergestellt ist, dass für den Rest des Körpers auf jeden Fall genug vorhanden ist. Eine weitere Besonderheit der Glucokinase: Sie wird **nicht durch Glucose-6-Phosphat gehemmt.** Das liegt daran, dass die Phosphorylierung von Glucose in den Hepatozyten nicht nur dazu dient, den reibungslosen Ablauf der Glykolyse sicherzustellen, sondern auch dafür sorgt, dass bei hohen Blutzuckerspiegeln Glucose aus dem Blut entfernt wird, um negative Folgen für den Organismus zu vermeiden. Würde die Aufnahme von Glucose und deren Phosphorylierung gestoppt werden, einfach weil die Leber genug hat, könnte sie dieser wichtigen Aufgabe nicht mehr nachkommen.

Übrigens: Die Glucokinase ist eigentlich auch nur eine spezielle Hexokinase, aber da sich die Terminologie so etabliert hat, solltet ihr sie kennen.

- **Phosphofructokinase:** Dieser regulierte Reaktionsschritt wird besonders gerne geprüft. Die Phosphofructokinase (PFK) katalysiert die Phosphorylierung von Fructose-6-Phosphat zu Fructose-1,6-Bisphosphat und wird – zusätzlich zu den lokalen Regulatoren, die wir schon kennengelernt haben – insbesondere von einer Substanz namens **Fructose-2,6-Bisphosphat aktiviert.** Sie entsteht, wie der Name schon erahnen lässt,

Tab. 3.4 Unterschiede und Gemeinsamkeiten von Glucokinase (Hexokinase IV) und den Hexokinasen im Rest des Körpers

	Glucokinase (Hexokinase IV)	(andere) Hexokinasen
katalysierte Reaktion	Phosphorylierung von Glucose zu Glucose-6-Phosphat	
Vorkommen	Hepatozyten der Leber (und Pankreas)	andere Zellen des Körpers (Gehirn, Muskeln etc.)
K_M	hoch (niedrige Affinität)	niedrig (hohe Affinität)
Hemmung durch Glucose-6-Phosphat	nein	ja

ebenfalls durch Phosphorylierung von Fructose-6-Phosphat, nur eben an einer anderen Stelle. Das zuständige Enzym heißt entsprechend ebenfalls Phosphofructokinase. Um nicht durcheinanderzukommen, bezeichnen man deshalb die PFK, die den eigentlichen Reaktionsschritt der Glykolyse katalysiert, als **PFK1** und die, die Fructose-2,6-Bisphosphat synthetisiert, als **PFK2**. Der volle Name der PFK2 lautet eigentlich **Phosphofructokinase-2/Fructose-2,6-bisphosphatase (PFKFB)**, da es sich um ein **bifunktionelles Enzym** – also ein Enzym, das zwei Reaktion katalysieren kann – handelt. Diese Reaktionen sind einerseits die Synthese von Fructose-2,6-Bisphosphat aus Fructose-6-Phosphat, die wir schon kennengelernt haben, und andererseits die Spaltung von Fructose-2,6-Bisphosphat, sodass wieder Fructose-6-Phosphat entsteht (> Abb. 3.9). Die PFKFB katalysiert also zwei entgegengesetzte Reaktionen ... und wer entscheidet nun, welche tatsächlich abläuft? Das erfahren wir, wenn wir uns mit der hormonellen Fernregulation befassen!

- **Pyruvatkinase:** Im dritten regulierten Reaktionsschritt ist ein weiterer lokaler Metabolit als Inhibitor von Bedeutung, nämlich die Aminosäure **Alanin,** die im Muskel v. a. bei Nahrungsmangel anfällt. Ein Aktivator der Pyruvatkinase ist dagegen **Fructose-1,6-Bisphosphat** (nicht verwechseln mit Fructose-2,6-Bisphosphat). Der Mechanismus ist simpel: Fructose-1,6-Bisphosphat entsteht in der Glykolyse deutlich vor der von der Pyruvatkinase katalysierten Reaktion. Wenn die Pyruvatkinase zu langsam arbeitet, würde es einen Rückstau an Substraten geben, die nicht umgesetzt werden können, sodass irgendwann auch die Fructose-1,6-Bisphosphatspiegel steigen, was von der Pyruvatkinase als ein deutliches „Mach mal hinne!" registriert wird.

Die hormonelle Regulation der Glykolyse wollen wir nun im Rahmen eines kleines Exkurses behandeln, der euch auch ein paar allgemeinere Informationen bzgl. der Blutzuckerregulation liefern wird.

Exkurs: Insulin und Glucagon

Insulin und Glucagon sind zwei Peptidhormone, die als Gegenspieler agieren, aber ein gemeinsames Ziel

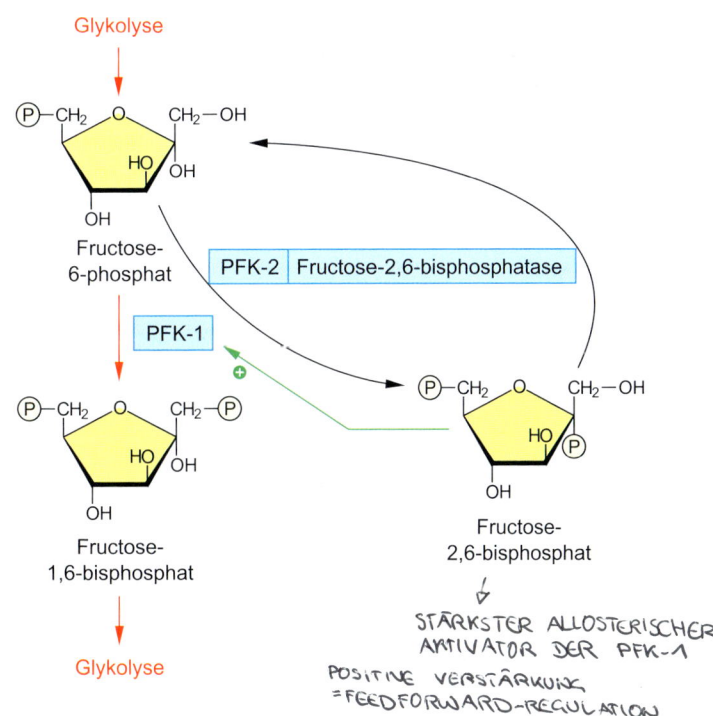

Abb. 3.9 Regulation der PFK1 durch Fructose-2,6-Bisphosphat und PFK2 [L253]

haben: den Blutzuckerspiegel konstant zu halten (> Kap. 9.2.5). Angenommen, wir haben uns kein Essen in die Vorlesung mitgenommen und es kommt zu einem **Abfall des Blutzuckerspiegels.** In diesem Fall wird **Glucagon vermehrt** und **Insulin vermindert** ausgeschüttet (> Abb. 3.10). Auch wenn wir nicht wissen, was Glucagon macht, können wir uns seine Funktionen herleiten, wenn wir uns fragen, was jetzt für den Körper sinnvoll ist. Anders gefragt: Wie kann der Körper sicherstellen, dass die Gewebe, die vorwiegend auf Glucose als Energielieferant angewiesen sind (wie z. B. das ZNS), genug Glucose bekommen?

- **Gespeicherte Glucose freisetzen.** Dies geschieht vor allem in der Leber, wo viel Glucose in Form von Glykogen einlagert.
- **Glucose aus anderen Stoffen synthetisieren** (Gluconeogenese). Auch hier kommt der Leber die größte Bedeutung zu.
- **Glucose verbrauchende Prozesse drosseln** – vorausgesetzt, sie werden nicht zwingend benötigt.
- **Triglyceride (Fette) abbauen,** um die entstehenden Fettsäuren als alternative Energiequelle zu nutzen. Dies funktioniert natürlich nur für Gewebe, die nicht obligat auf Glucose angewiesen sind.

Und wenn nach der Vorlesung der Milchreis aus der Mensa den Blutzuckerspiegel ins Unermessliche steigen lässt? Mehr Insulin, weniger Glucagon! Und was macht das Insulin? Das Gegenteil natürlich!

- **Glucose aus dem Blut aufnehmen und speichern** (wieder vorwiegend Aufgabe der Leber).
- **Gluconeogenese drosseln.**

- **Glucose verbrauchende Prozesse können ungehindert ablaufen.**
- **Triglyceridabbau stoppen,** mit überschüssiger Energie neue Triglyceride synthetisieren.

💡 **LERNTIPP**

Glucagon = **G**rad **l**eicht **u**nterzuckert
Glucagon wird bei zu geringem Blutzuckerspiegel freigesetzt!

> Da Glucagon und Insulin als **Peptidhormone** relativ groß sind und im Gegensatz zu manchen lipophilen Hormonen die Zellmembran nicht einfach so durch Diffusion überwinden können, binden sie an Rezeptoren auf der Membran ihrer Zielzellen. Diese Rezeptoren haben neben ihren Bindungsstellen, die dem Extrazellulärraum zugewandt sind, auch immer eine Verbindung nach intrazellulär. Falls **Glucagon** an seinen Rezeptor bindet, bewirkt diese Bindung die Aktivierung einer **Adenylatcyclase,** die aus ATP einen Stoff namens **cAMP** herstellt. Dieses cAMP aktiviert wiederum die **Proteinkinase A** – und was eine Proteinkinase macht, wissen wir ... sie phosphoryliert! Im Zusammenhang mit der Glykolyse phosphoryliert sie unsere bifunktionelle **PFKFB** (> Abb. 3.11). Und jetzt können wir uns auch herleiten, welche Reaktion die PFKFB phosphoryliert katalysieren wird: Da Glucagon bei einem geringen Blutzuckerniveau ausgeschüttet wird, soll es die Glykolyse drosseln. Dementsprechend **aktiviert die Phosphorylierung die Fructose-2,6-Bisphosphatase-Funktion** der PFKFB und sorgt so dafür, dass

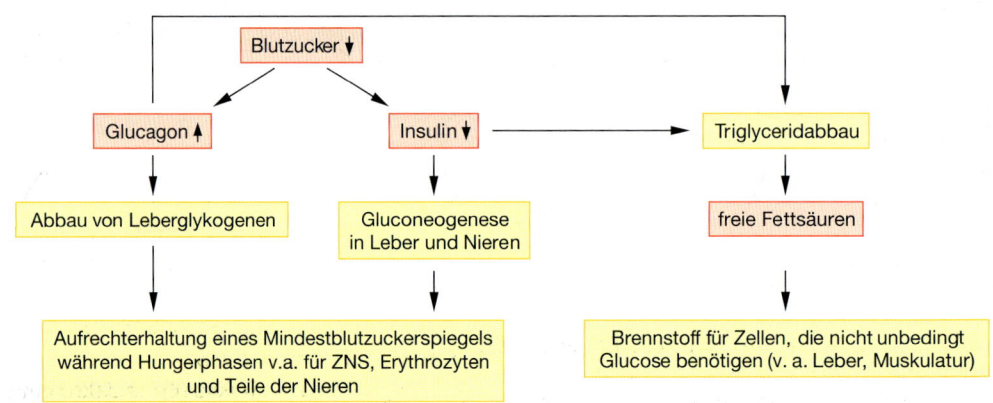

Abb. 3.10 Insulin und Glucagon bei Blutzuckerabfall [L253]

3.1 Zellatmung: Glykolyse bis Atmungskette

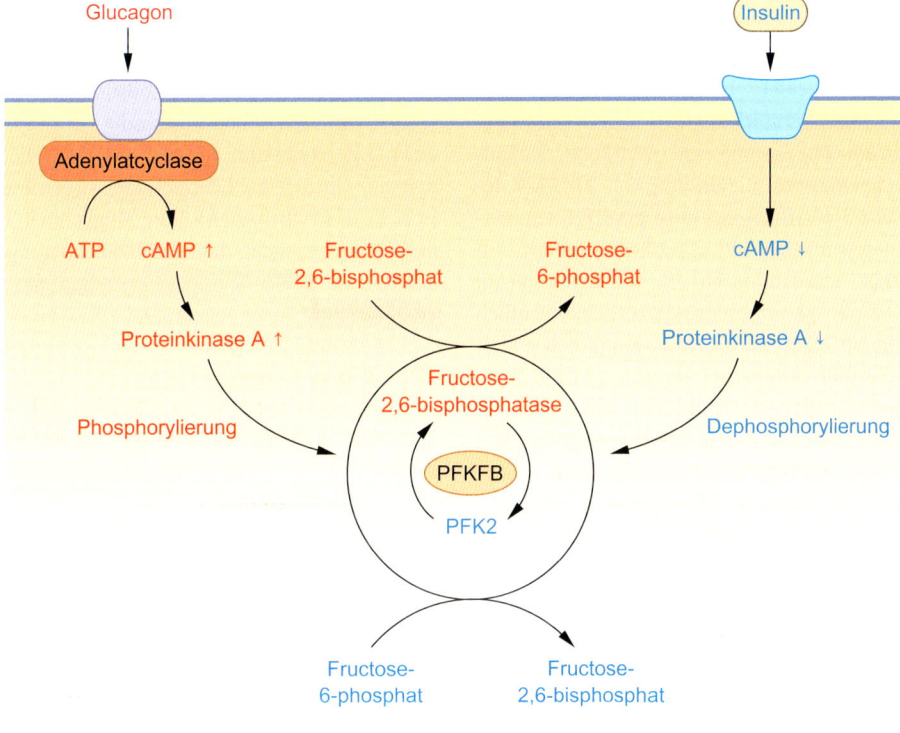

Abb. 3.11 Regulation der PFKFB durch Insulin und Glucagon [L253]

Fructose-2,6-Bisphosphat abgebaut wird. Die Folge ist eine verminderte Aktivierung der Phosphofructokinase-1 und damit eine Drosselung der Glykolyse.

Wenn viel Glucose im Blut ist, bewirkt **Insulin** dagegen eine **Reduktion des cAMP-Spiegels** in den Zielzellen (➤ Abb. 3.11). Dies führt zu einer verminderten Phosphorylierung der PFKFB, sodass sie vorwiegend als **Phosphofructokinase-2** agiert und Fructose-2,6-Bisphosphat herstellt. Dieses aktiviert wiederum die PFK1, sodass die Glykolyse verstärkt abläuft und die überschüssige Glucose verbraucht wird.

📖 FÜR DIE KLAUSUR

Alle Fragen aus der Kategorie „Welches Enzym ist phosphoryliert aktiv?" lassen sich beantworten, wenn man immer nach dem gleichen Schema vorgeht:
1. **Glucagon** wird bei **niedrigem Blutzucker**, **Insulin** bei **hohem Blutzucker** freigesetzt.
2. **Glucagon** bewirkt die **Phosphorylierung** von Enzymen, **Insulin** die **Dephosphorylierung**.

3. Macht es für den Körper Sinn, das Enzym bei niedrigen oder bei hohen Blutzuckerspiegeln aktiv werden zu lassen?
   – Soll bei hohen Blutzuckerspiegeln aktiv werden → dephosphoryliert aktiv
   – Soll bei niedrigen Blutzuckerspiegeln aktiv werden → phosphoryliert aktiv

Um diesen „Dreisatz" anwenden zu können, müsst ihr euch nur die Fakten von Schritt 1 und 2 ins Gedächtnis rufen und dann wissen, in welchem Stoffwechselweg die Enzyme, die als Antwortmöglichkeiten gegeben werden, vorkommen, um auch Schritt 3 durchführen zu können.

cAMP

Zu guter Letzt wollen wir noch klären, was es mit cAMP auf sich hat: cAMP ist ein sogenannter **Second Messenger**, d. h., es wirkt bei der **Signaltransduktion** (Signalübertragung) als zweites Signal. Das erste Signal ist der Ligand, der extrazellulär an den Rezeptor bindet (z. B. Glucagon), sodass der Second Messenger dann die intrazelluläre Weiterleitung des Signals beginnen kann. Innerhalb der Zelle können sich noch mehrere Stationen anschließen (z. B. die Proteinkinase A), bis das Signal letztlich seinen Zielort erreicht. Dies hat einerseits den Vorteil, dass während dieser Signalkaskade noch weitere **Regulationen** stattfinden können (gewissermaßen das Finetuning), andererseits bewirkt die Kaskade aber auch eine **Signalverstärkung** (> Abb. 3.12): Angenommen, ein Glucagonmolekül bewirkt bei der Bindung an den Rezeptor die Bildung von 10 cAMP. Jedes dieser 10 cAMP bindet nun eine Proteinkinase A, von denen jede 10 PFKFB phosphoryliert. Auf diese Weise wurden durch ein Glucagonmolekül 100 PFKFB phosphoryliert, was natürlich wesentlich effizienter ist, als wenn ein Glucagonmolekül über seinen Rezeptor direkt eine einzelne PFKFB phosphorylieren würde. Bei der Bildung von cAMP aus ATP werden zunächst zwei Phosphatgruppen abgespalten. Die verbleibende Phosphatgruppe bildet nun zwei Esterbindungen zur Ribose aus; man spricht von einer **Phosphodiesterbindung**. Das c in cAMP steht für **cyclisch**, was sich dadurch erklären lässt, dass die Phosphatgruppe durch die Phosphodiesterbindung nun eine Art Ringstruktur ausbildet. Die Enzyme, die cAMP abbauen, heißen passenderweise **Phosphodiesterasen**. Das Ganze funktioniert übrigens nicht nur mit ATP, sondern auch mit dem verwandten **GTP** (Guanosintriphosphat).

3.1.2 Gluconeogenese

Auch wenn wir eigentlich den Weg eines Glucosemoleküls bis zum vollständigen Abbau verfolgen wollten, befassen wir uns an dieser Stelle zunächst etwas mit der **Gluconeogenese** (> Abb. 3.13; > Tab. 3.5). Die Gluconeogenese ist schließlich so etwas wie die Umkehr der Glykolyse und dementsprechend eine gute Gelegenheit, das Gelernte noch einmal zu wiederholen.

Wir hatten bereits im Exkurs zu Insulin und Glucagon angerissen, dass ein konstanter Blutzuckerspiegel zum Überleben notwendig ist und dass bei einer Unterzuckerung die Gewebe leiden, die besonders auf Glucose als Energieträger angewiesen sind (v. a. ZNS, Erythrozyten). Eine Möglichkeit, mit der der Körper versucht, den Blutzuckerspiegel anzuheben, ist die durch Glucagon angeregte Neubildung von Glucose (Gluconeogenese).

> **LERNTIPP**
> Zur Gluconeogenese solltet ihr euch die Zahl 3 merken:
> - Sie findet in 3 Zellkompartimenten statt: Zytoplasma, Mitochondrium, endoplasmatisches Retikulum.
> - Drei Gewebe betreiben Gluconeogenese (**Leber**, Niere, Darm).
> - Die 3 irreversiblen Reaktionen der Glykolyse müssen umgangen werden.

> **! ACHTUNG**
> Die Gluconeogenese hat keine positive Energiebilanz. Sie **verbraucht sogar Energie** und dient nur dazu, die Gewebe des Körpers, die auf Glucose angewiesen sind, mit selbiger zu versorgen. Entsprechend wird sie auch nur dann richtig angeschaltet, wenn aus irgendwelchen Gründen zu wenig Glucose im Blut ist.

Diese Neubildung wird von drei Geweben durchgeführt: der Leber (wie immer selbstlos im Dienst des Körpers), der Niere und dem Darm. Innerhalb dieser Gewebe spielt sich die Gluconeogenese in drei Kompartimenten ab. Da die Glykolyse v. a. im Zytoplasma abläuft und die Gluconeogenese die Umkehr

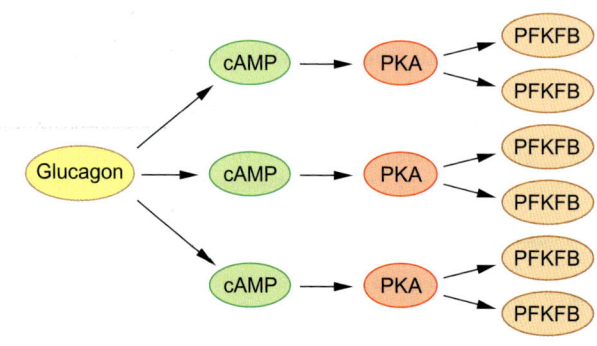

Abb. 3.12 Intrazelluläre Signalverstärkung [L253]

3.1 Zellatmung: Glykolyse bis Atmungskette

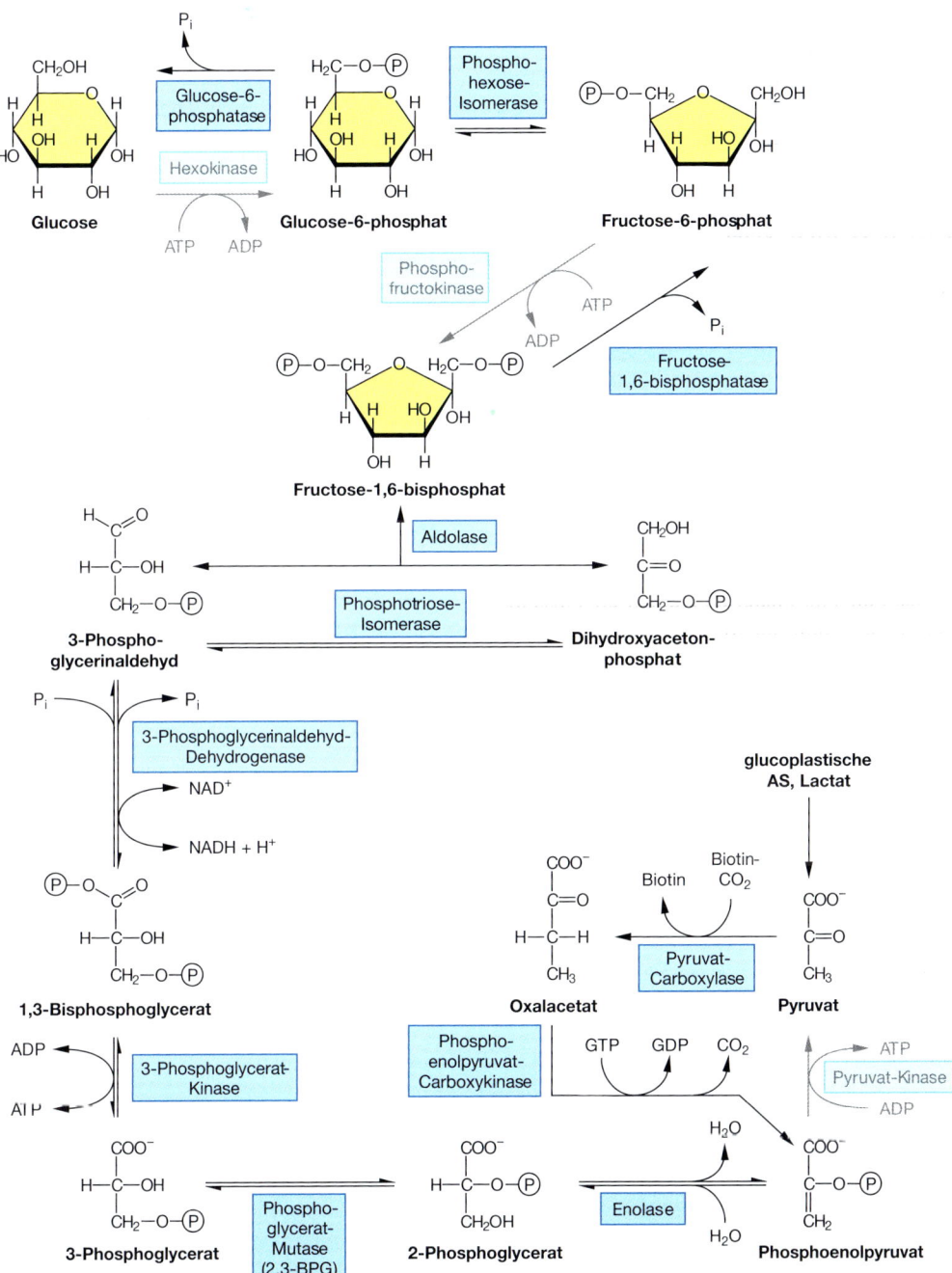

Abb. 3.13 Übersicht Gluconeogenese [L253]

der Glykolyse ist, kann man sich denken, dass auch sie vorwiegend im **Zytoplasma** stattfindet. Daneben laufen einige Reaktionen im **Mitochondrium** (dem Kraftwerk der Zelle, in dem sich auch die Atmungskette befindet) und im **endoplasmatischen Retikulum** ab.

Jetzt ist natürlich die spannende Frage: Woraus bauen wir die Glucose auf? Wir hatten bei der Regulation der Glykolyse angesprochen, dass **Alanin** beim Nahrungsmangel im Muskel anfällt. Dieses Alanin wird zur Gluconeogenese genutzt. Der Muskel selbst kann zwar keine Gluconeogenese betreiben, er setzt aber das Alanin ins Blut frei, sodass es von der Leber verwendet werden kann. Weitere Stoffe sind **Lactat**, was von anaerob arbeitenden Muskeln ans Blut abgegeben wird, und **Glycerin**, das anfällt, wenn Triglyceride abgebaut werden.

> **! ACHTUNG**
>
> Die Fettsäuren der Triglyceride können nicht zur Gluconeogenese verwendet werden. Sie werden nämlich zu Acetyl-CoA abgebaut, welches nur aus 2 C-Atomen besteht. Für die Gluconeogenese braucht es allerdings mindestens einen C3-Körper, wie Lactat oder eben Pyruvat.

Bei den Reaktionsschritten beschränken wir uns darauf, den Weg vom Pyruvat zurück zur Glucose zu gehen. Wie die Aminosäuren und das Glycerin der Gluconeogenese zugeführt werden können, besprechen wir dann beim Protein- und Lipidstoffwechsel.

Reaktionsschritte

An dieser Stelle gehen wir nur auf die Reaktionen ein, die stattfinden, um die irreversiblen Reaktionsschritte der Glykolyse zu umgehen. Alle anderen Reaktionen entsprechen exakt denen der Glykolyse – nur umgekehrt.

1. Der letzte Schritt der Glykolyse, die Reaktion von Phosphoenolpyruvat zu Pyruvat, wird in der Gluconeogenese in 2 Schritten umgangen (➤ Abb. 3.14):
   a. **Pyruvat** wird mittels eines Transporters in das **Mitochondrium** transportiert und dort von der **Pyruvatcarboxylase** zu **Oxalacetat** carboxyliert. Dafür notwendig sind CO_2 (das von einem Cofaktor namens **Biotin** bereitgestellt wird) und **ATP**.
   b. Vor dem eigentlichen zweiten Schritt gibt es ein Problem: Der zweite Schritt soll wieder im Zytoplasma stattfinden, aber Oxalacetat kann nicht einfach so aus dem Mitochondrium heraus. Die Lösung ist das **Malat-Shuttle**, das prinzipiell in beide Richtungen funktioniert (➤ Kap. 4.7.4): In diesem Fall wird das Oxalacetat im Mitochondrium **durch NADH reduziert**, sodass Malat entsteht. Dieses Malat kann im Gegensatz zum Oxalacetat das Mitochondrium problemlos verlassen und wird im Zytoplasma einfach wieder **mithilfe von NAD^+ oxidiert**. Auf diese Weise kann die Zelle Oxalacetat (und Elektronen) ins Mitochondrium hinein und aus ihm heraus transportieren.

Tab. 3.5 Stoffwechselsteckbrief: Gluconeogenese

Substrate	Pyruvat (alternativ Alanin, Glycerin, Lactat)
Produkte	Glucose
Lokalisation	• In Leber, Niere und Darm • Dort in Zytoplasma, Mitochondrium und endoplasmatischem Retikulum
Funktion	Bereitstellung von Glucose für den Organismus (v. a. ZNS und Erythrozyten)
Energiebilanz	negativ (verbraucht Energie), Details i. d. R. nicht prüfungsrelevant
Regulationsmechanismen	• Phosphoenolpyruvat-Carboxykinase (Umkehr der Pyruvatkinase) • Fructose-1,6-Bisphosphatase (Umkehr der PFK1) • Glucose-6-Phosphatase (Umkehr der Hexo-/Glucokinase)
Verbindung zu anderen Stoffwechselwegen	• Diverse Möglichkeiten zur Einspeisung von Stoffen wie Alanin, Glycerin etc. • Substrat (Pyruvat) ist ebenfalls Substrat für oxidative **Decarboxylierung** • Glucose-6-Phosphat ist Substrat des **Pentosephosphatwegs**, der Glykolyse und der **Glykogensynthese**

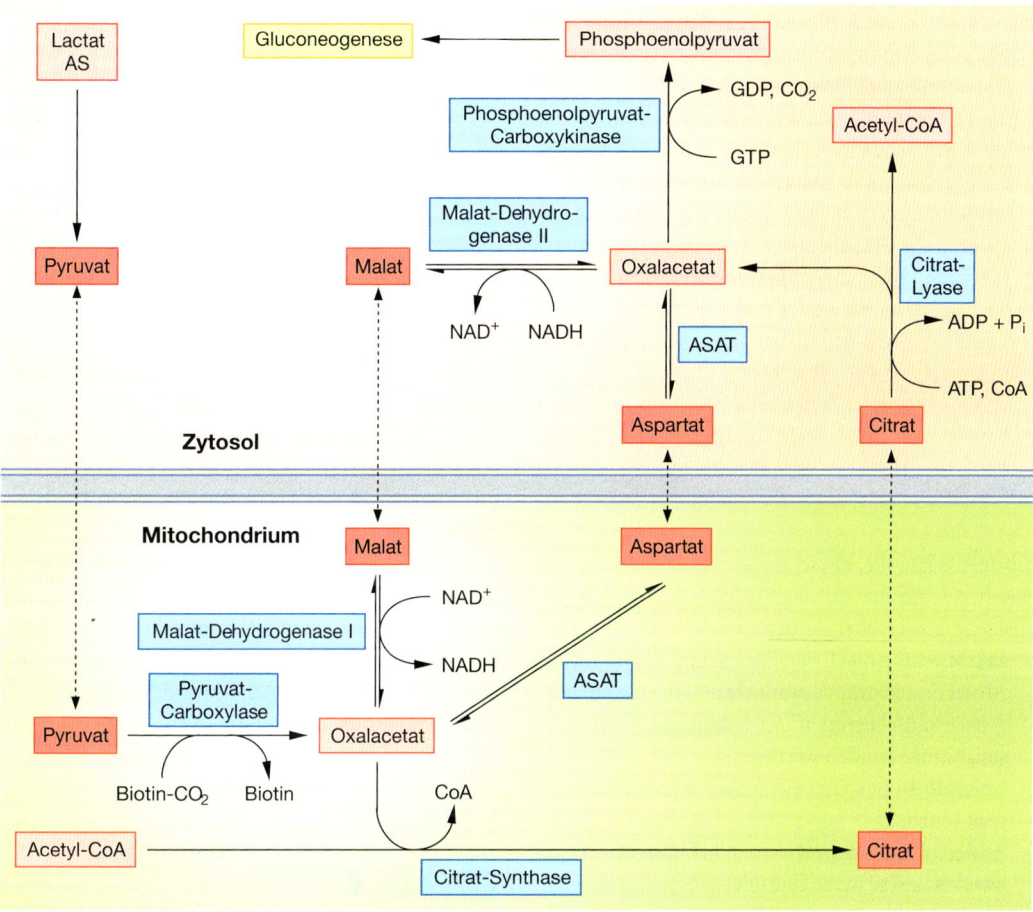

Abb. 3.14 Synthese von Phosphoenolpyruvat und Malat-Shuttle im Überblick [L253]

Nun kommen wir zum eigentlichen zweiten Schritt: Die **Phosphoenolpyruvat-Carboxykinase (PEP-CK)** spaltet das gerade angehängte CO_2 direkt wieder ab und führt auch noch eine **Phosphorylierung** durch, wobei die Phosphatgruppe diesmal nicht wie so oft aus ATP, sondern aus **GTP** stammt. Auf diese Weise entsteht aus Oxalacetat das energiereiche **Phosphoenolpyruvat**.

😃 FÜR AHNUNGSLOSE

Warum macht die Mitochondrienmembran solche Umstände? Zunächst einmal gibt es zwei Mitochondrienmembranen, eine innere und eine äußere, wobei die innere Membran diejenige ist, die durch ihre Zusammensetzung Probleme macht. Die **Endosymbiontentheorie** besagt, dass das Mitochondrium ursprünglich mal ein Einzeller war, der von einer anderen Zelle phagozytiert (also aufgenommen) wurde und nun in einer Art inneren Symbiose als Mitochondrium weiterexistiert (> Kap. 2.3.3). Die innere Mitochondrienmembran ist dabei die ursprüngliche Zellmembran des Einzellers (deshalb die seltsame Zusammensetzung), während dem Mitochondrium die äußere Membran von der Wirtszelle verpasst wurde.

2. Das Phosphoenolpyruvat durchläuft die Reaktionsschritte der Glykolyse rückwärts, bis es auf die nächste irreversible Reaktion trifft: Aus Fructose-1,6-Bisphosphat soll Fructose-6-Phosphat werden. Die Reaktion ist denkbar einfach: Die **Fructose-1,6-Bisphosphatase** spaltet von **Fructose-1,6-Bisphosphat** eine Phosphatgruppe ab, sodass **Fructose-6-Phosphat** entsteht.

3. Wenn Fructose-6-Phosphat zu Glucose-6-Phosphat umgelagert worden ist, muss noch der Phosphatrest abgespalten werden, damit die Glucose die Zellmembran überwinden und ins Blut gelangen kann. Diese Reaktion wird von der **Glucose-6-Phosphatase** des endoplasmatischen Retikulums katalysiert, die nur in den Geweben vorkommt, die Gluconeogenese durchführen. Entsprechend ist auch kein anderes Gewebe dazu in der Lage, Glucose an das Blut abzugeben.

> **FÜR DIE KLAUSUR**
> Wenn euch in einer Klausur jemand erzählen will, dass der Muskel bei Nahrungsmangel Gluconeogenese durchführt, um das ZNS zu versorgen, ist das dementsprechend falsch!

Übrigens: Für alle, die schon jetzt wissen wollen, auf welcher Stufe die einzelnen Metabolite der Gluconeogenese zugeführt werden:
- **Lactat** wird einfach von der Lactatdehydrogenase zurück in Pyruvat verwandelt und die Gluconeogenese kann beginnen. Auch **Alanin** kann in Pyruvat umgewandelt werden.
- **Glycerin** stößt später als Dihydroxyaceton-Phosphat hinzu.
- **Andere Aminosäuren** werden in Oxalacetat umgewandelt und so in die Gluconeogenese eingespeist.

Regulation der Gluconeogenese

Es sollte klar sein, dass, wenn die Gluconeogenese die Umkehrung der Glykolyse darstellt, auch die Regulation entgegengesetzt sein muss … schließlich wollen wir die mühsam (weil Energie verbrauchend) erzeugte Glucose nicht gleich wieder verbrennen! Dementsprechend könnt ihr euch deshalb als Orientierung merken, dass alle Stoffe, die zeigen, dass die Zelle ausreichend Energie besitzt (**ATP, NADH**), die Gluconeogenese aktivieren (> Abb. 3.15).

> **FÜR AHNUNGSLOSE**
> Wird die Gluconeogenese nicht bei Blutzuckermangel aktiv? Warum soll sie dann v.a. stattfinden, wenn die Zelle ausreichend Energie besitzt? Hierbei müsst ihr zwischen den Geweben, die vorwiegend Glucose verbrauchen (ZNS, Erythrozyten), und den Geweben, die Gluconeogenese durchführen können (Leber etc.), unterscheiden. Während im ZNS wahrscheinlich durchaus Energiemangel herrscht, wenn der Blutzuckerspiegel fällt, können die Gewebe, die Gluconeogenese betreiben, ihren Energiebedarf auch **aus anderen Quellen** (z.B. Fettsäuren) decken. Dass dies geschieht, ist sogar zwingend notwendig, denn wenn die Leberzellen kaum ATP haben und dann auch noch die zusätzliche Belastung der Gluconeogenese dazukommt, bekommen die Leberzellen ziemlich bald selbst ein Problem – und das ist natürlich auch nicht im Sinne des Körpers.

Auch die Hormonregulation wirkt exakt entgegengesetzt zur Glykolyse: **Glucagon** bewirkt über eine Erhöhung des cAMP-Spiegels zwar nach wie vor eine Phosphorylierung der Enzyme, allerdings sind die **Enzyme der Gluconeogenese phosphoryliert aktiv.**

In > Abb. 3.15 erkennt ihr zudem, dass **Cortisol** (ein Steroidhormon) wie Glucagon wirkt und die Gluconeogenese aktiviert. Insulin kann die Gluconeogenese übrigens auch hemmen, indem es dafür sorgt, dass die beteiligten Enzyme in geringerem Maß hergestellt werden. Eine solche Unterdrückung der Genexpression nennt man **Repression,** das Gegenteil wäre eine **Induktion.**

Cori-Zyklus

Wenn z.B. im Muskel Glucose verbraucht wird, wird sie unter anaeroben Bedingungen letztlich in Lactat umgewandelt. Wird dieses Lactat ins Blut abgegeben, gelangt es früher oder später zur Leber, die daraus im Rahmen der Gluconeogenese wieder Glucose herstellen kann. Nun wird die Glucose ins Blut abgegeben und steht den anderen Geweben des Körpers (z.B. wieder dem Muskel) zur Energiegewinnung zur Verfügung. Das Ganze bezeichnet man als **Cori-Zyklus** (> Abb. 3.16).

Exkurs: Biotin

Auch wenn es manche vielleicht nicht bemerkt haben: Bei der Besprechung der Gluconeogenese haben wir ein neues Coenzym kennengelernt – das **Biotin.** Biotin wird auch als **Vitamin H** oder **Vitamin B$_7$** bezeichnet und ist kovalent an Carboxylasen

3.1 Zellatmung: Glykolyse bis Atmungskette

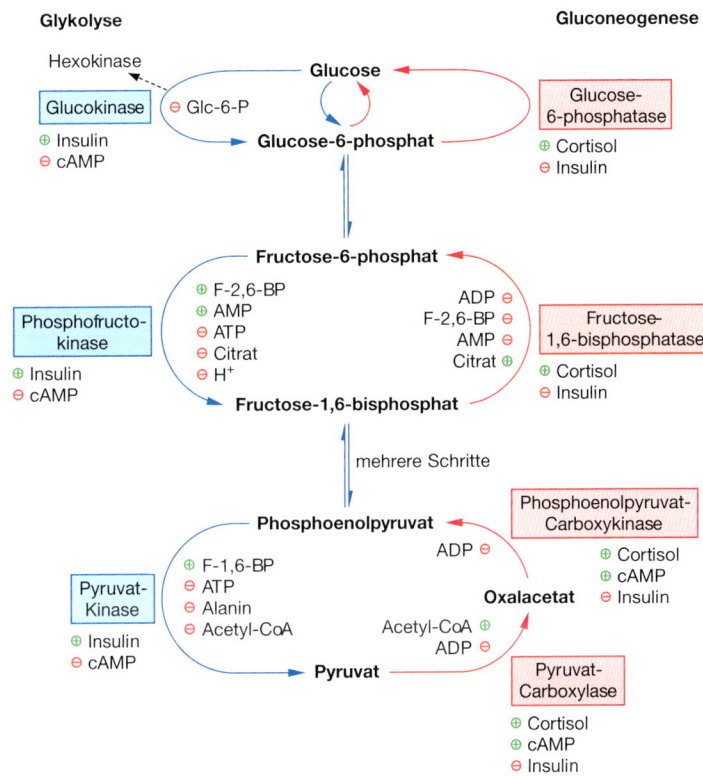

Abb. 3.15 Regulation von Glykolyse und Gluconeogenese. [L253]

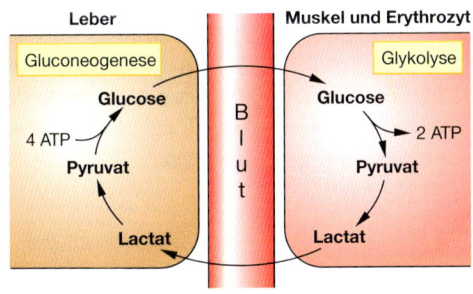

Abb. 3.16 Cori-Zyklus [L253]

gebunden, fungiert also als **prosthetische Gruppe**. Carboxylasen zeichnen sich dadurch aus, dass sie Carboxygruppen an Moleküle knüpfen. Das dafür benötigte CO_2 wird zunächst ATP-abhängig vom Biotin gebunden (> Abb. 3.17). Das erste Enzym, das mit Biotin funktioniert, habt ihr schon kennengelernt: die **Pyruvat-Carboxylase**. Im Rahmen des Fettstoffwechsels werden wir auch noch auf die **Propionyl-CoA-Carboxylase** und die **Acetyl-CoA-Car-**

boxylase zu sprechen kommen, die ebenfalls Biotinabhängig arbeiten.

FÜR DIE KLAUSUR
Ein Krankheitsbild bei Biotinmangel müsst ihr nicht kennen. Ihr solltet allerdings in der Lage sein, die Strukturformel zu erkennen (> Abb. 3.17).

3.1.3 Glykogenstoffwechsel

Ihr wartet mit Sicherheit gespannt darauf, zu erfahren, wie es mit unserem Glucosemolekül, das in der Glykolyse zu Pyruvat abgebaut wurde, weitergeht. Doch bevor wir dazu kommen, gibt es an dieser Stellen noch einen kleinen Einschub (den letzten!) zu ein paar Reaktionen rund um Glykogen, die ebenfalls stark von Insulin und Glucagon reguliert werden. Wenn wir damit fertig sind, seid ihr schon fast Experten, was die Reaktionen unseren Körpers auf niedrigen oder hohen Blutzucker angeht.

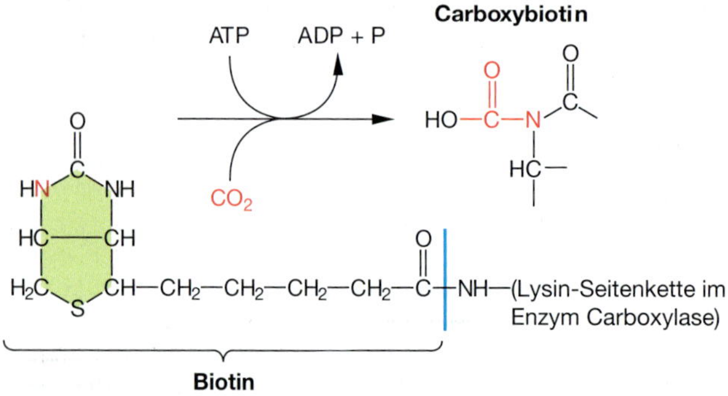

Abb. 3.17 Biotin und Beladung mit CO_2 unter ATP-Verbrauch [L253]

Wie jeder vernünftige Mensch sorgen auch die Zellen unseres Körpers für schlechtere Zeiten vor und speichern deshalb Glucose, wenn mehr vorhanden ist, als die Zellen gerade brauchen. Die einzelnen Glucosemoleküle werden dabei zu einem Speicherstoff namens **Glykogen** verknüpft, aus dem sie, wenn die schlechten Zeiten dann irgendwann mal kommen, auch relativ schnell wieder mobilisiert werden können. Während die meisten Zellen (wie die der Muskulatur) nur Glykogenspeicher anlegen, um im Ernstfall ihren eigenen Bedarf decken zu können, bildet die Leber Glykogen, um im Ernstfall mal wieder auch den Rest des Körpers mit Glucose zu versorgen. Dementsprechend besteht die Leber, wenn die Speicher voll sind, zu **10 % aus Glykogen** … kein anderes Organ hat so einen hohen Glykogenanteil. Der Glykogenanteil in der Muskulatur liegt nur bei ca. **1 %**. Da die gesamte Muskulatur unseres Körpers allerdings weitaus schwerer ist als die Leber, ist in den Muskeln insgesamt mehr Glykogen gespeichert als in der Leber.

FÜR DIE KLAUSUR
Bei Fragen zu diesem Thema immer genau lesen:
- Ist nach der höheren Glykogenkonzentration gefragt, lautet die Antwort Leber!
- Ist nach der absoluten Masse gefragt, lautet die Antwort Muskulatur!

FÜR AHNUNGSLOSE
Warum werden die Glucosemoleküle überhaupt zu Glykogen verknüpft, anstatt sie einfach so in den Zellen zu lagern? Ihr habt bereits den Begriff osmotischer Druck kennengelernt: Hätten wir tausende Glucosemoleküle in einer Zelle, die diese nicht verlassen könnten, würde **Wasser von extrazellulär in die Zelle hineinströmen**, um die hohe Glucosekonzentration auszugleichen, und die Zelle platzt. Wenn man aus tausenden Glucosemolekülen ein Molekül Glykogen macht, entsteht dieses Problem nicht.

Glykogensynthese

> Tab. 3.6

Die Glykogensynthese beginnt, wie die Glykolyse auch, mit der **Phosphorylierung von Glucose zu Glucose-6-Phosphat.**

1. Im ersten Schritt der Glykogensynthese wird Glucose-6-Phosphat von der **Glucose-6-Phosphat-Mutase** zu **Glucose-1-Phosphat** umgelagert. Die Phosphatgruppe wird einfach an einer anderen Stelle mit der Glucose verknüpft.

Tab. 3.6 Stoffwechselsteckbrief: Glykogensynthese

Substrate	Glucose/Glucose-6-Phosphat
Produkte	Glykogen
Lokalisation	Zytoplasma vor allem von Muskulatur und Leber
Funktion	Speicherung von Glucose
Energiebilanz	Verbrauch von einem Molekül UTP pro Molekül Glucose
Regulationsmechanismen	Glykogensynthase
Verbindung zu anderen Stoffwechselwegen	Glucose-6-Phosphat als Substrat für Glykolyse und Pentosephosphatweg sowie (Zwischen-)Produkt der Gluconeogenese

2. Glucose ist gerne frei und lässt sich deshalb nur widerwillig zu Glykogen verknüpfen, weshalb man die Glucose zunächst **aktivieren** muss. Dies geschieht mithilfe von **UTP** (Uridintriphosphat), was, wie ihr euch sicher schon denken könnt, fast genauso aussieht wie ATP und GTP. Im Unterschied zu ATP, das – wenn überhaupt – nur seine Phosphatgruppe an ein Molekül hängt, spaltet UTP in dieser Reaktion zwei seiner Phosphatgruppen ab und **hängt sich selbst an den Phosphatrest des Glucose-1-Phosphats**, sodass UDP-Glucose entsteht. Das Enzym dazu heißt **UDP-Glucose-Phosphorylase**.

😊 FÜR AHNUNGSLOSE
Wie kann UDP-Glucose entstehen, wenn UTP doch zwei seiner Phosphatgruppen abspaltet? UTP wird in der Tat zunächst zu UMP (Uridinmonophosphat), aber dadurch, dass es anschließend an die Phosphatgruppe des Glucose-1-Phosphats bindet, verfügt es am Ende wieder über zwei Phosphatgruppen.
Und warum ist UDP-Glucose „aktiviert"? UDP-Glucose enthält eine energiereiche **Säureanhydridbindung** (zwischen den Phosphatgruppen), deren Energie im nächsten Schritt genutzt wird, um die Glucosemoleküle zu verknüpfen.

3. Im nächsten Schritt kommt ein Enzym ins Spiel, bei dem bereits der Name ankündigt, dass es jetzt richtig losgeht: Die **Glykogensynthase.** Sie ist entsprechend auch das **regulierte Schlüsselenzym** der Glykogensynthese. Die Glykogensynthase spaltet das UDP von der UDP-Glucose ab und besitzt auch noch einen anderen, allerdings etwas komplizierteren Namen … **Amylo-1,4–1,6-Transglykosylase.**

😊 FÜR AHNUNGSLOSE
Warum macht es sich der Körper so kompliziert und baut Verzweigungen in das Glykogen ein? Stellt euch vor, der Körper würde nur eine lange Kette von Glucosemolekülen erzeugen, dann könnten maximal zwei Enzyme (eins an jeder Seite) die Kette verlängern oder verkürzen, was insbesondere beim schnellen Abbau zu Problemen führen würde. Dank der vielen Verzweigungen gibt es sehr viele freie Enden, an denen Enzyme Glucosemoleküle anbauen oder abspalten können, was das Glykogen zu einem vergleichsweise dynamischen Speicherstoff macht!
Wie wird eigentlich UTP erzeugt? UTP kann unter ATP-Verbrauch aus UMP oder UDP regeneriert werden – und eine Möglichkeit, wie ATP entsteht, habt ihr im Rahmen der Glykolyse bereits kennengelernt!

Einige werden sich nun zurecht fragen, wie den nun ein neues Glykogenmolekül gebildet wird; schließlich gibt es doch nicht immer einen Glucoserest eines Glykogenmoleküls, an den die Glykogensynthase anknüpfen kann. Als Ausgangspunkt für ein Glykogenmolekül dient ein Protein namens **Glykogenin**. Dieses Protein kann die ersten paar Glucosemoleküle an sich selbst knüpfen und diese Kette wird dann von der Glykogensynthase verlängert und vom Branching Enzyme verzweigt. Die Folge: Jedes Glykogenmolekül enthält auch genau ein Protein.

Glykogenabbau (Glykogenolyse)

▶ Tab. 3.7

Wenn in unserem Körper mal Glucosemangel herrscht, kommt es zur Freisetzung von Glucose aus den Glykogenspeichern.
Auch beim Glykogenabbau gibt es unterschiedliche Enzyme für die Spaltung der α-1,4- und α-1,6-glykosidischen Bindungen (▶ Abb. 3.19):
1. Analog zur Glykogensynthase, die nur α-1,4-glykosidische Bindungen knüpft, spaltet die **Glykogenphosphorylase nur α-1,4-glykosidische Bindungen.** Dabei überträgt sie Phosphat auf die freigesetzen Glucosemoleküle, sodass **Glucose-

3 Kohlenhydratstoffwechsel

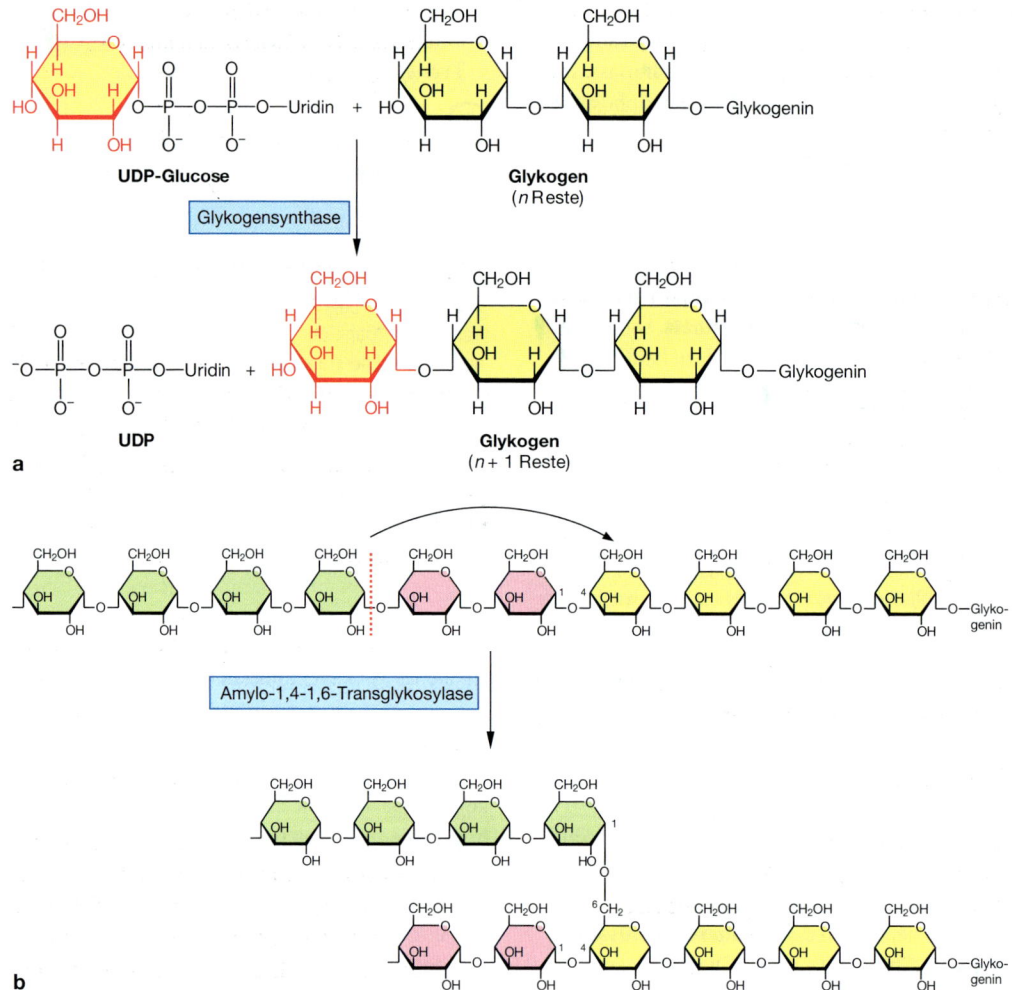

Abb. 3.18 Glykogensynthese aus UDP-Glucose [L253]

Tab. 3.7 Stoffwechselsteckbrief: Glykogenolyse

Substrate	Glykogen
Produkte	Glucose/Glucose-6-Phosphat
Lokalisation	Zytoplasma vor allem von Muskulatur und Leber
Funktion	Freisetzung von gespeicherter Glucose • Zur Deckung des eigenen Energiebedarfs (v. a. Muskel) • Zur Erhöhung des Blutzuckerspiegels (v. a. Leber)
Energiebilanz	kein Energieverbrauch
Regulationsmechanismen	Glykogenphosphorylase
Verbindung zu anderen Stoffwechselwegen	Glucose-6-Phosphat als Substrat für Glykolyse und Pentosephosphatweg sowie (Zwischen-)Produkt der Gluconeogenese

1-Phosphat entsteht (> Abb. 3.20). Die Spaltung eines Moleküls unter Anlagerung von Phosphat bezeichnet man übrigens als **phosphorolytisch** (wie hydrolytisch). Die Glykogenphosphorylase ist wie ihr Gegenspieler, die Glykogensynthase, das **Schrittmacherenzym** ihres Stoffwechselwegs.

FÜR DIE KLAUSUR
Gelegentlich wird gefragt, ob das Phosphat, das die Glykogenphosphorylase überträgt, aus ATP, UTP etc. stammt. Es handelt sich hier allerdings um **anorganisches Phosphat** und das kann man sich auch leicht merken: Würde die Zelle zur Freisetzung der Glucose aus Glykogen Energie in Form von ATP verbrauchen, wäre das ziemlich problematisch, da ja die Glykogenspeicher vor allem in energetisch kritischen Situationen mobilisiert werden. Zudem haben wir das Glykogen schon unter Verbrauch von energiehaltigem UTP synthetisiert … dann wäre es ziemlich seltsam, wenn auch der Abbau Energie verbraucht!

2. Die Glykogenphosphorylase kann nur bis zu einer Stelle ca. 4 Glucosemoleküle vor einer Verzweigung arbeiten. Stellt sie euch einfach als klobiges Enzym vor, das nicht in die engen Verzweigungen hineinpasst. Damit das Glykogen trotzdem weiter abgebaut werden kann, gibt es ein Enzym mit dem passenden Namen Debranching Enzyme. Das Debranching Enzyme ist ein multifunktionelles Enzym, besitzt also zwei aktive Zentren in einem Enzym:
   - Als Erstes fungiert es als **Glucantransferase** und überträgt die letzten α-1,4-glykosidisch verknüpften Glucosereste vor der Verzweigung auf eine benachbarte Kette, wo sie von der Glykogenphosphorylase erreicht werden können.
   - Dann kümmert sich das Debranching Enzyme als **Amylo-1,6-Glucosidase** um die Spaltung der eigentlichen Verzweigung (> Abb. 3.19). Beachtet dabei: Bei der Spaltung der Verzweigung entsteht kein Glucose-1-Phosphat, sondern direkt **freie Glucose**.
3. Das entstehende **Glucose-1-Phosphat** wird ebenfalls von der **Glucose-6-Phosphat-Mutase in Glucose-6-Phosphat** umgewandelt.
   - Im Muskel wird es vor allem der Glykolyse zugeführt, um den eingenen Energiebedarf zu decken.
   - In der Leber und anderen Geweben, die Gluconeogenese betreiben können und damit über eine Glucose-6-Phosphatase verfügen, kann **Glucose-6-Phosphat dephosphoryliert** und die entstehende Glucose zur Erhöhung des Blutzuckerspiegels an das Blut abgegeben werden.

Regulation von Glykogensynthese und Glykogenolyse

Wie Glykolyse und Gluconeogenese sind auch Glykogensynthese und Glykogenolyse gegensinnig reguliert. Da es sowohl bei der Glykogensynthese als auch der Glykogenolyse allerdings nur jeweils ein Enzym gibt, das reguliert wird (die Gegenspieler Glykogensynthase und Glykogenphosphorylase), ist die Sache erfreulich einfach. Wir unterscheiden erneut die Regulation durch lokale Metabolite von der Fernregulation mithilfe von Hormonen:

- Die Akkumulation (das gehäufte Auftreten) welcher Stoffe innerhalb einer Zelle können ihr zu verstehen geben, dass sie verstärkt Glykogen abbauen muss?
  - Substrate, die **Energiemangel** anzeigen, wie AMP.
  - **Calcium-Ionen** (Ca^{2+}), die im Muskel freigesetzt werden, wenn es zur Muskelkontraktion kommen soll, die bekanntermaßen viel Energie verbraucht. Calcium bildet dabei einen Komplex mit **Calmodulin,** der als Hemmstoff fungiert.

  Beide Metabolite aktivieren folglich die Glykogenphosphorylase, sodass vermehrt Glucose aus Glykogen freigesetzt wird.
- Und welche Metabolite können die Glykogenolyse hemmen?
  - Viel **Glucose** in der Zelle hemmt die Glykogenphosphorylase … eine klassische Produkthemmung!
  - Hohe Spiegel von Substanzen, die davon zeugen, dass die Zelle **genug Energie** hat (ATP etc.), hemmen ebenfalls die Glykogenolyse. Aber Achtung: In der Leber ist dieser Mechanismus nicht relevant, denn sie denkt ja schließlich nicht nur an sich, sondern auch an den Rest des Körpers, und hört deshalb eher auf die hormonellen Signale, die sie bekommt.

3 Kohlenhydratstoffwechsel

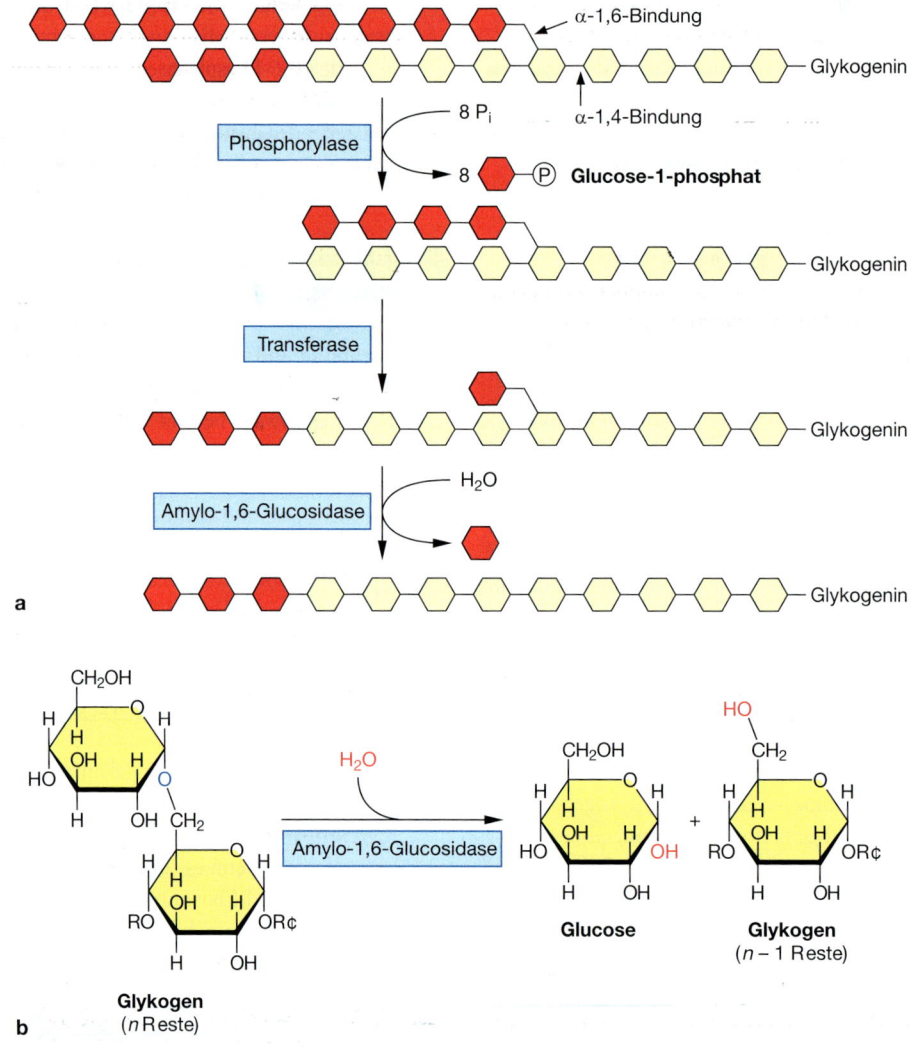

Abb. 3.19 Spaltung von Glykogen und Reaktion der Amylo-1,6-Glucosidase [L253]

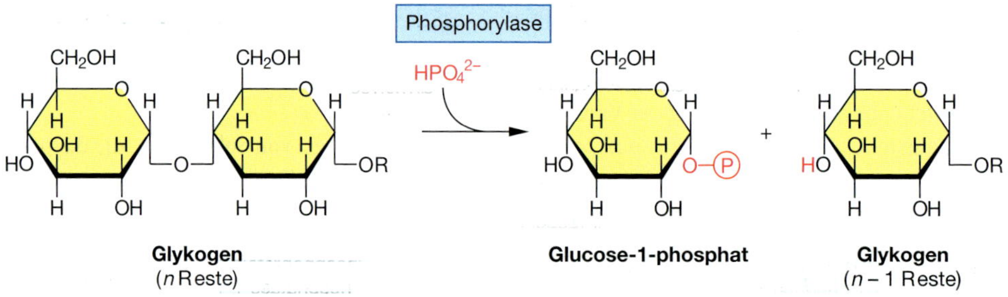

Abb. 3.20 Reaktion der Glykogenphosphorylase [L253]

3.1 Zellatmung: Glykolyse bis Atmungskette

- Und wie wirken Insulin und Glucagon auf Glykogensynthese und Glykogenolyse? Erinnert euch bitte zunächst wieder daran, was Insulin und Glucagon machen (> Abb. 3.21):
  - **Glucagon** will den **Blutzuckerspiegel erhöhen** und bewirkt über die Erhöhung des cAMP-Spiegels immer eine **Phosphorylierung von Enzymen.** Da die Glykogenphosphorylase über die Freisetzung von Glucose zur Erhöhung des Blutzuckerspiegels beiträgt, können wir davon ausgehen, dass sie **phosphoryliert aktiv** ist.
  - **Insulin** will den **Blutzuckerspiegel senken** und bewirkt u. a. über die Senkung des cAMP-Spiegels immer eine **Dephosphorylierung** von Enzymen. Da die **Glykogensynthase** zu einer Senkung des Blutzuckerspiegels beiträgt, können wir davon ausgehen, dass sie **dephosphoryliert aktiv** ist.

Der Mechanismus funktioniert, wie ihr seht, genau so wie bei Glykolyse und Gluconeogenese, es gibt allerdings einen kleine Erweiterung: Wir haben bereits die Bedeutung von Signalkaskaden zur Verstärkung eines hormonellen Signals besprochen. Um diese Signalverstärkung noch zu steigern, wird bei der Regulation des Glykogenstoffwechsels ein weiterer Zwischenschritt eingeschaltet. Nehmen wir die Wirkung von Glucagon als Beispiel:

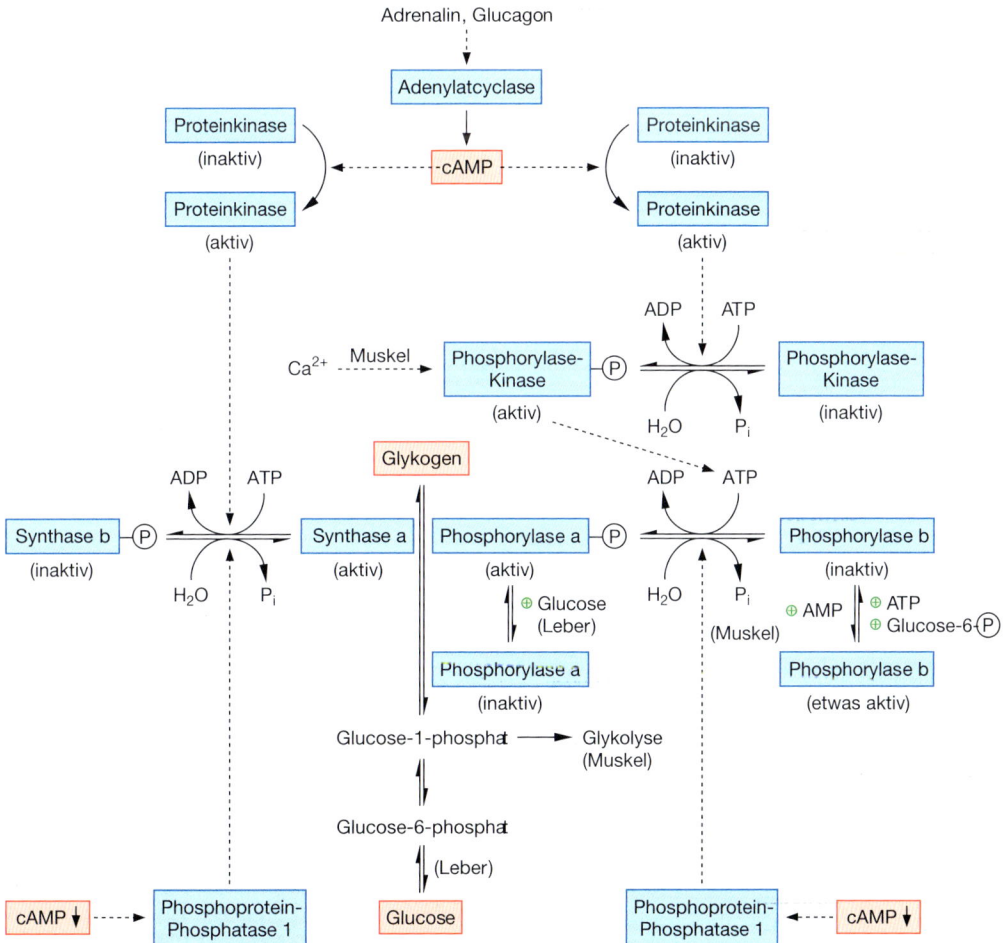

Abb. 3.21 Regulation des Glykogenstoffwechsels durch Adrenalin und Glucagon sowie den Abfall des cAMP-Spiegels (z. B. durch Insulin) [L253]

Die Aktivierung der Proteinkinase A durch die Erhöhung des cAMP-Spiegels führt hier nicht direkt zur Phosphorylierung unserer Zielenzyme (Glykogensynthase und Glykogenphosphorylase), sondern zunächst zur Phosphorylierung eines Enzyms namens **(Glykogen-)Phosphorylase-Kinase.** Dieses Enzym phosphoryliert dann die Zielenzyme und aktiviert so die Glykogenphosphorylase. Insulin bewirkt dagegen die Aktivierung einer Proteinphosphatase, die sich um die Dephosphorylierung kümmert.

😊 FÜR AHNUNGSLOSE

Wirkt Glucagon an Leber und Muskel gleich stark? Nein, **Glucagon wirkt v. a. an der Leber.** Es macht für den Körper keinen Sinn, den Muskel bei einem Abfall des Blutzuckerspiegels zum Glykogenabbau zu zwingen, da dieser das entstehende Glucose-6-Phosphat aufgrund der fehlenden Glucose-6-Phosphatase ohnehin nicht ins Blut abgeben, sondern nur der eigenen Glykolyse zuführen kann. Der Muskel reguliert seinen Glykogenstoffwechsel vor allem selbst über lokale Metabolite.
Insulin entfaltet dagegen seine Wirkung gleichermaßen an Leber und Muskel, da beide in der Lage sind, über die Aufnahme von Glucose aus dem Blut den Blutzuckerspiegel zu senken.

Ihr habt bestimmt schon vom **Adrenalin** gehört, das bei **Stressreaktionen** („Fight or Flight") freigesetzt wird (➤ Kap. 9.3.2). Auch Adrenalin wirkt auf den Blutzuckerspiegel … aber wie? Ganz einfach: Adrenalin will uns für einen Energie verbrauchenden Kampf vorbereiten und sorgt deswegen für einen Anstieg des Blutzuckerspiegels, in der Annahme, dass unsere Muskulatur diesen Zucker gleich verbrauchen wird, um unseren Angreifer zu verprügeln (oder vor ihm davonzulaufen). Folglich wirkt Adrenalin wie Glucagon. Im Unterschied zu Glucagon bewirkt Adrenalin allerdings **auch im Muskel** eine vermehrte Freisetzung von Glucose aus den Glykogenspeichern, damit schon vor Beginn der eigentlichen Belastung viel Glucose für die ATP-Gewinnung und damit zur Muskelkontraktion zur Verfügung steht … schließlich ist es besser, das Glykogen schon abzubauen, wenn wir den Säbelzahntiger sehen, und nicht erst, wenn er angreift.

📖 FÜR DIE KLAUSUR

In der Klinik zwar selten, aber in den Prüfungen vergleichsweise häufig sind Fragen zu Erkrankungen des Glykogenstoffwechsels. Dabei handelt es sich vielfach um Defekte der beteiligten Enzyme, z. B. der **Glucose-6-Phosphatase**. Ein Defekt dieses Enzyms führt zu Problemen, die man kennen sollte, sich aber auch gut herleiten kann:
- Die Leber kann gespeicherte Glucose (und damit auch Glykogen) nur schlecht freisetzen und überlädt sich. Die Folge ist eine Organvergrößerung (**Hepatomegalie**), die ziemlich drastisch ausfallen kann.
- Die verminderte Fähigkeit zur Freisetzung von Glucose aus der Leber führt insbesondere in den Intervallen zwischen den Mahlzeiten (und nachts) zu einem Abfall des Blutzuckerspiegels (**Hypoglykämie**). Dieses Symptom lässt sich allerdings durch die kontinuierliche Gabe von Glucosepräparaten relativ gut kontrollieren.

Mal etwas ganz anderes: Wenn ihr in eurer mündlichen Histologieprüfung ein elektronenmikroskopisches Bild gezeigt bekommt, erkennen viele zunächst einmal gar nichts. Sieht man allerdings in dem Bild kleine schwarze Punkte, handelt es sich vermutlich um **Glykogengranula** und ihr habt bereits die erste Struktur erkannt, sodass ihr die peinliche Stille zu Beginn eurer Prüfung etwas verkürzen könnt.

3.1.4 Pyruvatdehydrogenase (PDH)

Jetzt besprechen wir endlich, wie versprochen, wie es mit dem Pyruvat, das im Rahmen der Glykolyse entstanden ist, weitergeht. Wobei wir einen möglichen Weg sogar schon kennengelernt haben: Die Reduktion zu Lactat im Rahmen der anaeroben Glykolyse. Nun wollen wir uns aber mit dem aeroben Abbau befassen, der hinsichtlich seiner Energiebilanz wesentlich ergiebiger ist.

Zunächst gelangt das Pyruvat über einen Transporter, der auch Protonen transportiert (Pyruvat/H^+-Symport), in die Mitochondrien, wo die Pyruvatdehydrogenase lokalisiert ist (➤ Abb. 3.22, ➤ Tab. 3.8).

❗ACHTUNG

Wir hatten es bereits bei der Gluconeogenese besprochen: Aus einem C2-Körper kann keine Glucose synthetisiert werden. Im Rahmen der Pyruvatdehydrogenase wird aus Pyruvat (C3) Acetyl-CoA (C2). Da dieser Reaktionsschritt zudem **irreversibel** ist, gibt es ab jetzt **kein Zurück mehr zur Glucose!**

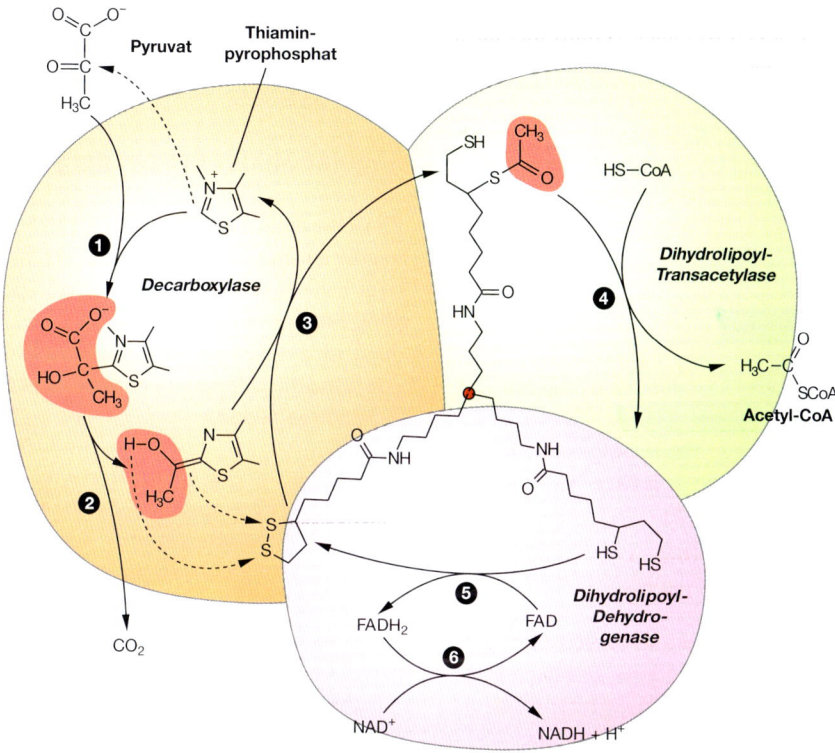

Abb. 3.22 Reaktionen der Pyruvatdehydrogenase [L253]

Tab. 3.8 Stoffwechselsteckbrief: Pyruvatdehydrogenase

Substrate	Pyruvat (NAD$^+$, CoA)
Produkte	Acetyl-CoA (NADH, CO$_2$)
Lokalisation	im Inneren der Mitochondrien (Matrix) aller Zellen, die Mitochondrien besitzen (alle außer Erythrozyten)
Funktion	weiterer Schritt in der Energiegewinnung durch Glucoseabbau
Energiebilanz	1 NADH pro Molekül Pyruvat – dementsprechend 2 NADH pro Molekül Glucose
Regulationsmechanismen	allosterische Regulation und Interkonvertierung (Phosphorylierung/Dephosphorylierung) an der ersten Untereinheit
Verbindung zu anderen Stoffwechselwegen	• Pyruvat ist Produkt der Glykolyse und Substrat der Gluconeogenese • Acetyl-CoA tritt in den Citratzyklus ein, ist Substrat der Fettsäuresynthese und Produkt des Fettsäureabbaus
Besonderheit	irreversible Reaktion; Acetyl-CoA kann nicht mehr zur Gluconeogenese genutzt werden

Bei der Pyruvatdehydrogenase handelt es sich um einen Multienzymkomplex, der aus **3 Enzymen** besteht, die mithilfe von **5 Cofaktoren** arbeiten. Die 3 Enzyme katalysieren 3 Reaktionen, die alle einen unterschiedlichen Zweck erfüllen, sodass ihr sie nutzen könnt, um ein bisschen System in diesen Stoffwechselweg zu bringen:

1. Abspaltung von CO$_2$ vom Pyruvat (**Decarboxylierung**)
2. **Übertragung des verbleibenden C2-Körpers auf Coenzym A,** sodass Acetyl-CoA entsteht
3. **Regeneration** der Cofaktoren, sodass die Reaktion erneut stattfinden kann

LERNTIPP

Um sich die Cofaktoren der Pyruvatdehydrogenase in der richtigen Reihenfolge zu merken, gibt es zahlreiche Eselsbrücken, die man mit ein wenig Recherche im Internet findet. Zwei Beispiele:
- **T**ender **L**oving **C**are **F**or **N**obody
- **T**iere **l**ieben **C**ola und **f**asten **n**ie

Thiaminpyrophosphat, **L**iponamid, **C**oenzym A (CoA), **F**AD, **N**AD$^+$

Reaktionsschritte

1. Zu Beginn unserer Reaktion bindet **Pyruvat an Thiaminpyrophosphat (TPP)** …
2. … und es kommt zur **Abspaltung von CO_2**. Das, was vom Pyruvat übrig ist (aktiver Aldehyd), verbleibt zunächst beim TPP …
3. … und wird im nächsten Schritt **von Liponamid übernommen** und gleich **oxidiert** (Acetylrest). Liponamid nimmt dabei die Elektronen auf, wird also zu **Dihydroliponamid reduziert.**
4. Dieser Acetylrest wird nun vom Liponamid auf Coenzym A übertragen, sodass **Acetyl-CoA** entsteht. Nun haben wir also unser Produkt.
5. Da das Liponamid zu Dihydroliponamid reduziert wurde, muss es wieder regeneriert werden. Dafür gibt es die Elektronen an einen Cofaktor namens **FAD,** der selbst zu **$FADH_2$** wird, ab.
6. $FADH_2$ wird nun von einem alten Bekannten, dem **NAD$^+$**, oxidiert, wobei **NADH+H$^+$** entsteht.

FÜR AHNUNGSLOSE

Und wie wird NADH regeneriert? Genau wie jedes andere NADH (z. B. bei der Glykolyse): Es wird im Rahmen der Atmungskette zur **Synthese von ATP** verwendet!

Die beteiligten Enzyme sind:
- Die **Pyruvatdehydrogenase** für Schritt 1 + 2. Da es ungünstig ist, dass eines der Unterenzyme so heißt wie der ganze Multienzymkomplex, findet sich gelegentlich auch der Name Decarboxylase.
- Die **Dihydrolipolyl-Transacetylase** für Schritte 3 + 4.
- Die **Dihydrolipoyl-Dehydrogenase** für Schritte 5 + 6.

Übrigens: Gelegentlich liest man im Zusammenhang mit der Pyruvatdehydrogenase auch den Begriff **oxidative Decarboxylierung**, was in Anbetracht der Tatsache, dass Pyruvat in dieser Reaktion erst decarboxyliert und dann oxidiert wird, eigentlich ziemlich logisch ist.

Regulation der Pyruvatdehydrogenase

Zunächst einmal ein wichtiger Unterschied zu den Regulationsmechanismen, die wir bereits kennengelernt haben: Auch die Pyruvatdehydrogenase kann phosphoryliert und dephosphoryliert werden; allerdings wird dieser **Zustand nicht durch die (Glucagon-/Insulin-abhängige) cAMP-Konzentration in der Zelle gesteuert.**

FÜR AHNUNGSLOSE

Warum nicht? Die Pyruvatdehydrogenase befindet sich im Inneren der Mitochondrien, die Adenylatcyclasen, die das cAMP herstellen, dagegen im Zytoplasma, sodass beide räumlich relativ klar getrennt sind.

Aus diesem Grund passt die Aktivität der PDH auch nicht zu unserer Regel, mit der wir uns sonst immer beholfen haben, sodass ihr diesmal stur auswendig lernen müsst.

MERKE

Die PDH ist **phosphoryliert inaktiv** und **dephosphoryliert aktiv** … sie **p**owert **d**ephosphoryliert **h**eftig.

- Die Phosphorylierung und Dephosphorylierung wird von Enzymen namens **PDH-Kinase** und **PDH-Phosphatase** durchgeführt, und zwar an einem Serinrest der Pyruvatdehydrogenase-Untereinheit (welche die Reaktionen 1 + 2 ausführt).
- Und was verursacht das An- oder Abschalten der PDH (> Abb. 3.23)? Verschiedene Metabolite, die eine gute Energieversorgung der Zelle anzeigen, hemmen die PDH entweder durch Phosphorylierung (sie aktivieren dazu die PDH-Kinase) oder allosterisch. Dazu zählen, wie so oft, ATP und NADH, aber auch das Produkt der PDH, Acetyl-CoA. Eine Aktivierung der PDH – entweder durch Dephosphorylierung über die PDH-Phosphatase oder allosterisch – bewirken z. B. freies Coenzym A (als Substrat) oder Calcium-Ionen (Ca^{2+}).
- Bevor wir nun den Abbau unseres ehemaligen Glucosemoleküls weiterverfolgen, lernen wir in ein

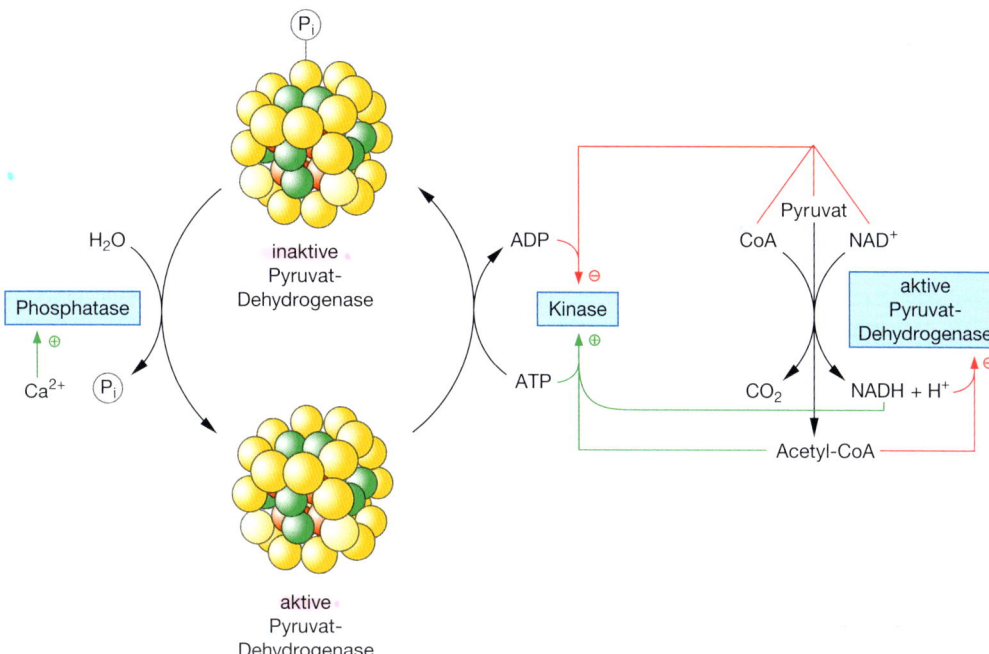

Abb. 3.23 Regulation der Pyruvatdehydrogenase [L253]

paar kurzen Exkursen die Coenzyme, die uns gerade begegnet sind, und unser Produkt, Acetyl-CoA, näher kennen.

Exkurs: Thiamin

Thiamin wird auch als **Vitamin B$_1$ bezeichnet**. Ihr habt es in seiner aktiven Form (verestert mit 2 Phosphatgruppen) als **Thiaminpyrophosphat** (TPP; ➤ Abb. 3.24) bei der **Decarboxylierung** im Rahmen der Pyruvatdehydrogenasereaktion kennengelernt. Und tatsächlich sind genau diese Decarboxylierungen, bei denen das Substrat zusätzlich noch oxidiert wird, **(oxidative/dehydrierende Decarboxylierung)** typische Reaktionen, an denen TPP beteiligt ist. Weitere prüfungsrelevante Beispiele für enzymatisch katalysierte Reaktionen, bei denen TPP Cofaktor ist, sind neben der genannten:
- Reaktion der **α-Ketoglutarat-Dehydrogenase** im Citratzyklus
- Reaktion der **Transketolase** im Pentosephosphatweg

FÜR DIE KLAUSUR

Statt die einzelnen Reaktionen eines Cofaktors auswendig zu lernen, merkt euch lieber die Reaktionstypen (z. B. TPP = oxidative Decarboxylierung). Ihr müsst, wenn ihr euch mit einem Stoffwechselweg befasst, ohnehin lernen, wann z. B. CO_2 abgespalten wird, sodass ihr dann einfach schlussfolgern könnt, dass diese Reaktion mit Beteiligung von TPP stattfindet.

Bei Thiamin solltet ihr wieder eine Mangelerscheinung kennen: **Beri-Beri** kommt vor allem in Ländern vor, in denen polierter (= geschälter) Reis die Nahrungsgrundlage darstellt. Die Symptome sind vielfältig und reichen von unspezifischer Müdigkeit über neurologische Ausfälle bis hin zur Herzinsuffizienz. Die das Gehirn betreffenden Folgen des Thiaminmangels werden auch **Wernicke-Enzephalopa-**

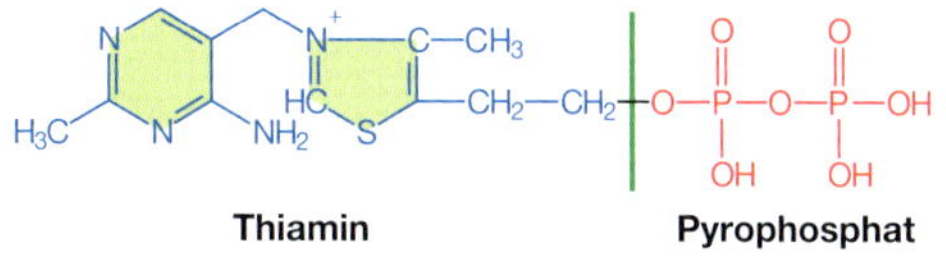

Abb. 3.24 Thiaminpyrophosphat [L253]

thie bzw. **Wernicke-Korsakow-Syndrom** genannt. In den Industrienationen findet man diese Form des Thiaminmangels vor allem bei Personen, die mangelernährt sind, weil sie ihren Kalorienbedarf vorwiegend in Form von Bier decken.

Exkurs: FAD und FMN

FAD und **FMN** leiten sich ebenfalls von einem Vitamin ab, dem **Riboflavin,** das auch **Vitamin B$_2$** genannt wird. Wenn ihr die Strukturformel von Riboflavin betrachtet (> Abb. 3.25), erkennt ihr den Flavinring (ein Isoalloxazinderivat), der reduziert und oxidiert werden kann, und einen Alkohol namens Ribit. Und das war es auch schon an neuen Strukturen, denn die Molekülbestandteile, die aus dem Riboflavin die aktiven Cofaktoren FMN (**Flavin-Mononucleotid**) und FAD (**Flavin-Adenin-Dinucleotid**) machen, kennt ihr bereits:
- Riboflavin + eine Phosphatgruppe = FMN
- Riboflavin + Phosphat + AMP = FMN + AMP = FAD

Was machen nun FMN und FAD? Sie übertragen Elektronen, sind folglich **Redoxcoenzyme** und ähneln dabei in ihrer Funktion weitgehend dem NAD$^+$ (> Abb. 3.25). Es gibt allerdings einige Punkte, die FMN und FAD besonders machen:
- Sie nehmen, wenn von einem Substrat Wasserstoff (H$_2$) abgespalten wurde, nicht nur ein Hydrid-Ion (also ein Proton und zwei Elektronen) auf, sondern tatsächlich beide Elektronen und beide Protonen. Während das NAD$^+$ allerdings nur entweder beide Elektronen in Form des Hydrid-Ions oder gar kein Elektron aufnimmt (ganz oder gar nicht), können FMN und FAD **sowohl ein Elektron (und ein Proton)** als auch **zwei Elektronen (und zwei Protonen)** anlagern. So kann FAD sowohl zu FADH als auch zu FADH$_2$ reduziert werden. Für alle, die im mündlichen Examen Eindruck schinden wollen: Möglich macht dies die Semichinonform des Flavinrings.
- Im Unterschied zu NAD$^+$ sind FMN und FAD in der Regel **kovalent** an das Enzym, das sie bei seiner Reaktion unterstützen, gebunden. Sie sind **prosthetische Gruppen.**
- FAD und FMN ziehen Elektronen stärker an sich als NAD$^+$. Folglich kann FAD genutzt werden, um NADH zu oxidieren. Wenn ihr bis jetzt fleißig die Stoffwechselwege auswendig gelernt habt, fällt euch vielleicht auf, dass es bei der dritten Reaktion der Pyruvatdehydrogenase genau andersherum war, denn dort wurde FADH$_2$ von NAD$^+$ oxidiert. Dies ist allerdings eine Ausnahme, die durch die Art und Weise der Bindung des FAD an das Enzym ermöglicht wird.

Und wo findet sich nun FAD und wo FMN? Prinzipiell arbeiten die meisten Enzyme, die wir in den Stoffwechselwegen kennengelernt haben, mit FAD. FMN solltet ihr euch vor allem als **Teil des Komplexes I der Atmungskette** merken, zu dem wir später noch kommen werden.

Eine Mangelerscheinung müsst ihr euch zum FAD nicht merken.

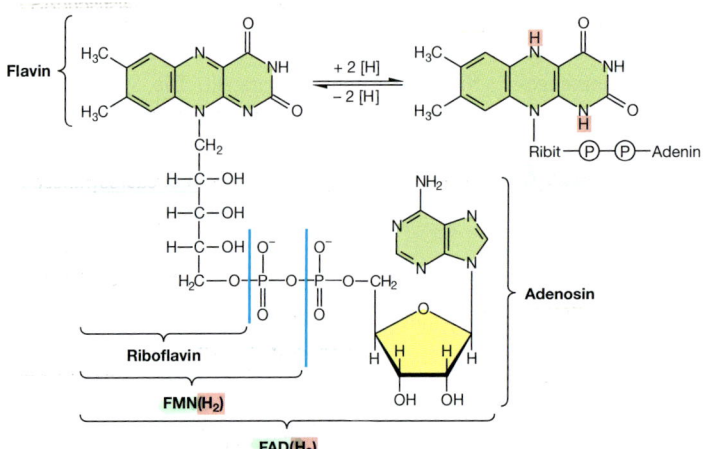

Abb. 3.25 Reduktion von FAD und FMN [L253]

Exkurs: Acetyl-CoA

Bevor wir weitermachen, noch ein paar Worte zum Produkt der Pyruvatdehydrogenase, dem Acetyl-CoA. Auch wenn uns diese Substanz zum ersten Mal im Rahmen des Kohlenhydratstoffwechsels begegnet, solltet ihr euch von vornherein merken, dass nicht nur Kohlenhydrate, sondern auch die Lipide und einige Aminosäuren zu Acetyl-CoA abgebaut werden können. Gleiches gilt für Acetyl-CoA als Substrat: Auch wenn wir uns im Anschluss mit dem Citratzyklus befassen werden, gibt es für Acetyl-CoA eine Vielzahl von Verwendungsmöglichkeiten (> Abb. 3.26), vor allem zur Synthese verschiedenster Lipide ... **ABER NICHT ZUR GLUCONEOGENESE!**

FÜR DIE KLAUSUR
Auf solche Abbildungen wie > Abb. 3.26 solltet ihr, wenn ihr mit den Stoffwechselwegen fertig seid, noch einmal zurückkommen, um nach den vielen Details das „große Ganze" nicht aus dem Blick zu verlieren.

↪ Acetyl-CoA besteht, wie der Name schon andeutet, aus einem Acetyl-Rest und Coenzym A. Der Aufbau von Coenzym A ist relativ komplex, aber seine Bestandteile können durchaus schon einmal Gegenstand von Klausurfragen sein (> Abb. 3.27).
↪ Viel wichtiger für euer biochemisches Verständnis ist allerdings die Tatsache, dass das Cysteamin (links in der Abbildung) eine freie Schwefelwasserstoff-(SH-)/Thiol-Gruppe besitzt, über die Substanzen, die eine Carboxygruppe besitzen, gebunden werden können.

FÜR AHNUNGSLOSE
Warum ist das wichtig? SH- bzw. Thiolgruppen ähneln in gewisser Weise den OH- bzw. Hydroxygruppen. Während Hydroxygruppen mit Carboxygruppen zu Estern reagieren können, bilden Thiolgruppen mit Carboxygruppen sogenannte **Thioester** (> Abb. 3.28). Diese Thioesterbindungen sind **energiereich**, sodass Substrate, die über einen Thioester an Coenzym A gebunden sind, diese Energie in weiteren Reaktionen freisetzen können.

↪ Substanzen, die eine Carboxygruppe besitzen und durch die Bindung an CoA aktiviert werden, gibt es viele. Ihr solltet euch vor allem die ersten beiden als besonders prüfungsrelevant merken.

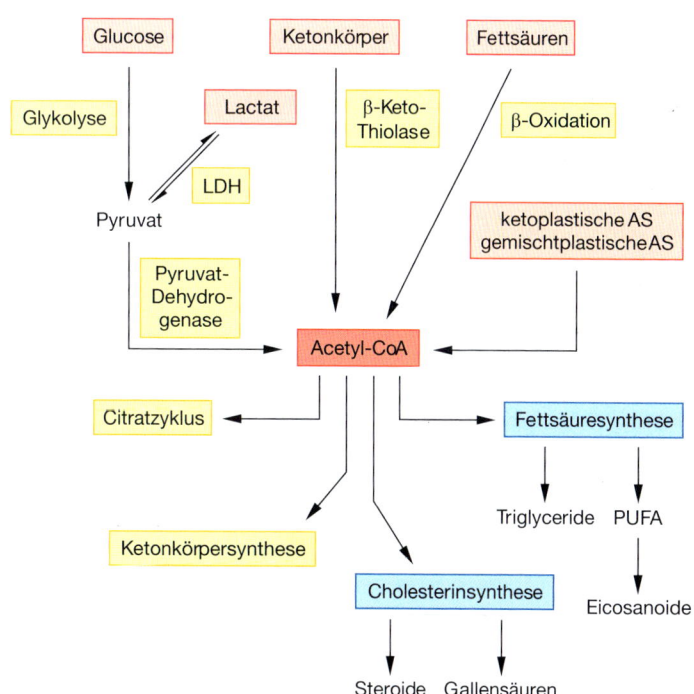

Abb. 3.26 Acetyl-CoA als Substrat und Produkt verschiedener Stoffwechselwege [L253]

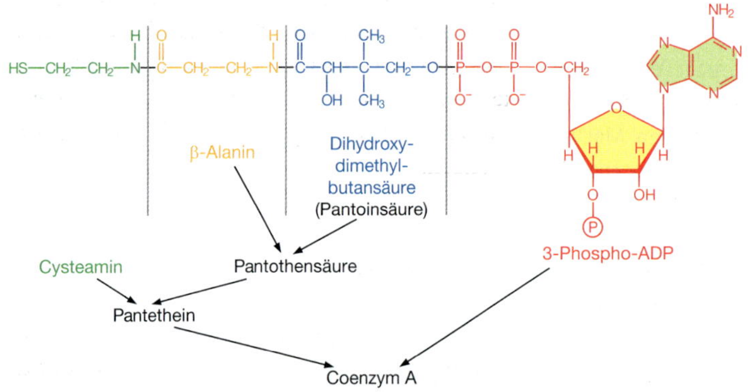

Abb. 3.27 Struktur von Coenzym A [L253]

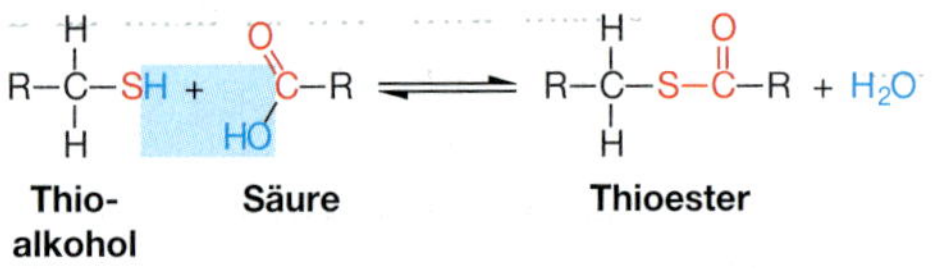

Abb. 3.28 Bildung eines Thioesters [L253]

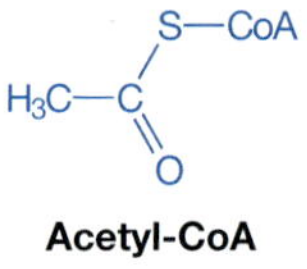

Abb. 3.29 Struktur von Acetyl-CoA [L253]

- **Fettsäuren** werden, wenn sie abgebaut werden sollen, an Coenzym A gebunden. Man spricht unabhängig vom ursprünglichen Namen der Fettsäure (Ölsäure, Linolsäure etc.) von **Acyl-CoA**.
- Wenn **Essigsäure** ein Proton abgibt, entsteht Acetat, das Anion der Essigsäure. Wird dieses Acetat als Rest irgendwo angehängt, spricht man von „Acetyl". **Acetyl-CoA**, das Produkt der Pyruvatdehydrogenase, ist also nichts anderes als die Verbindung aus einem Essigsäure-Rest und Coenzym A (> Abb. 3.29).
- Auch **andere Säuren** bzw. deren Derivat können an Coenzym A gekoppelt werden (z. B. Malonyl-CoA).

FÜR DIE KLAUSUR

Eine Auswahl der in der Biochemie wichtigen Carbonsäuren findet ihr in > Abb. 3.30. Auch wenn ihr die meisten im Physikum wahrscheinlich nicht brauchen werdet (Pyruvat sollt ihr natürlich trotzdem erkennen!), können die Strukturformeln in den Biochemieklausuren an manchen Unis durchaus prüfungsrelevant sein. An dieser Stelle sind deshalb, wie so oft, die Informationen von Höhersemestrigen und Altklausuren euer bester Freund.

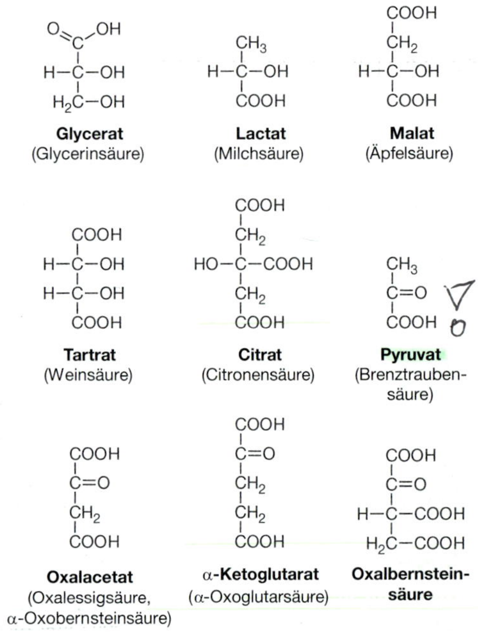

Abb. 3.30 In der Biochemie relevante Carbonsäuren [L253]

3.1.5 Citratzyklus

> Tab. 3.9

Unser ehemaliges Glucosemolekül ist mittlerweile zu Acetyl-CoA abgebaut worden und hat dabei schon einiges an Energie freigesetzt. Wenn das Acetyl-CoA den nächsten Stoffwechselweg, den Citratzyklus, durchlaufen hat, wird nur noch CO_2 (und natürlich gespeicherte Energie) übrig sein, das dann über das Blut zur Lunge gelangt und abgeatmet werden kann. Wie beim Acetyl-CoA müsst ihr euch auch beim Citratzyklus unbedingt klarmachen, dass er nicht nur im Kohlenhydratstoffwechsel relevant ist, sondern sozusagen das **Drehkreuz** für eine Vielzahl von Stoffwechselwegen darstellt (> Abb. 3.31). Bei kataboler Stoffwechsellage können an verschiedenen Stellen Substanzen zur Energiegewinnung eingespeist werden, während bei anaboler Stoffwechsellage diverse Metabolite des Citratzyklus zur Synthese anderer Substanzen aus dem Kreislauf entnommen werden können. Der Körper muss natürlich aufpassen, dass sich Reaktionen, die Metabolite des Citratzyklus verbrauchen, und Reaktionen, deren Produkte in den Citratzyklus eintreten, ungefähr die Waage halten. Weil der Citratzyklus so wichtig ist, findet er auch in fast allen Zellen (im Mitochondrium) statt … außer natürlich den Erythrozyten, die keine Mitochondrien besitzen.

Reaktionsschritte

Bevor wir in die Reaktionen eintauchen, noch eine Vorüberlegung: Wenn es sich beim Citrat**zyklus,** wie der Name schon sagt, um einen Kreislauf handelt, kann es doch nicht sein, dass Acetyl-CoA einfach zu CO_2 abgebaut wird! Wo ist denn da der Kreislauf? Tatsächlich wird Acetyl-CoA von einer Substanz, dem **Oxalacetat,** bei seinem Eintritt in den Citratzyklus „in Empfang genommen". Diese Substanz soll am Ende des Citratzyklus natürlich wieder herauskommen, sodass sie gleich das nächste Molekül Acetyl-CoA binden kann. Aus diesem Grund besteht der Citratzyklus aus zwei Teilen (> Abb. 3.32):

Tab. 3.9 Stoffwechselsteckbrief: Citratzyklus

Substrate	Acetyl-CoA (+ oxidierte Cofaktoren, H_2O)
Produkte	CO_2 (+ reduzierte Cofaktoren)
Lokalisation	im Inneren der Mitochondrien (Matrix) aller Zellen, die Mitochondrien besitzen (alle außer Erythrozyten)
Funktion	• Diverse anabole und katabole Funktionen • Bei kataboler Stoffwechsellage vor allem Abbau von Acetyl-CoA zu CO_2 zur Energiegewinnung

Energiebilanz	• Pro Acetyl-CoA:
	  – 3 NADH
	  – 1 $FADH_2$
	  – 1 GTP
	• Entspricht 10 ATP pro Molekül Acetyl-CoA, also 20 ATP pro Molekül Glucose

Regulationsmechanismen	vor allem über lokale Metabolit an: • Citratsynthase • Isocitratdehydrogenase • Succinat-Dehydrogenase
Verbindung zu anderen Stoffwechselwegen	• Acetyl-CoA ist Produkt der PDH und des Fettsäureabbaus und wird in Form von Citrat zur Lipidsynthese aus dem Mitochondrium transportiert • Zweiter Teil des Citratzyklus entspricht β-Oxidation der Fettsäuren • Aminosäurenabbau • Oxalacetat als Metabolit der Gluconeogenese • Succinyl-CoA als Substrat der Häm-Synthese
Besonderheit	Drehkreuz für viele verschiedene Stoffwechselwege

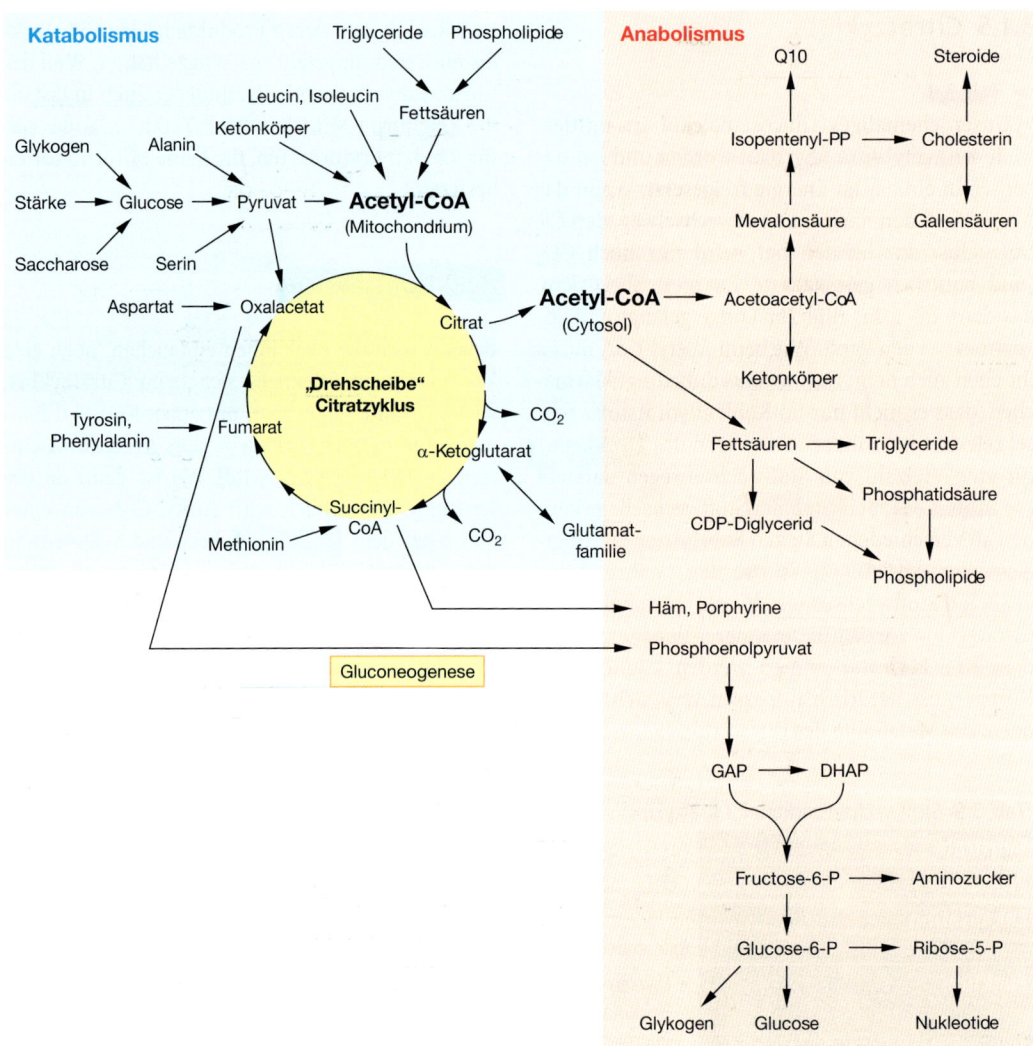

Abb. 3.31 Citratzyklus als Drehkreuz verschiedener Stoffwechselwege [L253]

- Im ersten Teil wird das Acetyl-CoA, das vom Oxalacetat in Empfang genommen wird, **zu CO_2** abgebaut. Das Oxalacetat wird dabei verändert.
- Der zweite Teil zielt folglich darauf ab, **Oxalacetat zu regenerieren.** Sowohl der erste als auch der zweite Teil liefern dem Körper Energie.

💡 LERNTIPP

Sucht im Internet nach Merkhilfen, um euch die Metabolite des Citratzyklus in der richtigen Reihenfolge einzuprägen, sodass ihr euch beim Lernen an ihnen entlanghangeln könnt. Dabei gibt es vor allem auf Englisch viele gute Eselsbrücken. Grundsätzlich kann man sich viel Lernaufwand ersparen, wenn man einfach mal das Thema, mit dem man sich gerade befasst (auf Englisch), und „mnemonic" bei einer bekannten Suchmaschine eingibt. So stößt man z. B. auf:
Can **I** **K**eep **S**elling **S**ex **F**or **M**oney, **O**fficer?
Citrat, **I**socitrat, (α-)**K**etoglutarat, **S**uccinyl-CoA, **S**uccinat, **F**umarat, **M**alat, **O**xalacetat
Und wenn ihr nicht wisst, ob Succinyl-CoA oder Succinat zuerst kommt, hilft euch:
Succin**ate** is **late**.

1. Wir haben bereits gesagt, dass Oxalacetat das Acetyl-CoA in Empfang nimmt. Genauer gesagt verknüpft die **Citrat-Synthase** den **Acetylrest**

3.1 Zellatmung: Glykolyse bis Atmungskette

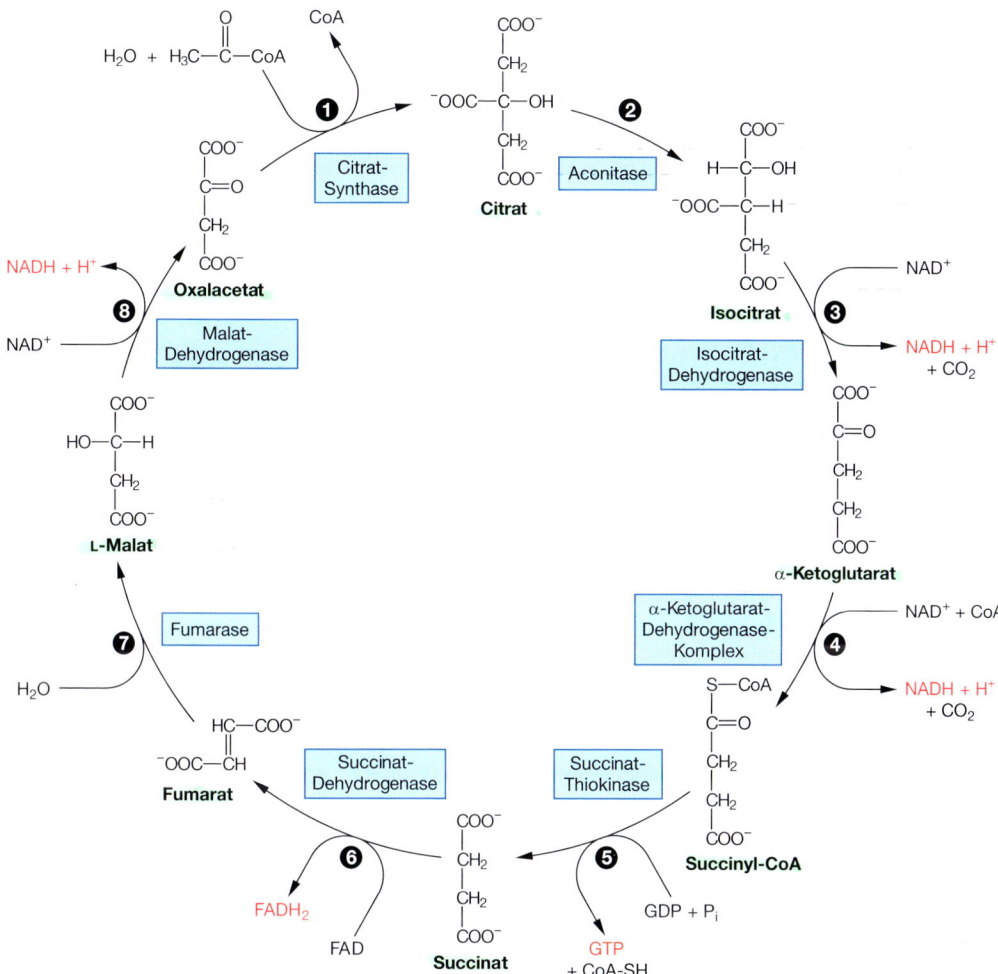

Abb. 3.32 Die Reaktionen des Citratzyklus [L253]

und **Oxalacetat** mit Wasser zu Citrat. Coenzym A wird bei dieser Kondensation abgespalten.
2. Im Anschluss wird **Citrat** von der **Aconitase** zu **Isocitrat** isomerisiert (umgelagert).

🙂 FÜR AHNUNGSLOSE

Warum heißt das Enzym Aconitase, wenn doch gar keine Substanz namens „Aconit…" bei diesem Reaktionsschritt vorkommt? Die Umlagerung erfolgt über ein Zwischenprodukt namens **cis-Aconitat!**

3. Das Enzym des nächsten Reaktionsschritts heißt **Isocitratdehydrogenase,** was euch schon ahnen lassen sollte: Jetzt wird etwas oxidiert! Und wo etwas oxidiert wird, darf auch ein Redoxcoenzym nicht fehlen:
Die **Isocitratdehydrogenase** oxidiert und decarboxyliert **Isocitrat** zu **α-Ketoglutarat.** Die Elektronen werden dabei auf NAD$^+$ übertragen, sodass **NADH** entsteht.
4. Schritt Nummer vier ähnelt Schritt Nummer drei ziemlich stark: Wieder wird das Substrat (diesmal **α-Ketoglutarat**) oxidiert und decarboxyliert und wieder werden die Elektronen zur Bildung von **NADH** verwendet. Allerdings wird dieses Mal das Produkt zusätzlich noch an einen alten Bekannten geknüpft – das Coenzym A. Es entsteht **Succinyl-CoA,** das eine energiereiche Thio-

esterbindung enthält. Das verantwortliche Enzym ist die **α-Ketoglutarat-Dehydrogenase.**

> **FÜR DIE KLAUSUR**
> Kennt ihr noch eine Reaktion, bei der ein Substrat oxidativ decarboxyliert wird, NADH entsteht und das Produkt am Ende an Coenzym A geknüpft wird? Na klar, die **Pyruvatdehydrogenase!** Und tatsächlich ist auch die α-Ketoglutarat-Dehydrogenase ein Multienzymkomplex, welcher der PDH, besonders hinsichtlich der Cofaktoren, sehr ähnelt.

Übrigens: Succinyl-CoA ist **Substrat der Häm-/Hämoglobinsynthese,** der Herstellung des roten Blutfarbstoffs unserer Erythrozyten (➤ Kap. 7.3.2).

5. Kaum ist Coenzym A zurück, wird es wieder abgespalten. Die Reaktion von **Succinyl-CoA** zu **Succinat** wird von einem Enzym katalysiert, das sowohl als **Succinat-Thiokinase** als auch als Succinyl-CoA-Synthetase (nach der Rückreaktion benannt) bezeichnet wird. Die Energie der Thioesterbindung zwischen Coenzym A und Succinylrest wird dabei genutzt, um GDP in **GTP** umzuwandeln. Es findet also eine **Substratkettenphosphorylierung** statt, nur diesmal eben nicht mit ADP und ATP.

> **FÜR AHNUNGSLOSE**
> Enthält GTP mehr Energie als ATP oder umgekehrt? Weder noch, die Nucleosidtriphosphate (zu diesem Begriff später mehr) sind **energetisch gleichwertig** und können sogar ineinander umgewandelt werden, wie wir schon bei der Bildung von UTP aus UDP und ATP gelernt haben.

Bevor es mit den Reaktionsschritten weiter geht: Der erste Teil des Citratzyklus ist mit der Synthese von Succinat abgeschlossen. Unser Acetylrest wurde bereits in Form von zwei Molekülen CO_2 abgespalten, und nun geht es darum, aus Succinat wieder Oxalacetat zu regenerieren, sodass der Kreislauf von Neuem beginnen kann. Der zweite Teil des Citratzyklus entspricht übrigens den **ersten Schritten eines Stoffwechselweges der Lipide, der β-Oxidation** … doch dazu später mehr (➤ Kap. 4.2).

6. Die **Succinat-Dehydrogenase** oxidiert **Succinat** zu **Fumarat** und reduziert dabei FAD zu **FADH$_2$**.

Die Succinat-Dehydrogenase ist ein besonderes Enzym, denn sie ist nicht nur Teil des Citratzyklus, sondern auch Teil der Atmungskette, wo sie als **Komplex II** bezeichnet wird. Passend zu dieser Sonderstellung schwimmt sie auch nicht frei im Mitochondrium umher, sondern ist in der inneren Mitochondrienmembran verankert.

7. Im nächsten Schritt wird **Fumarat** von der **Fumarase** unter Anlagerung von Wasser (Hydratisierung) in **Malat** umgewandelt.
8. Im letzten Schritt oxidiert die **Malat-Dehydrogenase** unter Bildung von **NADH** Malat zu **Oxalacetat,** das nun wieder für das nächste Acetyl-CoA zur Verfügung steht. Zytosolische und mitochondriale Malat-Dehydrogenasen sind übrigens auch am Malat-Shuttle beteiligt, das wir bei der Gluconeogenese kennengelernt hatten.

Bilanz

Neben dem Abbau von Acetyl-CoA zu CO_2 interessiert uns natürlich vor allem die Energie, die wir in Form von reduzierten Cofaktoren gespeichert haben (➤ Abb. 3.33). Pro Molekül Acetyl-CoA entstehen im Citratzyklus:

- 3 Moleküle NADH, mit deren Hilfe in der Atmungskette ca. 7,5 ATP gebildet werden können
- 1 Molekül FADH$_2$, mit dessen Hilfe in der Atmungskette ca. 1,5 ATP gebildet werden können
- 1 GTP, das von seinem Energiegehalt einem ATP entspricht

Folglich entstehen im Citratzyklus pro Molekül Acetyl-CoA 10 ATP, vorausgesetzt, die Atmungskette

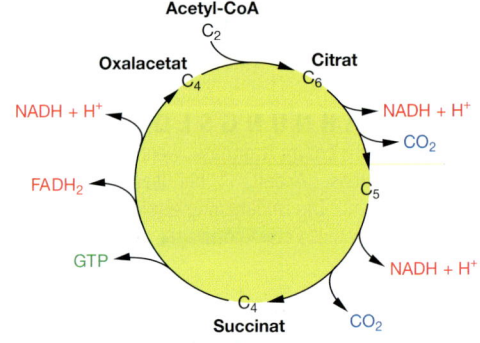

Abb. 3.33 Bilanz des Citratzyklus [L253]

funktioniert und kann alle Cofaktoren wieder zur ATP-Synthese oxidieren.

!ACHTUNG

Auch hier wieder daran denken: Pro Molekül Glucose entstehen 2 Pyruvat und aus 2 Pyruvat entstehen 2 Acetyl-CoA. Der Citratzyklus läuft also pro Molekül Glucose doppelt ab!

Regulation

Zur Regulation des Citratzyklus gibt es nicht allzu viel zu wissen (➤ Abb. 3.34). Da der Citratzyklus in einer Zelle so viele Funktionen bei kataboler und anaboler Stoffwechsellage erfüllt, wird er vor allem über lokale Metabolite reguliert; entsprechend müssen wir uns ausnahmsweise einmal nicht so sehr mit den Wirkungen von Insulin und Glucagon befassen.

- Wann macht es für die Zelle Sinn, den Citratzyklus zu drosseln? Wenn genug Energie da ist! Die Hemmung geschieht dabei wie so oft durch Metabolite wie **NADH und ATP.**
- Wann läuft der Citratzyklus verstärkt ab? Wenn Energiemangel herrscht, was durch das Anfallen von **ADP und NAD$^+$** signalisiert wird. Entscheidend ist aber auch die **Aktivität der Pyruvatdehydrogenase.** Wenn diese sehr aktiv ist und viel Pyruvat zu Acetyl-CoA umsetzt, kann auch der Citratzyklus ordentlich arbeiten.

Wenn ihr ein ungefähres Verständnis habt, wann es für die Zelle Sinn macht, den Citratzyklus mehr oder weniger stark ablaufen zu lassen, müsst ihr nur noch wissen, welche drei Reaktionsschritte am stärksten reguliert werden, und seid für Klausur und Physikum gerüstet:

- Die **Citratsynthase** von Schritt 1
- Die **Isocitratdehydrogenase** von Schritt 3
- Die **Succinat-Dehydrogenase** von Schritt 6

Anabole Reaktionen des Citratzyklus

Wir haben bereits in der Einleitung gelernt, dass der Citratzyklus mehr kann als nur Energie gewinnen. An dieser Stelle deshalb ein paar Beispiele für Stoffsynthesen, für die Metabolite aus dem Citratzyklus entnommen werden:

- **Aminosäurensynthese:** Wir haben bereits gelernt, dass einige Aminosäuren vom Körper selbst hergestellt werden können (➤ Kap. 1.2.2; ➤ Kap. 6.3). Einige dieser nichtessenziellen Aminosäuren entstehen aus Metaboliten des Citratzyklus. So wird z. B. α-Ketoglutarat durch Transaminierung (Übertragung einer Aminogruppe) zu **Glutamat,** das dann zum Neurotransmitter **GABA** (Gamma-Aminobuttersäure) decarboxyliert werden kann.
Eine andere **Transaminierung** macht aus **Oxalacetat** die Aminosäure **Aspartat.**
- **Hämsynthese:** Wie bereits angesprochen, dient **Succinyl-CoA** als Substrat der Synthese des roten Blutfarbstoffs (➤ Kap. 7.3.2). Ein weiteres Substrat dieses Stoffwechselwegs ist eine Aminosäure, die ihr euch bei dieser Gelegenheit auch schon einmal merken könnt – das **Glycin.**
- **Gluconeogenese:** Im ersten (etwas komplexen) Schritt der Gluconeogenese wird aus Pyruvat **Oxalacetat** gebildet, das über das Malat-Shuttle das Mitochondrium verlässt (➤ Kap. 4.7.4). Dieses Oxalacetat muss natürlich nicht aus Pyruvat gebildet werden, sondern kann auch jedes andere Oxalacetat sein … z. B. das aus dem Citratzyklus.
- **Lipidsynthese:** Zur Lipidsynthese (Fettsäuren, Cholesterin; ➤ Kap. 4) braucht es **Acetyl-CoA.** Dieses fällt vorwiegend im Mitochondrium an, während die Synthesen im Zytoplasma stattfinden, was prinzipiell kein Problem wäre, wenn die

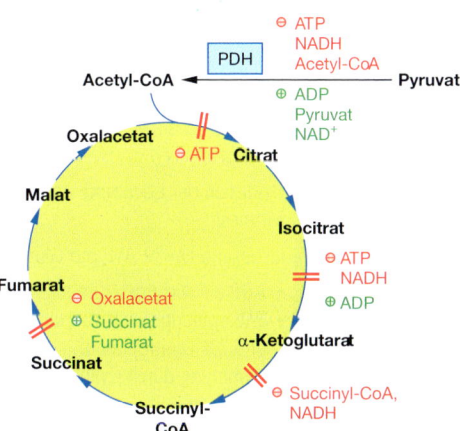

Abb. 3.34 Regulation des Citratzyklus [L253]

innere Mitochondrienmembran nicht wieder etwas dagegen hätte, dass Acetyl-CoA einfach so über sie hinweg transportiert wird. **Citrat** kann dagegen das Mitochondrium verlassen, sodass das Acetyl-CoA an Oxalacetat fixiert – also in Form von Citrat – ins Zytoplasma transportiert wird. Im Zytoplasma angekommen, wird Citrat von der **Citrat-Lyase** unter **ATP-Verbrauch** in Acetyl-CoA und Oxalacetat gespalten. Das Acetyl-CoA wird zur Lipidsynthese verwendet und das Oxalacetat kann z. B. über das Malat-Shuttle zurück ins Mitochondrium gelangen (➤ Kap. 4.7.4).

Anaplerotische Reaktionen des Citratzyklus

Wenn die Zelle dem Citratzyklus für so viele Prozesse Metabolite entnimmt, muss sie auch dafür sorgen, dass sie ihn gelegentlich wieder auffüllt. Der Nachschub an Acetyl-CoA ist dabei nicht das Problem, denn das fällt beim Abbau fast aller Nährstoffe früher oder später an. Es geht vielmehr darum, dafür zu sorgen, dass immer genug Oxalacetat vorhanden ist, welches Acetyl-CoA in Empfang nehmen kann. Man bezeichnet Reaktionen, die den Citratzyklus auffüllen, auch als **anaplerotische Reaktionen.**

- Die für die Prüfungen relevanteste anaplerotische Reaktion ist die **Carboxylierung von Pyruvat zu Oxalacetat** durch die **Pyruvat-Carboxylase.** Dabei werden **ATP** und **CO₂** verbraucht. Kommt euch diese Reaktion bekannt vor? Es handelt sich um den ersten Schritt der Gluconeogenese, nur dass diesmal das Oxalacetat eben nicht weiter zu Glucose verarbeitet wird, sondern mit Acetyl-CoA zu Citrat reagiert und die weiteren Reaktionsschritte des Citratzyklus durchläuft.
- Auch Aminosäuren können zu Intermediaten des Citratzyklus werden, um diesen wieder aufzufüllen. Wir haben bereits gelernt, dass die Aminosäure Glutamat aus α-Ketoglutarat hergestellt werden kann. Das Ganze funktioniert aber auch umgekehrt! Das α-Ketoglutarat durchläuft dann die weiteren Reaktionen des Citratzyklus und schon haben wir wieder ein Oxalacetat mehr. Die anaplerotischen Reaktionen der Aminosäuren sind allerdings meist nicht ganz so prüfungsrelevant.

3.1.6 Atmungskette

➤ Tab. 3.10

Nun haben wir schon ganz schön viel rund um das Thema Zellatmung gelernt, aber Sauerstoff ist uns nur in Form von Wasser oder als Hydroxygruppen der Glucose begegnet. Im letzten Schritt, der Atmungskette, werden wir sehen, wie der Körper Sauerstoff nutzt, um aus allen reduzierten Redoxcoenzymen, die „weiter vorne" im Stoffwechsel anfallen (NADH, FADH₂; ➤ Abb. 3.35), **ATP herzustellen.** Redoxcoenzyme geben dabei ihre Elektronen ab, werden also oxidiert, und stehen in den anderen Stoffwechselwegen wieder zur Verfügung. Merkt euch an dieser Stelle schon einmal, dass die Reaktionen der Atmungskette **entlang der inneren Mitochondrienmembran** stattfinden. Die innere Membran trennt den Innenraum der Mitochondrien (Matrix) vom Raum zwischen innerer und äußerer Mitochondrienmembran (Intermembranraum), die bei den folgenden Reaktionen ebenfalls eine Rolle spielen.

Grundprinzipien der Atmungskette

Wir wollen uns zuerst ganz grob vor Augen führen, was in der Atmungskette passiert:
- Unsere reduzierten Redoxcoenzyme liefern der Atmungskette Elektronen. Diese werden im Rah-

Tab. 3.10 Stoffwechselsteckbrief: Atmungskette

Substrate	reduzierte Coenzyme, Sauerstoff
Produkte	oxidierte Coenzyme, Wasser
Lokalisation	entlang der inneren Mitochondrienmembran aller Zellen, die Mitochondrien besitzen (alle außer Erythrozyten)
Funktion	Oxidation der Coenzyme und ATP-Synthese
Energiebilanz	insgesamt ca. 32 ATP pro Glucose
Regulationsmechanismen	• ADP als wichtigster Regulator • Entkopplung durch Thermogenin und 2,4-Dinitrophenol • Hemmung durch Cyanid-Ionen
Verbindung zu anderen Stoffwechselwegen	oxidiert sämtliche reduzierten Redoxcoenzyme (NADH, FADH₂) anderer Stoffwechselwege

3.1 Zellatmung: Glykolyse bis Atmungskette

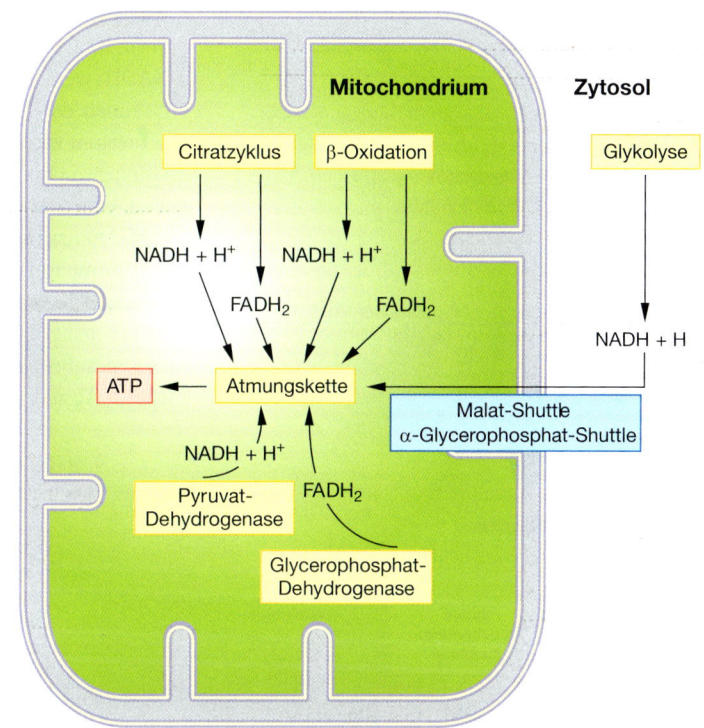

Abb. 3.35 Herkunft der reduzierten Redoxcoenzyme [L253]

men der Atmungskette schrittweise über verschiedene Komplexe bis hin **zum Sauerstoff** übertragen, der daraufhin reduziert wird und Wasser bildet.
- Die Energie, die bei den Elektronenübertragungen frei wird, wird von den Komplexen genutzt, um Protonen in den Intermembranraum zu pumpen, sodass ein **Protonengradient** entsteht. Der Protonengradient kann genutzt werden, um **ATP zu erzeugen.**
- Die Elektronen würden am liebsten direkt Sauerstoff reduzieren und bei dieser Reaktion würde ebenfalls viel Energie freigesetzt werden (**Knallgasreaktion**). Die Freisetzung der Energie über mehrere Schritte sichert aber einerseits die Unversehrtheit unserer Zellen und ermöglicht es ihnen andererseits, die Energie effizient zu nutzen.
- Nun schauen wir uns den Weg der Elektronen etwas genauer an (> Abb. 3.36):
1. Die Elektronen der Coenzyme können **sowohl über Komplex I als auch über Komplex II** in die Atmungskette gelangen.
2. Das fettlösliche **Ubichinon** (wird auch Coenzym Q-10 oder einfach Q-10 genannt) übernimmt die Elektronen von Komplex I und II und transportiert sie innerhalb der Mitochondrienmembran **weiter zu Komplex III.** Es kann ebenfalls aus einigen anderen Reaktionen Elektronen übernehmen.
3. **Komplex III** übernimmt die Elektronen und leitet sie weiter an **Cytochrom C,** ein kleines Protein an der **Außenseite** der Mitochondrienmembran (im Intermembranraum), das die Elektronen dann an **Komplex IV** übergibt.
4. **Komplex IV** überträgt die Elektronen auf **Sauerstoff,** der anschließend noch Protonen anlagert und so **zu Wasser wird.**
- Wir kennen nun den Weg der Elektronen, aber wie wird der Protonengradient aufgebaut? Die **Komplexe I, III und IV** nutzen die Energie, die bei der Elektronenübertragung frei wird, um Protonen aus der Mitochondrienmatrix in den Intermembranraum zu pumpen. Da die Natur nach Ausgleich strebt, wollen die Protonen zurück auf die andere Seite, und dieses Bestreben wird von der **ATP-Synthase,** die gelegentlich auch als **Komplex V** bezeichnet wird, genutzt, um ATP zu erzeugen.

😊 FÜR AHNUNGSLOSE

Wenn nur die Komplexe I, III und IV Protonen transportieren, warum gibt es dann Komplex II, Ubichinon und Cytochrom C? Komplex II dient dazu, die Elektronen von $FADH_2$ in Empfang zu nehmen. Ubichinon und Cytochrom C sind im Gegensatz zu den vergleichsweise fest verankerten Komplexen beweglich und ermöglichen deshalb die Weiterleitung der Elektronen.

💡 LERNTIPP

Beim Protonenpumpen ist Komplex **z**wei **z**ölibatär ... und enthält sich. (KOMPLEX V AUCH!)

- **Komplex I:** Ein Großteil der Elektronen gelangt in Form von **NADH** in die Atmungskette. All diese NADHs werden vom Komplex I in Empfang genommen, der deshalb auch **NADH-Dehydrogenase** genannt wird. Dabei wird die prosthetische Gruppe von Komplex I, das **FMN, zu $FMNH_2$** reduziert, bevor die Elektronen (in Form von Wasserstoff-Atomen) weiter an Ubichinon gegeben werden. Komplex I enthält übrigens auch **Eisen-Schwefel-Komplexe,** die an der Elektronenübertragung beteiligt sind. Zu ihnen müsst ihr nicht viel wissen, außer dass sie Bestandteil der **Komplexe I, II und III** sind. In Komplex IV finden sie sich nicht.

💡 LERNTIPP

Bei Eins, Zwei und Drei sind Eisen und Schwefel dabei!

Reaktionsschritte

> Abb. 3.36, > Tab. 3.11

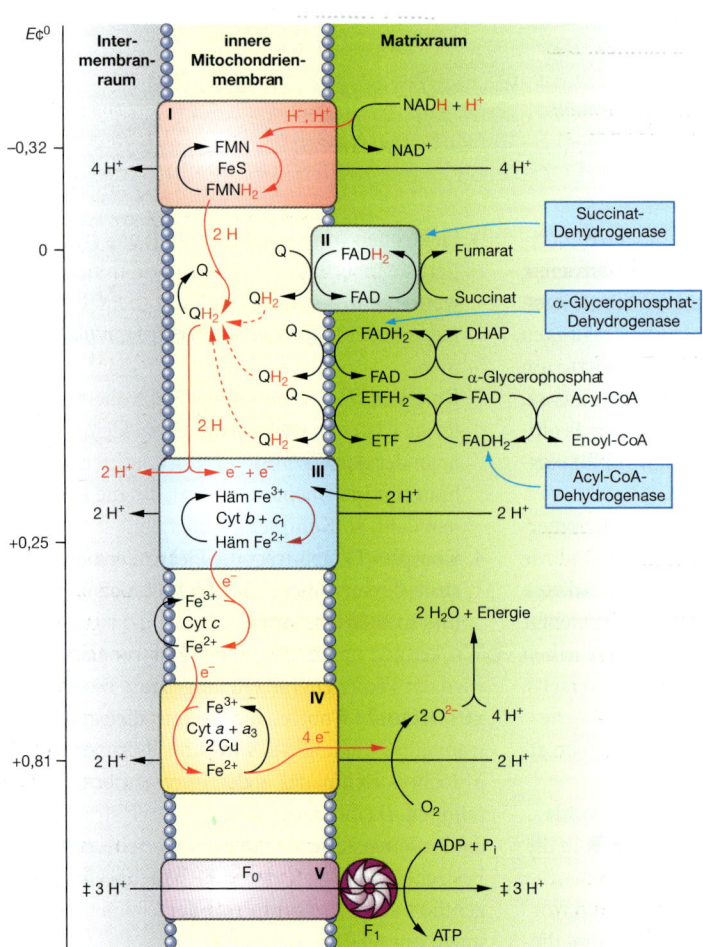

Abb. 3.36 Atmungskette [L253]

3.1 Zellatmung: Glykolyse bis Atmungskette

Tab. 3.11 Die Komplexe der Atmungskette im Überblick

Komplex	Funktion	Transportiert Protonen?	Eisen-Schwefel-Komplexe	Häm-Gruppen
I (NADH-Dehydrogenase)	• Oxidiert NADH • Überträgt Elektronen auf Ubichinon	ja	ja	nein
II (Succinat-Dehydrogenase)	• Oxidiert FADH$_2$ • Überträgt Elektronen auf Ubichinon	nein	ja	nein
III (Cytochrom-C-Reduktase)	• Übernimmt Elektronen von Ubichinon • Überträgt Elektronen auf Cytochrom C	ja	ja	ja
IV (Cytochrom-C-Oxidase)	• Übernimmt Elektronen von Cytochrom C • Überträgt Elektronen auf O$_2$	ja	nein	ja

Darüber hinaus transportiert Komplex I, wie schon gesagt, Protonen aus der Matrix in den Intermembranraum. Alle Komplexe, die Protonen pumpen, ragen **durch die Mitochondrienmembran hindurch,** während Komplex II nur an der matrixzugewandten Seite sitzt. Die NADHs müssen in der Mitochondrienmatrix sein, um von Komplex I oxidiert werden zu können. Das ist bei den NADHs des Citratzyklus oder der anderen mitochondrialen Stoffwechselwege auch kein Problem, aber was ist mit dem NADH, das bei der Glykolyse im Zytoplasma entsteht? Es muss erst in das Mitochondrium transportiert werden … und ihr ahnt wahrscheinlich schon, was das Problem ist: Die innere Mitochondrienmembran will NADH nicht passieren lassen, deshalb nutzt der Körper wieder das **Malat-Shuttle** (> Kap. 4.7.4): Oxalacetat wird im Zytoplasma unter NADH-Verbrauch zu Malat reduziert, das ins Mitochondrium transportiert wird, wo es unter Bildung von NADH wieder zu Oxalacetat oxidiert werden kann.

- **Komplex II:** Ihr erinnert euch hoffentlich noch, dass Komplex II der Atmungskette nichts anderes als die **Succinat-Dehydrogenase des Citratzyklus** ist. Komplex II übernimmt die Elektronen bei der Oxidation von Succinat zu Fumarat und überträgt sie zunächst über FAD (das zu **FADH$_2$** wird) auf Ubichinon. Ubichinon nimmt also die Elektronen von Komplex I und II auf und kann von **anderen mitochondrialen Enzymen** ebenfalls Elektronen aufnehmen.
  - Und nicht vergessen: Komplex II enthält **Eisen-Schwefel-Komplexe** und befindet sich an der Innenseite der inneren Mitochondrienmembran, **pumpt aber keine Protonen.**

- **Komplex III:** Die Elektronen werden vom Ubichinon beim Komplex III der **Cytochrom-C-Reduktase** abgeliefert, der diese nutzt, um (Überraschung!) Cytochrom C zu reduzieren.
  - Bitte bedenken: Komplex III enthält **Eisen-Schwefel-Komplexe** (sowie **Hämgruppen**) und **pumpt Protonen.**

😊 FÜR AHNUNGSLOSE

Warum liefert ein **FADH$_2$ nur 1,5 ATP,** wenn ein **NADH doch 2,5 ATP** erzeugen kann? Diese Frage könnt ihr euch mit dem Wissen über die ersten Schritte der Atmungskette beantworten: Das Vermögen eines Redoxcoenzyms, ATP herzustellen, hängt davon ab, inwieweit es beim Aufbau des dafür nötigen Protonengradienten helfen kann. Sowohl die Elektronen, die vom NADH, als auch die, welche vom FADH$_2$ kommen, werden über Komplex III der Atmungskette transportiert und tragen so zum Protonengradienten bei. Aber die Elektronen, die über NADH in die Atmungskette gelangen, tragen noch stärker zum Aufbau des Gradienten bei, da Komplex I ebenfalls Protonen pumpt, während Komplex II, über den die Elektronen des FADH$_2$ die Atmungskette erreichen, das nicht tut!

- **Komplex IV:** Cytochrom C liefert die Elektronen zu Komplex IV der **Cytochrom-C-Oxidase,** die … Cytochrom C oxidiert. Zur Übertragung der Elektronen enthält Komplex IV zwar **keine Eisen-Schwefel-Komplexe, dafür aber Häm-Gruppen.** Die Elektronen werden genutzt, um **Sauerstoff zu reduzieren** (das ist der Sauerstoff, den wir einatmen!), sodass – zusammen mit Protonen – **Wasser entsteht.**
  - Für die Prüfung: Komplex IV enthält **keine Eisen-Schwefel-Komplexe,** dafür aber **Hämgruppen** und **pumpt Protonen.**

ATP-Synthase

Auch wenn die ATP-Synthase gelegentlich als **Komplex V** bezeichnet wird, wollen wir sie getrennt von den anderen Komplexen behandeln, da sie nicht am Elektronentransport beteiligt ist. Sie wird in der Regel trotzdem zur Atmungskette gezählt … bis jetzt haben wir schließlich noch kein ATP erzeugt!

Die Ausgangssituation der ATP-Synthase sieht folgendermaßen aus: Die Komplexe I, III und IV haben die beim Elektronentransport frei werdende Energie fleißig genutzt, um Protonen in den Intermembranraum zu pumpen. Dieser **elektrochemische Gradient** soll nun genutzt werden, um ATP herzustellen.

😊 FÜR AHNUNGSLOSE

Was ist ein elektrochemischer Gradient? Der Begriff impliziert, dass es für das Bestreben der Protonen, aus dem Intermembranraum zurück in die Mitochondrienmatrix zu gelangen, zwei Triebkräfte gibt:
- **Chemischer Gradient:** Stoffe streben nach dem Ausgleich unterschiedlicher Konzentrationen (unabhängig davon, ob es sich um Protonen oder andere Teilchen handelt).
- **Elektrischer Gradient:** Bei den geladenen Protonen kommt noch die Tatsache hinzu, dass sich ungleichnamige Ladungen anziehen und gleichnamige abstoßen. Die Mitochondrienmatrix lädt sich im Verlauf der Atmungskette negativ auf, weil ihr Protonen (also positive Ladungen) entnommen werden, und will diese nun aus dem Intermembranraum wieder zu sich ziehen.

Die ATP-Synthase besteht aus zwei Untereinheiten (➤ Abb. 3.37):
- Bei der F_o-**Untereinheit** handelt es sich um einen **Kanal,** der die innere Mitochondrienmembran durchspannt.
- Die F_1-**Untereinheit** sitzt auf der Matrixseite der F_o-Untereinheit auf. Sie besteht ihrerseits aus 5 Untereinheiten und ist für die eigentliche ATP-Synthese zuständig.

❗ ACHTUNG

Die F_o-Untereinheit heißt nicht F-Null-Untereinheit. Bei dem Index handelt es sich um den Buchstaben O, wie in Olaf, da diese Untereinheit durch das Antibiotikum Oligomycin gehemmt werden kann.

💡 LERNTIPP

Welche Untereinheit ist noch einmal der Protonenkanal? Der Index der F**o**-Untereinheit sieht aus wie das Lumen eines Kanals im Querschnitt!

Strömen nun Protonen durch die F_o-Untereinheit, wird deren Energie von der F_1-Untereinheit genutzt, um **ADP zu ATP zu phosphorylieren** und dieses dann freizusetzen (➤ Abb. 3.38). Die F_1-Untereinheit funktioniert dabei ähnlich wie eine Turbine (+ Generator) in einem Wasserkraftwerk.

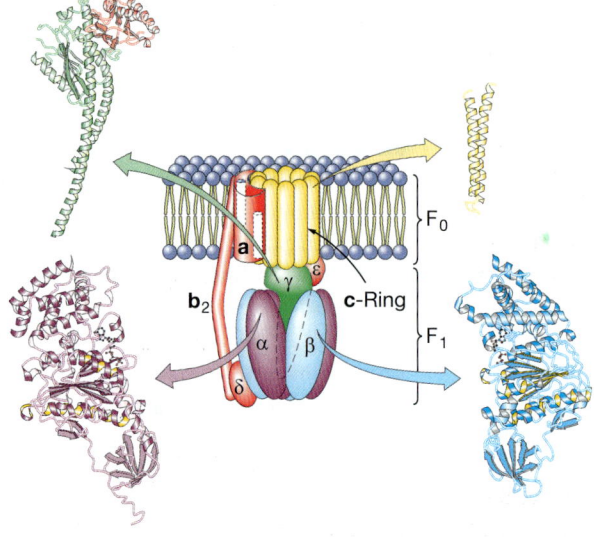

Abb. 3.37 Aufbau der ATP-Synthase [L253]

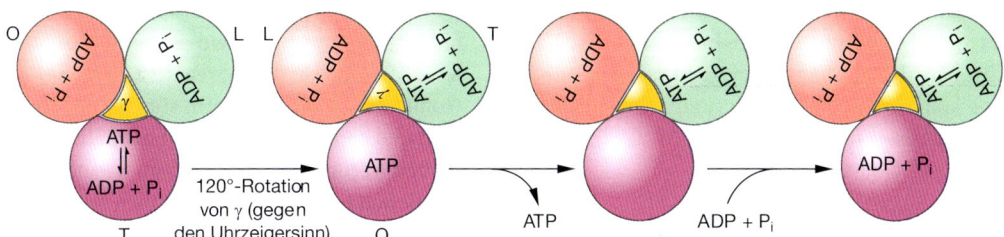

Abb. 3.38 Funktion der ATP-Synthase [L253]

Exkurs: Ubichinon/Cytochrom C

Bevor wir uns mit der Regulation der Atmungskette befassen, müssen wir noch die neuen Cofaktoren, die wir im Rahmen der Atmungskette kennengelernt haben, besprechen!

- **Ubichinon** überträgt in der Atmungskette die Elektronen **von Komplex I und II auf Komplex III.** Dabei kann Ubichinon, wie FAD und FMN auch, wahlweise kein, ein oder zwei Elektronen transportieren. Im vollständig reduzierten Zustand wird es eigentlich **Ubichinol** genannt (> Abb. 3.39), was wir aber bei der Beschreibung der Komplexe der Atmungskette ignoriert haben, um nicht unnötig Verwirrung zu stiften. Wenn es nur ein Elektron (bzw. H-Atom) transportiert, spricht man von **Semichinon** (> Abb. 3.39).
  - Für die Klausur solltet ihr die Struktur von Ubichinon erkennen können und wissen, dass es über eine **Isopren-Seitenkette** (aus 10 Isopren-Einheiten) verfügt. Außerdem muss es, um sich in der Phospholipid-Membran bewegen zu können, **lipophil** sein.
- Zu **Cytochrom C** solltet ihr vor allem wissen, dass es Elektronen **von Komplex III an Komplex IV** liefert. Da es sich nicht in der Membran, sondern an deren Außenseite bewegt, ist es **wasserlöslich.** Cytochrom C wird euch in einer völlig anderen Funktion noch einmal bei der Besprechung des programmierten Zelltods (**Apoptose**) begegnen.

Regulation der Atmungskette

Die Regulation der Atmungskette erfolgt v. a. über **ADP.** Ist der ADP-Spiegel in der Zelle hoch, scheint in der Zelle ein Mangel an Energie zu herrschen, und die Atmungskette läuft verstärkt ab. Wenn kein ADP mehr vorhanden ist, weil die Zelle schon alles in ATP umgewandelt hat, kann die ATP-Synthase

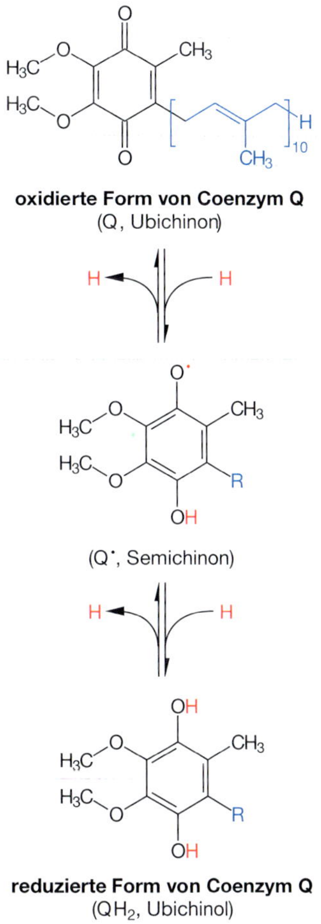

oxidierte Form von Coenzym Q
(Q, Ubichinon)

(Q•, Semichinon)

reduzierte Form von Coenzym Q
(QH_2, Ubichinol)

Abb. 3.39 Ubichinon, Semichinon und Ubichinol [L253]

nicht mehr arbeiten und auch der Elektronentransport der Atmungskette wird blockiert. Das ATP selbst bewirkt allerdings keine Hemmung, sondern diese kommt tatsächlich aufgrund des fehlenden Substrats zustande.

Entkopplung und Hemmung

Bei der **Entkopplung** der Atmungskette wird den Protonen, die im Intermembranraum sind, ein **alternativer Weg** geschaffen, um zurück in die mitochondriale Matrix zu gelangen. Was bedeutet das für die Atmungskette?

- Die ATP-Synthase produziert **kaum noch ATP**, denn der Protonengradient wird zerstört, weil die Protonen den alternativen Weg zurück in die Matrix gehen können.
- Der **Elektronentransport läuft weiter** ab, wahrscheinlich sogar noch stärker, weil die Komplexe alles dafür tun, den Protonengradienten aufrechtzuerhalten. Entsprechend **steigt auch der Verbrauch an Sauerstoff,** der als Akzeptor der Elektronen fungiert.
- Alle vorgeschalteten Stoffwechselwege (Glykolyse, Citratzyklus etc.) laufen weiter stark ab, um den Komplexen genug reduzierte Redoxcoenzyme (NADH, FADH$_2$) liefern zu können.

Warum sollte der Körper seinen Protonengradienten zerstören?

- Weil er durch die Einnahme einer Substanz wie **2,4-Dinitrophenol (DNP)** dazu gezwungen wird. Weil durch die Einnahme von DNP weniger ATP aus der Nahrung produziert werden kann und deshalb weniger Energie übrig bleibt, um dieses in Form von Triglyceriden zu speichern, hielt man dies früher für eine gute Idee, um lästige Pfunde loszuwerden. Aufgrund der Nebenwirkungen und einiger Todesfälle ist dieses Mittel allerdings mittlerweile in Deutschland verboten.
- Weil er auf diese Weise **Wärme** produzieren kann. Neugeborene und Säuglinge verfügen über sogenanntes **braunes** (plurivakuoläres) **Fettgewebe,** das in der Lage ist, Wärme zu produzieren. Dafür besitzt es ein Protein namens **Thermogenin,** das vom **Uncoupling-Protein-1-(UCP1)-Gen** codiert wird und ebenfalls einen alternativen Weg zum Abbau des Protonengradienten schafft

(> Abb. 3.40). Der Abbau des Protongradienten, ohne ATP zu erzeugen, und das verstärkte Ablaufen der Atmungskette führen dazu, dass ein Großteil der Energie in Form von Wärme frei wird und den Säugling vor dem Auskühlen schützt. Wenn ihr euch jetzt fragt, warum euch gerade kalt ist, obwohl ihr eigentlich genug gegessen habt, um Thermogenese (Wärmegewinnung) betreiben zu können, liegt das daran, dass ein Erwachsener, wenn überhaupt, nur noch über wenig braunes Fett verfügt. Wenn euch richtig kalt wird, fangt ihr allerdings an zu zittern. Dabei macht die Muskulatur nichts anderes, als das anfallende ATP schnell zu verbrauchen, um die Atmungskette verstärkt ablaufen zu lassen, sodass als Nebenprodukt Wärme entsteht.

> **FÜR DIE KLAUSUR**
>
> Gelegentlich wird in diesem Zusammenhang nach dem **P/Q-Quotienten** gefragt. Gemeint ist der Phosphat/Sauerstoff-Quotient, der angibt, wie viel Sauerstoff man braucht, um eine bestimmte Menge ATP zu phosphorylieren. Zwei P/Q-Quotienten habt ihr schon kennengelernt:
> - Bei der Synthese von ATP aus **NADH** erzeugen wir pro Sauerstoff 2,5 ATP
>   → P/Q = **2,5**.
> - Bei der Synthese von ATP aus **FADH**$_2$ erzeugen wir pro Sauerstoff 1,5 ATP
>   → P/Q = **1,5**.
>
> Und jetzt etwas Neues:
> Bei der Entkopplung der Atmungskette verbrauchen wir immer noch gleich viel oder sogar mehr Sauerstoff, produzieren aber kaum ATP → P/Q wird sehr klein.

Im Unterschied zur Entkopplung wird bei der **Hemmung** der Atmungskette der **Elektronentransport blockiert.** Was bedeutet das für die Atmungskette?

- Genau wie bei der Entkopplung kann **kein ATP mehr synthetisiert** werden, weil kein Protonengradient aufrechterhalten werden kann (diesmal wird er allerdings gar nicht erst aufgebaut).
- Im Unterschied zur Entkopplung wird bei der Hemmung **kein Sauerstoff mehr verbraucht,** denn die Elektronen kommen gar nicht so weit, als dass sie Sauerstoff reduzieren könnten.

Eine Hemmung der Atmungskette, sodass kein ATP mehr produziert werden kann, wird, sobald das restliche ATP der Zelle verbraucht ist, schnell zu einem

3.1 Zellatmung: Glykolyse bis Atmungskette

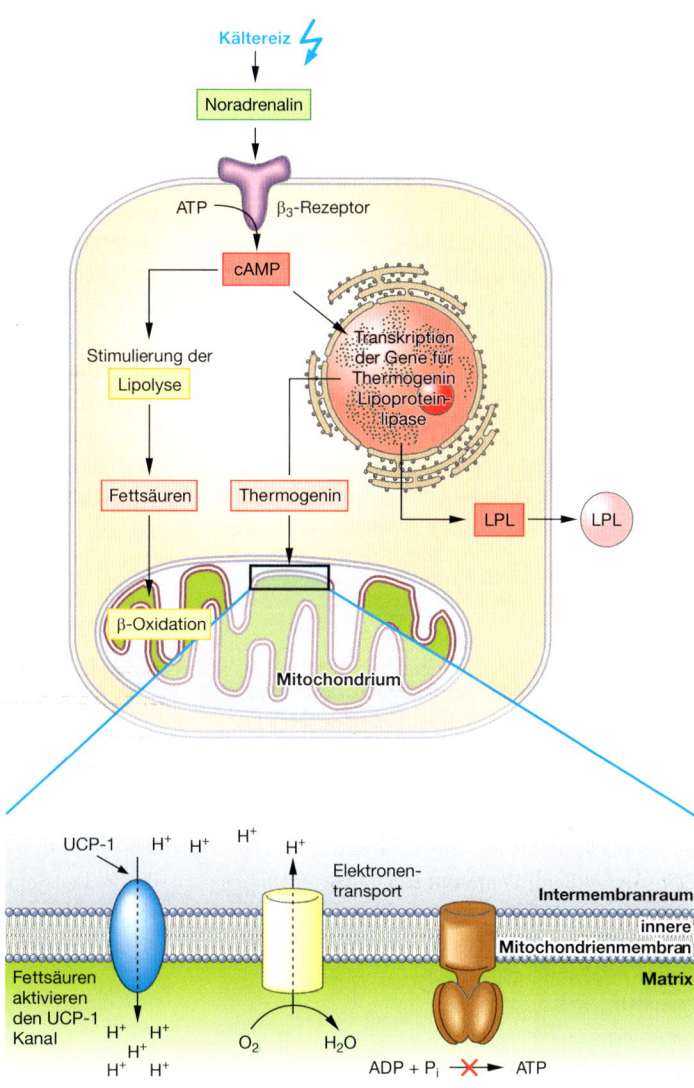

Abb. 3.40 Entkopplung der Atmungskette aufgrund von Kältereiz über Thermogenin. [L253]

ziemlich großen Problem. Ein berühmtes Gift, das zu einer Hemmung der Atmungskette führt, ist das **Zyankali.** Zyankali ist ein Salz, das auch Kaliumcyanid (KCN) genannt wird. Die Cyanid-Ionen blockieren im menschlichen Körper Komplex IV, die **Cytochrom-C-Oxidase.**

💡 LERNTIPP
Cyanid-Ionen hemmen die **C**ytochrom-**C**-Oxidase (Komplex IV)! Bitte nicht mit dem löslichen Elektronenüberträger Cytochrom C verwechseln!

✍ FÜR DIE KLAUSUR
Als kleine Abschlussbemerkung: Gelegentlich kommt die Frage auf, wie viel ATP denn jetzt ein Molekül Glucose beim aeroben Abbau letztlich liefert. Man könnte nun meinen, diese Zahl einfach durch Summieren ausrechnen zu können, aber in der Realität wird sie kontrovers diskutiert. So werden z. B. Transportprozesse angeführt, welche die ATP-Bilanz verschlechtern sollen, etc. In den meisten Lehrbüchern und den Köpfen der meisten Prüfer findet sich heute die Zahl **32!**
Egal, ob 30, 32 oder mehr ATP ... es sind auf jeden Fall wesentlich mehr als die 2 ATP, die beim anaeroben Abbau von Glucose entstehen.

3.2 Pentosephosphatweg

Wir haben gelernt, wie aus einem Molekül Glucose Energie wird. Wir wissen außerdem, wie Glucose neu synthetisiert werden kann und wie man sie in Form von Glykogen speichert. Um nun den Kohlenhydratstoffwechsel abzuschließen, müssen wir uns noch mit dem **Pentosephosphatweg** befassen und uns danach anschauen, wie der Körper reagiert, wenn er einen anderen Zucker als Glucose vorgesetzt bekommt.

> **FÜR DIE KLAUSUR**
> Wenn ihr bei eurer Prüfungsvorbereitung in Zeitnot seid, sind der Pentosephosphatweg und der Stoffwechsel anderer Zucker Themen, die man eher überspringen kann, da zu ihnen schriftlich i. d. R. wenige und mündlich so gut wie gar keine Fragen gestellt werden. Lernt aber wenigstens den Stoffwechselsteckbrief (> Tab. 3.12)!

Beginnen wir mit einer Besonderheit des Pentosephosphatwegs: Er findet in allen Zellen unseres Körpers statt, **sogar in den Erythrozyten.** Das heißt natürlich nicht, dass er in allen Zellen gleichermaßen aktiv ist. Die Aktivität hängt vielmehr davon ab, ob die Zelle die Produkte des Pentosephosphatwegs gerade benötigt. Beim Pentosephosphatweg entstehen nämlich zwei Metabolite, die für Zellen interessant sind:

> • **NADPH+H⁺** entsteht durch Reduktion von NADP⁺. Wir hatten NADP⁺ als engen Verwandten des NAD⁺ kennengelernt. Während NAD⁺ allerdings Elektronen aufnimmt, um sie in der Atmungskette in ATP zu verwandeln, nimmt NADP⁺ Elektronen auf, um sie in **anabolen Stoffwechselwegen** wie der Synthese von Cholesterin oder Fettsäuren zur Verfügung zu stellen. Entsprechend findet sich in Geweben, die eine **hohe Syntheseaktivität** (z. B. von Hormonen) besitzen, oft ein sehr aktiver Pentosephosphatweg. In der Leber und im Erythrozyten hat NADPH besondere Funktionen, auf die wir am Ende dieses Kapitels noch zu sprechen kommen werden (> Abb. 3.41).

> **! ACHTUNG**
> Der Pentosephosphatweg ist der prominenteste, aber nicht der einzige Weg, um NADP⁺ zu NADPH zu reduzieren. Eine andere Möglichkeit, NADPH zu gewinnen, von der man zumindest einmal gehört haben sollte, ist das im Zytosol vorkommende **Malat-Enzym,** das bei der Decarboxylierung von Malat zu Pyruvat NADP⁺ zu NADPH reduziert.

> • **Ribose-5-Phosphat** wird benötigt, um Nucleotide, die Bausteine unserer DNA, zu synthetisieren. Nucleotide habt ihr aber auch schon in Form von Nucleosidtriphosphaten als Energiespeicher

Tab. 3.12 Stoffwechselsteckbrief: Pentosephosphatweg

Substrate	Glucose-6-Phosphat, NADP⁺
Produkte	Ribose-5-Phosphat und/oder NADPH
Lokalisation	Zytoplasma **aller** Zellen (auch Erythrozyten)
Funktion	Synthese von NADPH für anabole Stoffwechselwege und Ribose-5-Phosphat für Nucleotidbiosynthese
Energiebilanz	je nach Bedarf bis zu 2 NADPH
Regulationsmechanismen	Glucose-6-Phosphat-Dehydrogenase durch NADPH gehemmt und durch NADP⁺ aktiviert
Verbindung zu anderen Stoffwechselwegen	diverse Übergänge zu Glykolyse, u. a. Glucose-6-Phosphat
Besonderheit	zwei Teile, die flexibel ablaufen können

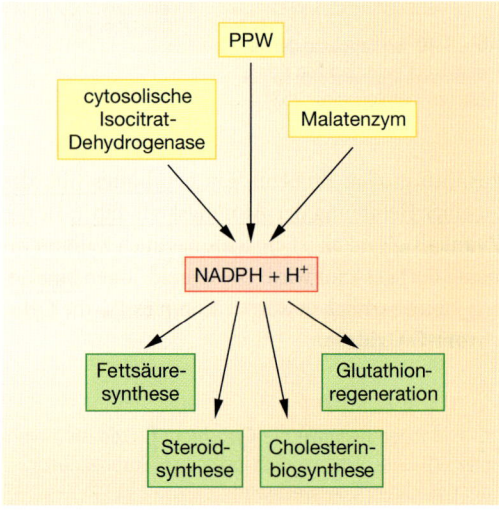

Abb. 3.41 Funktionen von NADPH [L253]

3.2 Pentosephosphatweg

(ATP, UTP, GTP) kennengelernt. Wenn ihr euch an die Strukturformel von ATP erinnert, wisst ihr vielleicht noch, dass sowohl die drei Phosphatgruppen als auch die Base Adenin an einem Zucker hängen. Das ist die Ribose, die im Pentosephosphatweg hergestellt wird.

Bevor wir uns auf die Reaktionsschritte stürzen, ein bisschen Systematik vorab – der Pentosephosphatweg gliedert sich in zwei Teile:
1. **Oxidativer Teil:** Er dient der Herstellung von Ribose-5-Phosphat und NADPH und ist irreversibel.
2. **Nichtoxidativer oder regenerativer Teil:** Er dient der Wiederherstellung von Glucose-6-Phosphat oder von anderen Zuckern.

3.2.1 Oxidativer Teil

Zum oxidativen Teil des Pentosephosphatwegs müsst ihr euch vor allem merken, dass er Glucose-6-Phosphat als Ausgangssubstanz nutzt und dass das erste Enzym **Glucose-6-Phosphat-Dehydrogenase** heißt und bei dieser Oxidation direkt NADPH bildet. Die Glucose-6-Phosphat-Dehydrogenase ist außerdem das **Schrittmacherenzym** des Pentosephosphatwegs. Im weiteren Verlauf kommt es zu einer weiteren Oxidation (bei der noch einmal NADPH entsteht) und einer Decarboxylierung, an deren Ende Ribulose-5-Phosphat entsteht, das zu Ribose-5-Phosphat isomerisiert wird.

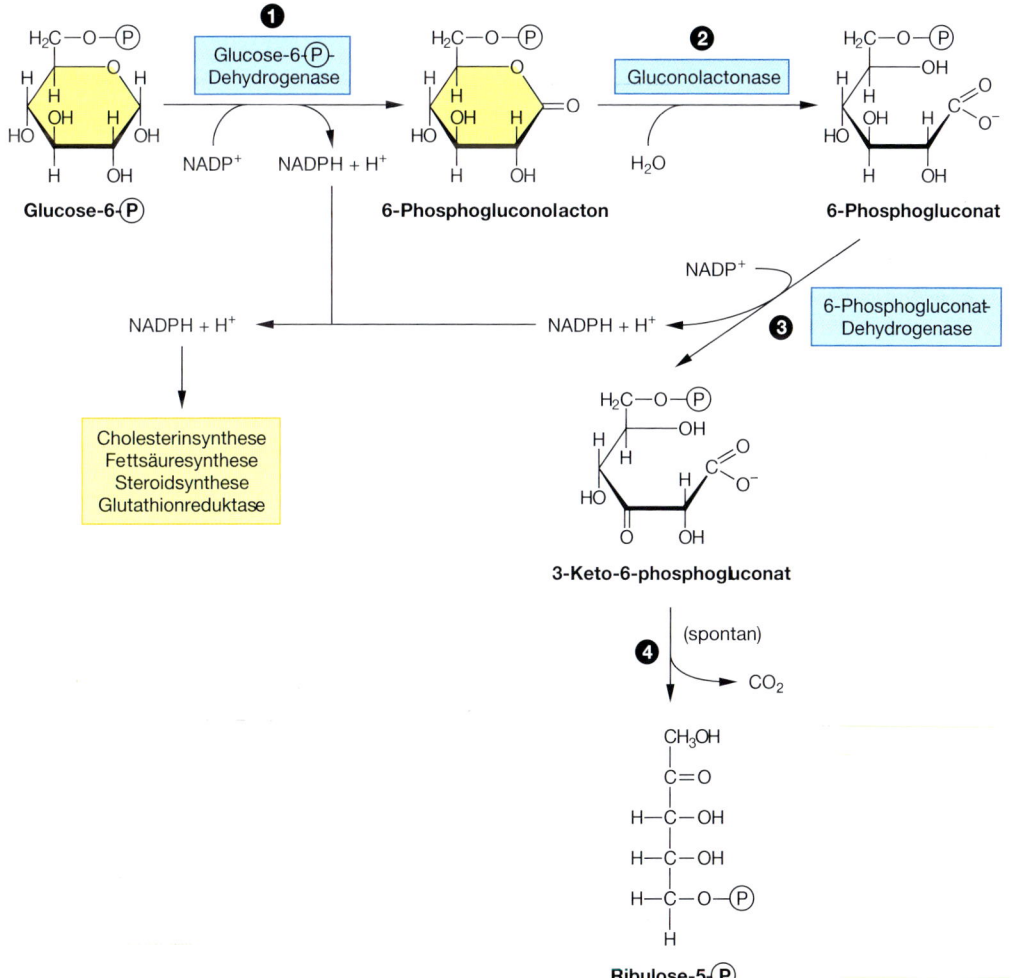

Abb. 3.42 Oxidativer Teil des Pentosephosphatwegs [L253]

FÜR DIE KLAUSUR

Wer es absolut nicht ertragen kann, nur den groben Ablauf des oxidativen Teils des Pentosephosphatwegs zu kennen, kann sich mithilfe von ➤ Abb. 3.42 die genauen Namen der Enzyme und Metabolite aneignen. Aber bedenkt bitte: Das Ziel dieses Buchs ist, die Biochemie zu überleben und sich nicht in Details zu verzetteln!

3.2.2 Regenerativer Teil

Wird Ribose-5-Phosphat gerade nicht benötigt, kann der regenerative Teil des Pentosephosphatwegs daraus andere Zucker herstellen, die z. B. in die Glykolyse eingespeist und zur Energiegewinnung genutzt werden können (➤ Abb. 3.43). Dafür werden immer wieder Teile von Zuckern abgespalten und auf andere Zucker übertragen. Zwei Enzyme solltet ihr in diesem Zusammenhang kennen:

- Die **Transketolase** überträgt Zuckerfragmente aus **2 C-Atomen (C2)**.
- Die **Transaldolase** überträgt Zuckerfragmente aus **3 C-Atomen (C3)**.

Der regenerative Teil des Pentosephosphatwegs kann in Zellen, die vor allem Ribose, aber kein NADPH benötigen, auch rückwärts ablaufen, da auf diese Weise nur die Ribose entsteht.

3.2.3 Regulation

Das Wesentliche zur Regulation ist schnell gesagt: Hohe Konzentrationen von **NADPH hemmen das Schrittmacherenzym**, während hohe Konzentrationen von NADP$^+$ es aktivieren. Der direkte Einfluss von Hormonen auf den Pentosephosphatweg ist vernachlässigbar. Wenn allerdings Hormone Prozesse aktivieren, die NADPH verbrauchen, wird natürlich auch der Pentosephosphatweg indirekt (über steigende NADP$^+$-Spiegel) mit angeregt.

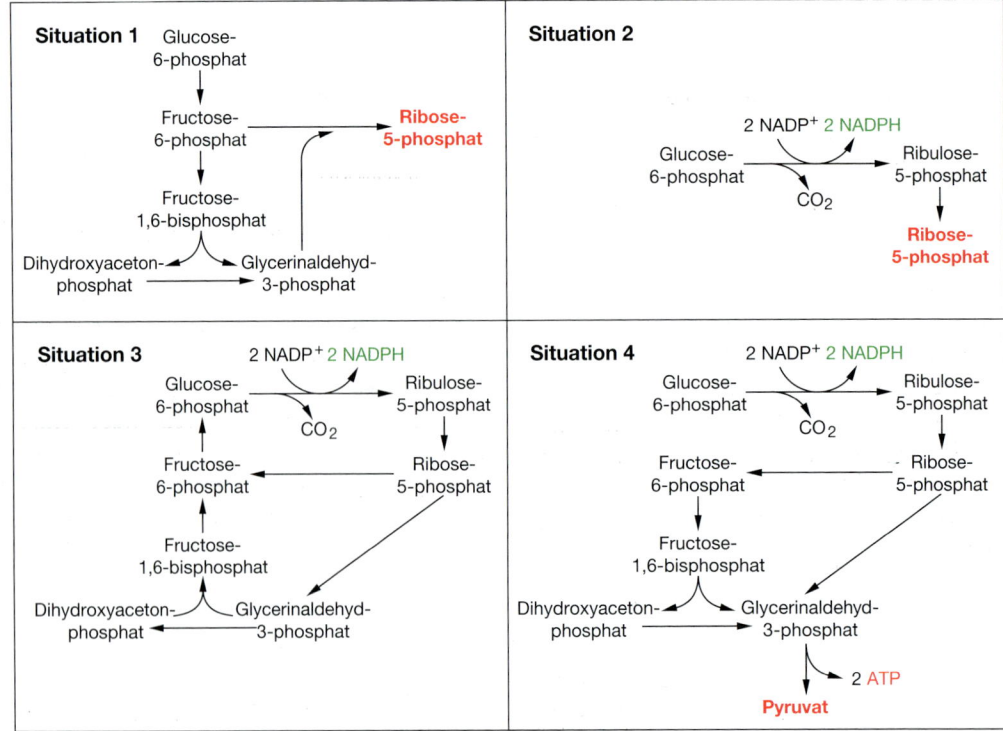

Abb. 3.43 Verschiedene Möglichkeiten der Zusammenarbeit von Pentosephosphatweg und Glykolyse [L253]

3.2.4 Exkurs: NADPH in Erythrozyten

- Der Erythrozyt kommt aufgrund seiner Funktion ziemlich viel mit Sauerstoff in Kontakt. Wo mit Sauerstoff gearbeitet wird (z. B. auch in der Atmungskette der Mitochondrien), können sogenannte **reaktive Sauerstoffspezies (ROS)** entstehen (> Abb. 3.44), die für den Organismus gefährlich sind. Zu den ROS zählen z. B. das **Hyperoxid-** bzw. **Superoxid-Anion**, das besonders reaktive **Hydroxyl-Radikal** und **Wasserstoffperoxid**. Sie sind deshalb so gefährlich, weil sie ein starkes Bedürfnis haben, mit anderen Stoffen der Zelle zu reagieren, diese dabei zu oxidieren und somit in ihrer Funktion zu beeinträchtigen.

- Um sich davor zu schützen, hat der Körper einige Möglichkeiten (**Antioxidation** genannt) auf Lager: Eine dieser Möglichkeiten ist das Bereithalten von Reduktionsmitteln, die sehr leicht von den ROS oxidiert werden können. Auf diese Weise werden die ROS von wichtigeren Zielen ferngehalten. Im Erythrozyten wird diese Aufgabe von **Glutathion** übernommen (> Abb. 3.45). Glutathion ist ein **Tripeptid** aus **Glutamat, Cystein** und **Glycin**, das über eine freie SH-Gruppe verfügt. Treffen zwei Glutathionmoleküle z. B. auf ein Hyperoxid-Anion, können sie dieses mittels ihrer SH-Gruppen zu Wasser reduzieren und werden selbst oxidiert. Dabei kommt es zur Ausbildung einer **Disulfidbrücke** zwischen den Glutathionmolekülen (> Abb. 3.46).

- Der Erythrozyt will natürlich das Glutathiondisulfid schnell wieder einsatzfähig machen und nutzt dafür ein Enzym namens **Glutathion-Reduktase**, das **mit Elektronen vom NADPH Glutathiondisulfid wieder zu zwei Glutathion reduziert**. Aus diesem Grund haben die Erythrozyten einen gesteigerten Bedarf an NADPH, sodass der Pentosephosphatweg hier verstärkt abläuft.

- Es gibt eine Krankheit, bei welcher der Erythrozyt Probleme hat, genug NADPH zu synthetisieren –

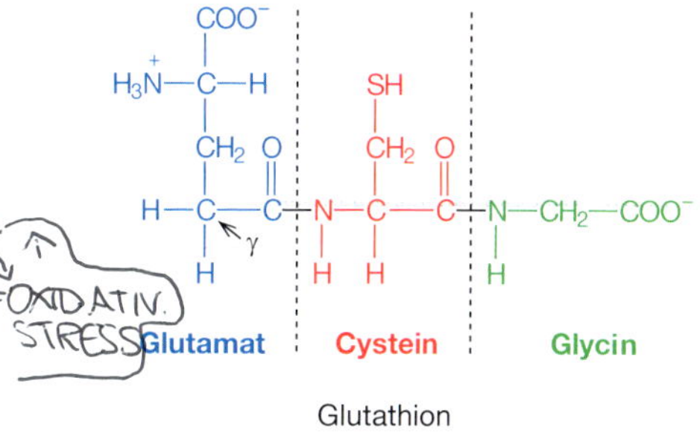

Abb. 3.45 Glutathion [L253]

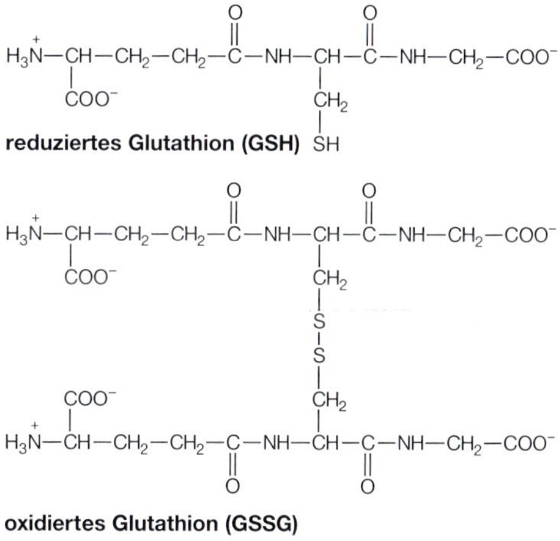

Abb. 3.46 Reduziertes Glutathion und oxidiertes Glutathiondisulfid im Vergleich [L253]

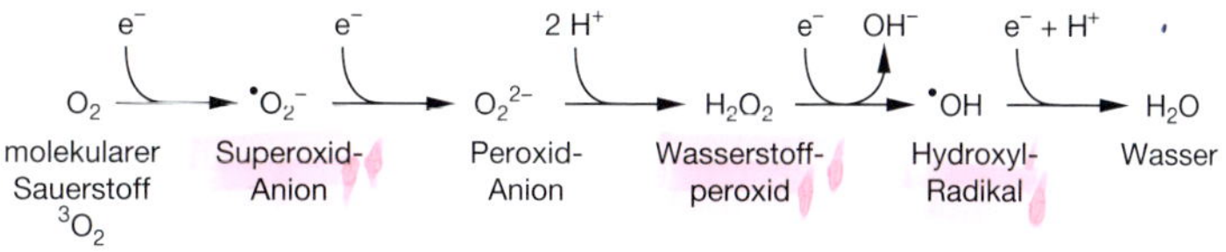

den **Glucose-6-Posphat-Dehydrogenase-Mangel**, der auch **Favabohnenkrankheit** bzw. **Favismus** genannt wird. Dieser Gendefekt ist vergleichsweise weit verbreitet, weil er seine Träger vor schlimmen Verläufen einer **Malariainfektion** schützt. Bei oxidativem Stress, also der vermehrten Bildung von ROS – z. B. durch den Konsum von Favabohnen, der zur Bildung von Wasserstoffperoxid führt –, kann der Erythrozyt diese nicht mehr abfangen und es entsteht eine **Hämolyse**. Treten diese Hämolysen gehäuft auf, kommt der Patient mit der Blutbildung

Abb. 3.44 Der Weg von Sauerstoff über ROS zu Wasser [L253]

nicht mehr hinterher und es entwickelt sich eine **Anämie.**

😊 FÜR AHNUNGSLOSE
Und wie soll das gegen Malaria helfen? Die Erreger der Malaria (Plasmodien) sind zur Komplettierung ihres Vermehrungszyklus auf Erythrozyten angewiesen. Ist deren Lebensdauer verringert, z. B. weil sie bei oxidativem Stress schneller kaputtgehen, sinkt die Chance, dass die Plasmodien ihren Vermehrungszyklus durchlaufen können, und die Erkrankung wird eingedämmt.

3.2.5 Exkurs: Biotransformation in der Leber

Wir haben die selbstlose Arbeit der Leber im Kohlenhydratstoffwechsel zur Genüge besprochen. Aber auch bei der Ausscheidung von Substanzen stellt sie sich in den Dienst der restlichen Gewebe.

Die Leber versucht im Rahmen der **Biotransformation,** sämtliche Stoffe, die ausgeschieden werden sollen, z. B. weil sie nicht mehr benötigt werden oder den Körper sogar schädigen können, einerseits durch bestimmte Reaktionen unschädlich zu machen und andererseits ihre Ausscheidung zu ermöglichen. Das klappt allerdings nicht immer. Manchmal machen die Reaktionen in der Leber einen Stoff erst richtig schädlich **(Giftung)**, wobei die Leber dann häufig an vorderster Front steht und einen Großteil des Schadens abbekommt.

In unserem Körper werden Substanzen i. d. R. in Wasser gelöst ausgeschieden, sodass die Leber, um die Ausscheidung eines Stoffes zu ermöglichen, diesen erst einmal **hydrophil** machen muss.

😊 FÜR AHNUNGSLOSE
Kleine Erinnerung an die Chemie: Wasser ist aufgrund der unterschiedlichen Elektronegativitäten von H und O sowie seiner gewinkelten Struktur ein **polares Molekül.** Hydrophile Substanzen sind folglich ebenfalls polar, da sich Gleiches in Gleichem löst!

Unabhängig davon, ob eine Substanz direkt von der Leber über die Gallenwege ausgeschieden werden soll oder erst noch über das Blut zur Niere transportiert werden muss, um dort über den Harn eliminiert zu werden, verläuft die Biotransformation in der Leber nach dem immer gleichen Prinzip in zwei Phasen (> Abb. 3.47):

1. Da die zu eliminierende Substanz häufig ganz glücklich mit sich selbst und damit reaktionsträge ist, ist es gar nicht so einfach, sie polar (hydrophil) zu machen. Häufig müssen dafür zuerst **funktionelle Gruppen,** die aufgrund ihrer Heteroatome reaktiv sind, an die Substanz angehängt werden. Manchmal wird die Substanz auch in dieser Phase durch Oxidationen inaktiviert oder gespalten.

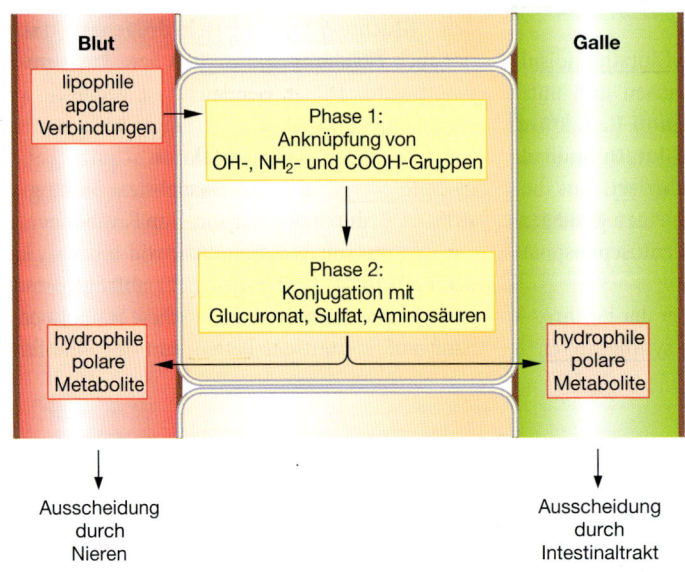

Abb. 3.47 Biotransformation in der Leber [L253]

Zu den funktionellen Gruppen, die eingefügt werden, zählen neben Amino- und Carboxy- vor allem die **Hydroxygruppen.** Die Hydroxylierungen werden von **Oxidoreduktasen** der **Cytochrom-P450-(CYP-)**Familie durchgeführt. CYPs sind **Hämproteine** (enthalten also Eisen) und nutzen für ihre Hydroxylierungen **NADPH,** weshalb der Pentosephosphatweg auch in der Leber sehr aktiv ist. Da CYPs in aller Regel nur ein Sauerstoff-Atom übertragen, bezeichnet man sie auch als **Monooxygenasen.**

2. Ist es gelungen, die zu eliminierende Substanz reaktiver zu machen, kann sie an eine polare und damit hydrophile Substanz gekoppelt werden. Auf diese Weise löst sich das gesamte Molekül in Wasser und kann leichter ausgeschieden werden. Zu den häufigsten Substanzen, an die gekoppelt wird, zählen:
   - **Glucuronsäure:** Sie wird aktiviert als **UDP-Glucuronat** angehängt. Man spricht von Glucuronidierung.
   - **Sulfat:** Das Anhängen des Salzes der Schwefelsäure heißt Sulfatierung. Als Spender des Sulfats fungiert dabei **PAPS** (3-Phosphoadenosin-5-phosphosulfat).
   - **Aminosäuren:** Hier wird in diesem Zusammenhang vor allem **Taurin** genannt.
   - **Glutathion.**

Ist die Biotransformation besonders gefordert, werden die Gene, die für die CYPs codieren, übrigens vermehrt abgeschrieben – sie werden induziert. Die Induktion ist sogar sichtbar: Da die CYPs im **glatten endoplasmatischen Retikulum** der Hepatozyten sitzen, nimmt das ER an Größe und Masse zu. Eine besonders eindrucksvolle Zunahme des ER soll der Missbrauch von **Barbituraten** nach sich ziehen.

> **FÜR DIE KLAUSUR**
>
> PAPS, das bei den Sulfatierungen das Sulfat beisteuert, ist zwar ein Cofaktor, aber da man zu diesem Thema nicht so viel wissen muss, machen wir keinen extra Exkurs dafür. Merkt euch grob seine Strukturformel (> Abb. 3.48, beachtet die Sulfatgruppe) und seine Funktion: Sulfatierungen bei der Biotransformation und bei Biosynthesen (z. B. von Cerebrosiden).

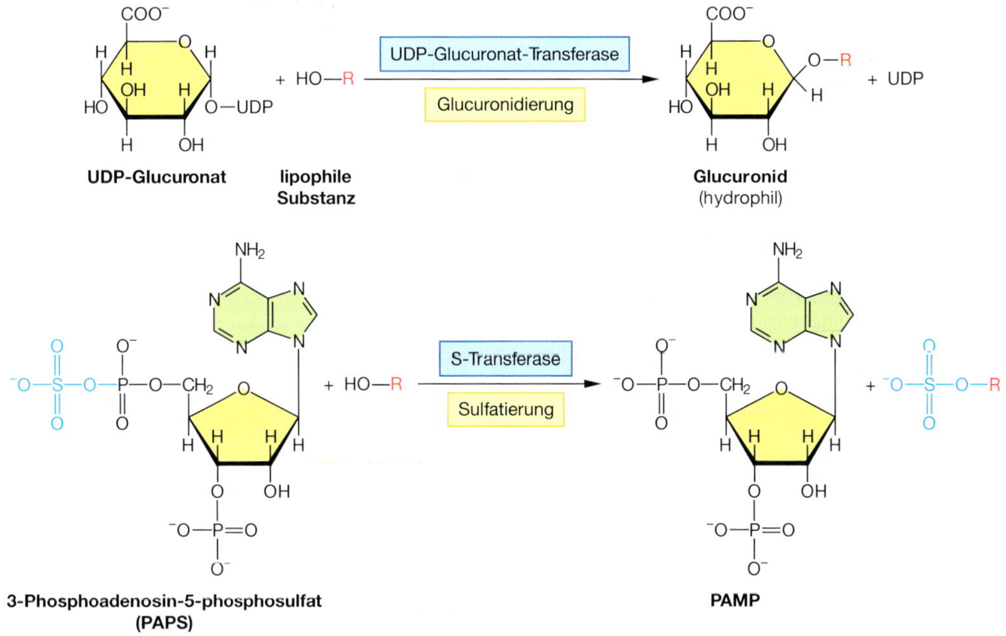

Abb. 3.48 Glucuronidierung und Sulfatierung [L253]

3.3 Die anderen Zucker

Natürlich ernähren wir uns nicht nur von Glucose. Unsere Nahrung enthält in der Regel eine bunte Mischung aus Mono-, Di- und Polysacchariden. Mit dem Abbau der Poly- und Disaccharide in ihre Monosaccharid-Bestandteile werden wir uns im Kapitel zur Verdauung befassen (➤ Kap. 11). An dieser Stelle wollen wir einen Blick darauf werfen, was der Körper mit Monosacchariden macht, bei denen es sich nicht um Glucose handelt. Im Hinblick auf die Klausuren interessieren uns dabei vor allem **Galaktose** und **Fructose.**

3.3.1 Galaktose

Galaktose landet häufig in unseren Zellen, weil sie zusammen mit Glucose den Milchzucker **Lactose** bildet … und wer lactoseintolerant ist, weiß, in wie vielen Lebensmitteln Lactose vorkommt. Die Reaktionen der Galaktose finden **v. a. in der Leber** (im Zytoplasma) statt und sind glücklicherweise nicht allzu schwer (➤ Abb. 3.49):

1. Wie die Glucose muss auch die Galaktose erst einmal aktiviert werden, bevor man etwas mit ihr anfangen kann. Die **Galaktokinase** phosphoryliert sie deshalb unter **ATP-Verbrauch zu Galaktose-1-Phosphat.**
2. Im zweiten Schritt reagiert **Galaktose-1-Phosphat** mit einem Metabolit, den ihr aus dem Glykogenstoffwechsel kennt – der **UDP-Glucose.** Ein Enzym namens **Galaktose-1-Phosphat-Uridyltransferase** nimmt das UDP der Glucose und tauscht es mit dem Phosphatrest der Galaktose. Es entstehen **Glucose-1-Phosphat und UDP-Galaktose.**
3. Glucose-1-Phosphat kann sich nun aussuchen, ob es doch den Weg in Richtung Glykogen einschlagen möchte oder lieber zum Glucose-6-Phosphat wird, was in vielen Stoffwechselwegen gebraucht wird. Für unsere UDP-Galaktose kommen drei Möglichkeiten infrage:
   – Sie kann zur **Biosynthese von Glykoproteinen** verwendet werden.
   – Sie kann zur **Synthese von Lactose** verwendet werden (Brustdrüse).
   – Sie kann von der **UDP-Galaktose-4-Epimerase in UDP-Glucose** umgewandelt werden und von dort Richtung Glykogen oder Glucose-6-Phosphat weiterreagieren.

> **FÜR DIE KLAUSUR**
> Ein prüfungsrelevantes Krankheitsbild im Zusammenhang mit dem Galaktosestoffwechsel ist die Galaktoseintoleranz oder **Galaktosämie**, die auf einen Enzymdefekt in der **Galaktose-1-Phosphat-Uridyltransferase** zurückgeht. Da sich diese Erkrankung schon sehr früh nach der Geburt manifestiert und tödlich verlaufen kann, gibt es in Deutschland ein entsprechendes Screening. Die Therapie besteht in einem lebenslangen Verzicht auf Lactose und einer so gut wie möglichen Vermeidung von Galaktose.

3.3.2 Fructose

Während Galaktose auch bei Biosynthesen von Bedeutung ist (Glykoproteine, Lactose), wird Fructo-

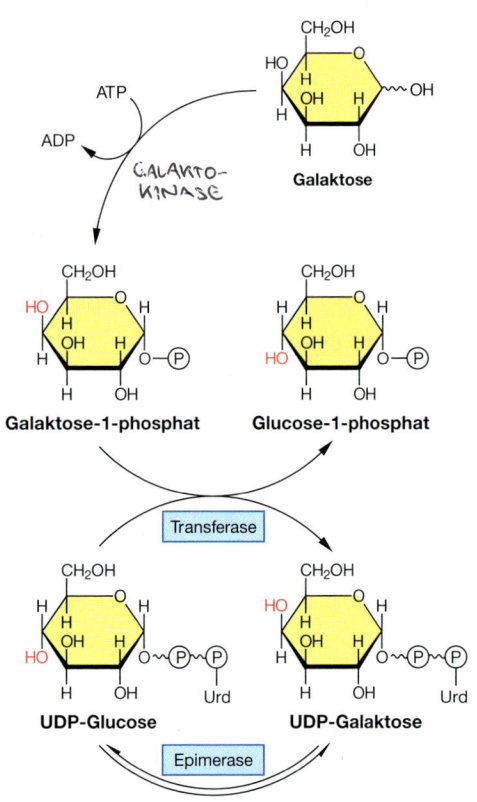

Abb. 3.49 Stoffwechsel von Galaktose [L253]

3.3 Die anderen Zucker

se vor allem der Glykolyse zugeführt, um aus ihr Energie zu gewinnen. Alternativ kann sie, wenn sie in die Glykolyse eingespeist wurde, natürlich auch den umgekehrten Weg (Gluconeogenese) gehen (> Abb. 3.50).

1. Auch die Fructose wird zuerst phosphoryliert. In der Leber übernimmt diese Aufgabe ein Enzym namens **Fructokinase**, die **Fructose-1-Phosphat** synthetisiert.

2. **Fructose-1-Phosphat** wird von der **Fructose-1-Phosphat-Aldolase B** in **Dihydroxyacetonphosphat** und **Glycerinaldehyd** gespalten.

3. **Dihydroxyacetonphosphat** ist schon ein Metabolit der Glykolyse. Aus **Glycerinaldehyd** wird durch **ATP-abhängige Phosphorylierung** mithilfe der **Triosekinase Glycerinaldehyd-3-Phosphat**, das ebenfalls Teil der Glykolyse ist.

In anderen Geweben des Körpers (v. a. im Fettgewebe) besteht darüber hinaus die Möglichkeit, aus Fructose mittels der **Hexokinase** direkt Fructose-

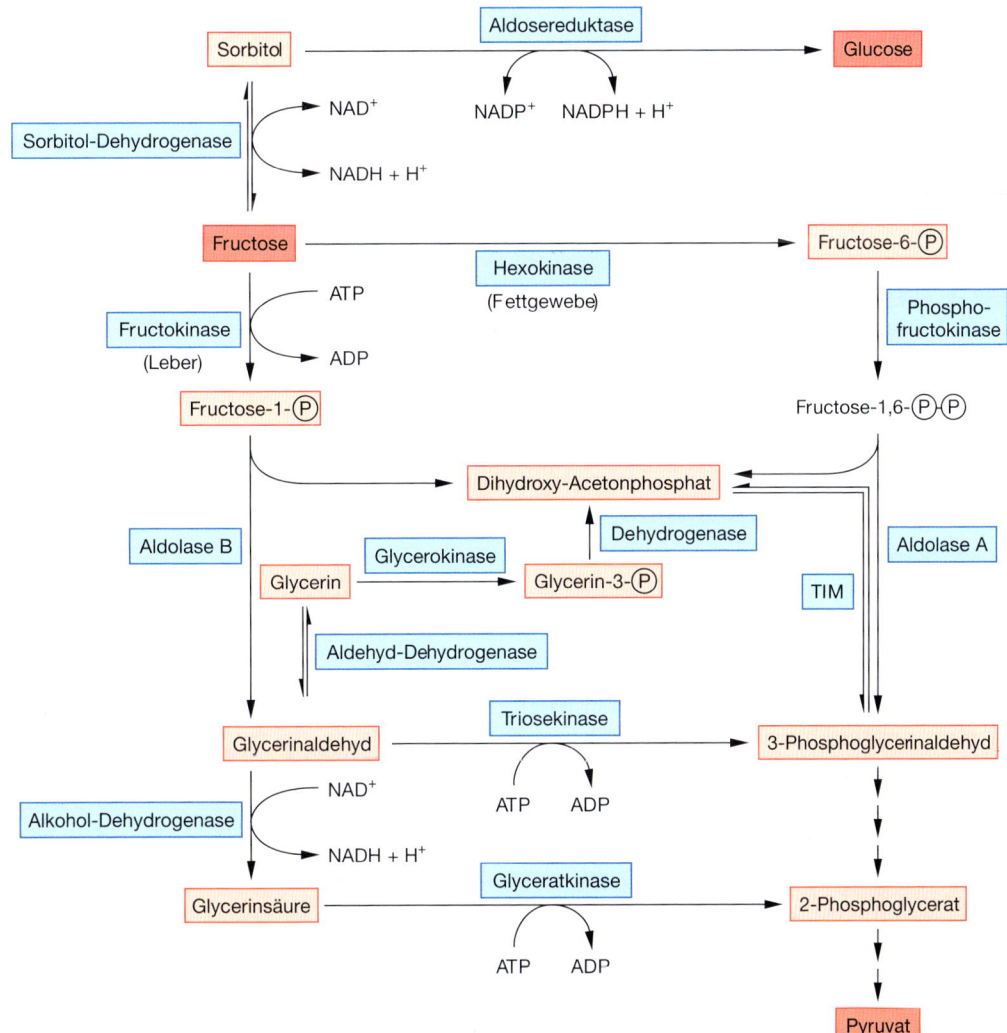

Abb. 3.50 Verschiedene Kohlenhydratstoffwechselwege u. a. von Fructose [L253]

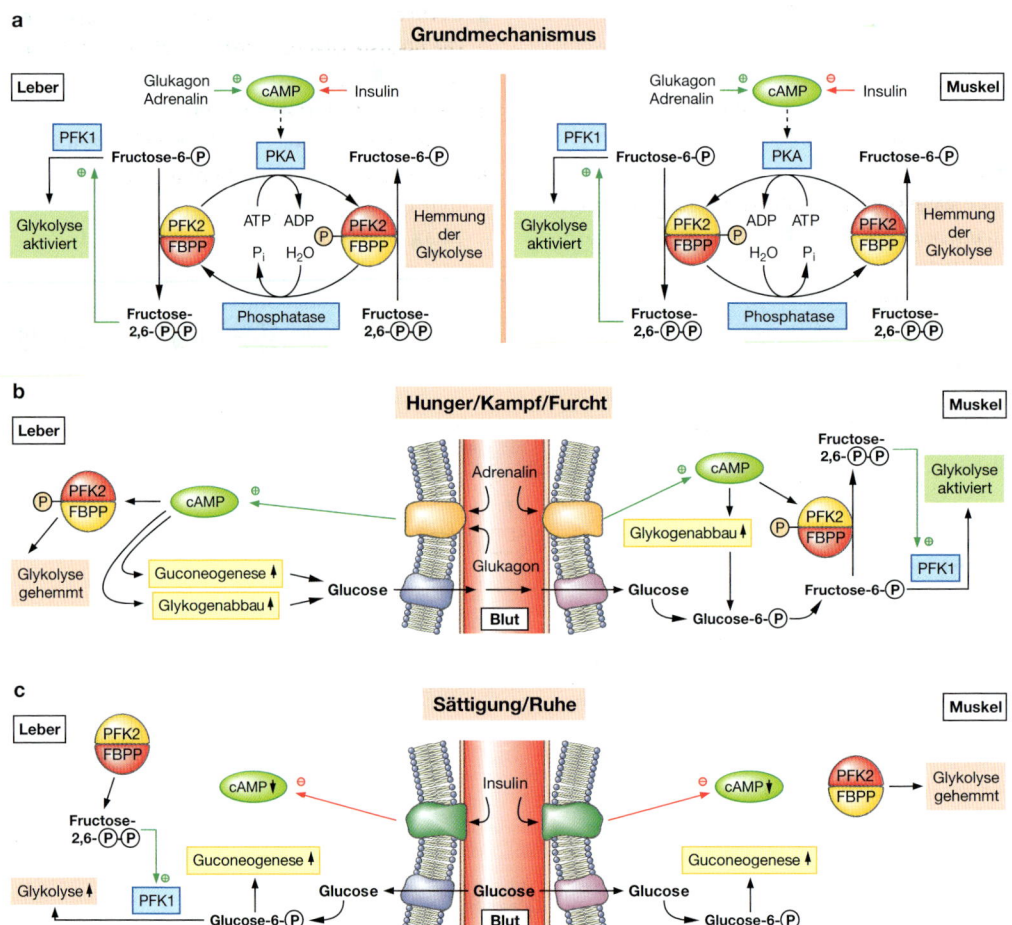

Abb. 3.51 Regulation des Kohlenhydratstoffwechsels in Ruhe und bei Belastung [L253]

6-Phosphat zu machen … ein ziemlich schneller Weg in die Glykolyse.

↳ Da ihr jetzt Experten in Sachen Kohlenhydrate seid, werft zum Abschluss dieses Kapitels doch noch mal einen Blick auf ➤ Abb. 3.51 und versucht, die Regulation des Kohlenhydratstoffwechsels in den verschiedenen Situationen nachzuvollziehen.

3.4 Übungen

1. Füllt ➤ Tab. 3.13 zur Atmungskette aus.
2. ATP ist nur im Komplex mit _____ aktiv.
3. Wie kann Glycerin in die Gluconeogenese eingespeist werden?
4. Cortisol _____ die Gluconeogenese.
5. Die höchste Glykogenkonzentration findet sich in welchem Organ?
6. Nenne die Cofaktoren der PDH.
7. Nenne die Metabolite des Citratzyklus.
8. Die Substrate der Hämsynthese sind _____ und _____.

Tab. 3.13 Übungstabelle zur Atmungskette

Komplex	Funktion	Transportiert Protonen?	Eisen-Schwefel-Komplexe	Häm-Gruppen
I (NADH-Dehydrogenase)	• Oxidiert NADH • Überträgt Elektronen auf Ubichinon			
II (Succinat-Dehydrogenase)	• Oxidiert FADH$_2$ • Überträgt Elektronen auf Ubichinon			
III (Cytochrom-C-Reduktase)	• Übernimmt Elektronen von Ubichinol • Überträgt Elektronen auf Cytochrom C			
IV (Cytochrom-C-Oxidase)	• Übernimmt Elektronen von Cytochrom C • Überträgt Elektronen auf O$_2$			

KAPITEL 4

Lipidstoffwechsel

4.1	Lipolyse	117
4.2	β-Oxidation	119
4.3	Ketonkörper-Stoffwechsel	123
4.4	Fettsäure-Synthese	127
4.5	Triacylglycerin-Synthese	131
4.6	Cholesterin-Synthese	132
4.7	Stoffwechsel der Lipoproteine	136
4.8	Übungen	141

Ihr habt die Lipide als eine sehr vielfältige Stoffgruppe kennengelernt (➤ Kap. 1.2.3) und erinnert euch hoffentlich noch an die 7 wichtigen Gruppen (falls nicht, solltet ihr sie schnell noch einmal wiederholen).

Erfreulicherweise müssen wir uns aber nicht detailliert mit dem Stoffwechsel all dieser Verbindungen befassen, sondern können uns v. a. auf die Fettsäuren, Triglyceride und Cholesterin beschränken. Zwar gib es auch im Lipidstoffwechsel einiges auswendig zu lernen, aber vielen Studenten fällt er leichter als der Kohlenhydratstoffwechsel, da es nicht so viele prüfungsrelevante Stellen gibt, an denen sich die Stoffwechselwege kreuzen, sodass meist nicht ganz so viel Verwirrung aufkommt. In diesem Sinne: Auf geht's!

4.1 Lipolyse

Die Lipolyse bezeichnet im Grunde genommen nichts anderes als den **Abbau von Triacylglyceriden (TAGs)** in Glycerin und freie Fettsäuren. Lipolyse wird prinzipiell immer dann notwendig, wenn TAGs aus Zellen hinaus oder in Zellen hinein geschleust werden, da sie zwar als lipophile Moleküle eigentlich gut membrangängig sind, aber gerade aufgrund dieser Lipophilie teilweise schon an der Überwindung kürzester Strecken in einem hydrophilen Medium scheitern. TAGs werden deshalb v. a. an drei Orten abgebaut:
- Im **Darmlumen** zur Aufnahme in die Darmmucosa – zuständiges Enzym: **Pancreaslipase**
- Am **Kapillarendothel** der Blutgefäße vor der Aufnahme in z. B. Fettzellen (Adipozyten) – zuständiges Enzym: **Lipoproteinlipase**
- In den Zellen, in denen sie **gespeichert** wurden, wenn sie wieder ins Blut abgegeben werden sollen – zuständiges Enzym: **hormonsensitive Lipase**

4 Lipidstoffwechsel

> **! ACHTUNG**
> Nur die hormonsensitive Lipase wird durch Hormone reguliert. Beliebte Falschantworten wollen euch manchmal vorgaukeln, dass z. B. die Lipoproteinlipase durch Insulin aktiviert wird etc.

An dieser Stelle wollen wir uns anschauen, was in einem Adipozyten passiert, wenn er seine gespeicherten Triglyceride freisetzen will: Die hormonsensitive Lipase spaltet die Esterbindungen in den TAGs hydrolytisch und erzeugt so Fettsäuren und Glycerin. Diese Stoffe werden nun u. a. zur Leber, aber auch in andere Gewebe transportiert.

4.1.1 Regulation

Bevor wir die Regulation der Lipolyse betrachten, müssen wir uns zunächst fragen: Was passiert mit Glycerin und den Fettsäuren, wenn sie einmal freigesetzt sind?

Stellen wir uns das typische Szenario vor: Wir fasten und unser Blutzuckerspiegel fällt. Der Körper muss reagieren und die Gewebe, die Gluconeogenese betreiben können (Leber etc.), legen los. Ein mögliches Substrat der Gluconeogenese ist Glycerin, das bei der Spaltung von TAGs entsteht. Das Glycerin aus den TAGs kann also in Glucose umgewandelt werden.

> **☺ FÜR AHNUNGSLOSE**
> Aber Glycerin ist doch gar kein Metabolit der Gluconeogenese, oder? Glycerin kann über Glycerin-3-Phosphat in **Dihydroxy-Acetonphosphat** umgewandelt werden, das dann zur Synthese von Glucose genutzt werden kann. In Geweben, die keine Gluconeogenese durchführen können, kann das Dihydroxy-Acetonphosphat auch einfach im Rahmen der Glykolyse zur Energiegewinnung zu Pyruvat abgebaut werden.

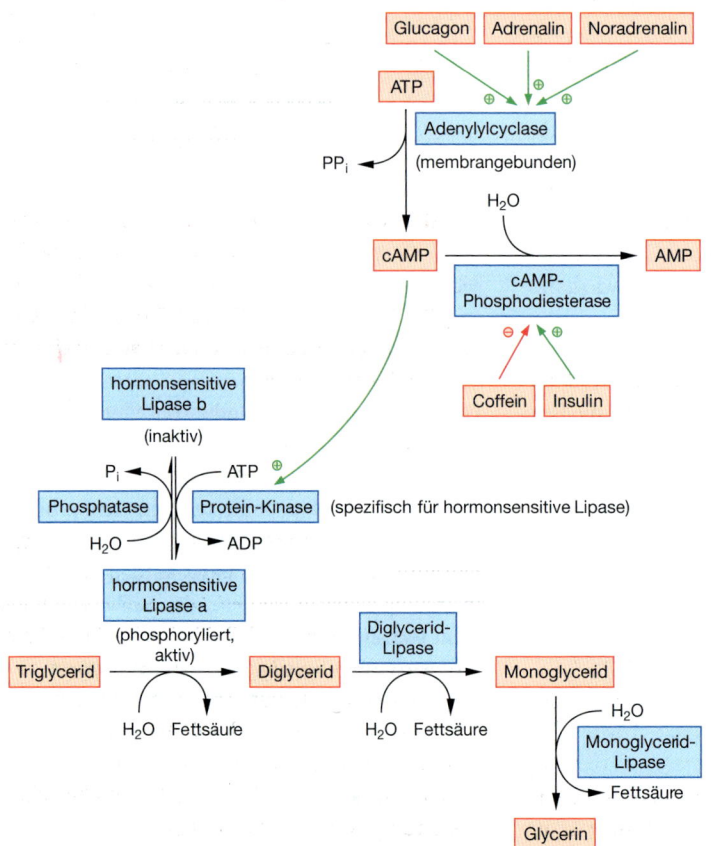

Abb. 4.1 Regulation der hormonsensitiven Lipase [L253]

4.2 β-Oxidation

▻ Die Fettsäuren werden in einem Stoffwechselweg namens **β-Oxidation zu Acetyl-CoA abgebaut**, weshalb wir sie nicht zur Gluconeogenese verwenden können … und trotzdem unterstützten sie die Gluconeogenese indirekt:

▻ In der Leber ist, wenn die Gluconeogenese abläuft, die Glykolyse angehalten. Daher läuft die Leber Gefahr, ihren Energiebedarf nicht decken zu können. Hier schaffen die Fettsäuren Abhilfe, denn bei deren Abbau wird viel Energie frei. Auch andere Gewebe können Fettsäuren als Energiequelle nutzen, sodass sie in dieser Situation weniger Glucose verbrauchen, was zu einer Erhöhung des Blutzuckerspiegels beiträgt.

▻ Die Lipolyse kann also dazu beitragen, den Blutzuckerspiegel zu erhöhen … welches Hormon wird also die hormonsensitive Lipase zu Höchstleistungen antreiben (➤ Abb. 4.1)? Richtig, **Glucagon** (und Adrenalin)! Und wie macht es das? Wie immer über eine **Aktivierung der Adenylatcyclase**, die zu einem **Anstieg des cAMP-Spiegels** führt. Der wiederum aktiviert die **Proteinkinase A**, die dann die **hormonsensitive Lipase phosphoryliert** und damit aktiviert.

▻ **Insulin** bewirkt entsprechend über eine Senkung des cAMP-Spiegels eine Hemmung der Lipolyse. Wie macht Insulin das eigentlich? Unter anderem über eine **Aktivierung der Phosphodiesterasen**, die cAMP spalten. Darüber hinaus führt Insulin zu einer Aktivierung der Synthese von TAGs (**Lipogenese**), auf die wir später noch genauer eingehen werden.

MERKE
Die hormonsensitive Lipase wird **durch Glucagon und Adrenalin aktiviert** und ist **phosphoryliert aktiv**.

4.2 β-Oxidation

➤ Tab. 4.1

Wir haben bereits gelernt, dass die β-Oxidation von Fettsäuren insbesondere in der Leber von großer Bedeutung ist. Aber auch andere Gewebe (v. a. Herz und Skelettmuskel) sind in der Lage, Fettsäuren abzubauen. Man sollte annehmen, dass – da die β-Oxidation in den Mitochondrien stattfindet – nur die Erythrozyten nicht dazu imstande wären. Aller-

Tab. 4.1 Stoffwechselsteckbrief: β-Oxidation

Substrate	Acyl-CoA (oxidierte Coenzyme)
Produkte	• Acetyl-CoA (geradzahlige Fettsäuren) • Acetyl-CoA und ein Propionyl-CoA (ungeradzahlige Fettsäuren) • (Reduzierte Coenzyme)
Lokalisation	Mitochondrien aller Zellen außer Gehirn und Erythrozyten
Funktion	Energiegewinnung
Energiebilanz	• Abhängig von Fettsäure • Ein NADH und ein FADH$_2$ pro Umlauf
Regulationsmechanismen	Hemmung des Carnitin-Shuttles durch Malonyl-CoA (Intermediat der Fettsäure-Synthese) → Fettsäuren gelangen nicht ins Mitochondrium
Verbindung zu anderen Stoffwechselwegen	• Acetyl-CoA als Substrat des Citratzyklus und der Fettsäuren- und Ketonkörper-Synthese • Acetoacetyl-CoA als Intermediat der Ketonkörper-Synthese, • Propionyl-CoA (Abbau ungeradzahliger Fettsäuren) kann zu Oxalacetat und damit zu einem Intermediat der Gluconeogenese werden
Besonderheit	keine direkte ATP-Synthese

dings müsst ihr euch an dieser Stelle noch andere Zellen merken, denen diese Fähigkeit fehlt: die Zellen unseres Gehirns. Sie besitzen zwar Mitochondrien, allerdings dringen die Fettsäuren, da sie die **Blut-Hirn-Schranke nicht durchdringen können**, gar nicht bis zu ihnen vor.

4.2.1 Reaktionsschritte

▻ Wie auch die meisten Zucker müssen die trägen Fettsäuren erst einmal **aktiviert** und damit reaktionsfreudig gemacht werden. Die Aktivierung findet dabei im Gegensatz zur β-Oxidation im Zytosol statt und wird meist nicht wirklich zum eigentlichen Stoffwechselweg gezählt. Die Aktivierung gliedert sich in zwei Schritte (➤ Abb. 4.2):

1. Der erste Schritt wird von einem Enzym namens **Thiokinase** unter ATP-Verbrauch durchgeführt. Allerdings wird hier nicht wie z. B. bei Glucose einfach nur ein Phosphatrest an die Fettsäure ge-

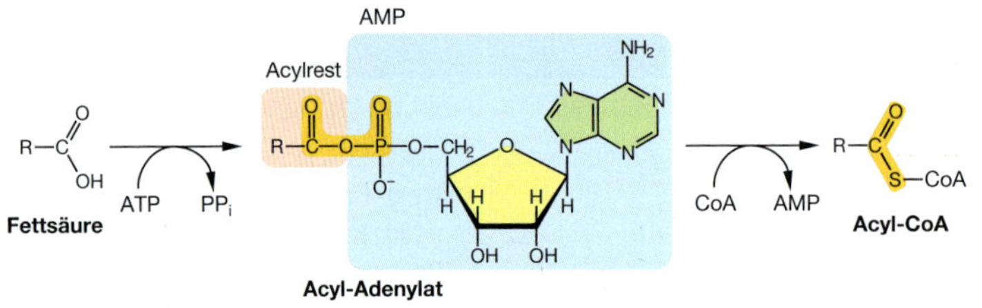

Abb. 4.2 Aktivierung der Fettsäuren durch die Thiokinase (Acyl-CoA-Synthetase) [L253]

hängt, sondern gleich ein ganzes Molekül AMP. Da Fettsäurereste als „Acyl" bezeichnet werden, heißt das Produkt der Reaktion **Acyl-Adenylat.** Versucht als kleine Übung, in diesem Molekül die **Säureanhydridbindung** zu finden!

2. Im zweiten Schritt wird die Energie der Säureanhydridbindung genutzt, um eine **Thioesterbindung** der Fettsäure zu **Coenzym A** zu knüpfen. AMP wird dabei entfernt. Diese Reaktion wird ebenfalls von der **Thiokinase** katalysiert. Aufgrund des Moleküls, das sie herstellt, wird die Thiokinase auch **Acyl-CoA-Synthetase** genannt.

! ACHTUNG
Verwechslungsgefahr: Bei der Aktivierung der Fettsäuren entsteht Acyl-CoA und nicht Acetyl-CoA!

Nun wird die aktivierte Fettsäure ins Mitochondrium transportiert. Das Ganze ist mal wieder gar nicht so einfach. Wir werden uns den unterschiedlichen Möglichkeiten, Stoffe in das Mitochondrium zu transportieren, in einem Exkurs am Ende dieses Kapitels widmen (> Kap. 4.7.4). Merkt euch aber schon einmal, dass Fettsäuren, um ins Mitochondrium zu gelangen, das **Carnitin-Shuttle** nutzen.

→ CPT → ACYL-CARNITIN, S.139

☺ FÜR AHNUNGSLOSE
Warum brauchen die Fettsäuren ein Shuttle, um durch eine Membran zu gelangen? Sie sind doch schließlich lipophil, oder? Eigentlich schon, aber mittlerweile sind sie mit dem nicht ganz so lipophilen Coenzym A verknüpft.

Im Mitochondrium angekommen, kann die eigentliche β-Oxidation beginnen. Diese besteht aus vier Reaktionen: → O HOT

1. **Oxidation**
2. **Hydratisierung** (Einbau von Wasser)
3. **Oxidation**
4. **Thiolytische Spaltung**

Am Ende dieser vier Reaktionen ist die aktivierte Fettsäure um 2 C-Atome kürzer, die in Form von Acetyl-CoA abgespalten wurden. Die verkürzte Fettsäure durchläuft die vier Reaktionen nun erneut und das nächste Acetyl-CoA wird abgespalten usw. Die Energie wird dabei bei den Oxidationen gewonnen. Nun müssen wir uns die Reaktionen aber noch etwas genauer anschauen (> Abb. 4.3):

1. Die erste Oxidation wird von der **Acyl-CoA-Dehydrogenase** katalysiert. Die zwei abgespaltenen H-Atome reduzieren **FAD zu FADH$_2$**. Da Kohlenstoffatome eigentlich vierbindig sind, sind sie quasi gezwungen, eine Doppelbindung auszubilden. Diese Doppelbindung ist **trans**-konfiguriert, denn die Substituenten mit den höchsten Ordnungszahlen stehen auf gegenüberliegenden Seiten der Doppelbindung. Das Produkt der Reaktion heißt folglich **trans-Enoyl-CoA.**

☺ FÜR AHNUNGSLOSE
Warum „**En**oyl"? Alkene, also Kohlenwasserstoffe, die mindestens eine Doppelbindung zwischen zwei C-Atomen besitzen, enden auf „**en**".

2. Bevor die nächste Oxidation stattfinden kann, brauchen wir erst einmal etwas, das oxidiert werden kann. Deshalb katalysiert die **trans-Enoyl-CoA-Hydratase** die Anlagerung von Wasser. Das Sauerstoff- und ein Wasserstoffatom des Wassers bilden dabei eine **Hydroxygruppe am β-C-Atom des Moleküls.** Dort wird auch gleich die nächste Oxidation stattfinden … jetzt wisst ihr, warum es β-Oxidation heißt! Das Produkt der Reaktion ist **L-β-Hydroxyacyl-CoA.**

4.2 β-Oxidation

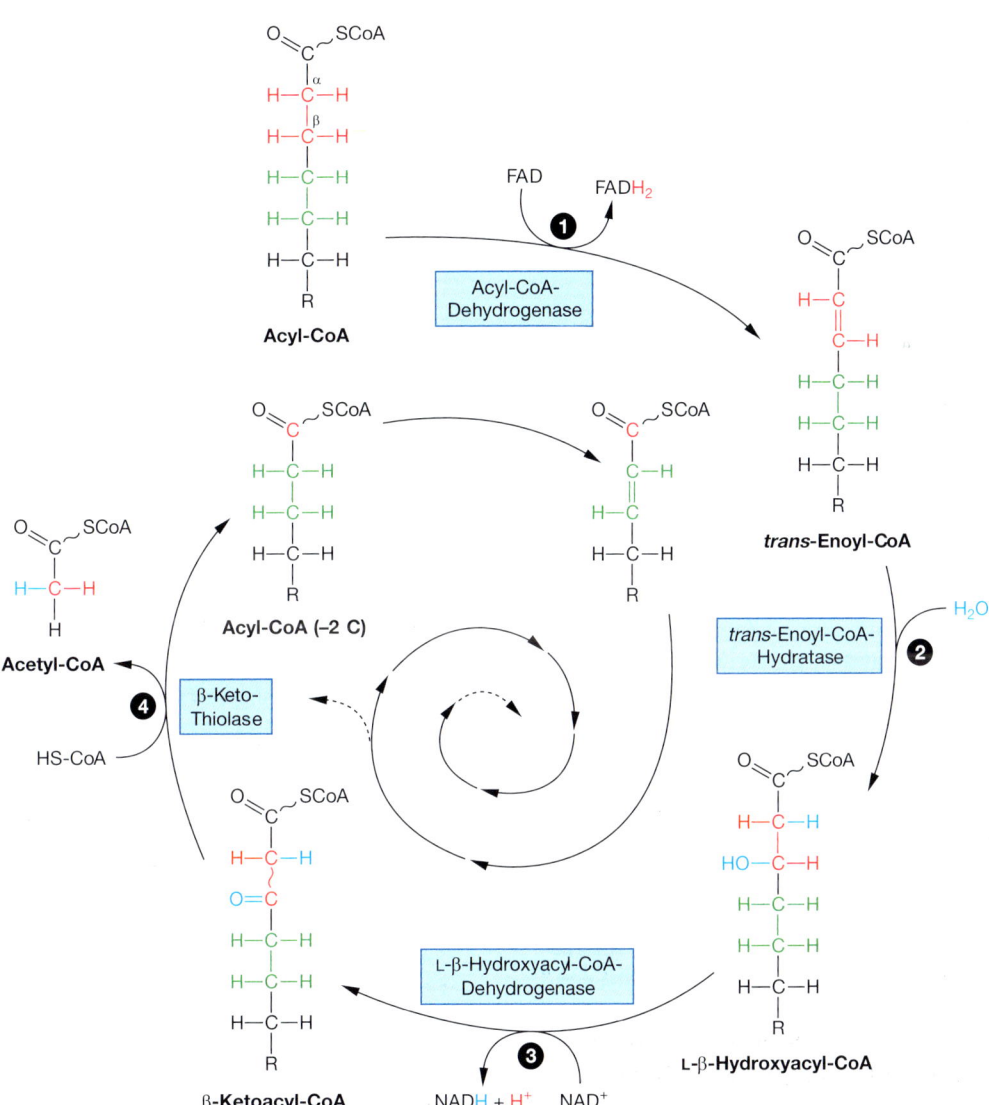

Abb. 4.3 β-Oxidation einer Fettsäure [L253]

😊 FÜR AHNUNGSLOSE

Was war nochmal das β-C-Atom? Das C-Atom, das die Carboxygruppe (bzw. den Thioester) trägt, ist das α-C-Atom. Danach kommt das β-C-Atom.
Und warum heißt das Produkt **L-β-Hydroxyacyl-CoA**? Weil die Hydroxygruppe am β-C-Atom sitzt und in der Fischer-Schreibweise nach links zeigt.

3. Zeit für die nächste Oxidation! Diesmal werden die Elektronen von der **L-β-Hydroxyacyl-CoA-** Dehydrogenase auf **NAD⁺** übertragen. Die Hydroxygruppe wird zu einer **Carbonylgruppe** oxidiert. Da sich diese Carbonylgruppe mitten im Molekül befindet (und nicht endständig ist), handelt es sich bei dem Produkt um ein Keton. Es heißt **β-Ketoacyl-CoA.**

4. Bei der vierten Reaktion kommt ein weiteres Coenzym A ins Spiel. Dieses spaltet unsere Fettsäure unmittelbar vor der Ketogruppe mithilfe der **β-Keto-Thiolase thiolytisch.** Die ehemalige Spit-

ze des Moleküls wird als Acetyl-CoA abgespalten und unser gerade hinzugekommenes Coenzym A bildet mit der nun 2 C-Atome kürzeren Fettsäure wieder Acyl-CoA, das den Kreislauf erneut durchlaufen kann.

😊 FÜR AHNUNGSLOSE

Was bedeutet thiolytische Spaltung? Ihr kennt bereits die hydrolytische (unter Anlagerung von Wasser) und die phosphorolytische (unter Anlagerung von Phosphat) Spaltung eines Moleküls. Da Coenzym A Schwefel enthält, handelt es sich bei der vierten Reaktion der β-Oxidation um eine Spaltung unter **Anlagerung von Schwefel** – eine thiolytische Spaltung.

Wenn der Zyklus einige Male wiederholt wurde, besteht die Fettsäure nur noch aus 4 C-Atomen und wird **Acetoacetyl-CoA** genannt. Sie kann nun ebenfalls zu 2 Acetyl-CoA abgebaut werden. Acetoacetyl-CoA ist allerdings auch ein Zwischenprodukt der **Ketonkörper-Synthese**, auf die wir noch zu sprechen kommen. Zunächst allerdings noch drei Sonderfälle:

- Was ist, wenn wir einmal eine Fettsäure abbauen müssen, die z. B. aus 19 C-Atomen besteht (**ungeradzahlige Fettsäure**)? Bleibt dann, wenn wir bei jeder Runde zwei C-Atome abspalten, am Ende ein einzelnes C-Atom übrig? Nein, denn die β-Oxidation stoppt, wenn die Fettsäure nur noch aus 3 C-Atomen besteht (**Propionyl-CoA**). Aus Propionyl-CoA wird – u. a. durch eine (**biotinabhängige**) Carboxylierung – **Succinyl-CoA**, das wir als Zwischenprodukt des Citratzyklus kennen (> Abb. 4.4).

❗ ACHTUNG

Succinyl-CoA kann den Citratzyklus (> Kap. 3.1.5) weiter durchlaufen und zu Oxalacetat werden … und Oxalacetat kann zur **Gluconeogenese** (> Kap. 3.1.2) genutzt werden. Das ist aber auch wirklich das einzige Szenario, in dem (ein Teil) einer Fettsäure zur Gluconeogenese genutzt werden kann. Ansonsten gilt weiterhin: Fettsäuren werden zu Acetyl-CoA abgebaut und sind damit für die Gluconeogenese nicht zu gebrauchen!

- Was ist, wenn wir uns gesund ernährt haben und eine **ungesättigte Fettsäure** abbauen müssen? Die β-Oxidation läuft normal ab, bis sie auf die Doppelbindung trifft. Da Doppelbindungen in

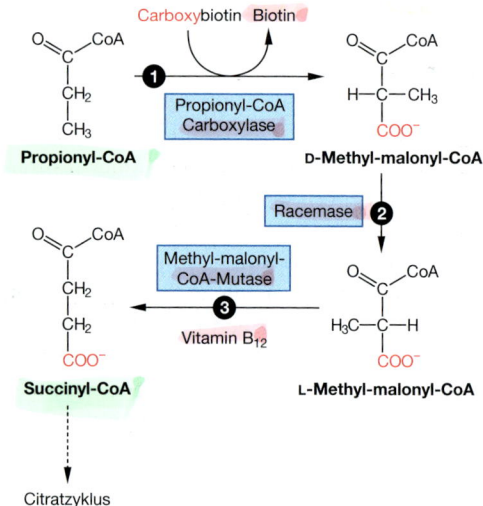

Abb. 4.4 Abbau ungeradzahliger Fettsäuren: von Propionyl-CoA zu Succinyl-CoA [L253]

der Natur **cis-konfiguriert** sind, die β-Oxidation aber mit trans-konfigurierten Zwischenprodukten arbeitet, werden sie einfach von einer **Isomerase** umgelagert. Bei konjugierten Doppelbindungen (-CH=CH-CH=CH-) wird noch eine vorhergehende **Reduktion** notwendig.

- Was ist, wenn wir eine **besonders lange Fettsäure abbauen wollen**? Der Abbau langer Fettsäuren sollte eigentlich genauso funktionieren wie der von kürzeren. Tatsächlich wird bei Fettsäuren mit über 22 C-Atomen aber zuerst ein Teil der Kette in den **Peroxisomen**, einem anderen Zellorganell, abgebaut, bevor sie der β-Oxidation zugeführt werden (> Kap. 2.3.9).

📘 FÜR DIE KLAUSUR

Bitte bedenkt im Hinblick auf Klausurfragen, dass, wenn z. B. eine Fettsäure aus 16 C-Atomen abgebaut werden soll, der Zyklus der β-Oxidation 7-mal (und nicht 8-mal!) durchlaufen wird. Wenn euch das nicht klar ist, malt 16 C-Atome und streicht immer zwei weg, bis nur noch zwei (entsprechen Acetyl-CoA) übrig bleiben … was nach 7-mal Ausstreichen der Fall sein wird!

Eine prüfungsrelevante Beeinträchtigung des Fettstoffwechsels ist das **Zellweger-Syndrom**. Bei dieser Erkrankung funktionieren peroxysomale Enzyme nicht wie vorgesehen (oder die Peroxysomen fehlen komplett), sodass langkettige Fettsäuren nicht abgebaut werden können. Die Patienten versterben häufig noch im ersten Lebensjahr.

4.2.2 Energiebilanz

Bei der β-Oxidation wird pro Runde ein NADH und ein FADH$_2$ erzeugt … aber kein ATP! Um ATP zu gewinnen, müssen die reduzierten Redoxcoenzyme, wie wir es schon aus dem Kohlenhydratstoffwechsel kennen, der Atmungskette zugeführt werden (> Kap. 3.1.6). Dementsprechend ist die β-Oxidation nur eine Option zur Energiegewinnung, wenn auch Sauerstoff zur Verfügung steht, sodass die Coenzyme oxidiert werden können.

Wie viel Energie ein Triglycerid letztlich liefert, hängt von den Fettsäuren ab, aus denen es besteht. Wenn ihr euch aber vorstellt, dass zur β-Oxidation einer Fettsäure aus 16 C-Atomen 7 Runden notwendig sind, bei jeder Runde 1 NADH (= 2,5 ATP) und ein FADH$_2$ (= 1,5 ATP) erzeugt werden sowie jedes entstehende Acetyl-CoA auch noch im Citratzyklus zur Energiegewinnung genutzt werden kann, ist eins sicher: Fett enthält sehr viel Energie!

4.2.3 Regulation

Die Enzyme der β-Oxidation selbst werden nicht reguliert. Stattdessen wird das **Carnitin-Shuttle** gehemmt, sodass die Fettsäuren gar nicht erst in das Mitochondrium gelangen und der β-Oxidation zugeführt werden können. Ein wichtiger Hemmstoff des Carnitin-Shuttles ist **Malonyl-CoA,** das bei der Synthese von Fettsäuren anfällt … es wäre auch ziemlich sinnlos, die frisch synthetisierten Fettsäuren direkt wieder abzubauen!

4.3 Ketonkörper-Stoffwechsel

Bei den Ketonkörpern handelt es sich um drei Moleküle, die wichtig werden, wenn der Körper über längere Zeit hungern muss. Da ihr sie in Prüfungen erkennen solltet, macht euch am besten direkt mit ihren Strukturformeln vertraut (> Abb. 4.5)!

Man könnte annehmen, dass die Ketonkörper ihren Namen tragen, weil sie alle eine Ketogruppe

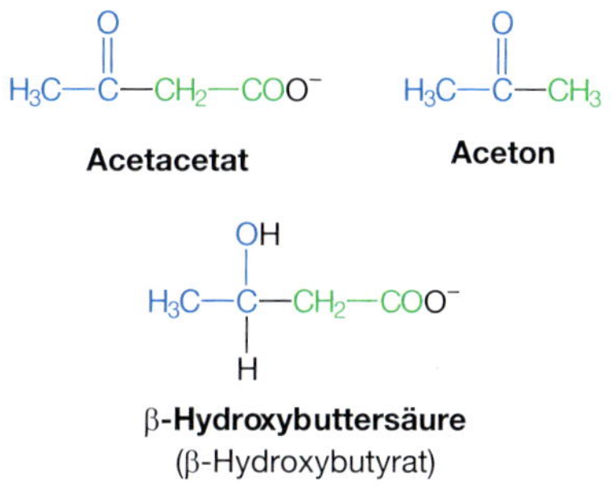

Abb. 4.5 Die drei Ketonkörper [L253]

(nicht endständige C=O-Doppelbindung) enthalten. Dies ist allerdings bei β-Hydroxybutyrat nicht der Fall. Ihnen ist aber gemeinsam, dass sie alle nach einigen Tagen des Hungerns von unserem Gehirn als ergänzende Energiequelle genutzt werden können, sodass es seinen Glucosebedarf senken kann. Auch andere Gewebe (z. B. die Muskeln) sind in der Lage, Ketonkörper zu verstoffwechseln.

Die Bildung der Ketonkörper beschränkt sich dagegen auf die **Mitochondrien der Leber.** Leidet der Körper Hunger, läuft dort die β-Oxidation von Fettsäuren verstärkt ab, um Energie für die Gluconeogenese zur Aufrechterhaltung des Blutzuckerspiegels bereitzustellen. Da bei β-Oxidation aber so viel Energie anfällt, kann es irgendwann dazu kommen,

- dass ATP akkumuliert und den Citratzyklus hemmt,
- dass die Mitochondrien über zu wenig Coenzym A verfügen, da sämtliche CoAs an einem Acetyl- oder einem Acylrest hängen.

Das Resultat ist ein Anstieg der Acetyl-CoA-Konzentration in den Hepatozyten (> Abb. 4.6). Da dieses aber weder zur weiteren Energiegewinnung noch zur Gluconeogenese genutzt werden kann, ist es bei der Aufrechterhaltung des Blutzuckerspiegels wenig hilfreich. Abhilfe schafft die Bildung von Ketonkörpern aus Acetyl-CoA bzw. Acetoacetyl-CoA (das wir bei der β-Oxidation kennengelernt haben). Diese Ketonkörper sind **wasserlöslich** (brauchen also keine Transportproteine im Blut) und **können die Blut-Hirn-Schranke überwinden** und damit dem ZNS als Energiequelle dienen.

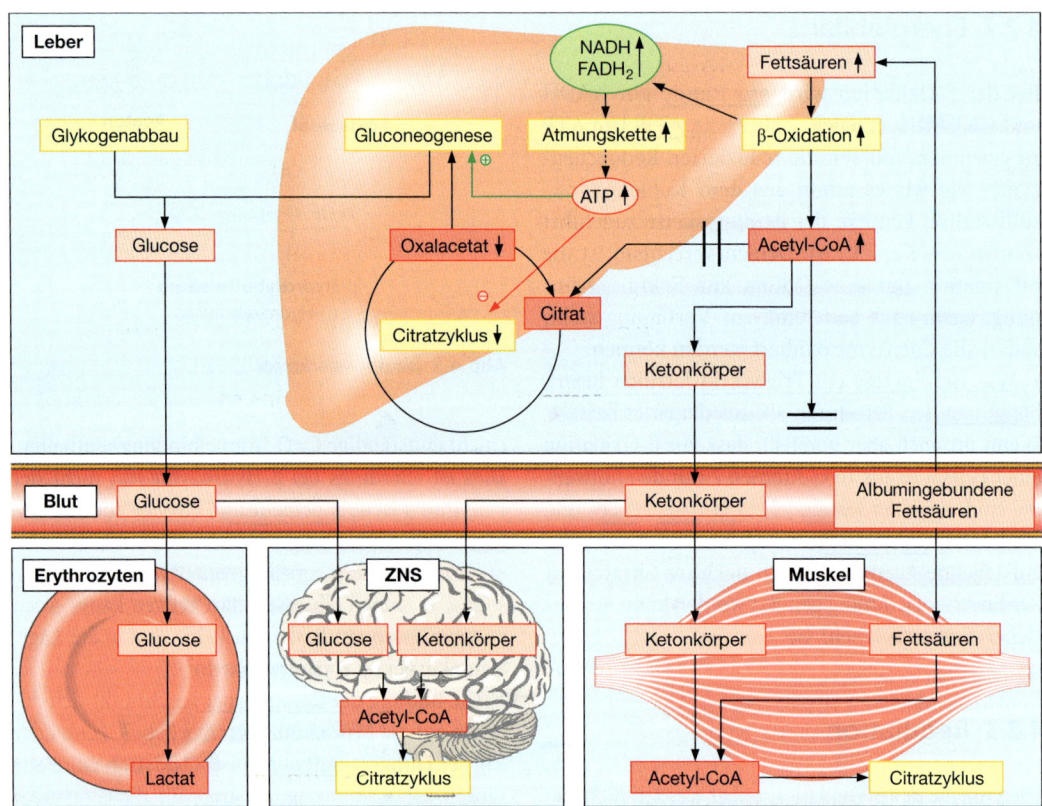

Abb. 4.6 Überblick über das Zusammenspiel von β-Oxidation, Gluconeogenese, Citratzyklus und Ketonkörper-Stoffwechsel bei Blutzuckerabfall [L253]

FÜR AHNUNGSLOSE
Warum kann das Gehirn erst nach einigen Tagen Ketonkörper verstoffwechseln? Es muss sich zunächst in seine neue Situation einfinden und braucht einige Zeit, bis die Enzyme zum Ketonkörper-Abbau in ausreichender Menge vorhanden sind.

!ACHTUNG
Gleich zweimal müsst ihr bei diesem Thema aufpassen:
- Der **Abbau der Ketonkörper findet nur in extrahepatischen Geweben statt**. Die Leber hat schließlich zu viel Acetyl-CoA und will es loswerden!
- Als hydrophile Moleküle sind Ketonkörper keine Lipide. Sie werden lediglich meist im Rahmen des Lipidstoffwechsels besprochen, weil sie als Nebenprodukt einer verstärkten β-Oxidation entstehen. Stellt sie euch besser als **Transportform von Acetyl-CoA** vor, das sonst (in Form einer Fettsäure) nicht ins ZNS gelangen könnte.

4.3.1 Ketonkörper-Synthese

> Tab. 4.2

Nun wollen wir uns einmal genauer anschauen, wie die drei Ketonkörper gebildet werden (> Abb. 4.7). Glücklicherweise entstehen alle im Rahmen eines einzigen Stoffwechselweges:

1. Im ersten Schritt bildet die **β-Keto-Thiolase** aus zwei Molekülen **Acetyl-CoA** ein **Acetoacetyl-CoA**. Ein Coenzym A wird dabei abgespalten, das andere verbleibt am Molekül.
2. Im zweiten Schritt wird ein weiteres Acetyl-CoA von einem Enzym namens **β-HMG-CoA-Synthetase** an das Acetoacetyl-CoA angefügt. Auch hier wird ein Coenzym A abgespalten. Der Name des Enzyms stammt vom Produkt der Reaktion: **β-Hydroxy-methyl-glutaryl-CoA** (β-HMG-CoA).

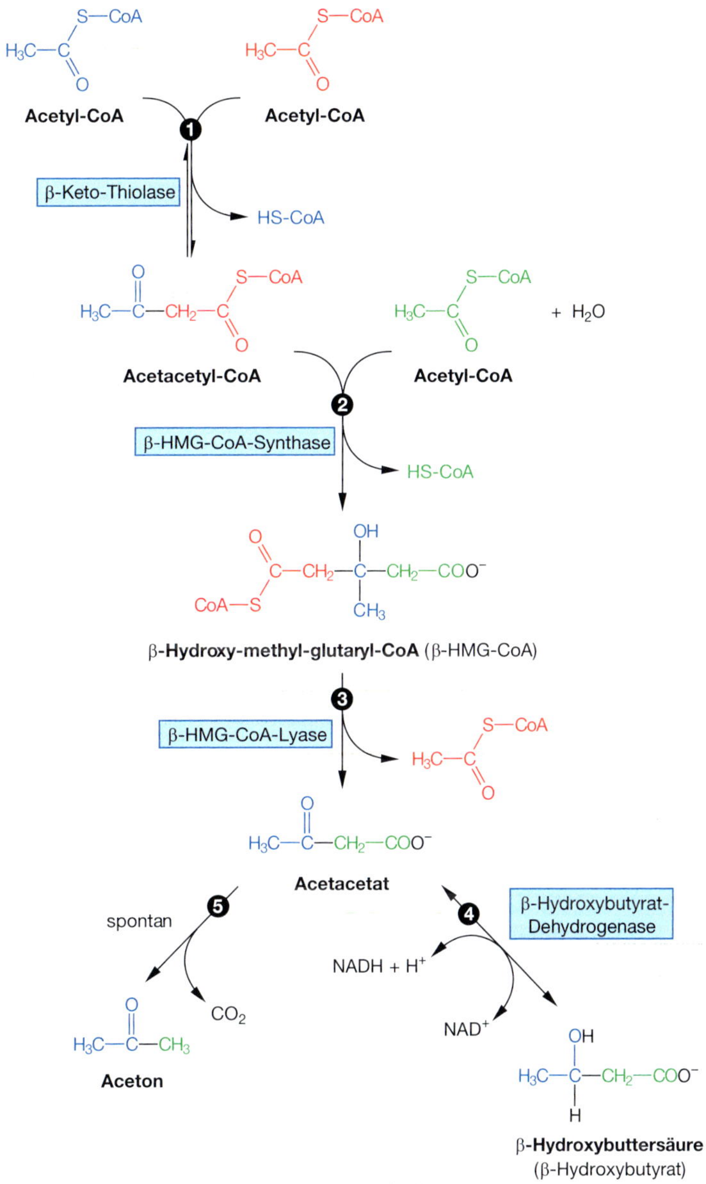

4.3 Ketonkörper-Stoffwechsel

Abb. 4.7 Reaktionen der Ketonkörper-Synthese [L253]

FÜR DIE KLAUSUR

Auch wenn der Name dieses Moleküls (und der des zugehörigen Enzyms) ziemlich kompliziert ist, solltet ihr ihn euch gut merken, denn hier besteht Verwechslungsgefahr: Neben der **mitochondrialen β-HMG-CoA-Synthetase**, die im **Ketonkörper-Stoffwechsel** wichtig ist, gibt es noch eine **zytosolische β-HMG-CoA-Synthetase**, die im **Cholesterinstoffwechsel** eine Rolle spielt (➤ Kap. 4.6.1).

3. Kaum synthetisiert, wird **β-HMG-CoA** von der **β-HMG-CoA-Lyase** schon wieder gespalten, und zwar zu **Acetoacetat** und **Acetyl-CoA.** Beachtet, dass es sich bei Acetoacetat fast um das Produkt aus Schritt 1 handelt … nur jetzt eben ohne Co-enzym A. Mit Acetoacetat haben wir schon den ersten Ketonkörper erzeugt. Aus ihm können die beiden anderen entstehen:

Tab. 4.2 Stoffwechselsteckbrief: Ketonkörper-Synthese

Substrate	• Acetyl-CoA • Acetoacetyl-CoA (= Acetacetyl-CoA)
Produkte	• Ketonkörper – Acetacetat – Aceton – β-Hydroxybutyrat
Lokalisation	Mitochondrien der Leber
Funktion	Verwertung von Acetyl-CoA u. a. als alternative Energiequelle für ZNS
Energiebilanz	ggf. Verbrauch von einem NADH zur Synthese von β-Hydroxybutyrat aus Acetacetat
Regulationsmechanismen	• Keine prüfungsrelevante Enzymregulation • Aktivierung durch Akkumulation von Acetyl-CoA
Verbindung zu anderen Stoffwechselwegen	• Acetyl-CoA ist Produkt der β-Oxidation • Pyruvatdehydrogenase • Substrat des Citratzyklus
Besonderheit	übermäßige Ketonkörper-Synthese kann bei Diabetes zur diabetischen Ketoazidose führen

4. Die **β-Hydroxybutyrat-Dehydrogenase** kann **Acetoacetat unter NADH-Verbrauch zu β-Hydroxybutyrat,** dem im Blut häufigsten Ketonkörper, reduzieren. Sie ist auch in der Lage, die Rückreaktion durchzuführen.
5. Alternativ kann Acetoactat **spontan,** also ohne Enzymbeteiligung, zu **Aceton decarboxylieren.** Dies geschieht allerdings nicht allzu häufig, denn **Aceton kann nicht zur Energiegewinnung genutzt werden** und wird abgeatmet.

FÜR DIE KLAUSUR

Bei Patienten mit einer überschießenden (unphysiologischen) Produktion von Ketonkörpern kommt es gehäuft zur Entstehung von Aceton, das man durch seinen charakteristischen Geruch in der Ausatemluft des Patienten **(Lösungsmittel, Nagellackentferner)** wahrnehmen kann. **Diabetiker** sind besonders gefährdet, eine überschießende Menge an Ketonkörpern zu produzieren: Sie leiden an einem absoluten oder relativen Mangel des Hormons Insulin. Bei einem Insulinmangel ist das Gleichgewicht bei der Blutzuckerregulation zum Glucagon hin verschoben, sodass es zu einer vermehrten Lipolyse kommt, die zu einer übersteigerten Ketonkörperproduktion in der Leber führt. Die massenhafte Entstehung der Ketonkörper bewirkt einen gefährlichen Abfall des pH-Werts, der als **diabetische Ketoazidose** bezeichnet wird.

4.3.2 Ketonkörper-Abbau

▷ Tab. 4.3

▷ Die extrahepatischen Gewebe (v. a. das Gehirn) sind bei Glucosemangel natürlich dankbar für jede alternative Energiequelle, sodass sie die von der Leber ins Blut abgegebenen Ketonkörper aufnehmen und abbauen (▷ Abb. 4.8).
1. Angenommen, bei dem Ketonkörper, der in die Zelle gelangt, handelt es sich um β-Hydroxybutyrat. In diesem Fall wird zuerst die Rückreaktion des letzten Schritts der Ketonkörper-Synthese durchgeführt: β-Hydroxybutyrat wird von der **β-Hydroxybutyrat-Dehydrogenase** unter **Bildung eines NADH** zu **Acetoacetat** oxidiert.

Tab. 4.3 Stoffwechselsteckbrief: Ketonkörper-Abbau

Substrate	Ketonkörper • β-Hydroxybutyrat • Acetoacetat
Produkte	Acetyl-CoA
Lokalisation	Mitochondrien der extrahepatischen Gewebe
Funktion	Bildung von Acetyl-CoA aus Ketonkörper zum weiteren Abbau im Citratzyklus
Energiebilanz	• Unterschiedlich: – Bestes Szenario: Produktion eines NADH – Schlechtestes Szenario: Verbauch eines ATP • Wirklicher Energiegewinn für Zelle erst beim Abbau des Acetyl-CoA
Regulationsmechanismen	• Nicht prüfungsrelevant • Bildung von Acetoacetyl-CoA aus Acetoacetat wahrscheinlich geschwindigkeitsbestimmender Schritt
Verbindung zu anderen Stoffwechselwegen	Acetyl-CoA ist Produkt der β-Oxidation, Pyruvatdehydrogenase und Substrat des Citratzyklus
Besonderheit	Gehirn kann Ketonkörper-Abbau nicht sofort, sondern erst mit ein paar Tagen Verzögerung durchführen

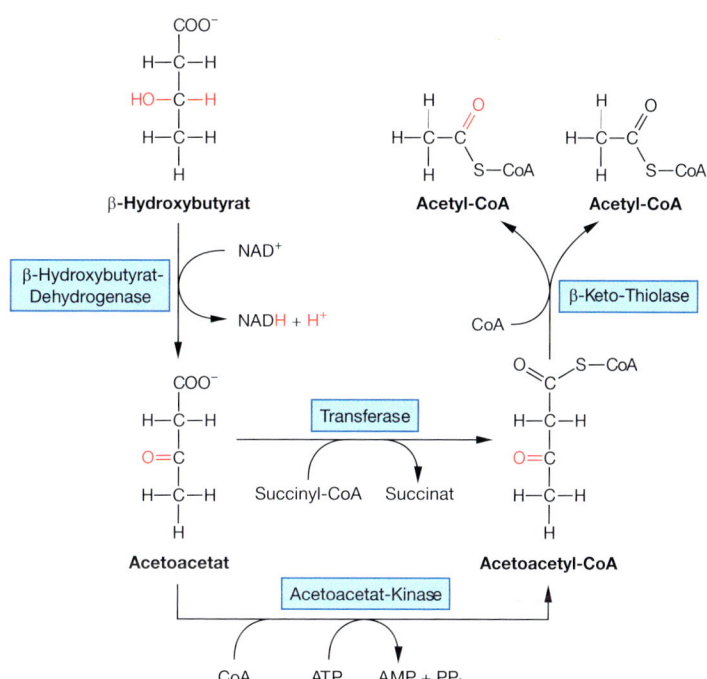

Abb. 4.8 Reaktionen des Ketonkörper-Abbaus [L253]

2. Acetoacetat muss nun zu Acetoacetyl-CoA aktiviert werden. Dafür gibt es **zwei Möglichkeiten:**
   - Eine **Transferase** überträgt das Coenzym A von einem Succinyl-CoA.
   - Eine **Kinase** führt die Kopplung von Coenzym A unter ATP-Verbrauch durch.

   Das Produkt ist in jedem Fall **Acetoacetyl-CoA.**
3. Der letzte Schritt wird durch die **β-Keto-Thiolase,** die ihr schon vom letzten Schritt der β-Oxidation kennt, durchgeführt: Unter Anlagerung eines weiteren CoAs wird **Acetoacetyl-CoA** zu **zwei Acetyl-CoA** gespalten.

😊 FÜR AHNUNGSLOSE

Wir haben beim Abbau des Ketonkörpers nur maximal 1 NADH (wenn es sich um β-Hydroxybutyrat handelt) erzeugt und evtl. sogar noch 1 ATP verbraucht (wenn die Kopplung an Acetyl-CoA durch eine Kinase erfolgt) … wie soll das unserer Zelle helfen, ihren Energiebedarf zu decken? Wir haben aus unserem Ketonkörper 2 Moleküle Acetyl-CoA erzeugt, die beide dem Citratzyklus (➤ Kap. 3.1.5) zugeführt werden können, wo aus ihnen einiges an Energie erzeugt wird!

4.4 Fettsäure-Synthese

Bis jetzt war unser Fokus beim Fettstoffwechsel ganz klar: „Was macht der Körper, wenn er Hunger hat?" In der heutigen Zeit tritt diese Situation allerdings immer seltener auf. Grund genug, uns anzuschauen, was der Körper macht, wenn Energie und Nährstoffe im Überfluss vorhanden sind und er Vorräte für schlechtere Zeiten anlegen will. Dafür schauen wir uns zunächst an, wie eine Fettsäure gebildet wird, und werfen dann einen Blick darauf, wie diese Fettsäuren zur Bildung von Triacylglyceriden, dem Speicherfett, genutzt werden können (➤ Tab. 4.4).

Die Fettsäure-Synthese kann in fast allen Geweben stattfinden. Besonders hervorzuheben sind dabei die Leber (die mal wieder Versorgungsaufgaben übernimmt, auf die wir später noch eingehen werden) und das Gehirn, wo die Eigenproduktion von Fettsäuren essenziell ist, da Fettsäuren aus dem Blut die Blut-Hirn-Schranke nicht überwinden können. Im Rahmen der Fettsäure-Synthese werden aus Acetyl-CoA Fettsäuren synthetisiert. Man könnte deswegen annehmen, dass

Tab. 4.4 Stoffwechselsteckbrief: Fettsäure-Synthese

Substrate	Acetyl-CoA, NADPH, ATP
Produkte	Fettsäuren, NADP+, ADP
Lokalisation	Zytoplasma fast aller Gewebe (besonders wichtig in Leber und ZNS)
Funktion	Synthese von Fettsäuren (z. B. zur TAG-Synthese)
Energiebilanz	• Verbrauch von 1 ATP zur Aktivierung von Acetyl-CoA zu Malonyl-CoA • Verbrauch von 2 NADPH bei jeder Verlängerung der Fettsäure um 2 C-Atome
Regulationsmechanismen	Acetyl-CoA-Carboxylase
Verbindung zu anderen Stoffwechselwegen	• Acety-CoA ist Produkt der Pyruvatdehydrogenase (Kohlenhydratabbau), der β-Oxidation und des Stoffwechsels vieler Aminosäuren sowie Substrat des Citratzyklus • Fettsäuren sind Substrat der β-Oxidation und der TAG-Synthese
Besonderheit	Fettsäure-Synthese ist **nicht** die Umkehr der β-Oxidation (andere Enzyme und andere Lokalisation)

es sich um die Umkehr der β-Oxidation handelt, aber im Gegensatz zur mitochondrialen β-Oxidation findet die Fettsäure-Synthese im Zytoplasma statt und auch die beteiligten Enzyme sind andere.

Acetyl-CoA ist das Abbauprodukt der Fettsäuren, Ketonkörper, Kohlenhydrate sowie vieler Aminosäuren, weshalb es optimal als Ausgangsstoff zur Synthese von Lipiden ist – denn so kann quasi jeder Nährstoffüberschuss in Form von Fett gespeichert werden. Da die Fettsäure-Synthese nur stattfindet, wenn ohnehin genug Energie vorhanden ist, ist es auch kein Problem, dass dabei NADPH (das Redoxcoenzym bei anabolen Prozessen/Biosynthesen) und ATP verbraucht werden.

!**ACHTUNG**

Da das Gehirn keine Fettsäuren aus dem Blut aufnehmen kann, betreibt es Fettsäure-Synthese, um Lipide herzustellen, die für die **Struktur** der Zelle (und nicht als Energiespeicher) benötigt werden (Membranlipide etc.). Folglich ist es möglich, dass die Zellen des ZNS quasi zur Fettsäure-Synthese gezwungen sind, obwohl gerade kein Energieüberschuss herrscht.

→ Bevor die Fettsäure-Synthese im Zytoplasma starten kann, müssen wir erst einmal das Acetyl-CoA aus den Mitochondrien hinausbekommen: Acetyl-CoA kann an Oxalacetat fixiert, also in Form von Citrat, ins Zytoplasma transportiert werden. Im Zytoplasma angekommen, wird Citrat von der **Citrat-Lyase** unter **ATP-Verbrauch** in Acetyl-CoA und Oxalacetat gespalten. Man spricht vom **Citrat-Shuttle** (➤ Kap. 4.7.4).

4.4.1 Reaktionsschritte

Fast alle Reaktionen der Fettsäure-Synthese werden von einem großen Multienzymkomplex katalysiert … nur die erste nicht! Passend zu dieser Sonderstellung ist sie auch die regulierte Schrittmacherreaktion. Es handelt sich um die **Biotin-abhängige Carboxylierung** von **Acetyl-CoA** zu **Malonyl-CoA** durch die **Acetyl-CoA-Carboxylase** (➤ Abb. 4.9). Bei dieser Reaktion wird **ATP** verbraucht.

☺ **FÜR AHNUNGSLOSE**

Warum diese Carboxylierung? Wie fast immer am Anfang eines Stoffwechselweges: um die Substrate zu aktivieren, sie also reaktionsfreudiger zu machen!

Alle anderen Reaktionen der Fettsäure-Synthese finden an einem Multienzymkomplex – der **Fettsäure-**

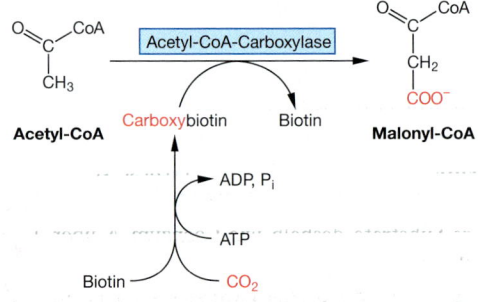

Abb. 4.9 Erster Schritt der Fettsäure-Synthese: die Carboxylierung von Acetyl-CoA zu Malonyl-CoA [L253]

4.4 Fettsäure-Synthese

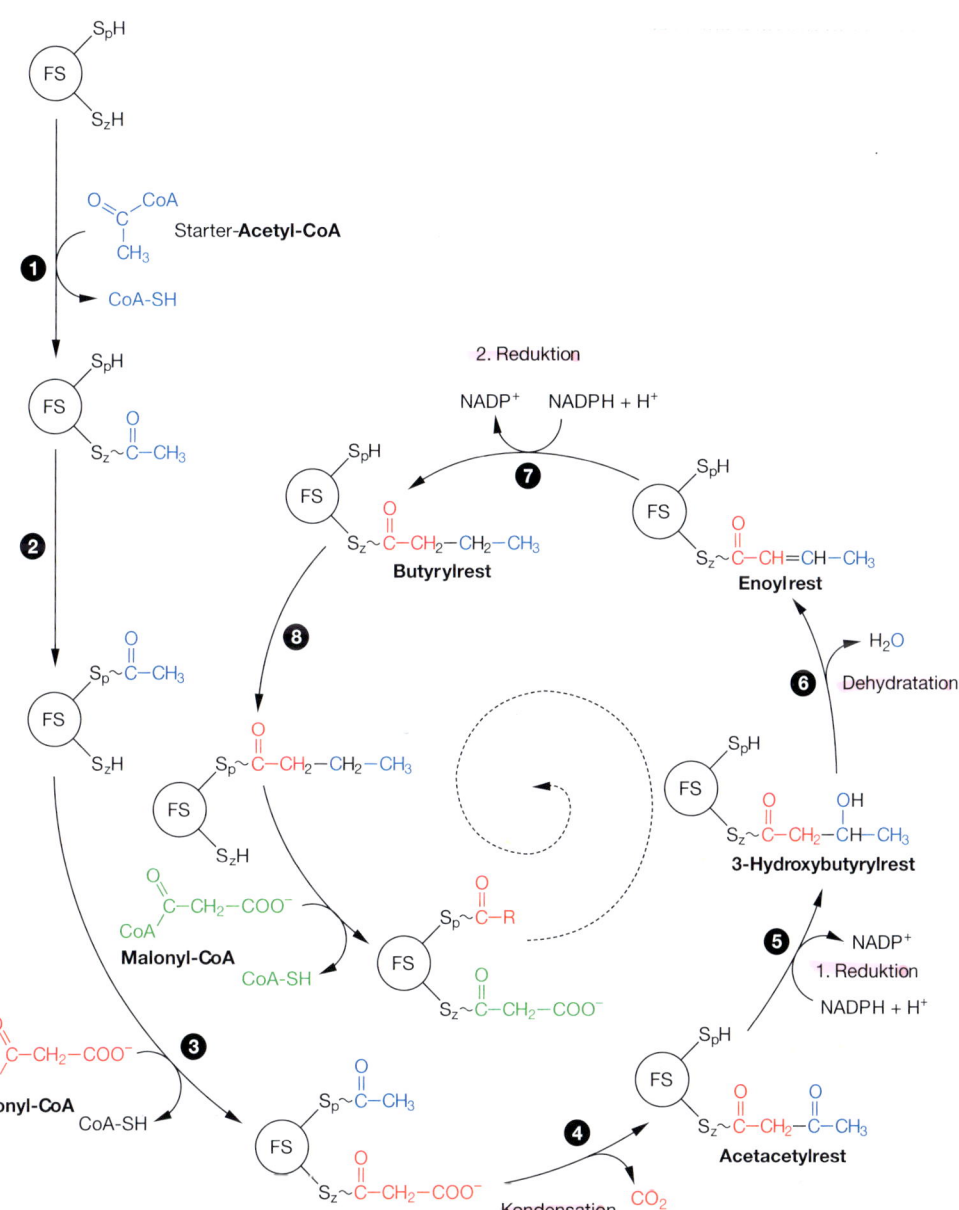

Abb. 4.10 Reaktionen an der Fettsäure-Synthase bei der Fettsäure-Synthese [L253]

Synthase – statt (> Abb. 4.10). Diese verfügt über zwei Schwefelwasserstoff-(SH-)Gruppen und bindet ihre Substrate deshalb wie Coenzym A über Thioesther-Bindungen:
- An der **zentralen SH-Gruppe** finden die eigentlichen Reaktionen statt. Es wurde wohl schon einmal im Physikum gefragt, ob diese SH-Gruppe von einem **Panthethein** stammt, das sowohl Bestandteil der Fettsäure-Synthase als auch von Coenzym A ist. In der Fettsäure-Synthase hängt sie in einem Abschnitt des Enzyms, der **Acyl-Carrier-Protein (ACP)** genannt wird.
- Die **periphere SH-Gruppe** dient vor allem zur Zwischenlagerung unserer entstehenden Fettsäu-

re. Ihre SH-Gruppe stammt von der Aminosäure **Cystein.**

An der Fettsäure-Synthase finden die eigentlichen Reaktionen statt. Das Prinzip ist relativ simpel: Die Substrate werden gebunden und verknüpft und da der Abbau von Fettsäuren eine Oxidation ist, muss beim Aufbau von Fettsäuren noch eine Reduktion stattfinden. Ebenfalls analog zur β-Oxidation, bei der pro Umlauf 2 C-Atome abgespalten werden, wird die entstehende Fettsäure bei ihrer Synthese pro Umlauf um 2 C-Atome länger. Der Prozess wird solange wiederholt, bis die gewünschte Kettenlänge erreicht ist.

1. Als Erstes wird ein **Acetyl-CoA** an die zentrale SH-Gruppe der Fettsäure-Synthase angelagert. Coenzym A wird dabei abgespalten. Moment mal, haben wir nicht gerade extra Acetyl-CoA zu Malonyl-CoA carboxyliert? Malonyl-CoA kommt erst später ins Spiel – man bezeichnet das Acetyl-CoA deshalb gelegentlich auch als **Starter-Acetyl-CoA.**
2. Im Anschluss wird der Acetyl-**Rest auf die periphere SH-Gruppe** verlagert.
3. Nun kommt **Malonyl-CoA** ins Spiel und wird **an die zentrale SH-Gruppe** gebunden. Coenzym A wird dabei wieder abgespalten.
4. Dieser Schritt wird Kondensation genannt; dabei wird das Acetyl-CoA von der peripheren SH-Gruppe an das Substrat an der zentralen SH-Gruppe geknüpft. Das Malonyl-CoA wird dabei **decarboxyliert,** sodass das Produkt, der **Acetacetylrest, aus 4 C-Atomen** besteht.
5. Da Fettsäuren bis auf die Carboxygruppe lange Kohlenwasserstoffketten sind, soll nun die blaue (➤ Abb. 4.11) Ketogruppe des „älteren" Acetyl-CoA entfernt werden. Dafür wird diese zunächst unter **NADPH-Verbrauch** zu einer **Hydroxygruppe** reduziert.
6. Im nächsten Schritt wird Wasser abgespalten (**Dehydratisierung**), wobei zwei der Kohlenstoffatome, weil sie vier Bindungen ausbilden wollen, eine Doppelbindung eingehen. Diese **Doppelbindung** befindet sich immer zwischen **C2 und C3** bzw. **α- und β-C-Atom** der entstehenden Fettsäure.
7. Da wir aber nicht unbedingt ungesättigte Fettsäuren herstellen wollen, wird nun die **Doppelbindung unter Verbrauch von NADPH zu einer Einfachbindung reduziert.**
8. Nun können wir unsere Kette weiter verlängern. Dafür müssen wir an unserer zentralen SH-Gruppe erneut Malonyl-CoA binden, weshalb die entstehende Fettsäure wieder auf die periphere SH-Gruppe verlagert wird.

Ein paar Dinge solltet ihr euch zum Zyklus der Fettsäure-Synthese merken:
- Nach dem nächsten Zyklus besteht unsere Fettsäure aus 6 C-Atomen. Das Produkt von Schritt 4 wird entsprechend auch nicht Acetacetylrest genannt.
- Die Fettsäure wird „von hinten nach vorne" synthetisiert. Das Starter-Acetyl-CoA ist am Ende wahrscheinlich am weitesten entfernt von der Carboxygruppe.
- In der Regel werden vor allem zunächst Fettsäuren aus 16 C-Atomen wie die gesättigte **Palmitinsäure** hergestellt. Wie viele Umläufe brauchen wir dafür? Nach dem ersten Umlauf besteht unsere Fettsäure aus 4 C-Atomen. Wenn wir dann noch 6 Umläufe durchführen, in denen 2 C-Atome addiert werden, kommen wir insgesamt auf 7!

Wenn wir längere Fettsäuren synthetisieren wollen, funktioniert das fast genauso wie die Synthese von Palmitinsäure. Interessant wird es aber, wenn eine **ungesättigte Fettsäure** synthetisiert werden soll. Hierfür nutzt der Körper Enzyme namens **Desaturasen,** die Doppelbindungen in gesättigte Fettsäuren einfügen. Das Einfügen von Doppelbindungen ist allerdings **nur bis zum neunten C-Atom** möglich, sodass wir zwar aus der gesättigten Stearinsäure (18 C-Atom) Ölsäure (18 C-Atome, Doppelbindung an C9), aber nicht Linolsäure (18 C-Atome, Doppelbindung an C9 und C12) oder Linolensäure (18 C-Atome, Doppelbindung an C9, C12 und C15) herstellen können.

Heißt das, dass alle Fettsäuren mit Doppelbindungen an C9 oder später essenziell sind? Jein. Die Arachidonsäure (20 C-Atome, Doppelbindungen an C5, C8, C11 und C14) kann der Körper aus Linolsäure herstellen, sie ist also eigentlich nicht essenziell. Da aber ihre Vorstufe, die Linolsäure essenziell ist … irgendwie doch. Eine mögliche Formulierung könnte lauten: „Die Arachidonsäure ist in Abwesenheit von Linolsäure essenziell!"

4.4.2 Regulation

Grundsätzlich will die Zelle natürlich vermeiden, dass Fettsäure-Synthese und β-Oxidation parallel ablaufen, weshalb beide Stoffwechselwege wie Gluconeogene und Glykolyse oder Glykogensynthese und Glykogenolyse gegensinnig reguliert sind.

↪ Das Schrittmacherenzym, an dem auch die meisten Regulationsmechanismen ansetzen, ist – wie gesagt – die **Acetyl-CoA-Carboxylase** aus dem ersten Schritt. Auch hier gibt es lokale und Fernregulation (> Abb. 4.11):

- Ein lokaler Metabolit, der die Acetyl-CoA-Carboxylase hemmt, ist **AMP,** denn bei Energiemangel wäre es schlecht, auch noch Energie zur Fettsäure-Synthese zu verbrauchen. Zudem wirken aktivierte Fettsäuren (**Acyl-CoA**) ebenfalls hemmend – es handelt sich also um eine Feedback-Inhibition.
- Eine vermehrte Bildung von **Citrat** führt dagegen dazu, dass mehr Acetyl-CoA ins Zytoplasma gelangen kann, und aktiviert so die Fettsäure-Synthese.
- Die hormonelle Regulation kann man sich wieder mit etwas Vorwissen und logischem Denken erschließen: Glucagon wird bei Blutzuckerabfall ausgeschüttet. Ist es eine gute Idee, bei einem Energiemangel und Blutzuckerabfall plötzlich unter Energieverbrauch Fettsäuren zu synthetisieren? Nein! Da wir zudem wissen, dass Glucagon die Phosphorylierung von Enzymen bewirkt, schlussfolgern wir: Die **Acetyl-CoA-Carboxylase ist phosphoryliert inaktiv und dephosphoryliert aktiv!**

FÜR DIE KLAUSUR
Vergleicht an dieser Stelle nochmal die Stoffwechselsteckbriefe von Fettsäure-Synthese und β-Oxidation und achtet auf Unterschiede und Gemeinsamkeiten (Lokalisation, Coenzyme etc.) – es könnte sich im Hinblick auf Klausuren lohnen!

4.5 Triacylglycerin-Synthese

Jetzt wissen wir, wie eine Fettsäure entsteht, und können uns anschauen, wie aus drei Fettsäuren und einem Glycerin ein Triacylglycerid (TAG) synthetisiert wird.

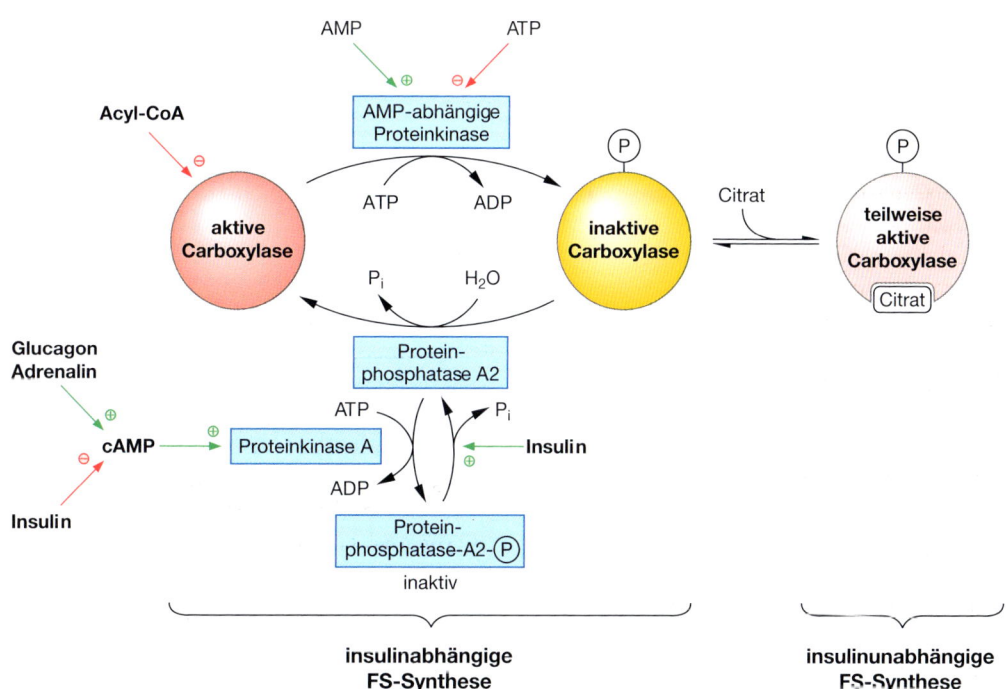

Abb. 4.11 Mögliche Regulationsmechanismen bei der Fettsäure-Synthese [L253]

4 Lipidstoffwechsel

😊 FÜR AHNUNGSLOSE

Warum brauchen wir überhaupt TAGs, um Energie zu speichern, wenn wir doch mit Glykogen bereits einen Speicherstoff haben, der sogar die wertvolle Glucose enthält? Durch die Speicherung von Energie in Form von Fett kann der Körper große Vorräte bei vergleichsweise geringem Gewicht anlegen, was besonders bei längeren Hungerperioden zum Vorteil wird. Die **Glykogenvorräte halten nur etwa einen Tag** (wenn wir Sport treiben, noch kürzer), wohingegen in unserem Fett der Energiebedarf mehrerer Wochen gespeichert ist.

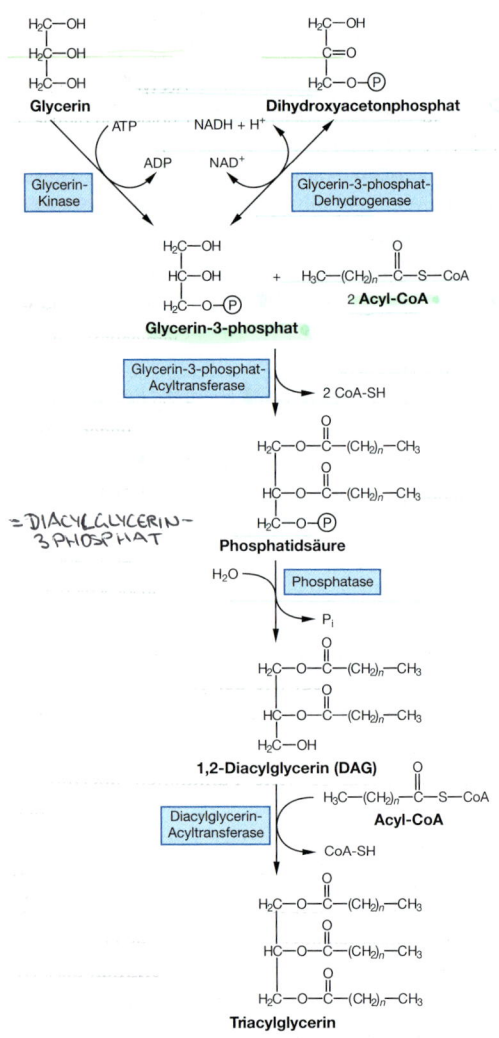

TAGs werden vor allem in **Adipozyten** (Fettzellen) synthetisiert, welche die Substrate entweder selbst aufbauen oder über das Blut importieren können. Vor der eigentlichen Synthese kommt, wie so oft, die **Aktivierung** – sowohl des Glycerins als auch der Fettsäuren (> Abb. 4.12):

- Die Fettsäuren müssen zur Aktivierung an Coenzym A gekoppelt werden. Die **Acyl-CoA-Synthetase** katalysiert diese Reaktion unter **ATP-Verbrauch**. →SIEHE AUCH S. 120 U OBEN (GLEICH WIE VOR β-OXID.)
- Glycerin muss zu **Glycerin-3-Phosphat** aktiviert werden (nicht zu verwechseln mit Glycerinaldehyd-3-Phosphat aus der Glykolyse).
  - In Leber und Niere wird diese Phosphorylierung direkt in einer **ATP-abhängigen Reaktion von der Glycerokinase** durchgeführt.
  - In den Adipozyten des Fettgewebes wird **Dihydroxyaceton-Phosphat** aus der Glykolyse von einem Enzym namens **Glycerin-3-Phosphat-Dehydrogenase** unter NADH-Verbrauch zu Glycerin-3-phosphat reduziert.

Zur eigentlichen Synthese müsst ihr euch nur einige wenige Fakten merken:

1. Zuerst wird **Glycerin-3-Phosphat mit zwei aktivierten Fettsäuren verestert,** wobei die Acyl-CoAs ihr Coenzym A abspalten. Das Produkt heißt **Phosphatidsäure**.
2. Im nächsten Schritt wird die **Phosphatgruppe abgespalten,** sodass ein **Diacylglycerin** (DAG) zurückbleibt.
3. Nun wird die dritte aktivierte Fettsäure, wieder unter Abspaltung ihres Coenzyms A, mit dem DAG verestert, sodass ein **Triacylglycerin** entsteht.

Abb. 4.12 TAG-Synthese aus Glycerin-3-Phosphat und aktivierten Fettsäuren (Acyl-CoA) [L253]

4.6 Cholesterin-Synthese

→ AUFZEICHNEN?

> Tab. 4.5

Cholesterin ist ein **Isoprenderivat** und übernimmt in unserem Körper viele Funktionen. Es ist Bestandteil von Zellmembranen (> Kap. 2.2.2), bildet den Grundbaustein von **Steroidhormonen** (> Kap. 9.4.1) und unterstützt als **Gallensäure** die Fettverdauung (> Kap. 11.3.3). Da Cholesterin
→ KANN ZU VIT D UMGEB. WERDEN

4.6 Cholesterin-Synthese

Tab. 4.5 Stoffwechselsteckbrief: Cholesterin-Synthese

Substrate	Acetyl-CoA (NADPH)
Produkte	Cholesterin (NADP$^+$)
Lokalisation	• Zytoplasma aller Zellen — IN 3 VERSCH. KOMPARTIMENTEN • Cholesterin-Synthese in Leber besonders bedeutsam
Funktion	Synthese von Cholesterin als: • Grundbaustein von Steroidhormonen • Bestandteil der Zellmembran • Vorstufe der Gallensäuren
Energiebilanz	energieaufwendig
Regulationsmechanismen	β-HMG-CoA-Redukatse als Schrittmacherenzym wird gehemmt: • Durch Cholesterin und Gallensäuren • Bei Hunger • Durch Statine
Verbindung zu anderen Stoffwechselwegen	Acetyl-CoA als Produkt ist Substrat des Citratzyklus und der Ketonkörper-Synthese sowie Produkt der β-Oxidation
Besonderheit	Cholesterin kann vom Körper nicht abgebaut, sondern nur in Form von Gallensäuren ausgeschieden werden

nicht abgebaut werden kann, sind **Gallensäuren** auch der einzige Weg, wie der Körper überschüssiges Cholesterin loswerden kann (die Gallensäuren werden über den Darm ausgeschieden).

▷ Da Cholesterin so viele Funktionen übernimmt, synthetisiert der Körper einen Großteil seines täglichen Bedarfs selbst, auch wenn dieser Prozess sehr **energieaufwendig** ist. Die Cholesterin-Synthese ist zwar in allen Zellen unseres Körpers (im Zytoplasma) möglich, die Hauptrolle spielt aber einmal mehr die Leber.

▷ Merkt euch an dieser Stelle schon einmal, dass …
- … Cholesterin aus **27 C-Atomen** besteht,
- … **18 Acetyl-CoA** zur Synthese eines Cholesterin-Moleküls notwendig sind. Wenn ihr euch überlegt, dass jeder Acetyl-Rest aus 2 C-Atomen besteht (18 × 2 = 36), kommt ihr zu dem Schluss: Bei der Cholesterin-Biosynthese wird fleißig decarboxyliert.

HAUPTAUSSCHEIDUNGSFORM: GALLENSALZE

4.6.1 Reaktionsschritte

➤ Abb. 4.13, welche die einzelnen Reaktionsschritte darstellt, ist wirklich nur für absolute Biochemie-Fans. Um euch auf das Wichtigste zu beschränken, merkt euch die Reaktionsschritte, die im Text stehen, und versucht, sie anhand der Abbildung nachzuvollziehen.

- In den Schritten 1 und 2 passiert quasi genau das, was in der Ketonkörper-Synthese passiert: Aus insgesamt **drei Acetyl-CoA** wird (über Acetoacetyl-CoA als Zwischenstufe) **β-HMG-CoA** gebildet. Aber bedenkt: Die Ketonkörper-Synthese findet im Mitochondrium statt, die Cholesterin-Synthese dagegen im Zytoplasma.
- Wenn ihr euch nur einen Reaktionsschritt der Cholesterin-Synthese merken wollt, dann merkt euch Schritt 3: β-HMG-CoA wird von der 2× β-HMG-CoA-Reduktase unter **NADPH-Verbrauch** zu **Mevalonat** reduziert. Dieser Schritt ist ziemlich prüfungsrelevant, weil die β-HMG-CoA-Reduktase das **regulierte Schrittmacherenzym** +GESCHW BESTIMM. der Cholesterin-Synthese ist. Beachtet, dass zur Reduktion NADPH verwendet wird, da es sich bei der Cholesterin-Synthese um einen anabolen Stoffwechselweg handelt.
- In den Schritten 4–7 wird Mevalonat durch **ATP-abhängige Phosphorylierungen** in aktives Isopren (Isopentylpyrophosphat) umgewandelt.
- In den Reaktionen 8–11 wird fleißig umgelagert und zusammengefügt, sodass irgendwann das **aus 30 C-Atomen bestehende Squalen** entsteht.
- Da Squalen linear ist, erfolgt in den Reaktionen 12–14 die Ringbildung (Zyklisierung) zu **Lanosterin,** das immer noch 30 C-Atome enthält.

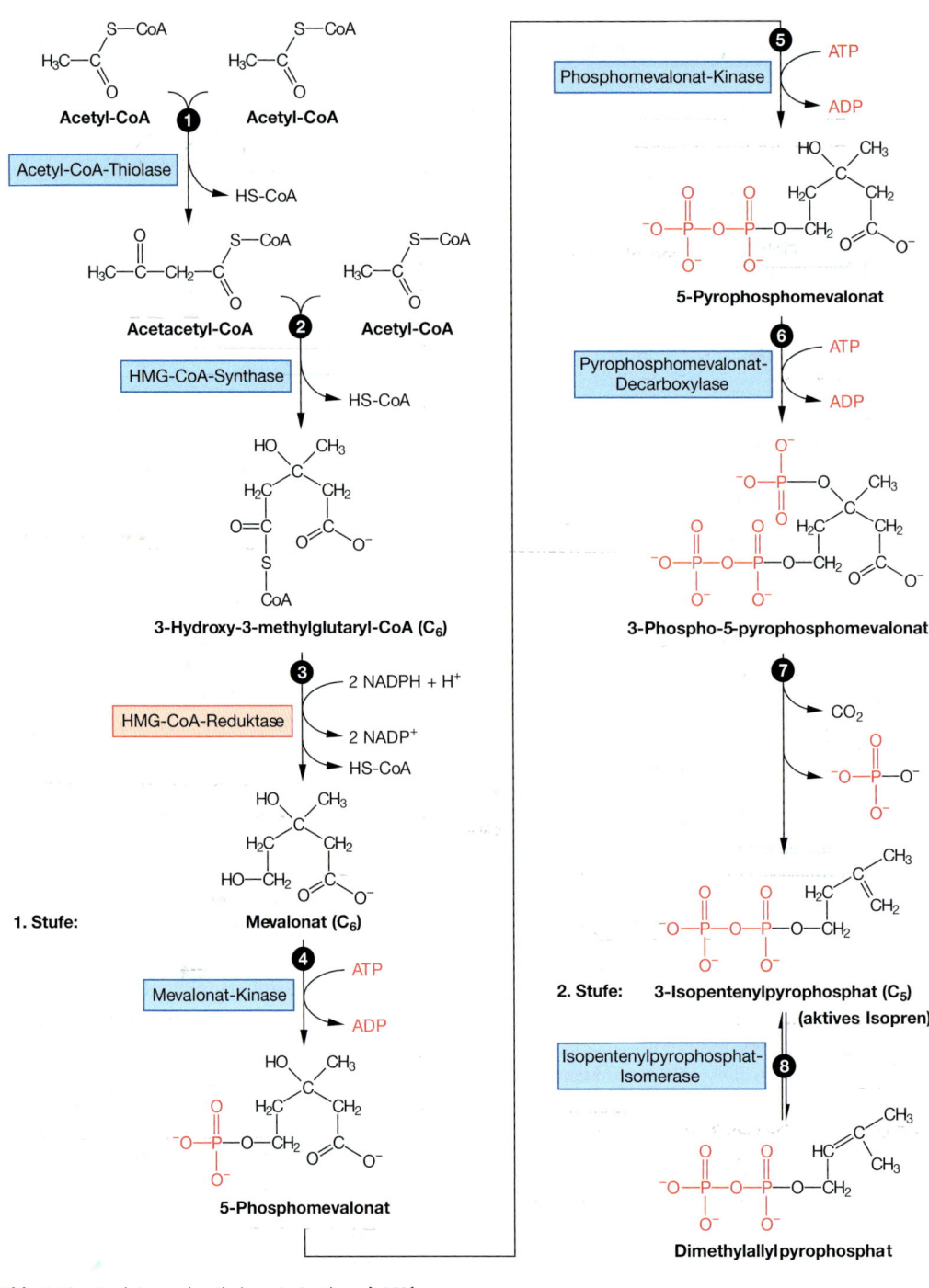

Abb. 4.13a Reaktionen der Cholesterin-Synthese [L253]

4.6 Cholesterin-Synthese

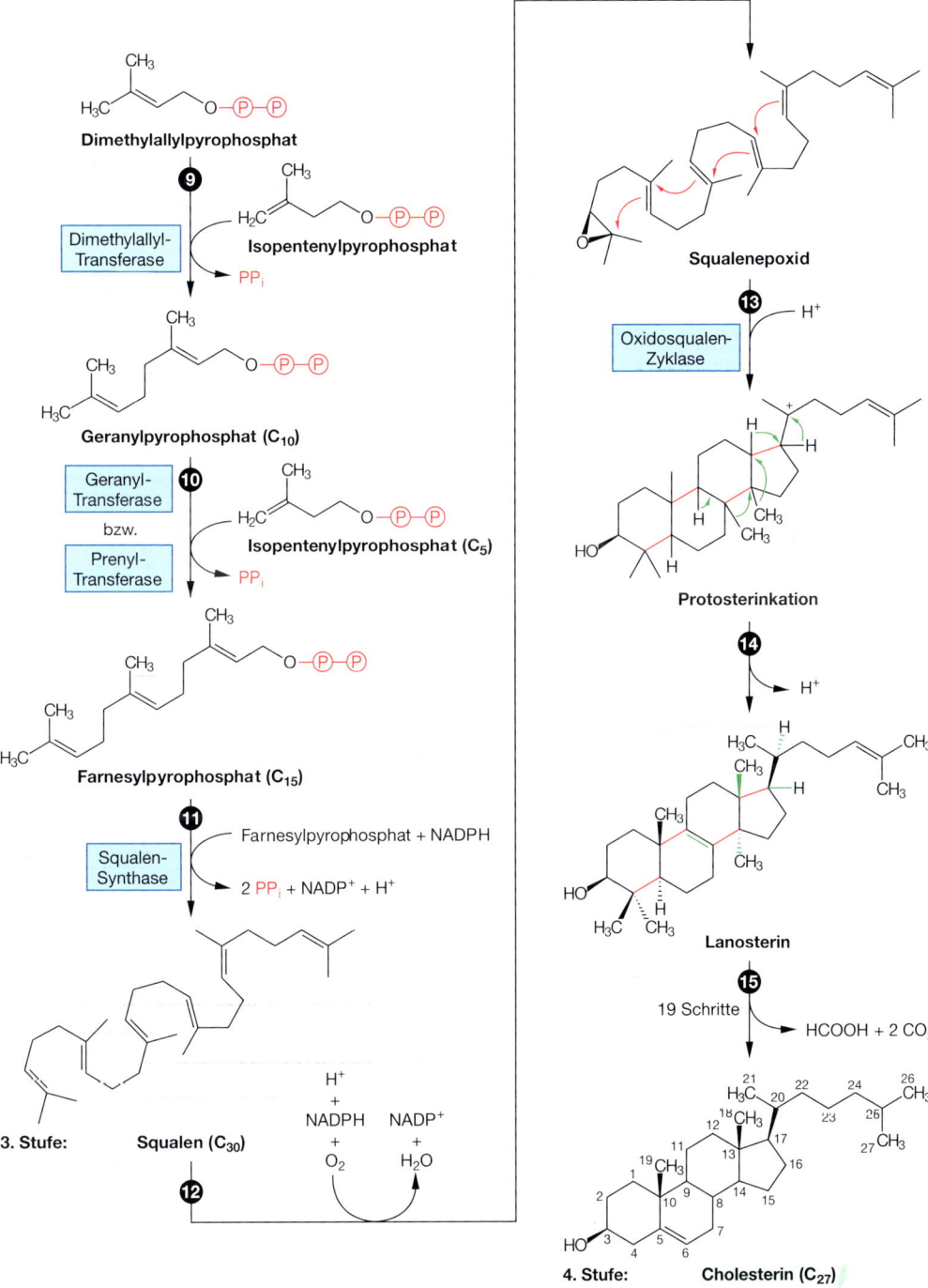

Abb. 4.13b Reaktionen der Cholesterin-Synthese [L253]

- Schritt 15 fasst eine Vielzahl von Reaktionsschritten zusammen, in denen u. a. noch **drei C-Atome abgespalten** werden, sodass am Ende **Cholesterin mit 27 C-Atomen entsteht.**

4.6.2 Regulation

Die Regulation der Cholesterin-Biosynthese ist sehr studentenfreundlich. Das regulierte Enzym ist die β-HMG-CoA-Redukatse, die u. a. durch **Cholesterin** und sein Abbauprodukt, die **Gallensäuren**, gehemmt wird. Es handelt sich also um eine ganz normale **Feedback-Inhibition.**

Da Cholesterin auch bei kardiovaskulären Erkrankungen wie Arteriosklerose eine Rolle spielt, gibt es noch zwei weitere Punkte, die ihr wissen solltet:
- Da die Cholesterin-Synthese viel Energie verbraucht, wird sie bei Hunger (auch im Rahmen einer Diät) gehemmt.
- Die β-HMG-CoA-Redukatse ist Angriffspunkt der **Statine**. Statine sind auf diese Weise in der Lage, den Cholesterinspiegel zu senken, und wirken sich deshalb positiv auf das kardiovaskuläre Risiko aus. Als wichtige Nebenwirkung dieser Medikamentengruppe könnt ihr euch die Zerstörung der quergestreiften Muskulatur merken. Diese kann von leichten Schmerzen bis hin zur **Rhabdomyolyse** (Auflösung der Muskulatur) reichen, die tödlich verlaufen kann.

Die hormonelle Regulation durch Insulin und Glucagon solltet ihr euch mittlerweile herleiten können (Hinweis: Die Cholesterin-Synthese verbraucht viel Energie); wirklich prüfungsrelevant ist sie allerdings in der Regel nicht.

4.7 Stoffwechsel der Lipoproteine

4.7.1 Klassifikation

Im letzten Teil des Kapitels zum Lipidstoffwechsel geht es um den Transport der Lipide im Blut. Wir haben bereits gelernt, dass Lipide aufgrund ihrer hydrophoben Eigenschaften im Blut die Hilfe anderer Stoffe benötigen, da sie sich sonst nicht lösen würden. Ein Beispiel dafür waren die Fettsäuren, die häufig an das Plasmaprotein Albumin gekoppelt transportiert werden.

Ein anderes und sehr vielseitiges Transportsystem sind die **Lipoproteine.** Diese bestehen aus:
- Hydrophoben, also **unpolaren Lipiden** (z. B. TAGs)
- **Amphiphilen Lipiden** (z. B. Phospholipide)
- **Proteinen**

Zu welchen Prozentanteilen sich ein Lipoprotein aus diesen drei Komponenten zusammensetzt, ist sehr variabel. Allen Lipoproteinen gemein ist allerdings die Tatsache, dass sie einen Kern und eine Hülle besitzen.
- Im **Kern** des Lipoproteins finden sich die **unpolaren Lipide** und werden so vom Wasser abgeschirmt. Grundsätzlich werden alle Lipide, außer den angesprochenen freien Fettsäuren, auf diese Weise transportiert.
- In der **Hülle** finden sich die **amphiphilen Lipide** und die **Proteine.** Dabei werden die hydrophilen Domänen der Proteine und die hydrophilen Regionen der Lipide so angeordnet, dass sie nach außen zeigen und sich das Lipoprotein so problemlos im Blut löst.

Die Proteine der Lipoproteine bezeichnet man auch als **Apoproteine,** da sie wie die Apoenzyme, die eine prosthetische Gruppe benötigen, nur zusammen mit anderen Teilchen ihrer Funktion nachgehen können.

In unserem Körper gibt es verschiedene Lipoproteine, die nach ihrer Dichte eingeteilt werden. Dabei gilt grundsätzlich: Je höher der Proteinanteil eines Lipoproteins, desto dichter (und auch kleiner) ist es. Lipoproteine, die hauptsächlich aus TAGs bestehen, sind dagegen groß und weniger dicht. Lernt die folgenden Lipoproteine, die nach ihrer Dichte aufsteigend (und nach Größe abnehmend) geordnet sind, am besten direkt auswendig (> Tab. 4.6):
- **Chylomikronen**
- **VLDL** (Very Low Densitiy Lipoprotein)
- **LDL** (Low Density Lipoprotein)
- **HDL** (High Density Lipoprotein)

😊 FÜR AHNUNGSLOSE

Was wahr nochmal die Dichte? Die Dichte ist der **Quotient aus Masse und Volumen.** Ein Kilo Styropor und ein Kilo Blei haben zwar die gleiche Masse; da aber das Kilo Styropor ein weitaus höheres Volumen einnimmt, ist die Dichte von Blei größer.

4.7 Stoffwechsel der Lipoproteine

Gelegentlich wird auch das Wanderungsverhalten der Lipoproteine in der **Elektrophorese** abgeprüft. Dort gilt: Lipoproteine, die hauptsächlich aus den unpolaren TAGs bestehen (Chylomikronen), wandern kaum; Lipoproteine, die zu großen Teilen aus Proteinen bestehen (HDL), wandern schnell.

😊 FÜR AHNUNGSLOSE

Was ist eine Elektrophorese? Elektrophorese bezeichnet das Auftrennen eines Stoffgemischs durch Anlegen eines elektrischen Felds. Dabei macht man sich zunutze, dass unterschiedliche Stoffe im elektrischen Feld unterschiedlich stark wandern. Grundsätzlich wandern polare oder geladene Stoffe, die dazu noch gut durch die Poren des Mediums passen, in dem die Elektrophorese stattfindet, am schnellsten. In der Klinik spielt die **Elektrophorese der Proteine des Blutserums** die größte Rolle, in der man verschiedene Proteinfraktionen unterscheidet, doch dazu später mehr (➤ Abb. 7.2; ➤ Kap. 12.5).

Auch wenn LDL oft als das schlechte und HDL als das gute Cholesterin bezeichnet wird, solltet ihr euch klarmachen, dass alle Lipoproteine eine sinnvolle Funktion bzw. Daseinsberechtigung haben. Um diesem Thema aber noch etwas mehr Struktur zu geben, kann man die vier Lipoproteine nach ihrer Funktion unterscheiden:
- Chylomikronen und VLDL sind dafür zuständig, dass die Zellen unseres Körpers mit **TAGs** versorgt werden (entsprechend enthalten sie auch sehr viele TAGs).
- LDL und HDL sorgen dafür, dass die Zellen unseres Körpers immer die richtige Menge **Cholesterin** haben.

📖 FÜR DIE KLAUSUR
Die exakte Zusammensetzung der Lipoproteine muss man i. d. R. nicht kennen. Meist reicht es aus, sich auf die prozentual wichtigste Substanz zu beschränken.

4.7.2 Stoffwechsel

Jetzt, wo wir wissen, wie man Lipoproteine einteilt, können wir uns genauer mit ihrer Entstehung und ihren Funktionen befassen.

Chylomikronen

Wenn TAGs mit der Nahrung im Darm ankommen, werden sie zunächst im Darmlumen gespalten, aufgenommen und dann von den Enterozyten wieder zusammengesetzt. Nun müssen die TAGs irgendwie zu den Geweben, die sie speichern können, gebracht werden – hier kommen die **Chylomikronen** ins Spiel. Da sie nur zum Transport der gerade aufgenommenen TAGs dienen, haben sie eine vergleichsweise kurze Halbwertszeit. Die Chylomikronen werden vom Darm aber nicht wie andere Nährstoffe ins Blut der Pfortader abgegeben, sondern **über die Lymphe in den Ductus thoracicus** eingespeist und gelangen erst im linken Venenwinkel in die Blutbahn. Der Sinn dahinter ist, dass man zuerst die Zellen der Peripherie des Körpers mit TAGs versorgen will. Würden die TAGs in der Pfortader transportiert werden, würden sie zuerst in der Leber ankommen und von ihr aufgenommen werden … die Leber

Tab. 4.6 Übersicht der Lipoproteine (zum Auswendiglernen!)

	Chylomikronen	VLDL	LDL	HDL
Dichte	am geringsten			am höchsten
Verhalten in Elektrophorese	wandern nicht	wandern in Prä-β-Fraktion	wandern in β-Fraktion	wandern in α-Fraktion
Zusammensetzung	• 90 % TAGs • 1–2 % Protein • Rest Phospholipide und Cholesterin	• 50 % TAGs • Rest zu ähnlichen Teilen Phospholipide, Cholesterin und Protein	• 40 % Cholesterin • 20 % Protein • Rest Phospholipide	• 50 % Protein • Rest vor allem Cholesterin und Phospholipide
Syntheseort	Darm	Leber	Leber	Leber
Funktion	TAGs aus dem Darm in die Peripherie	TAGs aus der Leber in die Peripherie	Cholesterin zur Peripherie	Cholesterin aus der Peripherie zur Leber
Apoproteine	B48, C, E	B100, C, E	B100	A, C, E

würde verfetten und die Peripherie ginge leer aus. Mit der Abgabe der TAGs an die Lymphe wird die Leber zunächst umgangen und nur die TAGs, die aus den peripheren Geweben zurückkommen, gelangen irgendwann zur Leber.

Die Zellen „bedienen sich" an den Chylomikronen mithilfe der endothelständigen Lipoproteinlipase. Diese wird von einem Apoprotein der Chylomikronen (**Apoprotein CII**) aktiviert und spaltet TAGs, deren Bestandteile dann von den Zellen in der Umgebung aufgenommen werden können. Sind die TAGs von den Chylomikronen abgespalten, spricht man von **Chylomikronen-Remnants**, die von der Leber aufgenommen werden. Weitere Apoproteine, die ihr euch im Zusammenhang mit Chylomikronen merken solltet, sind das **Apoprotein B48**, das es nur auf Chylomikronen gibt, und **Apoprotein E**, das bei der Aufnahme der Remnants in die Leber eine Rolle spielt.

geht, mit der Rezeptoren gebunden werden können, ist die Aufgabe von ApoB48 v. a., den Chylomikronen Struktur zu geben.

LDL

Die Lipoproteine des Cholesterinstoffwechsels (LDL und HDL) haben wesentlich längere Halbwertszeiten als Chylomikronen und VLDL.

LDL dient dem Cholesterintransport zu den peripheren Geweben. Im Unterschied zu den Lipoproteinen, die wir uns bereits angeschaut haben, wird Cholesterin in der Peripherie aber nicht aus den LDL herausgespalten, sondern die LDL werden als Ganzes durch **rezeptorvermittelte Endozytose** von den zu versorgenden Zellen aufgenommen.

Alternativ kann LDL auch wieder von den Zellen der Leber aufgenommen werden.

VLDL

VLDL werden in der Leber erzeugt und dienen **der Versorgung der peripheren Gewebe mit TAGs,** die in der Leber nicht benötigt werden. Auch hier wird die Abspaltung der TAGs durch das **Apoprotein CII** unterstützt. Wenn die TAGs abgespalten sind, bezeichnet man die VLDL auch als **IDL** (Intermediate Density Lipoprotein). Die IDL haben nun zwei Möglichkeiten:
- Der Großteil wird **von der Leber aufgenommen** (vermittelt durch Apoprotein E) und steht für die Resynthese von VLDL zur Verfügung.
- Ein kleinerer Teil wird durch **Abspaltung fast aller Apoproteine** (bis auf Apo B100) zu **LDL.**

An Apoproteinen solltet ihr euch zum VLDL **ApoB100, Apoprotein E und Apoprotein CII** merken.

Zudem verhindert Apoprotein CI eine verfrühte Aufnahme des VLDL in die Leber.

😊 FÜR AHNUNGSLOSE
Was hat es mit Apoprotein B48 und B100 auf sich? Beide werden von demselben Gen abgeschrieben, aber bei ApoB48, das im Darm entsteht, kommt es zu einem sogenannten **mRNA-Editing.** Dies führt dazu, dass ein Teil des Proteins nicht gebildet wird, sodass ApoB48 nur 48 % des Molekulargewichts von ApoB100 besitzt. Da mit dem nicht gebildeten Teil auch eine Domäne verloren

HDL

Da Cholesterin nicht abgebaut werden kann, braucht es ein System, das überschüssiges Cholesterin aus der Peripherie zur Leber zurückbringen kann, wo es neu verteilt oder zur Ausscheidung vorbereitet werden kann.

Damit das Cholesterin vom HDL aufgenommen werden kann, müssen die Zellen es zunächst **mittels eines ABC-Transporters (ABC = ATP-Binding Cassette) ins Blut** abgeben. Dort verestert ein Enzym des HDL, die **Lecithin-Cholesterin-Acyltransferase (LCAT),** das Cholesterin mit einer Fettsäure. Die Aktivierung der LCAT erfolgt dabei durch **ApoA1.** Wenn das HDL genug Cholesterin aufgenommen und verestert hat, wandert es zurück zur Leber, die es aufnimmt, was – wie immer – von ApoE unterstützt wird.

😊 FÜR AHNUNGSLOSE
Woher kommt der Name Lecithin-Cholesterin-Acyltransferase? Lecithin ist ein Synonym für **Phosphatidylcholin,** ein Phospholipid (Glycerin + 2 Fettsäuren + Phosphat + Cholin). Die LCAT überträgt eine Fettsäure (Acylrest) vom Phosphatidylcholin, welches das HDL praktischerweise schon mitführt, auf Cholesterin. Das Phosphatidylcholin, das eine seiner Fettsäuren abgegeben hat, wird danach als **Lysophosphatidylcholin** bezeichnet.

4.7 Stoffwechsel der Lipoproteine

FÜR DIE KLAUSUR
Die Lipoproteine können ihre Apoproteine auch untereinander austauschen. Details zu lernen, wäre allerdings sehr zeitaufwendig; deshalb merkt euch vor allem: Apo**B**100 und Apo**B**48 sind so **B**edeutsam, dass sie nicht ausgetauscht werden können.

4.7.3 LDL/HDL-Quotient

- Da LDL mit der Entstehung und der Progression von Arteriosklerose in Verbindung gebracht wird, nutzt man den **LDL/HDL-Quotienten,** um abzuschätzen, ob die Werte eines Patienten für ihn ein Risiko darstellen. Dabei werden i. d. R. **Werte kleiner 3** (maximal 3-mal mehr LDL als HDL) angestrebt.
- Ein weiterer Risikofaktor für kardiovaskuläre Erkrankungen, der unabhängig vom LDL/HDL-Quotienten ist, ist der Spiegel von **Lipoprotein a.**

4.7.4 Exkurs: Transportmechanismen am Mitochondrium

Im Rahmen der Biochemie lernt ihr Metabolite kennen, die ins Mitochondrium hinein oder aus ihm hinaus transportiert werden müssen und an der inneren Mitochondrienmembran scheitern. Diese Stoffe greifen auf verschiedenste Transportmechanismen zurück, die wir an dieser Stelle übersichtlich zusammenstellen wollen, damit ihr das Ganze möglichst systematisch lernen könnt (> Abb. 4.14)!

Carnitin-Shuttle

Aktivierte Fettsäuren (Acyl-CoA) können die innere Mitochondrienmembran nicht einfach so überwinden, sondern nutzen dafür das Carnitin-Shuttle:
1. Als Erstes wird der Fettsäurerest von Acyl-CoA durch die Carnitin-Acyltranferase I auf Carnitin übertragen. Es entsteht Acyl-Carnitin.

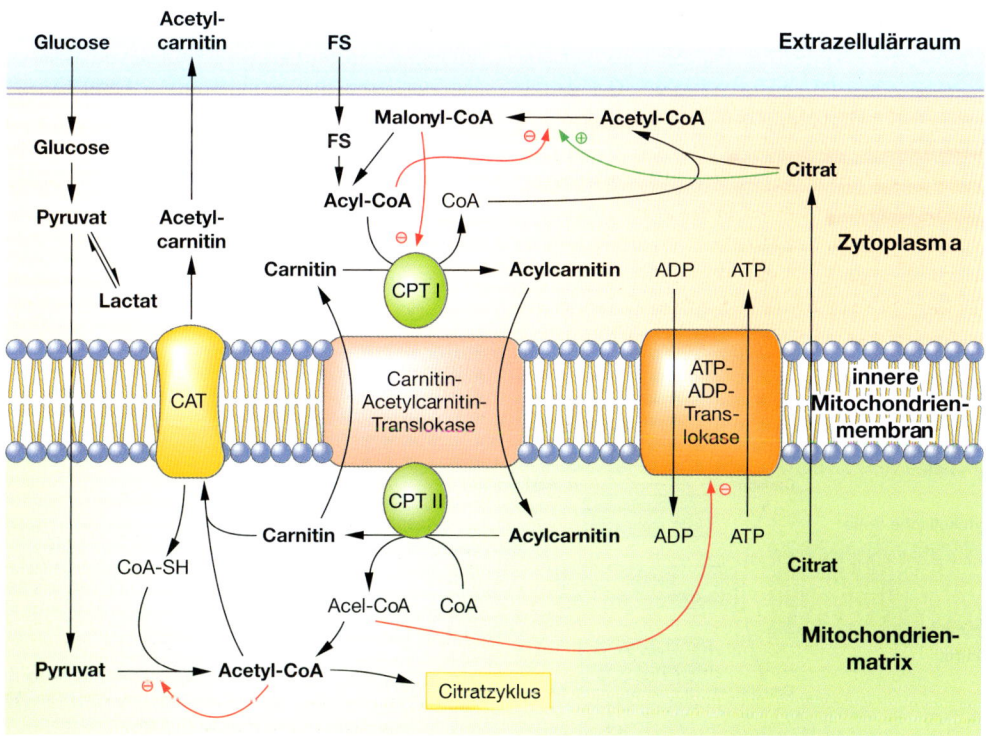

Abb. 4.14 Transportprozesse und Regulationsmechanismen an der inneren Mitochondrienmembran [L253]

😊 FÜR AHNUNGSLOSE

Was ist Carnitin? Bei Carnitin handelt es sich um ein organisches Molekül, das mit der Aminosäure Lysin verwandt ist. Seine Struktur findet sich in ➤ Abb. 4.15, sollte aber nicht prüfungsrelevant sein.

2. Die Carnitin-Acylcarnitin-Translokase *CACT* transportiert ein Acylcarnitin in das Mitochondrium und im Gegenzug ein unbeladenes Carnitin aus dem Mitochondrium heraus.
3. Die Carnitin-Acyltransferase II *CPT II* entfernt den Acylrest vom Carnitin und koppelt ihn erneut an Coenzym A. Das Carnitin kann wieder aus dem Mitochondrium transportiert werden.

Übrigens: Der Ausgangsstoff der Fettsäure-Synthese (Malonyl-CoA) hemmt diesen Prozess. Es wäre auch sinnfrei, Fettsäuren zum Abbau in das Mitochondrium einzuschleusen, wenn gleichzeitig verstärkt Fettsäuren synthetisiert werden würden.

LCFAs ⊕
SCHILDDR. HORM. ⊕

ADP/ATP-Translokase

RELEVANZ & FUNKTIONSWEISE:

Das ATP, das im Mitochondrium im Rahmen der Atmungskette entsteht, muss natürlich irgendwie ins Zytoplasma gelangen, da schließlich auch andere Organellen einen Energiebedarf haben, der gestillt werden muss. Aus diesem Grund kann ATP aus dem Mitochondrium transportiert werden, wenn im Austausch ein ADP aus dem Zytoplasma ins Mitochondrium gelangt.

Malat-Shuttle

Das Malat-Shuttle ist ein sehr vielseitiges Transportsystem, das ihr bereits bei der Gluconeogenese kennengelernt habt. Dort war das Problem, dass Oxalacetat irgendwie aus dem Mitochondrium heraus transportiert werden musste, weshalb es unter Verbrauch von NADH zu Malat reduziert wurde. Malat konnte die Mitochondrienmembran überwinden und wurde im Zytoplasma wieder zu Oxalacetat oxidiert. Auf diese Weise überwand Oxalacetat die Membran. Ganz nebenbei ist aber auch noch etwas anderes passiert: Im Mitochondrium wurde ein NADH verbraucht, wohingegen im Zytoplasma ein NADH erzeugt wurde. Die Zelle kann das Malat-Shuttle also auch nutzen, um Reduktionsäquivalente wie NADH de facto über die Mitochondrienmembran zu transportieren, indem auf der einen Seite ein zu transportierender Stoff reduziert und auf der anderen oxidiert wird. Da das Malat-Shuttle zudem in beide Richtungen funktioniert, ist es für die Zelle in vielen Situationen hilfreich.

Ihr habt aber bereits gesehen: Es wird nichts in das Mitochondrium transportiert (oder aus ihm hinaus), ohne dass ein Stoff in die entgegengesetzte Richtung transportiert wird. Im Fall von Malat handelt es sich bei diesem Stoff um die Aminosäure Aspartat, weshalb auch oft vom Malat-Aspartat-Shuttle die Rede ist (➤ Abb. 4.16). Aspartat entsteht dabei durch Transaminierung von Oxalacetat mithilfe von Glutamat (➤ Kap. 6.3.2). Wenn ihr euch ein bisschen mit dem Aminosäurestoffwechsel befasst habt, sollte euch das Ganze noch einmal klarer werden.

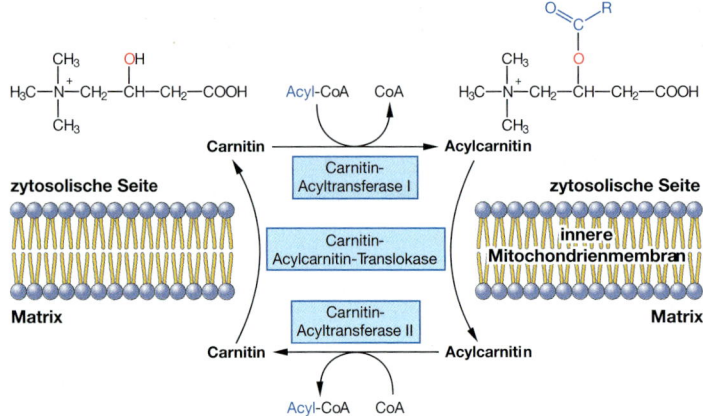

Abb. 4.15 Carnitin-Shuttle [L253]

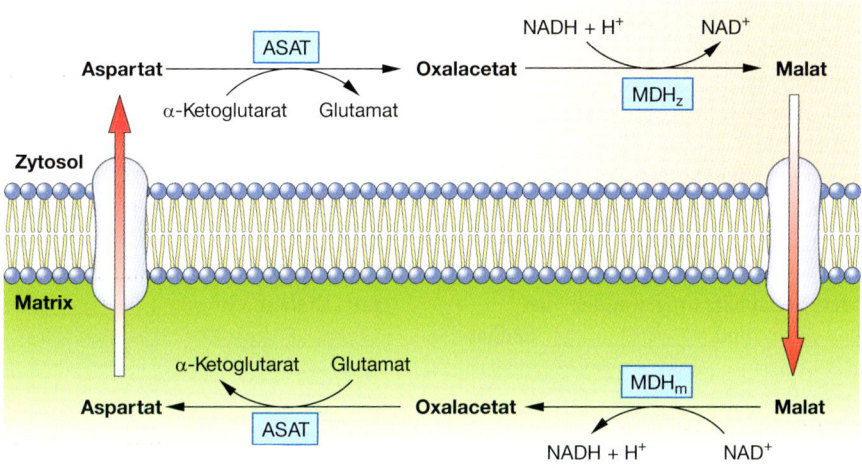

Abb. 4.16 Malat-Aspartat-Shuttle. [L253]

Deshalb solltet ihr nach Bearbeitung von ➤ Kap. 6 nochmal einen kurzen Blick auf diesen Transportmechanismus werfen. Ansonsten merkt euch aber auf jeden Fall die beteiligten Metabolite!

Pyruvat

Pyruvat überwindet die innere Mitochondrienmembran zusammen (im Symport) mit Protonen. Das Pyruvat der Glykolyse aus dem Zytoplasma wird dabei in das Mitochondrium hinein transportiert.

Citrat-Shuttle

Im Mitochondrium fällt Acetyl-CoA an, das zur Synthese von Fettsäuren genutzt werden kann, die aber im Zytoplasma stattfindet. Da Acetyl-CoA die innere Mitochondrienmembran nicht überwinden kann, greift die Zelle auf Citrat zurück:
- ▷ Acetyl-CoA wird an Oxalacetat fixiert, also in Form von Citrat ins Zytoplasma transportiert. Im Zytoplasma angekommen, wird Citrat von der **Citrat-Lyase** unter **ATP-Verbrauch** in Acetyl-CoA und Oxalacetat gespalten.

4.8 Übungen

1. Um das Gelernte dieses Kapitels nochmal zu verinnerlichen, wiederholt die Stoffwechselsteckbriefe und füllt ➤ Tab. 4.7 aus.
2. Die überschießende Produktion von Ketonkörpern kann zu einer _____ _____ führen.

Tab. 4.7 Übungstabelle: Übersicht der Lipoproteine

	Chylomikronen	VLDL	LDL	HDL
Dichte				
Verhalten in Elektrophorese				
Zusammensetzung				
Syntheseort				
Funktion				
Apoproteine				

3. Statine hemmen die _____, das Schrittmacherenzym der _____.
4. Zum Transport von _____ über die innere Mitochondrienmembran nutzt die Zelle das Citrat-Shuttle.
5. Zum Transport aktivierter Fettsäuren über die innere Mitochondrienmembran nutzt die Zelle das _____-Shuttle.
6. Malat wird im Rahmen des Malat-Shuttles in zwei andere Metabolite umgewandelt, die _____ und _____ heißen.
7. _____ ist ein Metabolit der _____ und hemmt das Carnitin-Shuttle.
8. Ein LDL/HDL-Quotient kleiner _____ gilt als günstig.
9. Eine Erkrankung, bei der es zum Problemen beim Abbau langkettiger Fettsäuren kommt, ist das _____.
10. Bei der β-Oxidation der Fettsäuren entstehen pro „Umlauf" ein _____ und ein _____.

KAPITEL 5
Genetik

5.1 Wiederholung: Nucleotide, DNA und RNA 143

5.2 Transkription 149

5.3 Translation 154

5.4 Replikation 159

5.5 Zellzykluskontrolle 164

5.6 Apoptose 166

5.7 Nucleotidstoffwechsel 168

5.8 Übungen 178

In diesem Kapitel dreht sich alles um unsere Erbinformation. Wir lernen, wie unsere genetische Information gespeichert ist, wie sie vervielfältigt werden kann und wie der Körper sie nutzt, um Proteine zu synthetisieren.

5.1 Wiederholung: Nucleotide, DNA und RNA

5.1.1 Nucleotide

Unsere Erbinformation ist in Form von **DNA** (**Desoxyribonucleinsäure**) im Zellkern gespeichert. Die DNA besteht aus **Nucleotiden**. Während alle Nucleotide gemeinsame Bausteine haben, können sie sich in ihrer **Nucleinbase** unterscheiden. In der DNA kommen in der Regel vier Basen vor. Sie heißen:
- **Adenin** (A) und **Guanin** (G), sogenannte **Purinbasen**

- **Cytosin** (C) und **Thymin** (T), sogenannte **Pyrimidinbasen**

💡 **LERNTIPP**
- Purine haben einen kurzen Namen, aber ein großes Molekül. Bei Pyrimidinen ist es umgekehrt.
- Zu den **Py**rimidinen gehören die Basen, die ein **y** im Namen tragen.

Eine Base bildet zusammen mit einem **Zucker** (RNA: Ribose, DNA: 2-Desoxyribose) ein **Nucleosid** (➤ Abb. 5.1; ➤ Abb. 5.2). Kommt dann noch ein **Phosphatrest** hinzu, spricht man von einem **Nucleotid** (z. B. AMP). ATP bezeichnet man, da nicht nur eine, sondern gleich drei Phosphatgruppen an den Zucker gebunden sind, i. d. R. nicht als Nucleotid, sondern als Nucleosidtriphosphat.

😊 **FÜR AHNUNGSLOSE**
Und was wäre ADP? Ein Nucleosiddiphosphat!

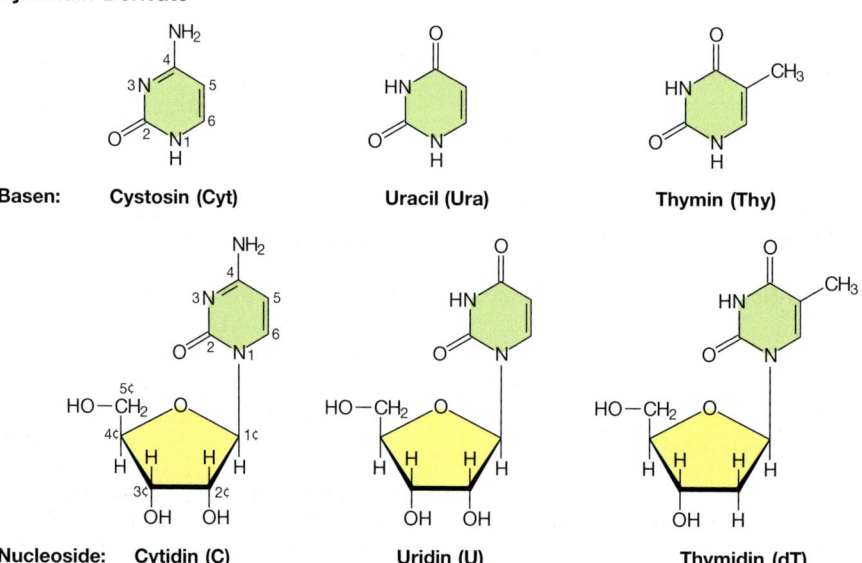

Abb. 5.1 Wichtige Basen und ihre Nucleoside [L253]

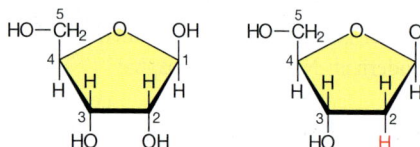

Abb. 5.2 Die Zucker von RNA (Ribose) und DNA (2-Desoxyribose) [L253]

! ACHTUNG

Nucleosid und Base haben nicht denselben Namen! Die **Base Adenin** ist Teil des **Nucleosids Adenosin**. Es heißt schließlich auch Adenosin-Triphosphat (Base + Zucker + 3 Phosphatreste) und nicht Adenin-Triphosphat (Base + 3 Phosphatreste).

5.1 Wiederholung: Nucleotide, DNA und RNA

💡 LERNTIPP
Wenn ihr euch nicht merken könnt, ob das Nucleotid oder das Nucleosid die Phosphatgruppe enthält, dann merkt euch:
Nucleo**t**ide enthalten Phospha**t**!

Als gelegentlich gefragten Fakt solltet ihr euch merken, dass die Bindung der Base an den Zucker über ein Stickstoffatom (N) vermittelt wird. Man spricht folglich von einer **N-glycosidischen Bindung.** Bei Pyrimidinderivaten wird diese Bindung über das N1-Atom, bei Purinderivaten über das N9-Atom vermittelt. Am Zucker ist immer das C1-Atom beteiligt (➤ Abb. 5.1).

5.1.2 DNA

Mit unserem Wissen über Nucleotide können wir uns nun damit befassen, wie diese Nucleotide zu langen Strängen, der DNA, verknüpft werden. Dabei sind die Zucker an den **OH-Gruppen ihres dritten und fünften C-Atoms über Phosphatbrücken miteinander verbunden.** Am einen Ende des Strangs findet sich folglich eine freie 3'-OH-Gruppe, am anderen eine freie 5'-OH-Gruppe, sodass man die Enden unterscheiden und auch die Basenfolge auf dem Strang angeben kann (z. B. vom 5'- zum 3'-Ende).

Die DNA liegt aber in der Regel nicht als einzelner Strang, sondern als **Doppelstrang** vor. Dafür lagern sich zwei Stränge zusammen und gegenüberliegende Basen der beiden Stränge bilden **Wasserstoffbrücken** zueinander aus. Es können aber nur Wasserstoffbrücken zwischen bestimmten Basen ausgebildet werden (➤ Abb. 5.3):
- **Adenin** bildet **zwei Wasserstoffbrücken** zu **Thymin.**
- **Guanin** bildet **drei Wasserstoffbrücken** zu **Cytosin.**

Folglich müssen zwei DNA-Stränge, damit sie einen Doppelstrang bilden können, **komplementär** sein, also zueinander passen.

Da G und C mehr Wasserstoffbrücken ausbilden als A und T, sollte klar sein, dass Regionen der DNA, in denen viel GC vorkommt, stabiler sind als solche, in denen vor allem AT vorliegt.

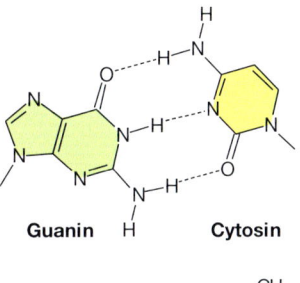
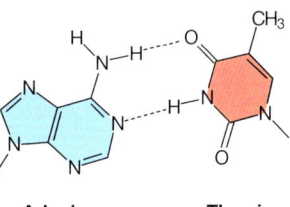

Abb. 5.3 Basenpaarung und Wasserstoffbrücken [L253]

💡 LERNTIPP
Eine weit hergeholte, aber effektive Eselsbrücke: Die Buchstaben G und C sehen fast gleich aus. Ein G ist quasi ein C mit einem kleinen Strich am unteren Ende. Folglich sind G und C verwandt … und da Blut dicker als Wasser ist, bilden sie auch mehr Wasserstoffbrückenbindungen aus, die den Zusammenhalt stärken.

✏️ FÜR DIE KLAUSUR
Zur Basenpaarung solltet ihr gerade im Hinblick auf das Physikum über zwei Dinge Bescheid wissen:
- Da Adenin mit Thymin paart, kommen beide in einem DNA-Doppelstrang gleich häufig vor. Dasselbe gilt für Guanin und Cytosin. Wenn ihr also wisst, dass der Anteil von Guanin in einem Doppelstrang bei 40 % liegt, könnt ihr davon ausgehen, dass der Cytosin-Anteil ebenfalls 40 % beträgt. Entsprechend bleiben für Adenin und Thymin noch je 10 %, sodass man auf insgesamt 100 % kommt **(Chargaff-Regel).**
- Bei den Basen gibt es zudem eine besondere Form der Isomerie, auf die wir aber nicht im Detail eingehen wollen. Merkt euch einfach, dass **Adenin und Cytosin in der Amino-** sowie **Thymin und Guanin in der Keto- bzw. Iminoform** vorliegen müssen, um an ihre jeweiligen Partnerbasen binden zu können.

Der Doppelstrang liegt in unseren Zellen nicht linear, sondern als **Doppelhelix** vor (➤ Abb. 5.4). Die einzelnen Stränge sind umeinander gewunden. Das Rückgrat wird dabei von den Zuckern und den

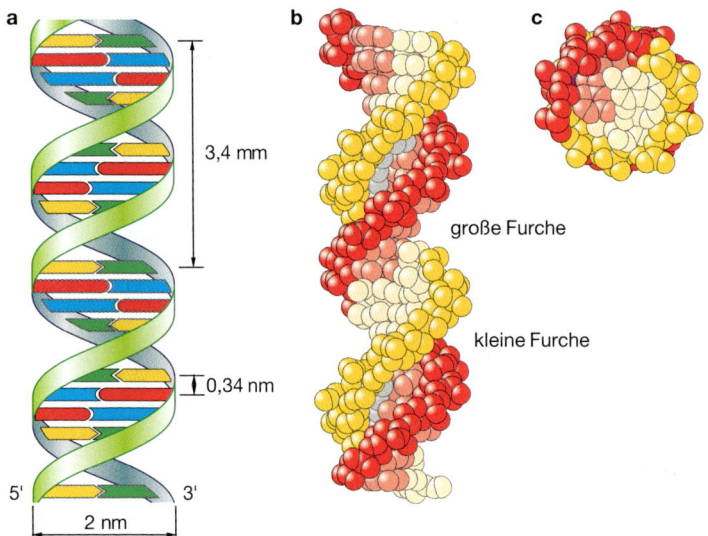

Abb. 5.4 Schema der DNA-Doppelhelix [L253]

Phosphatgruppen gebildet (man spricht auch vom Zucker-Phosphat-Rückgrat), während die Basenpaare wie Sprossen einer Leiter die beiden Stränge miteinander verbinden.

Drei Fakten zur Doppelhelix:
- Die Doppelhelix ist vorwiegend **rechtsgängig** (eine Ausnahme ist die Z-DNA).
- Die Ganghöhe, also die Distanz, nach der sich die Helix einmal komplett gedreht hat, beträgt **zehn Basenpaare**.
- An der Doppelhelix gibt es Lücken, die **kleine** und **große Furche** genannt werden. V. a. die große Furche wird gern von Transkriptionsfaktoren oder anderen Proteinen, die mit der DNA interagieren, als Anlagerungsstelle genutzt.

Wenn man nun einen Strang der Länge nach abliest, ergibt sich eine Basensequenz (z. B. ATTCGGG etc.). Diese Sequenz sagt den Ribosomen unserer Zelle, welche Aminosäuren sie zu einem Protein verknüpfen sollen. Allerdings codieren nicht alle Abschnitte unserer DNA für Proteine:
- An den **Telomeren** und **Zentromeren** der Chromosomen findet sich **repetitive DNA**, die keine Informationen für die Synthese von Proteinen enthält. Übrigens: Je nach Quelle beträgt der Anteil repetitiver DNA an der gesamten Erbinformation bis zu 50 %.
- Codierende Sequenzen (sogenannte **Exons**) werden oftmals durch Sequenzen unterbrochen, die nicht für eine Aminosäurensequenz codieren (sogenannte **Introns**). Mit Exons und Introns werden wir uns noch genauer beschäftigen.

Organisation des Chromatins – die Verpackung der DNA

So einen langen Faden im Zellkern unterzubringen, ist gar nicht so leicht. Die Zelle rollt diesen Faden deshalb auf. Man spricht in diesem Zusammenhang auch von der Organisation des Chromatins (DNA + assoziierte Proteine; > Abb. 5.5).

FÜR AHNUNGSLOSE

Was sind assoziierte Proteine? DNA-assoziierte Proteine sind Proteine, die mit der DNA interagieren. Man unterteilt diese Proteine grob in **Histone,** auf die wir gleich zu sprechen kommen, und Nicht-Histon-Proteine, z. B. Enzyme, die an der Vervielfältigung der DNA beteiligt sind.

Ihr könnt euch die Verpackung der DNA wie den Versuch, einen langen Faden aufzurollen, vorstellen. Wenn man einen Faden aufwickelt, wickelt man ihn am besten um einen Gegenstand herum. Im Zellkern handelt es sich bei diesem Gegenstand um globuläre Proteine, die Histone. Der DNA-Faden wickelt sich dabei rund **1¾-mal um ein His-**

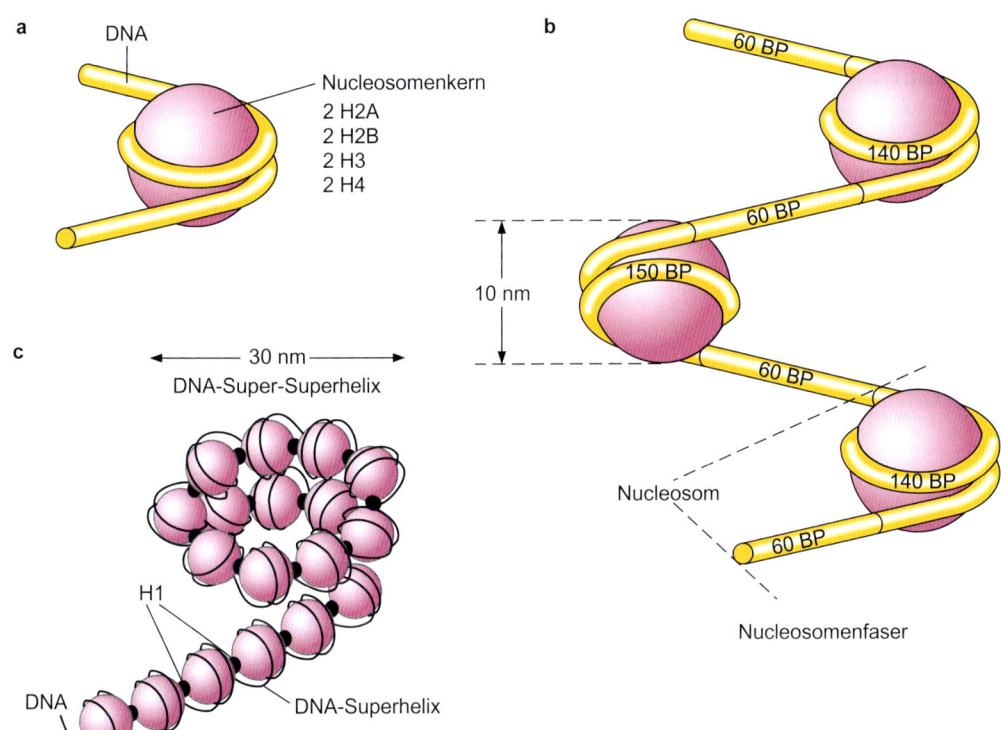

Abb. 5.5 Aufbau des Chromatins. a) Nucleosom b) Mehrere Nucleosomen und Linker-DNA c) Nucleosomen und H1-Histone [L253]

ton. Die Histone liegen allerdings nicht einzeln vor. Acht Histone bilden ein **Oktamer.** Die Gruppe der Histone lässt sich noch weiter unterteilen und ihr solltet wissen, dass ein Oktamer aus **je zwei Histonen vom Typ H2a, H2b, H3 und H4** besteht. Wickelt sich nun die DNA um ein Histon-Okta-

> HISTON-CODE = POSTTRANSL.
> MODIFIK. D. HISTONE
> - ÜBERSETZ. D. DNA-INFO
>   Z.T. DURCH HISTON-MODIF.
>   KONTROLLIERT
> - ACETYLIERUNG → DNA ↑
>   ZUGÄNGLICH
> - METHYLIERUNG AS-RESTE →
>   AKTIV. O. REPRIMIEREND
>   (JE NACH AS & ART)

😊 FÜR AHNUNGSLOSE

Warum hält die DNA eigentlich an den Histonen? Das Phosphatrückgrat enthält **negativ geladene Phosphatgruppen.** Histone bestehen dagegen aus vielen **basischen Aminosäuren** (wie Lysin), die bei dem in der Zelle vorherrschenden pH-Wert positiv geladen sind, sodass es zu elektrostatischen Anziehungskräften zwischen Histonen und DNA kommt. Durch das Anhängen von funktionellen Gruppen (Methylierung, Acetylierung etc.) an die Histone können die Anziehungskräfte zwischen Histonen und DNA beeinflusst werden. Je stärker die Anziehungskräfte, desto schwerer wird es für die Enzyme, welche die DNA zur Synthese von RNA nutzen, den DNA-Strang zu binden. Histonmodifikationen können folglich auf das Ausmaß der RNA- bzw. Proteinsynthese Einfluss nehmen, was im Rahmen der **Epigenetik** zunehmend erforscht wird.
Das aufgelockerte Chromatin wird **Euchromatin** genannt, wohingegen eng gepacktes Chromatin als **Heterochromatin** bezeichnet wird.

Kann man die DNA noch weiter kondensieren? Man kann! Packt man mehrere Nucleosomen zusammen, spricht man vom **Solenoid.** Kurz bevor sich die Zelle teilt (Mitose), verdichtet sich das Chromatin noch weiter. Nun wird es sogar lichtmikroskopisch sichtbar. Man erkennt in der Regel 46 Strukturen (die DNA ist also nicht EIN langer Faden), die **Chromosomen** genannt werden.

5.1.3 RNA

Die **RNA (Ribonucleinsäure)** ist in ihrem Aufbau der DNA weitgehend ähnlich – umso wichtiger ist es, die Unterschiede zu kennen (> Abb. 5.6)!
- Der Zucker der RNA-Nucleotide ist nicht die 2-Desoxyribose, sondern die **Ribose.** Daher stammt auch das R in RNA.
- Die vier wichtigsten Basen der RNA sind Guanin, Cytosin, Adenin und **Uracil** (U). Thymin kommt in der RNA nicht vor. Es gibt auch sogenannte „seltene

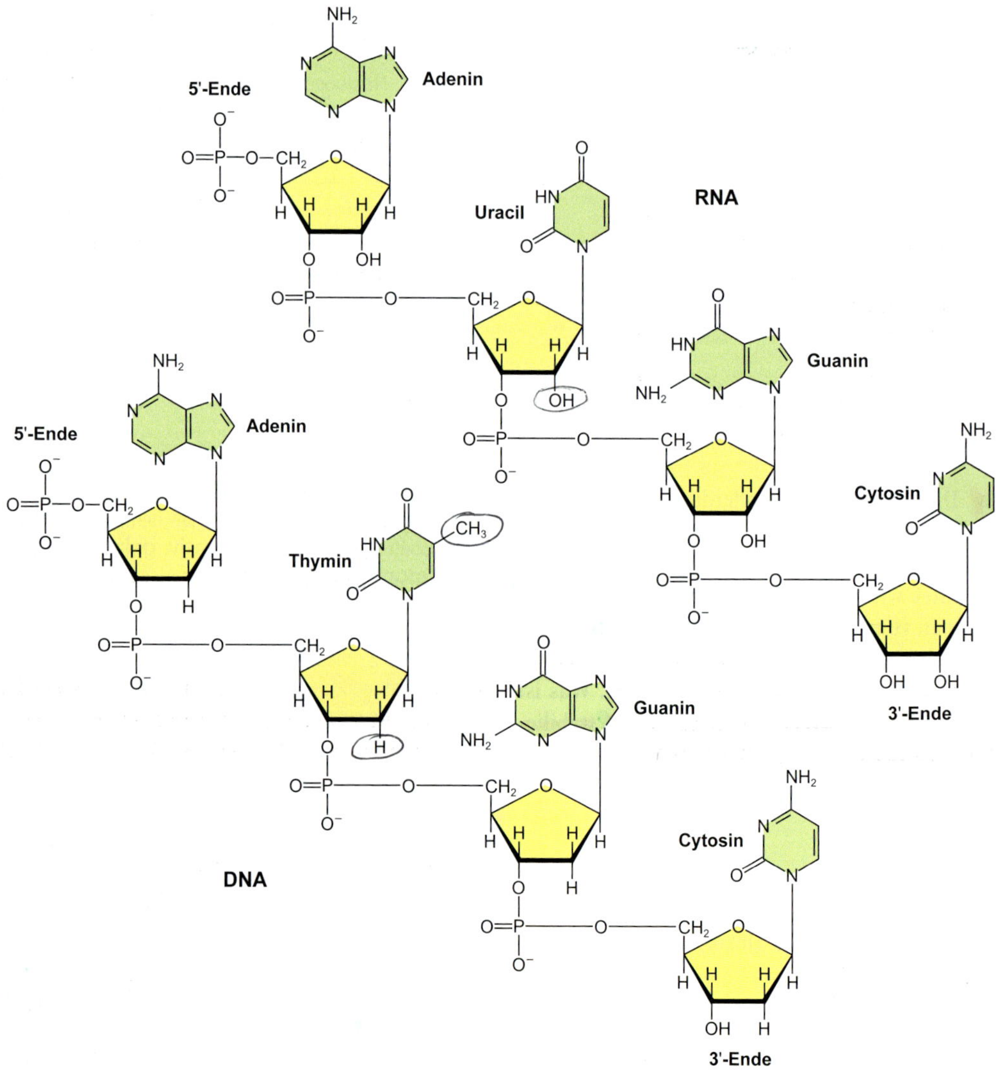

Abb. 5.6 DNA und RNA gegenübergestellt. Beachtet die Verknüpfung der Nucleotide über das Zucker-Phosphat-Rückgrat. [L253]

Tab. 5.1 Verschiedene RNAs

RNA	Funktion
hnRNA/prä-mRNA (heterogeneous nuclear RNA)	unmittelbares Produkt der Transkription
mRNA (messenger RNA)	entsteht durch Reifung der prä-mRNA und wird bei der Translation als Vorlage zur Synthese des Proteins genutzt
tRNA (transfer RNA)	bringt Aminosäuren zum Ribosom
rRNA (ribosomal RNA)	Bestandteil der Ribosomen
snRNA (small nuclear RNA)	Bestandteil des Spleißosoms, hilft bei der Reifung der prä-mRNA
miRNA (micro RNA)	kann Abbau von mRNA auslösen und reguliert auf diese Weise die Proteinbiosynthese nach der Transkription

Basen", die für ganz bestimmte Funktionen wichtig sind, auf die wir noch zu sprechen kommen.
- Die RNA ist meistens **einzelsträngig**, wobei es auch hier gelegentlich Ausnahmen gibt.

Im Verlauf dieses Buchs werdet ihr auf verschiedene Arten von RNA stoßen, die deshalb für euch schon einmal in ➤ Tab. 5.1 übersichtlich zusammengefasst sind. Auf die Funktionen der einzelnen RNAs werden wir im Folgenden noch detaillierter eingehen.

5.2 Transkription

Unsere DNA codiert also durch ihre Basensequenz für Proteine (➤ Abb. 5.7) ... aber wie werden die synthetisiert? Mit diesem Vorgang, der Proteinbiosynthese, wollen wir uns jetzt befassen. Da die Proteine an den Ribosomen synthetisiert werden, muss unsere genetische Information zunächst irgendwie den Zellkern verlassen. Die Zelle nutzt dafür **RNAs**, und der Vorgang, bei dem diese gebildet werden, heißt **Transkription**. In diesem Kapitel werden wir uns genauer damit befassen, um uns danach dem Vorgang an den Ribosomen, der **Translation**, zu widmen.

Wir wollen also die Informationen der DNA irgendwie zu den Ribosomen bringen, damit ein Protein entstehen kann. Man könnte nun versuchen, das ganze Chromosom aus dem Zellkern zu schleifen. Aber wäre es nicht besser, man würde sich auf genau die Information beschränken, die auch wirklich gebraucht wird? Man könnte nun also das Gen herausschneiden, aber die Gefahr, dass dabei unser wertvolles Gen oder gar das Chromosom zerstört wird, ist zu groß. Die Lösung: eine Kopie des Gens, die den Kern verlassen kann, zum Ribosom gelangt, gelesen wird und dann vernichtet werden kann, ohne dass das ursprüngliche Gen in Gefahr gerät.

Die Transkription lässt sich in drei Abschnitte unterteilen:
1. **Initiation**
2. **Elongation**
3. **Termination**

😃 FÜR AHNUNGSLOSE

Was ist ein **Gen?** Ein Gen ist ein Abschnitt der DNA, der für eine RNA codiert, die eine Funktion hat (➤ Abb. 5.8). Entweder wird mithilfe der RNA ein Protein hergestellt oder sie erfüllt selbst Aufgaben, wie etwa die ribosomale RNA.

Um die RNA zu synthetisieren braucht es ein Enzym, die **RNA-Polymerase.** Diese bindet während der Initiation an die **Promotorregion,** die Bestand-

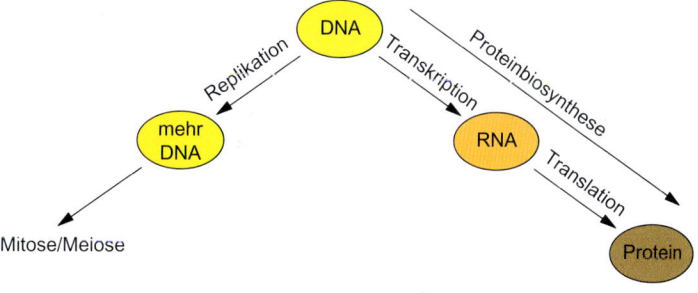

Abb. 5.7 Die DNA kann entweder für die Proteinbiosynthese abgelesen werden (Transkription, im Anschluss Translation) oder sie wird vervielfältigt (Replikation), sodass sich die Zelle teilen kann. [L253]

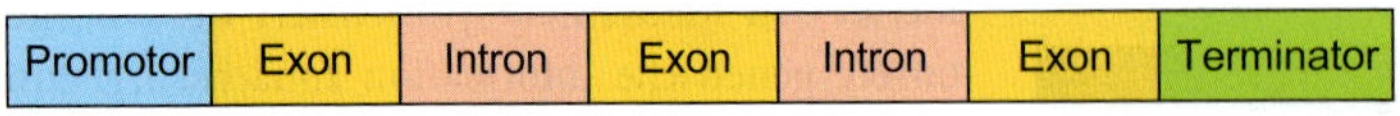

| Promotor | Exon | Intron | Exon | Intron | Exon | Terminator |

Abb. 5.8 Schematischer Aufbau eines Gens [L253]

teil eines jeden Gens ist (> Abb. 5.8). An dieser Bindung sind außerdem **Transkriptionsfaktoren** beteiligt, über die reguliert werden kann, wie häufig ein Gen transkribiert wird. Damit die RNA-Polymerase die DNA unseres Gens auch tatsächlich lesen kann, muss sie lokal den Doppelstrang trennen, denn es wird immer nur von einem einzelnen Strang abgelesen. Dieser wird auch Matrize oder codogener Strang genannt. Man bezeichnet die Fähigkeit, die Stränge zu trennen, als **Helicase-Aktivität,** da es ein Enzym namens DNA-Helicase gibt, das ebenfalls dazu in der Lage ist.

FÜR DIE KLAUSUR

Was ist ein Promotor? Promotoren dienen der Regulation eines Gens. Sie liegen i. d. R. stromaufwärts (upstream) eines Gens und können Transkriptionsfaktoren binden. Ein besonders wichtiger Promotor ist die **TATA-Box** (T und A stehen für die Basen Thymin und Adenin), da sie ausschlaggebend für die Bildung des Initiationskomplexes der Transkription (bestehend aus der RNA-Polymerase und einigen Transkriptionsfaktoren) ist.
Manchmal braucht ein Promotor ein bisschen Unterstützung, weshalb es vor oder nach ihm (up- oder downstream) **Enhancer** gibt, welche die Bindung von Transkriptionsfaktoren an den Promotor unterstützen. Enhancer können auf dem Strang sogar relativ weit vom Promotor entfernt sein und werden erst durch Faltung der DNA in seine Nähe gebracht. Ihr solltet euch zudem merken, dass Enhancer zwar bei Eukaryonten (z. B. Mensch), nicht aber bei Prokaryonten (z. B. Bakterien) vorkommen.
Proteine, die mit DNA und RNA interagieren, verfügen dafür häufig über sogenannte **Zinkfinger-Domänen,** die – wie der Name schon sagt – ein über eine koordinative Bindung gebundes Zink-Ion enthalten.

FÜR AHNUNGSLOSE

Gibt es noch andere Möglichkeiten, die Genaktivität zu regulieren? Ja, und zwar einige! Eine Möglichkeit besteht in der **Methylierung der DNA.** Außerdem können die Histone modifiziert werden. Neben der Methylierung solltet ihr in diesem Zusammenhang auch die Acetylierung kennen.

Die RNA-Polymerase kommt ohne die DNA-Helicase aus und trennt die Stränge selbst. Wenn ihr aber mal versucht, zwei verdrillte Schnüre aufzutrennen, indem ihr sie irgendwo in der Mitte auseinanderzieht, sollte euch auffallen, dass ihr zwar euer Ziel erreicht, die Verdrillung vor dem Bereich, in dem ihr zieht, jedoch nur noch schlimmer wird. Damit sich die RNA-Polymerase also weiterbewegen kann und die Stränge nicht zu sehr unter Spannung geraten, gibt es zwei Enzyme, die Abhilfe schaffen:

- Die **Topoisomerase I** schneidet einen der beiden Stränge durch, entzwirbelt ihn und knüpft ihn wieder zusammen.
- Die **Topoisomerase II** spaltet den Doppelstrang, also beide Stränge, sorgt dafür, das alles gerade ist, und knüpft sie wieder zusammen. In Bakterien wird das Enzym, das diese Funktion übernimmt, **Gyrase** genannt. Sie ist die Zielstruktur einiger Antibiotika.

Spätestens jetzt ist die Initiation abgeschlossen und das Verknüpfen von Nucleotiden zur RNA, die **Elongation,** beginnt (> Abb. 5.9). Die RNA-Polymerase nutzt dabei immer die 3'-OH-Gruppe der bestehenden Kette, um sie mit einem neuen Nucleotid zu verbinden. Folglich bleibt die 5'-OH-Gruppe des ersten Nucleotids dauerhaft frei. Man sagt deshalb, dass die RNA **von 5' nach 3'** synthetisiert wird. Das Ablesen des DNA-Strangs erfolgt deshalb natürlich in die entgegengesetzte Richtung (von 3' nach 5'). Beim Einbau der Nucleotide sucht sich die RNA-Polymerase immer ein komplementäres Nucleosidtriphosphat (wenn sie ein Guanin auf der DNA erkennt → CTP; wenn sie ein Adenin erkennt → UTP usw.), spaltet zwei Phosphatgruppen (Pyrophosphat) ab und knüpft die 3'-OH-Gruppe der bestehenden Kette über eine Esterbindung an das 5'-Phosphat des neuen Nucleotids. Die entstehende RNA-Kette wird als **prä-mRNA** (das „m" steht für „messenger") bzw. als **hnRNA** („hn" steht für „heterogeneous nuclear") bezeichnet. Erreicht die RNA-Polymerase die **Terminator-Region,** die das Ende eines Gens markiert, dissoziiert die RNA-Polymerase von der DNA ab, was man als Termination bezeichnet.

Erinnert ihr euch noch daran, dass wir gesagt hatten, dass nur bestimmte Abschnitte unserer DNA,

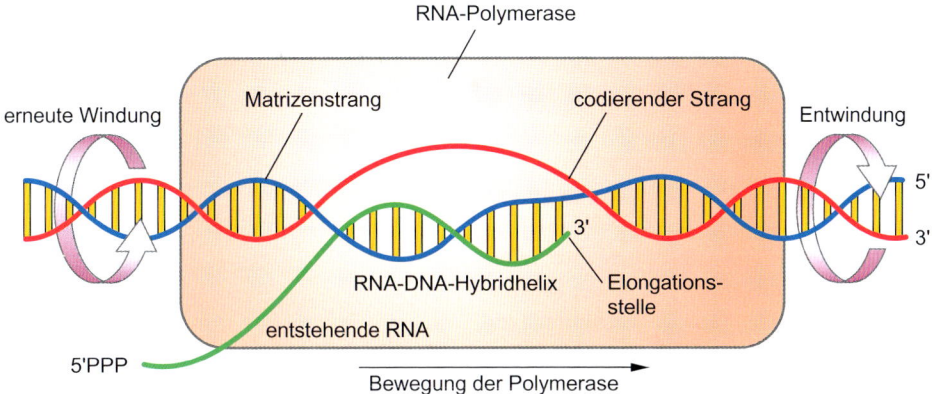

Abb. 5.9 RNA-Polymerase bei der Transkription [L253]

die Exons, für Proteine codieren? Ein Gen besteht aber sowohl aus Exons als auch aus nicht codierenden Introns. Was macht man nun? Die Introns rausschneiden! Das Ganze ist Teil der Reifung unserer prä-mRNA zur fertigen mRNA.

Wir haben gelernt, dass die RNA-Polymerase die RNA von 5' nach 3' synthetisiert. Folglich muss die Zelle nicht bis zum Ende der Transkription warten, um die Cap anzuheften, sondern kann das Ganze sogar zeitgleich (**cotranskriptional**) machen

5.2.1 Reifung der prä-mRNA

FÜR DIE KLAUSUR
Fakten zur Reifung bzw. zum Processing der prä-mRNA sind hochgradig prüfungsrelevant … hier lohnt es sich, Details zu lernen!

Poly-A-Ende

Auch das 3'-Ende der mRNA muss vor dem Abbau geschützt werden. Dafür gibt es ein Enzym, das eine bestimmte Sequenz auf der prä-mRNA erkennt und dann 50–200 Adenosinreste anhängt.

5'-Cap

Unsere frisch hergestellte prä-mRNA muss es nun aus dem Kern zum Ribosom schaffen – wenn möglich, ohne abgebaut zu werden. Dafür knüpft die Zelle an das 5'-Ende der prä-mRNA ein Nucleotid namens **7-Methyl-guanosin.** Diese Gruppe wird als **Cap** und das Anheften der Gruppe als **Capping** bezeichnet. Die Cap erfüllt gleich mehrere Funktionen:
- Sie signalisiert der Zelle, dass die mRNA, welche die Kappe trägt, nicht abgebaut werden darf, sondern aus dem Kern ins Zytoplasma exportiert werden soll.
- Außerdem interagiert die Cap mit dem Ribosom und sorgt dafür, dass die mRNA auch tatsächlich erkannt wird.

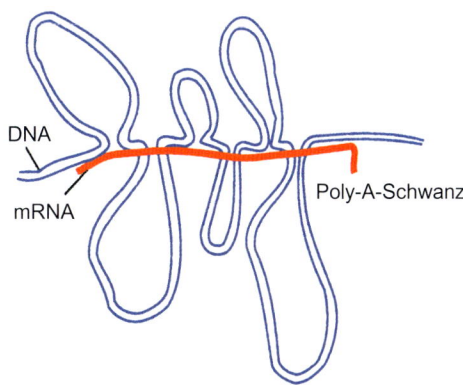

Abb. 5.10 Wenn man einen Doppelstrang aus der reifen mRNA (rot) und dem zugehörigen DNA-Abschnitt erzeugt, haben die Introns der DNA keinen Partner (denn die sind bereits aus der mRNA herausgespleißt). Folglich erkennt man sie gut als Schleifen, die keinen Kontakt zur mRNA haben. [L253]

Spleißen

Damit man auch wirklich von einer reifen mRNA sprechen kann, müssen noch die nicht codierenden Introns entfernt werden. Dies geschieht in einem Prozess, der **Spleißen** genannt wird. Das Spleißen geschieht an den **Spleißosomen**. Dabei handelt es sich um Strukturen im Zellkern (also gewissermaßen ein Organell in einem Organell), die aus spezieller RNA (sogenannter **small nuclear RNA**) und Proteinen bestehen. Die Reaktionen am Spleißosom führen dazu, dass die Introns zunächst sogenannte Lasso-Strukturen bilden und dann abgespalten werden (➤ Abb. 5.10).

Was passiert genau? Das Intron wird dazu gebracht, sich selbst zu binden. Dabei entsteht eine **2'-5'-Phosphodiesterbindung.** Die 3'-OH-Gruppe des einen benachbarten Exons greift nun an der 5'-Phosphatgruppe des anderen benachbarten Exons an und schon ist das Intron abgespalten und die Exons sind neu verknüpft (➤ Abb. 5.11). Die abgespaltenen Introns können sogar innerhalb des Kerns abgebaut werden und unsere fertige mRNA ist somit ein gutes Stück kürzer als die ursprüngliche prä-mRNA.

Tab. 5.2 Transkriptionshemmstoffe

Hemmstoff	Wirkweise	Einsatz/Vorkommen
α-Amanitin	hemmt vor allem RNA-Polymerase II und damit die Synthese von mRNAs in höheren Konzentrationen auch Wirkung auf die RNA-Polymerase III	im Gift des Grünen Knollenblätterpilzes
Actinomycin D	interkaliert DNA	Zytostatikum (u. a. bei Sarkomen)
Gyrasehemmstoffe	hemmen bakterielle Gyrase (entspricht Topoisomerase II)	Antibiotikum (z. B. Chinolone)
Mitomycin C	interkaliert DNA und verbindet Stränge kovalent miteinander	Zytostatikum
Rifampicin	hemmt bakterielle RNA-Polymerase	Antibiotikum

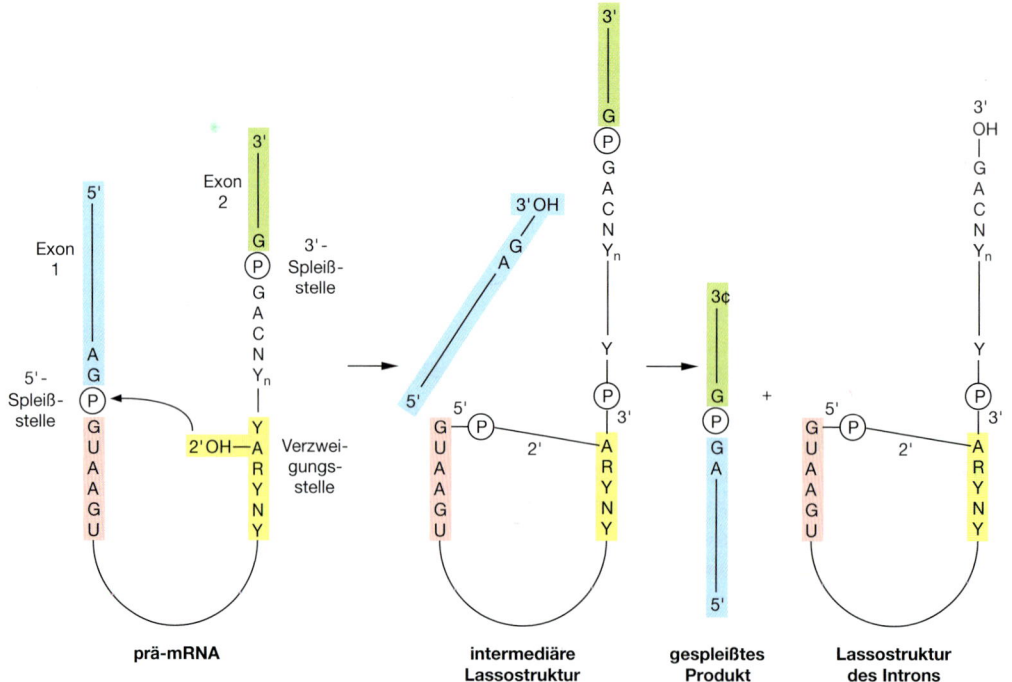

Abb. 5.11 Abspaltung des Introns. Beachtet die 2'-5'-Bindung und die Neuverknüpfung der Exons [L253]

5.2.2 Transkriptionshemmstoffe

Die Transkription kann an verschiedenen Punkten gehemmt werden. Merkt euch zu den Transkriptionshemmstoffen in ➤ Tab. 5.2, wie sie wirken und als was sie genutzt werden!

> **LERNTIPP**
> Wenn ihr Knollenblätterpize **M**ampft, könnt ihr keine **M**RNAs mehr machen.

> **FÜR AHNUNGSLOSE**
> Was bedeutet **interkalieren?** Wenn ein Stoff in die DNA interkaliert, bedeutet das zunächst nur, dass er sich in die DNA einlagert, ohne wirklich viel zu verändern. Problematisch wird das erst, wenn die DNA für Transkription oder Replikation entwunden werden muss, wobei es durch den Interkalator zu Fehlern und damit zu Mutationen kommen kann.

5.2.3 Exkurs: Operons in Bakterien

Die Erbinformation von Bakterien hat einige Eigenheiten, was aber eher Gegenstand der Biologie ist. An dieser Stelle nur so viel: In Bakterien wird **nicht gespleißt** (bakterielle DNA enthält keine Introns) und die Gene sind in Form von Funktionseinheiten organisiert, die **Operons** genannt werden und die Genaktivität regulieren. Wie funktioniert so ein Operon?

Die RNA-Polymerase bindet an den Promotor. Zwischen dem Promotor des Gens und den Bereichen, welche die Proteine codieren, liegt ein DNA-Abschnitt, der **Operator** genannt wird. An diesen Bereich kann ein sogenannter **Repressor** binden und auf diese Weise die Arbeit der RNA-Polymerase blockieren. Der Repressor kann natürlich gehemmt werden, sonst könnte keine Transkription stattfinden. Beispielsweise kann der Zucker Lactose den Repressor für die Enzyme, die zum Lactoseabbau notwendig sind, hemmen. Diese werden dann syntheti-

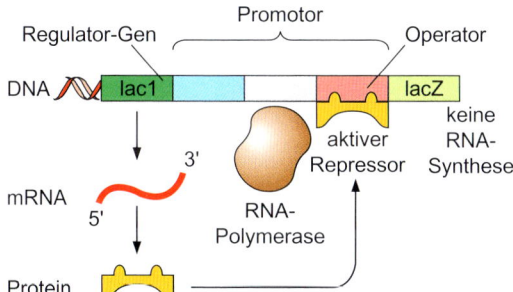

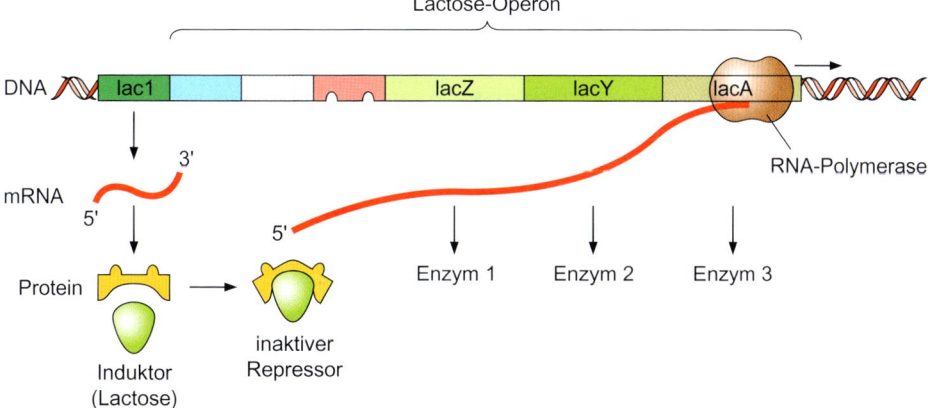

Abb. 5.12 Das Lactose-Operon – die drei Enzyme lacZ, lacY und lacA werden nur in Anwesenheit von Lactose transkribiert [L253]

[Handschriftliche Notiz am oberen Seitenrand:]
Mutationen
- *Missense → Codon für andere AS*
- *Stille → Codon verändert, gleiche AS*
- *Nonsense → Stopp-Cod. entsteht*
- *Frameshift (nicht ÷ 3 teilbar)*

siert und die Lactose kann abgebaut werden. Das hat natürlich den Vorteil, dass die Zelle in Abwesenheit von Lactose diese Enzyme nicht synthetisiert und keine Ressourcen verschwendet (➤ Abb. 5.12).

Operons sind in einigen Bakterien auch für die Resistenz gegen bestimmte Antibiotika bedeutsam: Sie besitzen ein Resistenzgen gegen das Antibiotikum Tetracyclin. Die Translation dieses Gens in ein Protein wird aber normalerweise von einem Repressor (der an die Operator-DNA bindet) unterdrückt. Gelangt jedoch Tetracyclin in die Zelle, bindet es an den Repressor und die Resistenzgene werden synthetisiert, sodass das Bakterium die Antibiotikatherapie übersteht.

Bei manchen Operons gibt es zudem intrazelluläre Signale, die in Abwesenheit des eigentlichen „Repressor-Hemmstoffs" (Lactose etc.) die Transkription initiieren können.

5.3 Translation

Die reife mRNA verlässt nun den Zellkern und gelangt ins Zytoplasma. Dort lagern sich eine große und eine kleine ribosomale Untereinheit an der mRNA zusammen und bilden ein Ribosom. Doch bevor wir uns mit der eigentlichen Synthese des Proteins, der Translation, befassen, müssen wir zunächst verstehen, wie die genetische Information codiert ist.

5.3.1 Genetischer Code

Die Ribosomen lesen die Sequenz der mRNA immer in Päckchen aus drei Basen, sogenannten **Tripletts** bzw. **Codons**. Jedes Codon steht dabei für eine bestimmte Aminosäure; z. B. sagt die Basenfolge **AUG** dem Ribosom, dass nun **Methionin** ins Protein eingebaut werden muss. Dabei werden viele Aminosäuren durch mehrere Codons codiert.

> **FÜR AHNUNGSLOSE**
> Warum sind oft mehrere Codons einer Aminosäure zugeordnet? Weil es mehr Kombinationsmöglichkeiten als proteinogene Aminosäuren gibt. In einem Triplett kann an jeder Position eine der vier Basen der RNA stehen.

Folglich existieren 4×4×4, also **64 Kombinationsmöglichkeiten**. Da es beim Menschen nur **21 proteinogene Aminosäuren** gibt, können wir eine Aminosäure mehrfach codieren.

Ihr müsst natürlich nicht alle Codons auswendig können, denn dafür gibt es **Code-Sonnen**. Liest man sie von innen nach außen, erhält man die Basensequenz, welche die jeweilige Aminosäure codiert. Einige Codons muss man allerdings erkennen können – und zwar die, die dem Ribosom sagen, dass es loslegen muss, und die, bei denen das Ribosom weiß, dass die Arbeit getan ist:

- Das Codon **AUG** steht für die Aminosäure **Methionin** und signalisiert dem Ribosom, dass jetzt die Sequenz der mRNA beginnt, auf deren Grundlage das Protein synthetisiert wird. Man bezeichnet AUG deshalb auch als **Startcodon**.
- Die **Stoppcodons** signalisieren dem Ribosom, dass es nun keine Aminosäuren mehr verknüpfen muss; entsprechend codieren sie auch für keine Aminosäure. Es gibt drei Stoppcodons: **UGA, UAA** und **UAG.**

> **LERNTIPP**
> **AU**f **G**eht's **ME**hr Protein! Das Startcodon **AUG** codiert für **ME**thionin!

> **FÜR AHNUNGSLOSE**
> Wenn der Start der Translation durch das Codon AUG markiert wird und AUG für Methionin steht, müsste jedes Protein unserer Zellen mit Methionin beginnen, oder? Nein, denn die Proteine werden nach der Translation noch verändert **(posttranslational modifiziert)**. Dabei können unter anderem einzelne Aminosäuren oder ganze Sequenzen abgespalten werden, sodass es in unseren Zellen nicht ganz so eintönig aussieht.

Der genetische Code verfügt zudem über einige Eigenschaften, die man nennen und grob erläutern können sollte. Der genetische Code ist …

- **Universell:** Egal ob Pflanze, Mensch oder Bakterie – die Zuordnung von Aminosäuren zu Basentripletts ist die gleiche. Lediglich die **mitochondriale DNA,** auf die wir in diesem Kapitel noch zu sprechen kommen, enthält einige kleine Abweichungen.

- **Degeneriert:** Dieser Begriff bezeichnet die Tatsache, dass eine Aminosäure in der Regel durch mehrere Tripletts codiert wird.

Andere Eigenschaften des genetischen Codes sind mit Sicherheit ebenfalls interessant, aber normalerweise nicht prüfungsrelevant.

FÜR DIE KLAUSUR
Gelegentlich wird nach dem Einbau der Aminosäure **Selenocystein** gefragt. Sie wird durch das Codon UGA codiert. UGA ist eigentlich ein Stoppcodon und Stoppcodons beenden normalerweise die Translation, ohne dass eine weitere Aminosäure eingebaut wird. Bildet die mRNA aber eine spezielle Hairpin-Struktur – also Haarnadelstruktur – aus, veranlasst UGA keinen Stopp, sondern den Einbau von Selenocystein.

5.3.2 tRNA

Damit das Ribosom nun anhand der mRNA Aminosäuren aneinander knüpfen kann, müssen die Aminosäuren erst einmal zu ihm gelangen. Hierfür gibt es spezielle RNAs, die **tRNAs**. Das T steht dabei aber nicht etwa für „Translation" oder ihre Struktur (die wird nämlich als „kleeblattartig" bezeichnet), sondern für „**transfer**", also ihre Funktion. Jede tRNA wird von einem Enzym namens **Aminoacyl-tRNA-Synthetase** mit einer Aminosäure beladen. Das Ganze funktioniert folgendermaßen:

1. Zuerst muss die Aminosäure aktiviert werden. Dafür werden 2 Phosphatgruppen von einem ATP abgespalten und das verbleibende AMP an die Aminosäure gekoppelt. Man spricht von **Aminoacyl-AMP.**
2. Im zweiten Schritt wird AMP abgespalten und die Aminosäure mit dem 3'-Ende der tRNA verestert. Das Produkt ist die beladene **Aminoacyl-tRNA.**

Übrigens: Aminosäuren werden immer mit dem **3'-Ende der tRNA** verknüpft, an dem auch immer dieselbe Basenfolge vorliegt: **CCA.**

LERNTIPP
Das 3'-OH-Ende einer tRNA kann Aminosäuren tragen: 3'-OH **C**an **C**arry **A**minos.

Aber Achtung: Nicht jede Aminosäure passt zu jeder tRNA. Auf der tRNA gibt es nämlich auch bedeutsame Tripletts, sogenannte **Anticodons.** Diese Anticodons sind komplementär zu den Codons auf der mRNA (> Abb. 5.13). Entsprechend wird also die tRNA, die das passende Anticodon zu AUG (UAC) enthält, mit Methionin beladen (schließlich codiert AUG für Methionin; > Abb. 5.14). Heißt das, dass es auch 61 verschiedene tRNAs geben muss (für jedes Codon eine)? Nein, denn die dritte Base des Anticodons muss nicht zu 100 % komplementär zu dem Codon auf der mRNA sein. Auch seltene Basen (z.B. Hypoxanthin) können dritte Base eines Anticodons sein, sodass eine tRNA an mehrere Codons (die natürlich für dieselbe Aminosäure codieren) binden kann und es letztlich nicht mehr als 41 verschiedene tRNAs gibt. Diese Erklärung wird auch als **Wobble-Hypothese** (wobble = wackeln) bezeichnet.

FÜR AHNUNGSLOSE
Warum sollte es ohne Wobble-Hypothese 61 verschiedene tRNAs geben? 4×4×4 = 64 Kombinationsmöglichkeiten minus die drei nichtcodierenden Stoppcodons = 61.

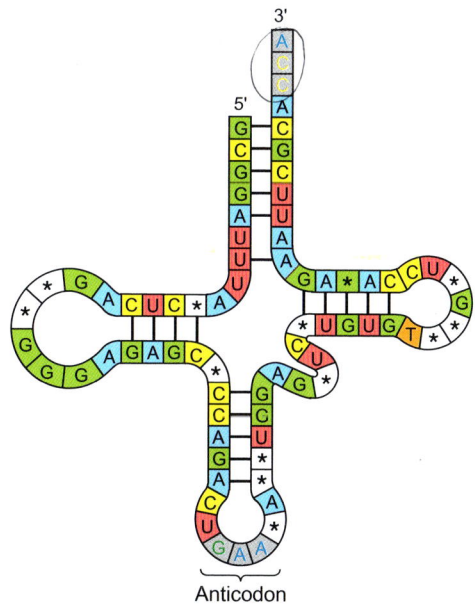

Abb. 5.13 Schema einer tRNA. Die Sternchen stehen für seltene Basen. [L253]

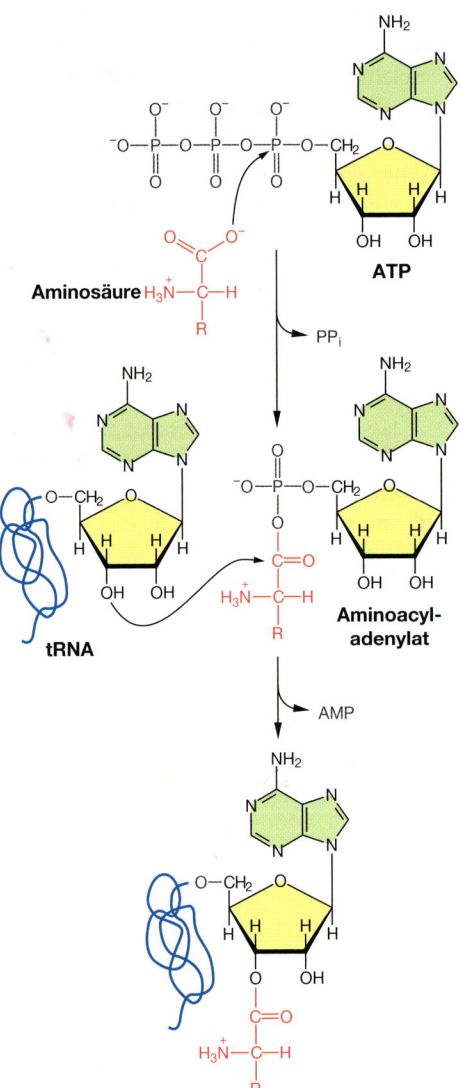

Abb. 5.14 Beladung einer tRNA [L253]

5.3.3 Exkurs: Ribosom

Bevor wir zur eigentlichen Translation kommen, ein kleiner Exkurs zum Organell, an dem sie sich abspielt.

Ribosomen setzen sich aus **Proteinen** sowie einer speziellen Sorte RNA, der ribosomalen **RNA (rRNA)**, zusammen (➤ Kap. 2.3.5). Man bezeichnet sie deshalb auch als **Ribonucleoproteine.** Ribosomen bestehen aus zwei Untereinheiten, die sich nur dann zusammenlagern, wenn ein Protein synthetisiert werden soll. Ansonsten „ruhen" beide dissoziiert im Zytoplasma. Man unterscheidet zwischen **kleiner (40S)** und **großer (60S) Untereinheit.** Beide Untereinheiten zusammen bilden dann das **80S-Ribosom.**

In Prokaryonten und Mitochondrien finden sich dagegen **70S-Ribosomen.** Auch diese bestehen aus einer **kleinen (30S)** und einer **großen (50S) Untereinheit.**

Übrigens: Bei den Eukaryonten enthält die **große Untereinheit** der Ribosomen eine **28S-**, eine **5S-** und eine **5,8S-rRNA.** Die **kleine Untereinheit** enthält eine **18S-rRNA.**

5.3.4 Translation

Die eigentliche Translation kann man, wie die Transkription auch, in drei Teile unterteilen:
1. **Initiation** mit Bildung des Initiationskomplexes
2. **Elongation** (➤ Abb. 5.15)
3. **Termination**

Für die Translation gilt grundsätzlich: Die kleine ribosomale Untereinheit erkennt und die große Untereinheit verknüpft!

1. Damit sich der Initiationskomplex zusammenlagern kann, braucht es:
   – Die beiden ribosomalen Untereinheiten
   – mRNA
   – Initiationsfaktoren wie den eukaryontischen Initiationsfaktor 2 (eIF-2)
   – Eine Starter-tRNA, deren Anticodon zum Startcodon AUG passt und die mit Methionin beladen ist

Die 5'-Cap der mRNA wird von der kleinen Untereinheit erkannt und die mRNA gebunden. Zusätzlich lagern sich die Starter-tRNA und eIF-2, der GTP gebunden hat, an. Dann wird das GTP an eIF-2 hydrolysiert, was zur Zusammenlagerung der beiden ribosomalen Untereinheiten führt. Das Ribosom ist nun einsatzbereit und mit Methionin ist auch schon die erste Aminosäure unseres zukünftigen Proteins vorhanden, sodass es mit der Elongation weitergehen kann.

1. Das Ribosom besitzt drei Stellen für tRNAs:
   – Die Akzeptorstelle oder Aminoacylstelle **(A-Stelle)** liegt auf der Seite, von der die mRNA ins Ribosom gezogen wird.
   – Die Peptidylstelle **(P-Stelle)** befindet sich weiter im Inneren des Ribosoms.

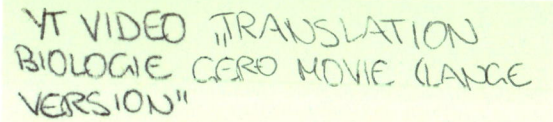

YT VIDEO "TRANSLATION BIOLOGIE CERO MOVIE (LANGE VERSION"

- Die Exitstelle **(E-Stelle)** bindet eigentlich keine tRNAs, sondern ist der Ort, an dem diese das Ribosom verlassen.

Nach der Initiation liegt die tRNA mit dem Methionin an der P-Stelle.

1. Nun bindet eine zum nächsten Codon passende Aminoacyl-tRNA an der A-Stelle. Diese Bindung wird durch einen eukaryontischen Elongationsfaktor (eEF) ermöglicht, der dabei ein GTP zu GDP spaltet.
2. Anschließend knüpft die große Untereinheit eine Peptidbindung zwischen den beiden Aminosäuren **(Peptidyltransferase-Aktivität).** Dabei greift die Aminogruppe der an der A-Stelle gebundenen Aminosäure die Esterbindung (zwischen tRNA und Aminosäure) der an der P-Stelle gebundenen Aminosäure an. Die entstehende Aminosäurekette hängt deshalb an der A-Stelle.
3. Nun wird die tRNA, die gerade ihre Aminosäure abgegeben hat, abgespalten und das Ribosom rutscht auf der mRNA in 3'-Richtung weiter. Die tRNA, welche die entstehende Peptidkette trägt, rutscht von der A- an die P-Stelle. Auch für diesen Schritt ist ein eukaryontischer Elongationsfaktor, der GTP hydrolysiert, notwendig. → eEF2
Nun ist der Ausgangszustand wiederhergestellt und die nächste beladene tRNA kann an die A-Stelle binden (➤ Abb. 5.15).
4. (3) Gelangt das Ribosom an ein Stoppcodon, wird keine tRNA, sondern ein eukaryontischer Release

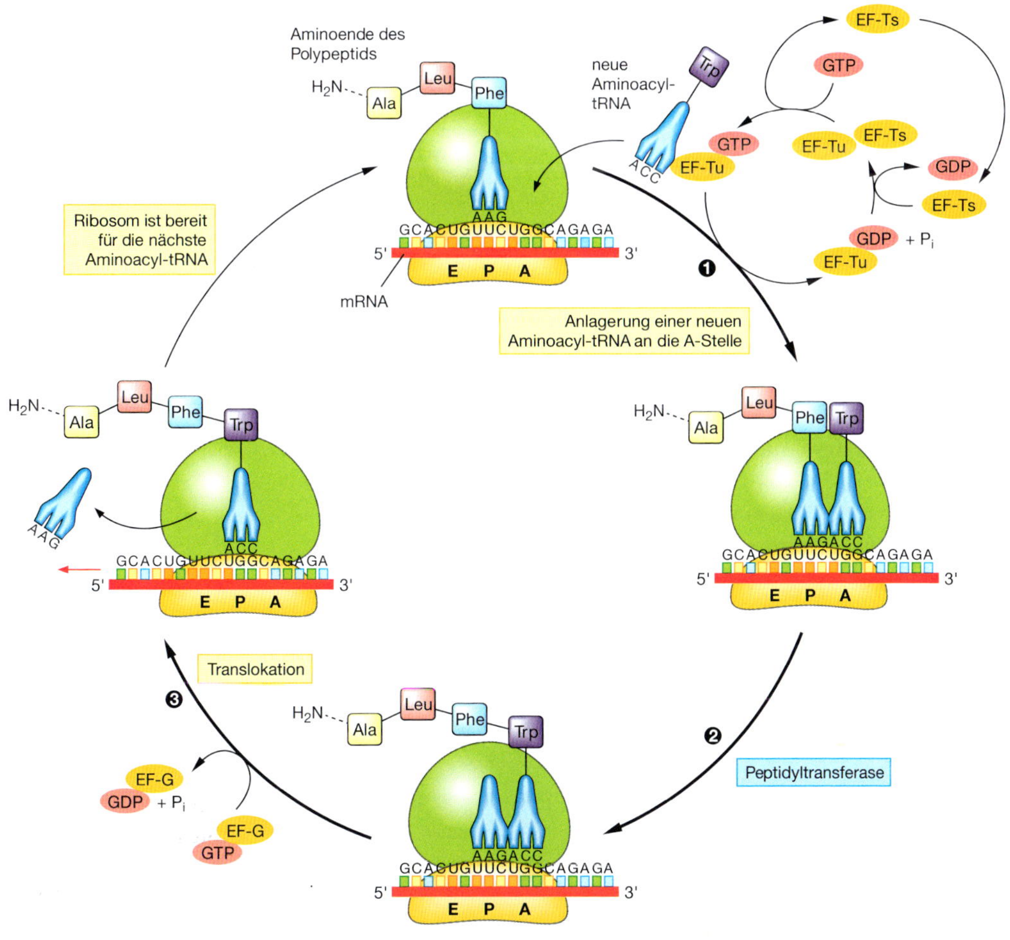

Abb. 5.15 Ablauf der Elongation. Bitte beachtet: Hier ist nicht der erste Zyklus (unmittelbar nach der Initiation) gezeigt – schließlich besteht die Peptidkette schon aus mehreren Aminosäuren und nicht nur aus Methionin. [L253]

Tab. 5.3 RNA-Polymerasen der Eukaryonten

Enzym	Funktion
RNA-Polymerase I	synthetisiert den Großteil der rRNAs
RNA-Polymerase II	synthetisiert die prä-mRNAs
RNA-Polymerase III	synthetisiert die tRNAs, diverse kleine RNAs und die 5S-rRNA

Factor (eRF) gebunden und das Ribosom zerfällt in seine Untereinheiten. Das Protein ist fertig und steht ggf. für sogenannte **posttranslationale Modifikationen** bereit.

Übrigens: Die Translation, die ihr gerade kennengelernt habt, ist die der Eukaryoten. Bei Prokaryoten gibt es einige Unterschiede, auch wenn das Grundprinzip (Proteinsynthese mit Ribosom, mRNA und beladenen tRNAs) dasselbe ist.

Zudem haben wir in diesem Kapitel einige RNAs kennengelernt. Für die verschiedenen RNAs gibt es teilweise verschiedene RNA-Polymerasen; bei Eukaryonten sind es drei (> Tab. 5.3).

5.3.5 Posttranslationale Modifikation

Informationen zu den möglichen posttranslationalen Modifikationen, die ein Protein erfahren kann, findet ihr in > Kap. 6.1.

5.3.6 Translationshemmstoffe

Wenn die Translation gehemmt wird, kann die Zelle weniger oder im schlimmsten Fall gar keine Proteine synthetisieren. Dass das für Zellen nicht gut ist, erklärt sich von selbst. Einerseits können wir die gezielte Hemmung der Translation in Form von Antibiotika nutzen, um uns gegen Bakterien zu wehren, andererseits gibt es aber auch Bakterien, die Translationshemmstoffe gegen unsere Körperzellen einsetzen. Ihr seht: In unserem Körper wird mit harten Bandagen gekämpft – und die wichtigsten Vertreter solltet ihr kennen (> Tab. 5.4).

FÜR DIE KLAUSUR

Da die Translationshemmstoffe, die wir als Antibiotika einsetzen, nur an 30S- bzw. 50S-Untereinheiten, also an den Ribosomen der Prokaryonten, wirken, könnte man meinen, dass diese Antibiotika die Zellen unseres Körpers schonen und keine unerwünschten Nebenwirkungen zeigen. Spätestens beim Blick auf die Packungsbeilage von Aminoglykosiden werdet ihr merken, dass dem nicht so ist. Das liegt daran, dass auch unsere körpereigenen Zellen über 70S-Ribosomen verfügen, und zwar in den Mitochondrien (die waren schließlich einmal eigenständige Prokaryonten).
Ihr solltet wissen, an welcher Untereinheit die Translationshemmstoffe ansetzen. Denkt deshalb daran, dass man Aktien immer zu einem höheren Preis verkaufen soll, als man sie eingekauft hat:
Buy **AT 30 CCELL** (sell) at **50**
Aminoglykoside und Tetracycline hemmen die 30S-Untereinheit, Chloramphenicol, Clindamycin, Erythromycin, Linezolid und Lincomycin wirken an der 50S-Untereinheit.

Tab. 5.4 Translationshemmstoffe

Hemmstoff	Mechanismus	Vorkommen/Verwendung
Diphtherietoxin	hemmt den Elongationsfaktor eEF-2	Toxin des Bakteriums *Corynebacterium diphtheriae*
Aminoglykoside	hemmen 30S-Untereinheiten der Ribosomen	Antibiotikum
Tetracycline	hemmen 30S-Untereinheiten der Ribosomen	Antibiotikum
Chloramphenicol	hemmen 50S-Untereinheiten der Ribosomen	Antibiotikum
Clindamycin	hemmen 50S-Untereinheiten der Ribosomen	Antibiotikum
Erythromycin	hemmen 50S-Untereinheiten der Ribosomen	Antibiotikum
Linezolid	hemmen 50S-Untereinheiten der Ribosomen	Antibiotikum
Lincomycin	hemmen 50S-Untereinheiten der Ribosomen	Antibiotikum

Handschriftliche Notiz oben:
Präreplikativer Komplex:
- ORC
- CdC6 → ATPase, liefert Energie für Helikase
- Cdt1 → transp. + koordiniert Helikase
- MCM (Helikase)

5.4 Replikation

Transkription und Translation sind gewissermaßen das Tagesgeschäft der Zelle. Manchmal ist es aber nötig, dass sich eine Zelle teilt. Bevor es aber zur Teilung kommen kann, muss die DNA der Zelle verdoppelt werden, damit beide Tochterzellen über eine komplette Erbinformation verfügen. Diese Verdopplung des Genoms einer Zelle passiert im Rahmen der Replikation. Es gibt einige Parallelen zur Transkription (> Abb. 5.7); allerdings ist die Sache hier etwas komplizierter (> Abb. 5.16): Da wir nicht nur ein vergleichsweise kurzes Gen kopieren müssen, sondern das gesamte Genom einer Zelle, braucht es in jedem Fall mehrere Enzyme, von denen jedes an einem anderen Ort beginnt zu arbeiten. Diese Orte werden **Origins of Replication (ORI)** genannt – beim Bakteriengenom reicht oft nur ein einzelner ORI.

Das Enzym, das die DNA repliziert, heißt **DNA-Polymerase**. Im Gegensatz zur RNA-Polymerase ist sie aber nicht in der Lage, den DNA-Doppelstrang zu entwinden, besitzt also keine Helicase-Aktivität. Glücklicherweise gibt es aber ein anderes Enzym, das die DNA-Stränge trennen kann, und es heißt passenderweise … **DNA-Helicase**. Dieses Enzym trennt nun also die Stränge wie einen Reißverschluss. Aufgrund des Aussehens der teilweise getrennten Stränge spricht man auch von **Replikationsgabeln**. Damit die Einzelstränge nicht wieder spontan Wasserstoffbrückenbindungen zueinander ausbilden und sich zusammenlagern (der Fachbegriff dafür lautet „**Annealing**"), gibt es Proteine, die **Single-Stranded Binding Proteins** genannt werden und die getrennten Stränge stabilisieren.

Es gibt noch einen weiteren Unterschied zwischen DNA- und RNA-Polymerase. Während die RNA-Polymerase sofort anfangen kann, Nucleotide zu einem RNA-Molekül zu verknüpfen, benötigt die DNA-Polymerase eine kurze **RNA-Sequenz (Primer)**, um daran anzuknüpfen. Das Enzym, das die Primer synthetisiert, trägt beim Prokaryonten den treffenden Namen **Primase**. Beim Eukaryonten übernimmt die **DNA-Polymerase α** die Synthese der Primer.

Nun gibt es ein kleines Problem: Die Helicase läuft den Doppelstrang in eine Richtung ab und trennt ihn dabei auf. Die DNA-Polymerase kann aber die Nucleotide, wie die RNA-Polymerase auch, nur von 5' nach 3' verknüpfen. Entsprechend kann sie nur an einem Strang der Helicase folgen und kontinuierlich Nucleotide aneinanderhängen. Den Strang, an dem diese kontinuierliche DNA-Synthese erfolgt, bezeichnet man als **Leitstrang** (> Abb. 5.17).

Am anderen Strang, dem **Folgestrang**, ist die Sache nicht ganz so einfach (> Abb. 5.17): Die DNA-Polymerase kann auch hier nur von 5' nach 3' arbeiten und läuft entgegengesetzt zur Helicase. Folglich stößt sie ziemlich bald auf den noch nicht getrennten DNA-Doppelstrang und kann nicht weiterarbeiten. Die Lösung: Sobald die Helicase weitergewandert ist, wird dort ein Primer synthetisiert und die DNA-Polymerase verbindet so lange Nucleotide, bis sie auf das Fragment trifft, das sie davor synthetisiert hat. Es entstehen also lauter Fragmente aus DNA, die von den RNA-Primern unterbrochen sind. Man be-

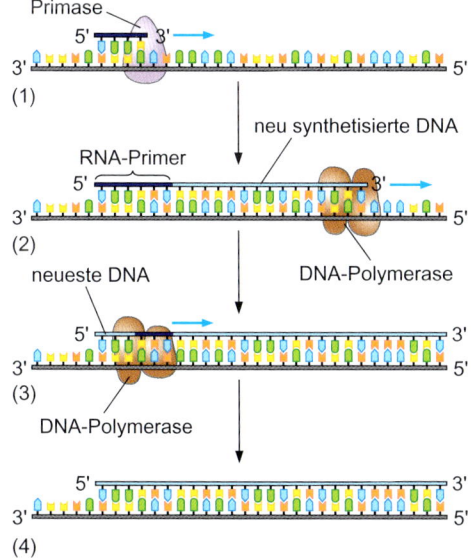

Abb. 5.16 Beginn der DNA-Replikation:
1) Die Replikation startet mit einem RNA-Primer.
2) Eine DNA-Polymerase verknüpft DNA-Nucleotide in 5'-3'-Richtung.
3) Eine andere DNA-Polymerase ersetzt den Primer durch DNA.
4) Die DNA, die am Ort des ehemaligen Primers sitzt, wird mit dem Rest der neusynthetisierten DNA verbunden und das neue Molekül ist fertig. [L253]

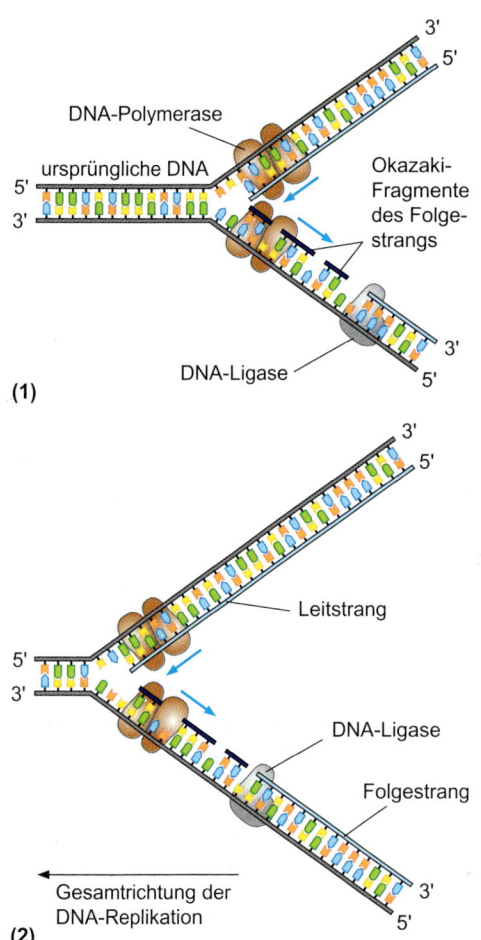

Abb. 5.17 Replikation der DNA an Leit- und Folgestrang: Die DNA-Polymerase verlängert den neuen Strang in 5'-3'-Richtung; der Leitstrang wird dabei durchgehend synthetisiert. Am Folgestrang werden die Okazaki-Fragmente in 5'-3'-Richtung synthetisiert und im Anschluss durch die Ligase verbunden. [L253]

zeichnet sie auch als **Okazaki-Fragmente**. Beim Eukaryonten sind die Okazaki-Fragmente zwischen 1 000 und 2 000 Nucleotide lang, beim Prokaryonten sind sie kürzer. Zum Abschluss der Replikation werden die Primer entfernt und durch DNA ersetzt. Nun müssen noch sämtliche Fragmente verbunden werden, was Aufgabe der **DNA-Ligase** ist.

Die neu synthetisierten Doppelstränge bestehen also zu einer Hälfte aus neu synthetisierter DNA, zur anderen Hälfte aus dem alten Strang, der bei der Replikation als Matrize gedient hat. Man bezeichnet den Replikationsmechanismus deshalb auch als **semikonservativ** (➤ Abb. 5.18).

5.4.1 Telomere

Ihr habt bereits von den **Telomeren** gehört. Bei den Telomeren handelt es sich um repetitive DNA an den Enden der Chromosomen, welche die „wichtigen" Bestandteile des Genoms schützt. Warum ist das notwendig? Wie wir wissen, benötigen die DNA-Polymerasen ein freies 3'-OH-Ende (entweder von einem Primer oder von bestehender DNA), um weiter Nucleotide anzuknüpfen. Wir wissen auch, dass bei der Replikation am Folgestrang mit Primern gearbeitet wird. Stellen wir uns nun das 5'-Ende der Kopie des Folgestrangs vor. An dieser Stelle muss ein Primer sitzen, damit die DNA-Polymerase arbeiten kann. Da Primer aber aus RNA bestehen, muss dieser noch entfernt und durch DNA ersetzt werden. Wird der Primer entfernt, ist aber nur ein 5' Ende an der neu synthetisierten DNA vorhanden, sodass die DNA-Polymerase die entstehende Lücke nicht auffüllen kann. Folglich entstehen bei jeder Replikation Kopien, die um ein paar Basenpaare kürzer sind als die Matrizen (➤ Abb. 5.19). Solange diese Verkürzung nur die Telomere betrifft, ist das kein Problem. Wenn die Telomere aber eine kritische Länge unterschreiten, sodass die codierende DNA beschädigt werden könnte, geht die Zelle in der Regel in die

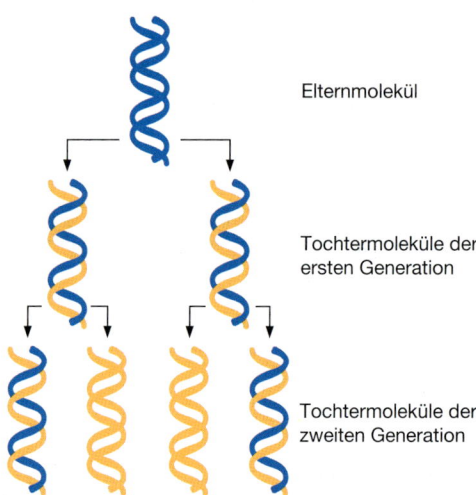

Abb. 5.18 Prinzip der semikonservativen Replikation [L253]

5.4 Replikation

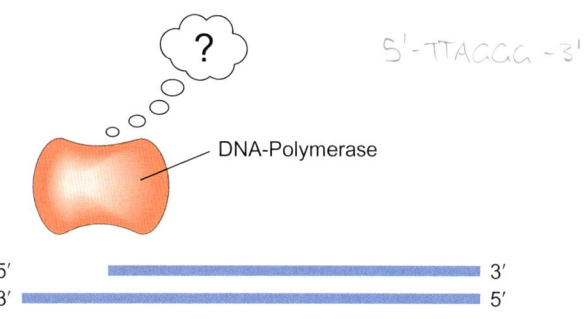

Abb. 5.19 Das Problem der Replikation: Am 5'-Ende der Kopie des Folgestrangs hat die DNA-Polymerase nach Entfernung des Primers keine 3'-OH-Gruppe, an der sie anknüpfen kann, um das letzte DNA-Stück zu synthetisieren. Die Folge: Die Kopie ist kürzer als das Original. [L253]

Apoptose. Die Lebensdauer einer Zelle ist sozusagen in der Länge ihrer Telomere vorprogrammiert. Was ist mit Zellen, die in der Lage sein müssen, sich sehr oft zu teilen, wie die des Knochenmarks? In diesen Zellen ist ein Enzym namens **Telomerase** aktiv, das die Telomere verlängern kann. Die Telomerase besteht aus einem **Protein-** und einem **RNA-Anteil.** Die RNA der Telomerase enthält eine Sequenz, die komplementär zu derjenigen der Telomere ist. Die Telomerase nutzt sie als Matrize und kann auf diese Weise die Telomere synthetisieren bzw. verlängern. Sie schreibt also gewissermaßen von sich selbst ab. Da die Telomerase RNA als Matrize verwendet und DNA herstellt, bezeichnet man sie auch als **RNA-abhängige DNA-Polymerase oder Reverse Transkriptase (RT).**

🙂 FÜR AHNUNGSLOSE
RNA-abhängige DNA-Polymerasen nutzen RNA als Vorlage und synthetisieren DNA. Unsere DNA-Polymerasen aus der Replikation sind **DNA-abhängige DNA-Polymerasen,** denn sie nutzen DNA als Matrize, um DNA zu synthetisieren. Wie schaut es mit den Enzymen aus, die unsere mRNAs erstellen? Es sind **DNA-abhängige RNA-Polymerasen.**

Auch in Krebszellen ist die Telomerase aktiv; ansonsten wäre es ihnen nicht möglich, sich so oft zu teilen.

→ TELOMERASE VERLÄNGERT ÜBERHANGEND. DNA-EINZELSTRÄNGE

5.4.2 DNA-Polymerasen

An der Replikation der DNA sind bei Pro- und Eukaryonten unterschiedliche Enzyme beteiligt. Ein Beispiel ist die Existenz einer **Primase** im Komplex mit der Helicase bei Prokaryonten, wohingegen sie bei Eukaryonten Teil der DNA-Polymerase α ist. Um die Verwirrung noch zu steigern, verfügen auch Prokaryonten über mehrere DNA-Polymerasen, von denen aber nur eine vorwiegend an der DNA-Synthese beteiligt ist. In ▶ Tab. 5.5 erhaltet ihr deshalb einen Überblick über einige der relevanten DNA-Polymerasen. Das bedeutet aber nicht, dass ihr diese Informationen im Detail für eure Klausur parat haben müsst, denn die Funktionen der Enzyme zeigen Überschneidungen und werden gerade bei Eukaryonten noch kontrovers diskutiert.

❗ ACHTUNG
Verwechselt bitte nicht die drei **DNA-Polymerasen der Prokaryonten** mit den **RNA-Polymerasen bei Menschen** (die werden schließlich auch durchnummeriert)!

5.4.3 DNA-Reparatur

Bei der Replikation der drei Milliarden Basenpaare unseres Genoms kann natürlich auch der ein oder andere Fehler passieren. Damit aber nicht mit jeder Verdopplung der DNA eine minderwertige Kopie

Tab. 5.5 DNA-Polymerasen

Prokaryonten	Eukaryonten
DNA-Polymerase I	DNA-Polymerase α (Primersynthese) → KOMPLEX MIT PRIMASE
DNA Polymerase II	DNA-Polymerase β → REPARATUR
DNA-Polymerase III (Replikation)	DNA-Polymerase γ (DNA-Synthese in Mitochondrien)
	DNA-Polymerase δ → HAUPTARBEIT LÜCKEN FOLGESTRANG
	DNA-Polymerase ε → LEITSTRANG

entsteht, besitzen bereits die DNA-Polymerasen die Fähigkeit zum **Korrekturlesen** und beseitigen zumindest einige ihrer Fehler.

- Es gibt aber noch eine Vielzahl anderer Reparaturmechanismen. Grundsätzlich ist es für die Zelle natürlich günstig, wenn nur ein Strang Schaden genommen hat, sodass das Reparaturenzym den anderen als Matrize nutzen kann. Das heißt aber nicht, dass die Zelle keine Möglichkeit hat, auf einen Doppelstrangbruch zu reagieren. Das Risiko, dass die DNA einen bleibenden Schaden davonträgt, ist dann allerdings höher.
- Ein gern gefragtes Prinzip ist das der **Exzisionsreparatur** bei Einzelstrangbrüchen (> Abb. 5.20):
  1. Die veränderte/falsche Base oder gleich das gesamte Nucleotid wird entfernt. Teilweise lassen die Enzyme einen Sicherheitsabstand und schneiden gleich benachbarte Basen mit heraus.
  2. Eine DNA-Polymerase synthetisiert die Sequenz neu und nutzt dafür den unbeschädigten Strang als Matrize.
  3. Eine DNA-Ligase verbindet das neu synthetisierte Fragment mit dem restlichen Strang.

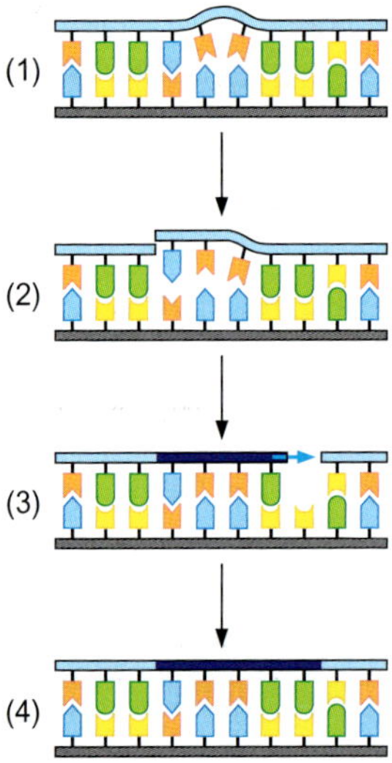

Abb. 5.20 Exzisionsreparatur bei Einzelstrangbrüchen:
1) Der Schaden wird erkannt.
2) Die Nucleotide werden entfernt
3) Eine neue komplementäre Nucleotidsequenz wird synthetisiert.
4) Eine DNA-Ligase verbindet die neue Sequenz mit dem restlichen Strang. [L253]

Der genaue Reparaturmechanismus ist dabei sehr variabel. Manche Enzyme erkennen Änderungen in der Konformation, also Verformungen des DNA-Strangs, die durch falsche Basen verursacht werden. Andere erkennen Basen, die in der DNA nicht vorkommen, oder gleichen die Informationen der beiden Stränge miteinander ab. Auch der Reparaturmechanismus selbst ist nicht immer gleich: Bei der **Basenexzisionsreparatur** werden nur Basen, bei der **Nucleotidexzisionsreparatur** gesamte Nucleotide entfernt.

- Übrigens: Ihr seht, wie wichtig die DNA-Ligase für die Replikation und Reparatur unserer DNA ist. Haben Patienten Probleme, funktionstüchtige DNA-Ligase zu bilden (etwa durch eine Mutation), spricht man von **DNA Ligase I Deficiency**. Betroffene Personen fallen durch eine Immunschwäche und erhöhte Sensibilität gegenüber Mutagenen auf.

> **FÜR DIE KLAUSUR**
> Eine prüfungsrelevante Erkrankung, die durch einen Defekt der Nucleotidexzisionsreparatur-Enzyme verursacht wird, ist **Xeroderma pigmentosum (Mondscheinkrankheit)**, bei der die Patienten v. a. den Kontakt mit UV-Strahlung vermeiden müssen.

- Fehler in der DNA können natürlich nicht nur bei der Replikation, sondern auch durch eine Mutation entstehen (> Abb. 5.21). Während die genaue Systematik von Mutationen in der Biologie besprochen wird, solltet ihr euch in der Biochemie zumindest ein paar wichtige Beispiele merken:
  - Die **spontane Desaminierung,** also die Abspaltung einer Aminogruppe, **von Cytosin** (zu Uracil) oder von Adenin (zu Hypoxanthin) braucht keinen konkreten Auslöser, sondern passiert – wie der Name schon sagt – spontan. Die Reparatur gestaltet sich i. d. R. nicht schwierig: Da weder Uracil noch Hypoxanthin in der DNA vorkommen, werden sie erkannt und ersetzt.
  - UV-Strahlung kann dazu führen, dass sich zwischen zwei benachbarten Thymin-Basen kovalente Bindungen ausbilden. Es entsteht ein Ring aus vier C-Atomen (Cyclobutanring) und beide Basen sind zu einem Thymin-Dimer verbunden. Dieses Dimer kann durch ein Enzym namens Photolyase gespalten werden (> Abb. 5.22). Dieses benötigt dafür die Energie aus Licht.

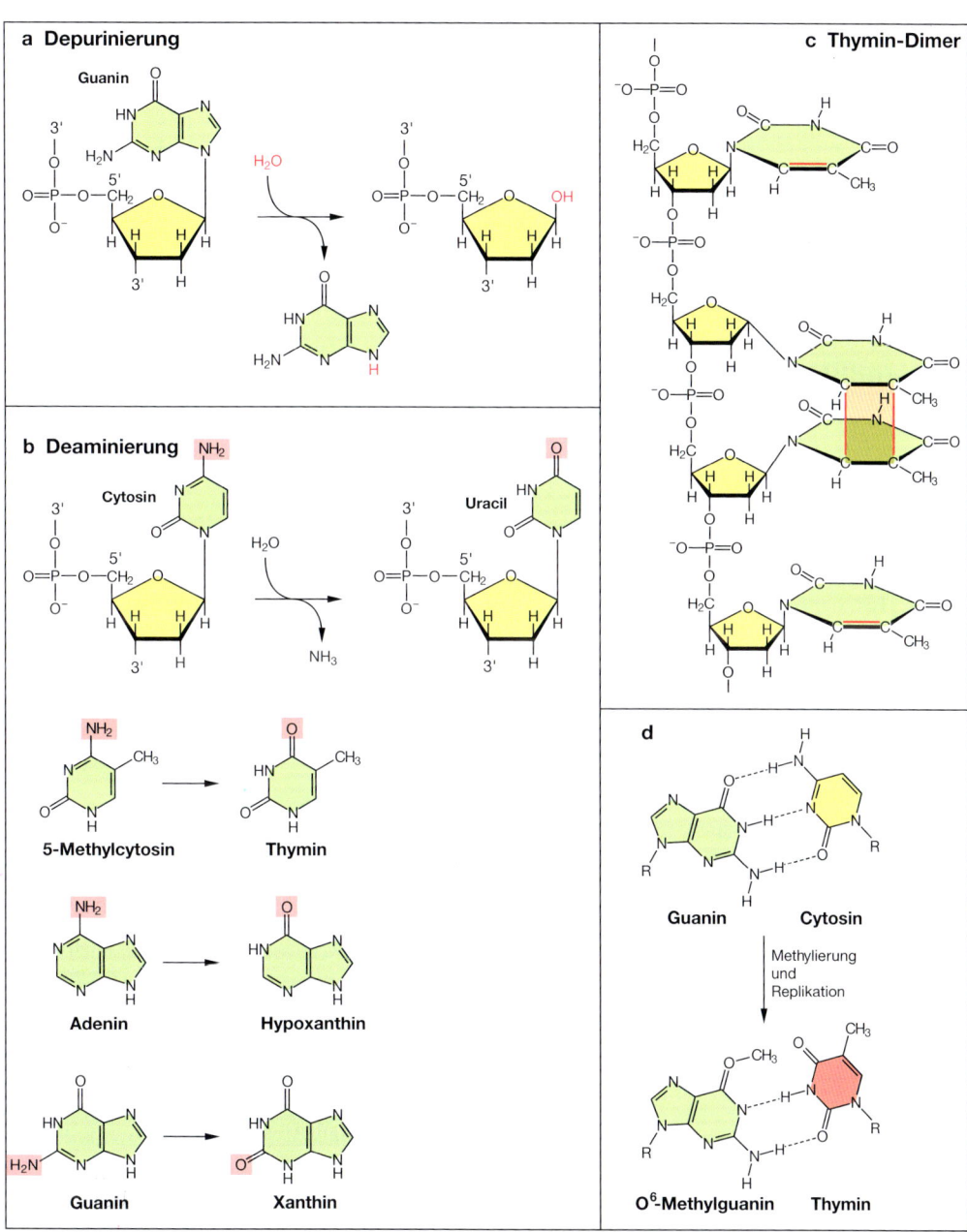

Abb. 5.21 Fehlerentstehung an der DNA [L253]

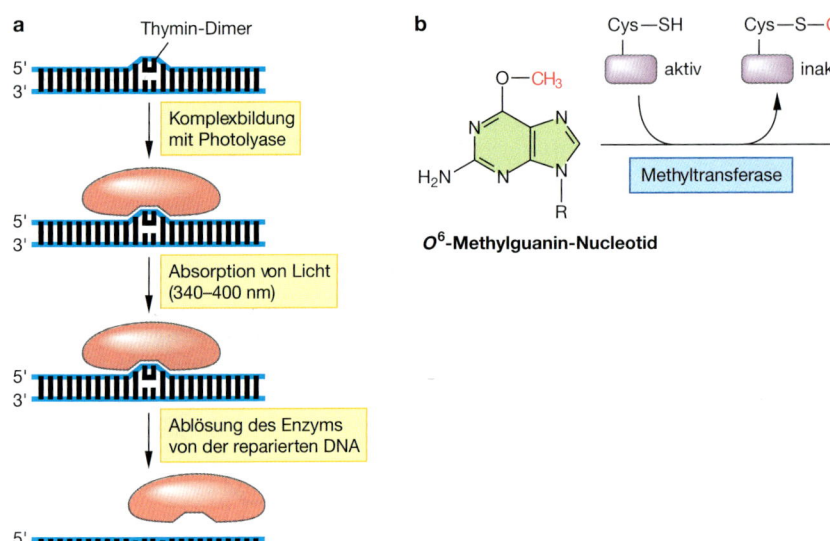

Abb. 5.22 Reparatur von Thymin-Dimeren und O6-Methylguanin [L253]

> **LERNTIPP**
> UV-Licht verursacht Thymindimere und die Photolyase nutzt Licht, um sie wieder zu beseitigen!

- Unter Umständen kann auch mal eine Purinbase von ihrem Zucker abgespalten werden. Man spricht von **Depurinierung.** Eine Abspaltung von Pyrimidinbasen findet dagegen kaum statt.
- Auch bei der Methylierung der DNA (die eigentlich ein normaler Bestandteil der Genregulation ist) kann es zu Fehlern kommen, insbesondere bei der Replikation von methylierter DNA, wie in ➤ Abb. 5.22 am Beispiel von **O6-Methylguanin** gezeigt wird.

5.5 Zellzykluskontrolle

Zellen entstehen durch Zellteilung und können durch Zellteilung weitere Nachkommen bilden. Es ist nur logisch, diesen Prozess als Kreislauf, den **Zellzyklus,** darzustellen (➤ Tab. 5.6).

Wir wollen an dieser Stelle nur die Grundlagen zum Zellzyklus besprechen und uns dann seiner Kontrolle widmen, bevor wir uns im nächsten Kapitel anschauen, was passiert, wenn ein nicht mehr zu reparierender Schaden entdeckt wurde.

5.5.1 G0/G1-Phase

Wenn wir uns eine Zelle vorstellen, die gerade durch Zellteilung (Mitose) entstanden ist, hat diese Zelle zwei Möglichkeiten:
- Hat unsere Zelle nicht das Ziel, sich noch einmal zu teilen, tritt sie in die sogenannte **G0-Phase** ein. Die G0-Phase stellt gewissermaßen den

Tab. 5.6 Überblick über den Zellzyklus

Phase	Funktion	Kontrollpunkt
G1 (Gap)	Protein- und RNA-Synthese für die Verdopplung der DNA, Wachstumsphase	ja
S (Synthese)	Verdopplung der DNA	nein
G2 (Gap)	Kontrolle der DNA vor Mitose	ja
Mitose	Teilung der Zelle	ja (Metaphasenkontrollpunkt)
G0 (Gap)	gewebsspezifische Aufgaben	nein

„Austritt" aus dem Zellzyklus dar. Die Zelle geht zwar noch ihren Funktionen nach, trifft aber keine Vorbereitungen, um sich weiter zu vermehren. In machen Geweben verharren die Zellen, egal was passiert, in der G0-Phase und gehen ihren Aufgaben stur nach, bis sie sterben (man spricht von **terminaler Differenzierung**). Andere Zellen sind da flexibler: Sie können bei Bedarf (z. B. wenn Zellen in der Nachbarschaft geschädigt werden oder sterben) aus der G0-Phase in den Zellzyklus zurückkehren und sich weiter teilen.

- Nehmen wir an, unsere Zelle will sich sofort weiter teilen oder hat sich nach einem kurzen Ausflug in die G0-Phase wieder besonnen. Sie tritt nun in die **G1-Phase** ein, die das Ziel hat, die Verdopplung der DNA zu ermöglichen. Diese Verdopplung ist notwendig, damit beide Tochterzellen, die bei der Mitose entstehen, über eine vollständige Erbinformation verfügen.

Den Abschluss der G1-Phase bildet der sogenannte **G1-Kontrollpunkt.** Ihr könnt euch vorstellen, dass in der langen G1-Phase viel schiefgehen kann. Es wäre ziemlich problematisch, wenn Mutationen in der DNA, die während dieser Phase entstanden sind, in der anschließenden Synthesephase verdoppelt werden, sodass beide Tochterzellen die fehlerhafte DNA in sich tragen. Aus diesem Grund prüft die Zelle am Ende der G1-Phase, ob alles stimmt. Wird die Zelle für würdig befunden, bekommt sie ein Signal und darf den Zellzyklus weiter durchlaufen. Finden sich Fehler, muss die Zelle in die G0-Phase eintreten oder es kommt zum kontrollierten Zelltod, der **Apoptose** (➤ Kap. 5.6).

😊 FÜR AHNUNGSLOSE

Wofür steht das G? Unsere DNA verdoppelt sich nicht von selbst, sondern braucht dafür, wie eigentlich für alle ihre Aktivitäten, Enzyme. Auch die Bestandteile des Spindelapparats müssen im Hinblick auf die Mitose synthetisiert werden. Entsprechend wird während der G1-Phase sehr viel **RNA und Protein synthetisiert.** Das G steht übrigens für „Gap", also Lücke. Eine hohe Proteinsyntheserate lässt sich von außen nämlich relativ schwer erkennen, sodass man früher nicht wusste, was die Zelle während dieser Zeit macht.

5.5.2 S-Phase

Der nächste Schritt ist die sogenannte **Synthese-Phase.** Hier kommt es zur Verdopplung der DNA, der Replikation, die wir bereits besprochen haben.

5.5.3 G2-Phase

Da auf die **G2-Phase** die Mitose folgt, muss die Zelle in diesem Abschnitt des Zellzyklus sämtliche Vorbereitungen abschließen. Dazu gehört auch, sicherzustellen, dass die DNA der Zelle nach wie vor fehlerfrei vorliegt. Es ist also Zeit für einen weiteren Kontrollpunkt, um zu entscheiden, ob sich die Zelle endlich teilen darf.

5.5.4 Mitose

Endlich teilt sich die Zelle. Auch während der Mitose gibt es einen Kontrollpunkt. Er überwacht unter anderem die Trennung der 2-Chromatid-Chromosomen und wird **Metaphasen-Kontrollpunkt** genannt.

> **MERKE**
> Gelegentlich wird auch der Begriff **Interphase** verwendet. Damit bezeichnet man die Phase zwischen (daher der Name) den Zellteilungen. Anders gesagt: G1-, S-, und G2-Phase kann man als Interphase zusammenfassen.

5.5.5 Kontrollmechanismen

Jetzt wissen wir grob, wie der Zellzyklus abläuft, und kennen auch schon die drei Kontrollpunkte, sodass wir uns nun anschauen können, wie die Kontrolle des Zellzyklus im Detail abläuft.

Es gibt zwei Proteinfamilien, die ihr in diesem Zusammenhang kennen solltet – die **Cycline** und die **Cyclin-abhängigen Kinasen (CDKs = Cyclin-Dependent Kinases).** Namensgebend für die Cycline war die Tatsache, dass ihre Konzentrationen sich parallel zum Zellzyklus ändern. Die Cyclin-abhängigen Kinasen interagieren mit den Cyclinen, und da sich die Konzentrationen der Cycline ändern, schwankt auch die Aktivität der CDKs im Verlauf des Zellzyklus (➤ Abb. 5.23).

Ihr müsst nicht alle Cycline und CDKs ihren Zellzyklusphasen zuordnen können. Merkt euch aber, dass **CDK1 zusammen mit Cyclin B** für die Einleitung der Mitose wichtig ist und der Komplex dieser Proteine auch M-Phase- bzw. **Mitosis-Promoting Factor (MPF)** genannt wird.

Die CDKs werden durch die Interaktion mit den Cyclinen aktiviert, können aber auch gehemmt werden. Dafür gibt es in der Zelle Proteine namens **CDK-Inhibitoren (CKI)**. Alternativ können die CDKs auch hemmend phosphoryliert oder gar abgebaut werden.

Von den folgenden Proteinen solltet ihr im Zusammenhang mit der Zellzykluskontrolle ebenfalls gehört haben:

- Das **Retinoblastoma-Protein** kann den Zellzyklus blockieren (am Übergang von der G1- zur S-Phase) und damit der Entstehung von Tumoren vorbeugen, weshalb man dessen Gen als **Tumorsuppressorgen** bezeichnet. Die Blockade des Zellzyklus wird durch die Inaktivierung des Transkriptionsfaktors E2F erreicht. Ist das Retinoblastoma-Protein in seiner Funktion gestört, kann es zur Entstehung von Tumoren kommen.
- Der Wächter des Genoms **p53** akkumuliert in der Zelle bei schweren Schädigungen der DNA (z. B. Doppelstrangbruch). Es wirkt dann als **Transkriptionsfaktor für p21**, das durch Hemmung von Cyclin/CDK-Komplexen den Zellzyklus

stoppt. Während der Zellzyklus gestoppt ist, versucht die Zelle, den DNA-Schaden zu reparieren. Ist das nicht erfolgreich, wird p53 Teil einer Signalkaskade, welche die Apoptose auslöst.

5.6 Apoptose

Eine Zelle hat prinzipiell zwei Möglichkeiten zu sterben:
- Entweder sie stirbt **infolge einer unerwarteten Schädigung** und der Körper ist gezwungen aufzuräumen, was er im Rahmen einer Entzündung auch tut (Nekrose),
- oder sie scheidet geplant aus dem Leben und sorgt damit dafür, dass alles vergleichsweise problemlos abläuft (Apoptose).

Apoptose spielt bereits während der Embryonalentwicklung eine wichtige Rolle und bleibt bis zum Tod des gesamten Organismus ein wichtiges Mittel, um Zellen zu beseitigen, die sich zu einer Gefahr für den Körper entwickeln könnten oder nicht mehr benötigt werden. Die Apoptose gliedert sich in:

1. **Initiation:** Die Apoptose kann sowohl von außen als auch durch ein Signal in der Zelle selbst ausgelöst werden (➤ Abb. 5.24). Ein Auslösen der Apoptose von außen wird z. B. notwendig, wenn die Zelle mit einem Virus infiziert ist und von diesem zur Vermehrung genutzt wird. An der Auslösung dieses **extrinsischen Wegs** sind vor allem Zellen des Immunsystems, wie **natürliche Killerzellen**, beteiligt.

Als Ursache für die Auslösung des **intrinsischen Wegs** kommt z. B. eine irreparable Schädigung der DNA infrage. Eine zentrale Rolle bei der Apoptose spielen dabei die Mitochondrien. Ihre Membran wird durchlässig (**Mitochondrial Outer Membrane Permeabilization – MOMP**) und diverse Proteine gelangen ins Zytosol, von denen ihr auf jeden Fall **Cytochrom c** mit der Apoptose in Verbindung bringen solltet! Ob die Apoptose eingeleitet wird oder nicht, hängt von dem Gleichgewicht zwischen Stoffen, welche die Apoptose fördern – also pro-apoptotisch wirken – , und den anti-apoptotischen Substanzen ab.

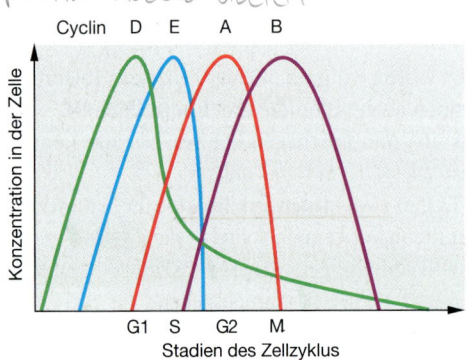

Abb. 5.23 Schwankung der Cyclinkonzentrationen im Verlauf des Zellzyklus [L253]

Für die Regulation dieses Gleichgewichts ist die Familie der **B-Cell Lymphoma-Proteins (Bcl)** von entscheidender Bedeutung. Aus dieser Familie solltet ihr **Bcl-2** als anti-apoptotisches Protein und **Bax/Bad** als pro-apoptotische Proteine kennen. Auch **p53,** der Wächter des Genoms, ist in der Lage, auf intrinsischem Weg die Apoptose auszulösen. Als wichtiger Stimulator des extrinsischen Wegs solltet ihr zudem den **Tumor-Nekrose-Faktor α** kennen.

2. **Exekution:** Extrinsischer und intrinsischer Weg der Apoptose münden früher oder später in eine gemeinsame Endstrecke. Dabei werden **Caspasen** aktiviert. Sie spalten Proteine und aktivieren DNAsen, die den Abbau der DNA bewirken. Im Unterschied zur Nekrose gelangen die entstehenden Abbauprodukte allerdings nicht einfach in den Extrazellulärraum, sondern werden in Vesikel verpackt oder direkt phagozytiert, sodass sie keinen Schaden anrichten.
3. Nun werden diese Vesikel von Zellen in der Umgebung phagozytiert …
4. … und in diesen Zellen abgebaut.

😊 FÜR AHNUNGSLOSE

Was sind **Caspasen?** Caspasen gehören zur Gruppe der Cysteinproteasen (haben also ein Cystein in ihrem aktiven Zentrum) und spalten Proteine hinter der Aminosäure Aspartat. Daher stammt auch ihr Name (**C**ysteinyl-**A**spartate **S**pecific Prot**ease**).

✎ FÜR DIE KLAUSUR

Ein wichtiges und gern geprüftes Signal, dass in einer Zelle gerade Apoptose stattfindet, ist die Verlagerung von **Phosphatidylserin,** das eigentlich vor allem auf der zytoplasmatischen Seite der Zellmembran vorkommt, nach außen!

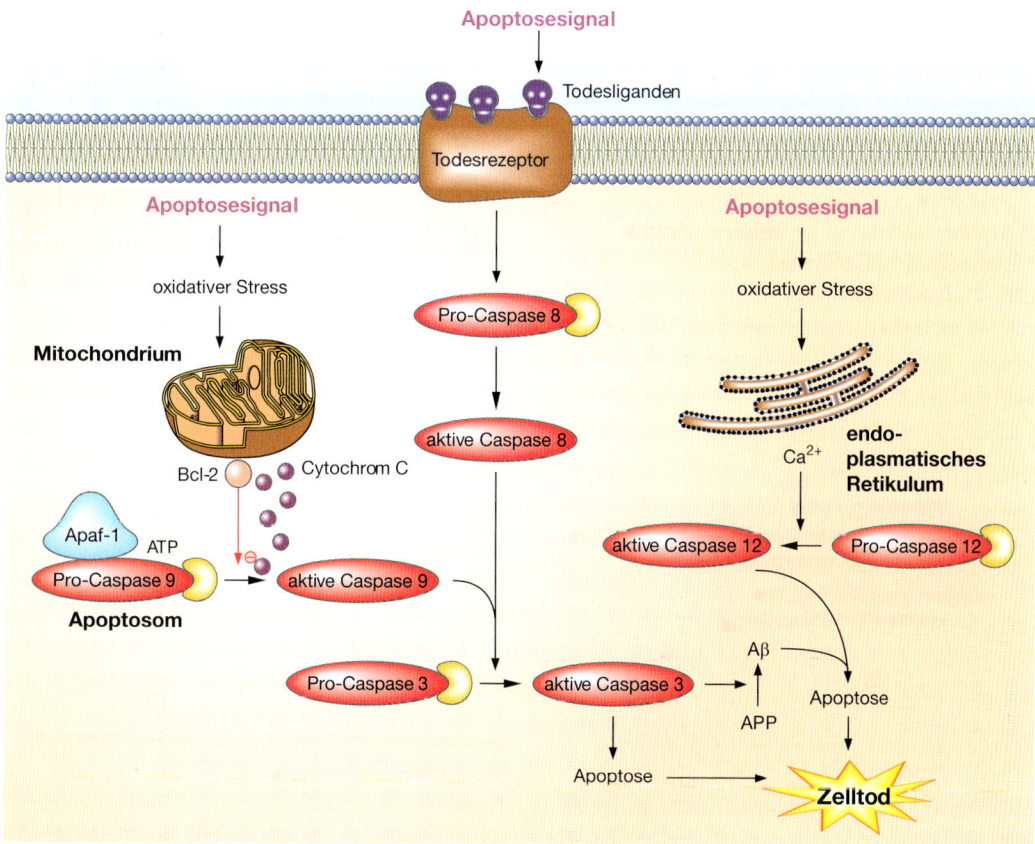

Abb. 5.24 Signalkaskaden und Apoptose [L253]

5.7 Nucleotidstoffwechsel

Wir haben die Nucleotide als Bestandteil von RNA und DNA kennengelernt und uns angeschaut, wie Nucleotide zu neuen RNA- und DNA-Strängen zusammengesetzt werden … aber wie entstehen eigentlich Nucleotide?

Die Bildung der Nucleotide ist zwar ein Stoffwechselweg, ihr müsst ihn aber im Gegensatz zu den meisten Stoffwechselwegen der Lipide und Kohlenhydrate nur in Teilen beherrschen. Wir werden die Synthesen der Purin- und Pyrimidinnucleotide separat behandeln, beginnen jedoch zunächst mit einer Substanz, die für alle Nucleotide relevant ist. Übrigens: Die Nucleotidsynthesen finden im Zytosol statt.

5.7.1 Synthese von PRPP

Ihr erinnert euch hoffentlich noch an den Pentosephosphatweg und an die Tatsache, dass bei diesem Stoffwechselweg **Ribose-5-Phosphat** entsteht (➤ Kap. 3.2). Dieses Ribose-5-Phosphat wird in der Nucleotid-Synthese verwendet, muss dafür aber zuerst aktiviert werden. Es kommt zu einer **atypischen Phosphorylierung** unter ATP-Verbrauch, sodass **5-Phosphoribosyl-1-Pyrophosphat (PRPP)** entsteht (➤ Abb. 5.25). Das Enzym, das die Reaktion katalysiert, heißt passenderweise **PRPP-Synthetase.**

😊 FÜR AHNUNGSLOSE

Was ist eine atypische Phosphorylierung? Ihr könnt es euch schon denken, wenn ihr die Abbildung betrachtet (➤ Abb. 5.25). Normalerweise würden wir erwarten, dass die Phosphatgruppen, die vom ATP abgespalten werden, über Säureanhydridbindungen an die schon vorhandene Phosphatgruppe an C5 angehängt werden. Bei der atypischen Phosphorylierung landet unser Pyrophosphat aber an einer OH-Gruppe an C1.

5.7.2 Synthese der Purinbasen

Auf dem Weg von PRPP zu den beiden Purinnucleotiden ATP und GTP gibt es viele Reaktionen, von denen ihr euch aber vor allem die erste merken müsst:

PRPP erhält von der Aminosäure **Glutamin** eine Aminogruppe und es entsteht **5-Phosphoribosyl-1-amin.** Das Pyrophosphat wird dabei abgespalten und aus Glutamin wird Glutamat. Warum ist dieser Stoffwechselschritt wichtig? Weil das Enzym, das ihn katalysiert, die **Amidophosphoribosyltransferase**, das Schrittmacherenzym der Purinsynthese ist. In der Folge kommt es zu einer Vielzahl von Reaktionen, bis am Ende **Inosinmonophosphat (IMP)** entsteht (➤ Abb. 5.26).

IMP hat zwei Möglichkeiten (➤ Abb. 5.27):
- Die **Adenylosuccinat-Synthetase** kann unter Verbrauch von GTP und Aspartat aus IMP **Adenylosuccinat** herstellen, das dann von der **Adenylosuccinat-Lyase** zu **Adenosin-Monophosphat (AMP)** verarbeitet wird.
- Alternativ kann die **IMP-Dehydrogenase** aus IMP unter Bildung von NADH aus NAD$^+$ **Xanthinmonophosphat (XMP)** herstellen. Die **GMP-Synthetase** kann aus XMP unter Verbrauch von ATP und Glutamin schließlich **Guanosin-Monophosphat (GMP)** bilden.

💡 LERNTIPP

Am Schluss der Synthese von GMP wird ATP verbraucht. Am Schluss der Synthese von AMP wird GTP verbraucht – immer das Gegenteil!

😊 FÜR AHNUNGSLOSE

Wenn ATP zur GMP-Synthese verbraucht wird, kommt es dann nicht zu einem ATP-Mangel? Nicht verwechseln: Es geht hier um die Synthese des Nucleotids GMP. Wenn wir dagegen von ATP-Verbrauch sprechen, meinen wir nicht die Zerstörung des kompletten Nucleotids, sondern nur die Abspaltung von zwei Phosphatgruppen. Das Produkt ist ganz normales AMP, das im Rahmen von Stoffwechselwegen, bei denen Energie frei wird, wieder zu ATP aufgebaut werden kann.

Ihr müsst zwar nicht die gesamten Reaktionen der Purinsynthese kennen, man sollte sich aber merken, aus welchen Substanzen die Atome des Purin-Grundgerüsts stammen. Merkt euch also bitte die Nummer des jeweiligen Atoms (bzw. wo es steht) und die Substanz (➤ Abb. 5.28).

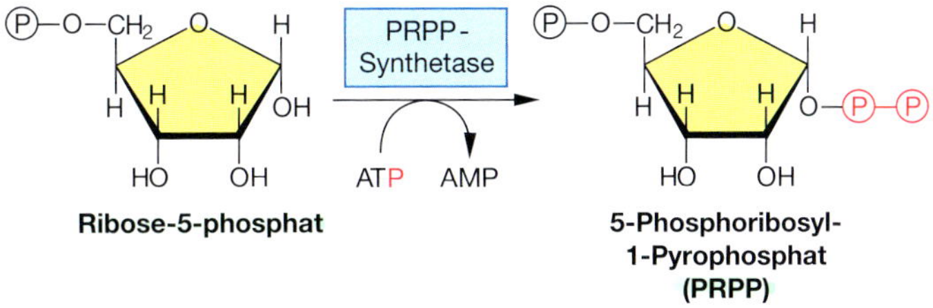

5.7 Nucleotidstoffwechsel

Abb. 5.25 Synthese von PRPP [L253]

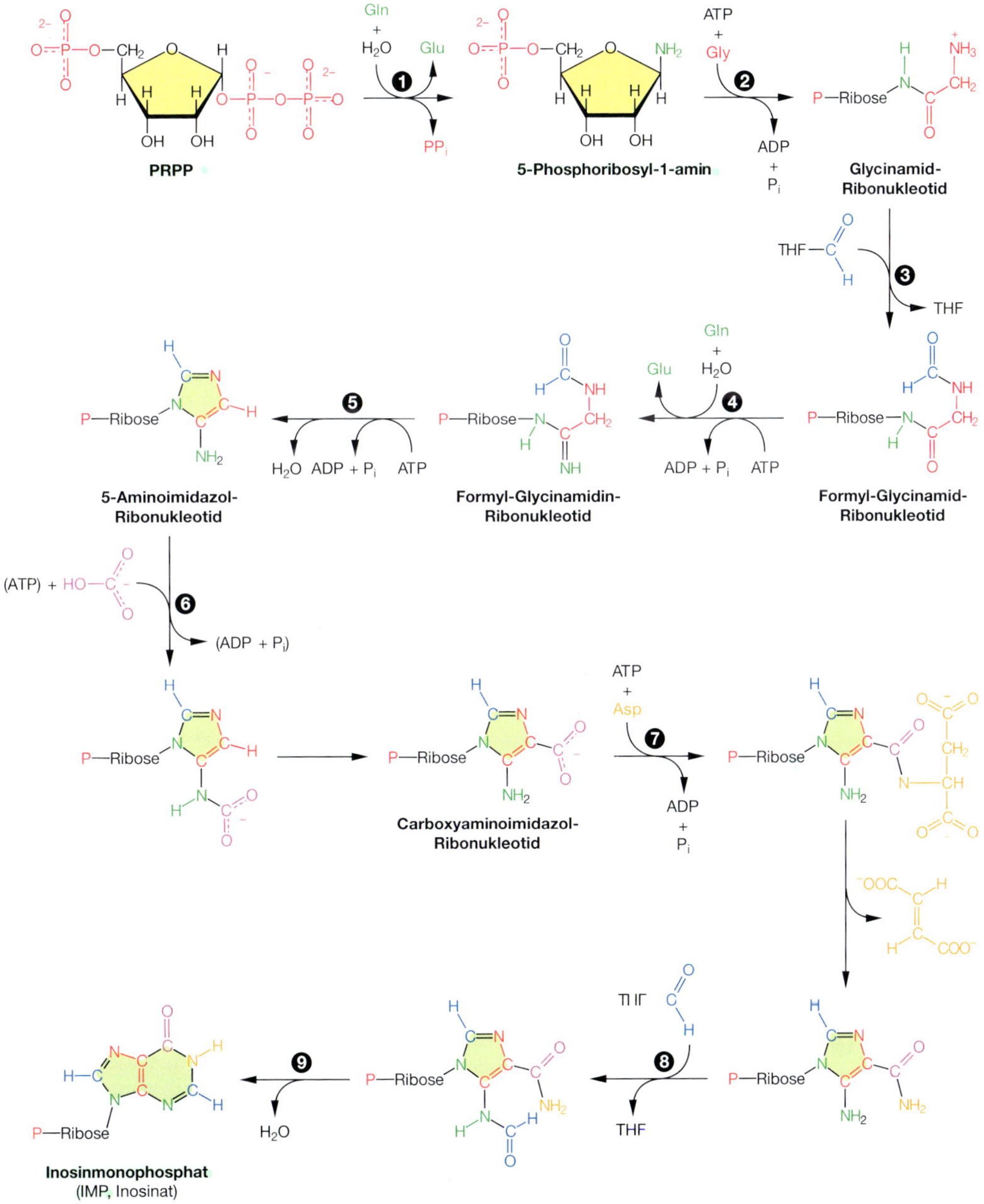

Abb. 5.26 Synthese von IMP aus PRPP [L253]

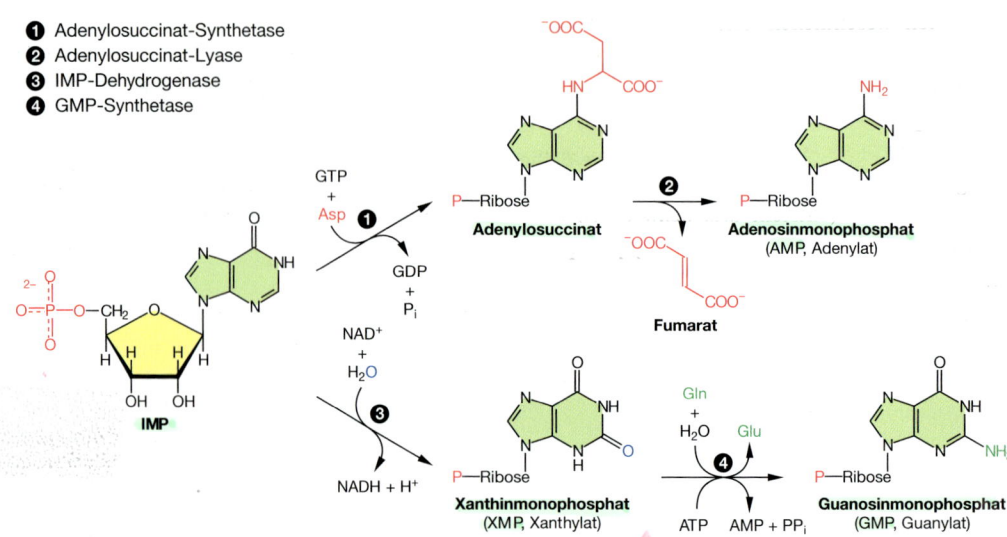

❶ Adenylosuccinat-Synthetase
❷ Adenylosuccinat-Lyase
❸ IMP-Dehydrogenase
❹ GMP-Synthetase

Abb. 5.27 Synthese von AMP und GMP aus IMP [L253]

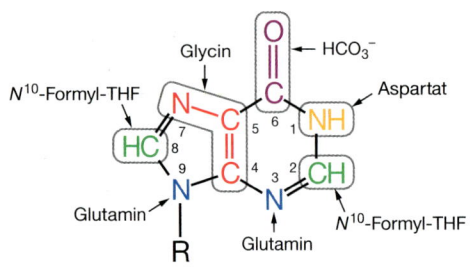

Abb. 5.28 Herkunft der Atome des Purin-Grundgerüsts [L253]

- Die **Hypoxanthin-Guanin-Phosphoribosyl-Transferase (HGPRT)** wandelt Guanin und PRPP in GMP um. Alternative Substrate sind Hypoxanthin (führt zur Bildung von IMP) und Xanthin (führt zur Bildung von XMP).

→ FEEDBACK-HEMMUNG

FÜR DIE KLAUSUR
Das Fehlen von HGPRT führt zum **Lesch-Nyhan-Syndrom**, das mit einer Überproduktion von Harnsäure und geistiger Retardierung einhergeht.

Salvage-Pathway

→ ÜBERTRAGUNG AUF PRPP
→ V.A. IM GEHIRN
→ DE NOVO ENERGIEAUFW.

5.7.3 Synthese der Pyrimidinbasen

Im Unterschied zu den Pyrimidinbasen gibt es für die Purinbasen ein Recyclingsystem, das **Salvage-Pathway** (Bergungsweg) genannt wird. Egal ob Purinbestandteile aus der Nahrung aufgenommen werden oder beim Abbau in einer Zelle anfallen – mithilfe des Salvage-Pathway können sie wieder neu synthetisiert werden.

Es gibt für AMP und GMP verschiedene Enzyme, die beide durch ihr Produkt gehemmt werden. Sie benötigen als Ausgangsstoff die jeweilige Base und PRPP und hängen diese einfach aneinander (> Abb. 5.29):

- Die **Adenin-Phosphoribosyl-Transferase (APRT)** wandelt Adenin und PRPP in AMP um.

Auch zur Synthese der Pyrimidinbasen benötigen wir PRPP. Wenn ihr die Reaktionen der Pyrimidinsynthese betrachtet (> Abb. 5.30), erkennt ihr aber

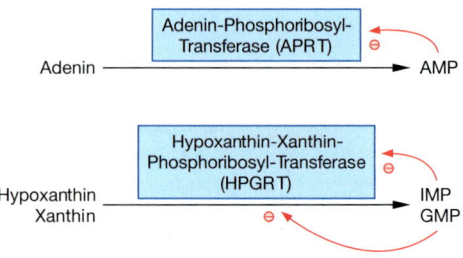

Abb. 5.29 Salvage-Pathway [L253]

direkt einen wesentlichen Unterschied: Während bei den Purinen die Synthese der Base direkt am PRPP stattfindet, stößt bei der Pyrimidinsynthese PRPP erst später hinzu.

Ihr müsst nicht alle Reaktionen im Detail kennen. Wichtig ist aber, dass bei der ersten Reaktion aus Hydrogencarbonat (entsteht u. a. beim Lösen von CO_2 in Wasser) und Glutamin **Carbamoylphosphat** hergestellt wird. Das zuständige Enzym ist die **Carbamoylphosphat-Synthetase 2**. Schaut euch an dieser Stelle die Strukturformel von Carbamoylphosphat an und versucht die Säureanhydridbindung zu finden.

😀 FÜR AHNUNGSLOSE

Gibt es auch eine **Carbamoylphosphat-Synthetase 1**? Ja, und zwar im Harnstoffzyklus, auf den wir noch zu sprechen kommen werden (➤ Kap. 6.3.4)!

Die Carbamoylphosphat-Synthetase 2 ist das **Schrittmacherenzym** der Pyrimidinsynthese. Da die Regulation ziemlich simpel ist, behandeln wir sie direkt hier:

- Hohe Konzentrationen von PRPP aktiveren sie.
- Hohe Konzentrationen von Uridintriphosphat (UTP), einem Zwischenprodukt, hemmen sie – eine klassische Feedback-Inhibition.

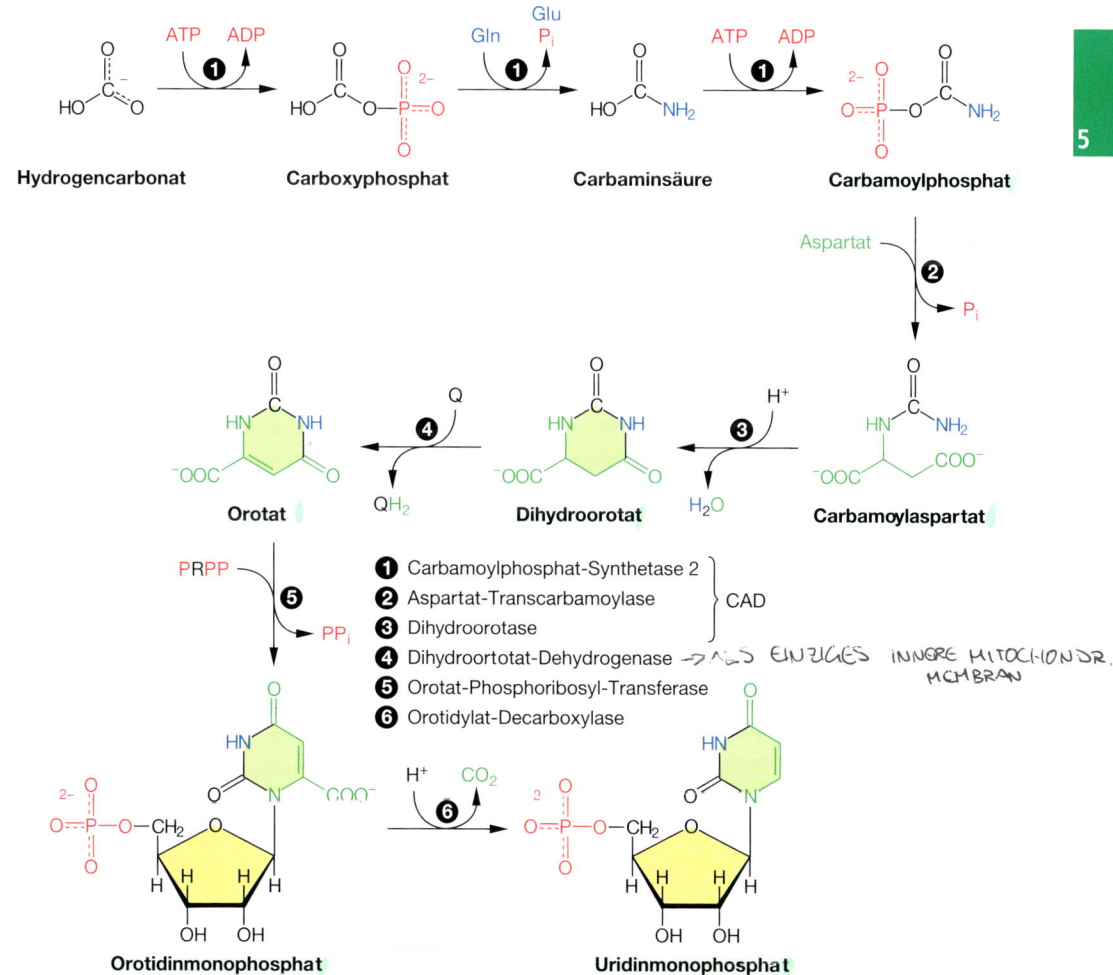

Abb. 5.30 Synthese von UMP aus Hydrogencarbonat über Carbamoylphosphat und Orotat [L253]

Statt die weiteren Reaktionen im Detail zu lernen, merkt euch v. a. die entstehenden Metabolite: **Carbamyolaspartat, Dihydroorotat und Orotat.**

Jetzt heißt es wieder aufpassen, denn PRPP kommt ins Spiel und reagiert mit Orotat zu **Orotidinmonophosphat (OMP)**. Nun braucht es nur noch eine Decarboxylierung und **Uridinmonophosphat (UMP)** ist entstanden.

Wie das IMP bei der Purinsynthese hat unser Zwischenprodukt UMP zwei Wege (> Abb. 5.31):
- Unter Verbrauch mehrerer ATP macht die CTP-Synthetase aus UMP über UTP **Cytidintriphosphat (CTP)**.
- Der andere Weg ist die Bildung von **Desoxy-Thymidinmonophosphat (dTMP)**. Dabei wird zunächst aus UMP unter ATP- und NADPH-Verbrauch dUMP, das dann im nächsten Schritt zu dTMP methyliert werden kann. Diese Reaktion wird von der **Thymidylat-Synthase mithilfe von Folsäure** katalysiert, eine Reaktion, die wir uns gleich noch genauer anschauen werden.

Übrigens: Die Atome des Pyrimidinrings stammen von **Aspartat** und **Carbamoylphosphat.**

5.7.4 Phosphorylierung und Desoxyformen

Wir haben gelernt, wie bei der Nucleotidsynthese AMP, GMP, CTP und dTMP entstehen. Kann man diese Nucleotide direkt in RNA und DNA einbauen? Nicht alle! Wie wir wissen, benötigen unsere RNA- und DNA-Polymerasen Nucleosid**triphosphate**, um Nucleotide zur Synthese eines neuen Strangs nutzen zu können. Außerdem müssen wir bei Nucleotiden, die zur Synthese von DNA (**Desoxy**ribonucleinsäure) verwendet werden sollen, noch die Hydroxygruppe am C2 der Ribose entfernen.

Von den Nucleotiden, die wir bis jetzt gesehen habe, können wir eigentlich nur CTP und UTP zur Synthese von RNA nutzen. Bei allen anderen sind noch Phosphorylierungen und/oder eine Reduktion notwendig (> Abb. 5.32):
- **Phosphorylierungen** sind simpel: Eine **Nucleosid-Phosphat-Kinase** schnappt sich unser Nucleosidmonophosphat, z. B. GMP, und führt eine Phosphorylierung durch. Dabei wird ATP verbraucht, aber der Körper hat ja einige Möglichkeiten, um aus ADP wieder ATP zu machen. Aus dem entstandenen GDP kann dann eine Nucleo-

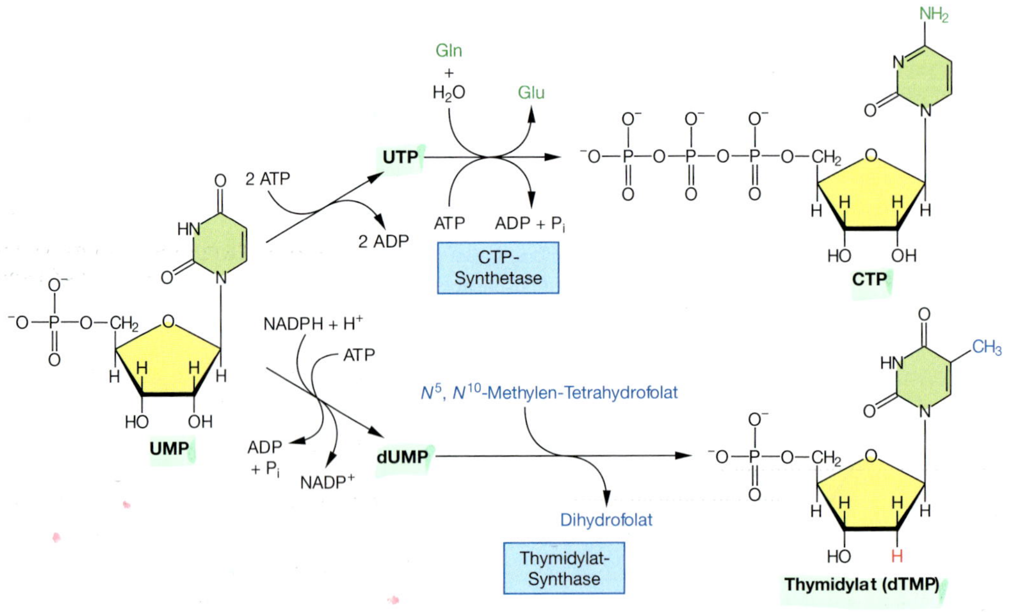

Abb. 5.31 Synthese von CTP und dTMP aus UMP [L253]

5.7 Nucleotidstoffwechsel

Überblick Purinsynthese

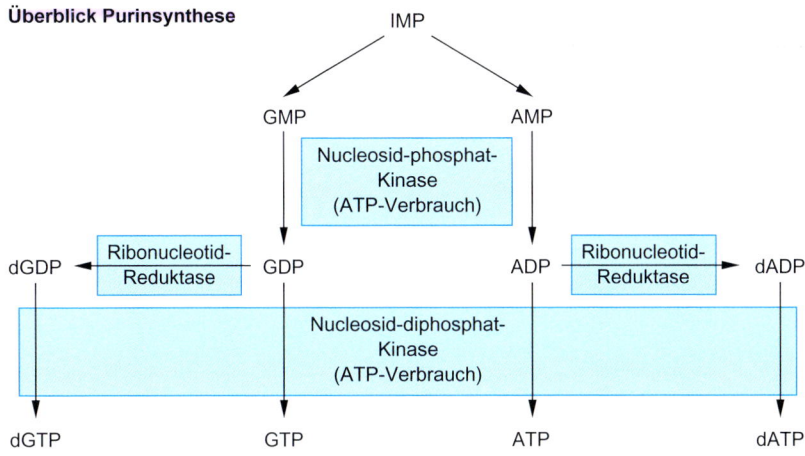

Überblick Pyrimidinsynthese

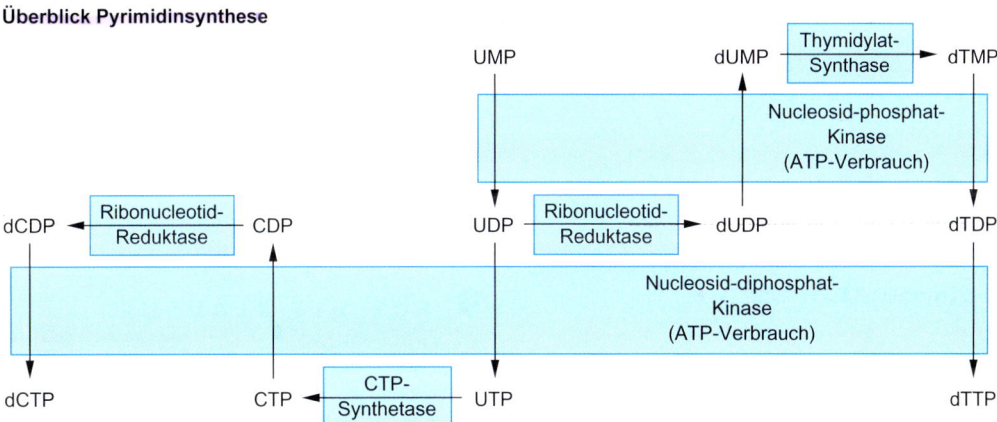

Abb. 5.32 Phosphorylierungen und Reduktion der Nucleotide [L253]

sid-Diphosphat-Kinase erneut unter ATP-Verbrauch GTP herstellen. Auf diese Weise können wir alle Nucleotide, die wir für die Synthese von RNA brauchen, synthetisieren.

- Aus dTMP kann die Zelle durch zwei Phosphorylierungen dTTP (Desoxy-Thymidintriphosphat) synthetisiere, was zur DNA-Synthese verwendet werden kann. Aber wie entfernt man bei den anderen Nucleotiden die Hydroxygruppe, um sie in Desoxy-Nucleotide umzuwandeln? Durch eine **Reduktion!** Diese Reduktion kann aber nur auf der „Stufe" der Nucleosid**diphosphate** durchgeführt werden.

↪ Zur Veranschaulichung stellen wir uns vor, dass der Körper in der Purinsynthese ein GMP erzeugt

hat. Dieses GMP soll nun zu dGTP werden, um für die Synthese der DNA verwendet werden zu können. Zu diesem Zweck wird GMP, wie bereits besprochen, zu GDP phosphoryliert. Aus Guanosin-**Diphosphat** kann dann Desoxy-Guanosin-Diphosphat (dGDP) gemacht werden. Zuständig dafür ist die **Ribonucleotid-Reduktase** (➤ Abb. 5.33). Sie führt eine Reduktion durch und hat eine Reihe von Cofaktoren (**Thioredoxin, FADH$_2$, NADPH**), die sich gegenseitig regenerieren. Der Elektronenlieferant ist letztlich das NADPH aus dem Pentosephosphatweg. Das entstandene Desoxy-Nucleosiddiphosphat (z. B. dGDP) kann dann zum Triphosphat phosphoryliert werden (dGTP).

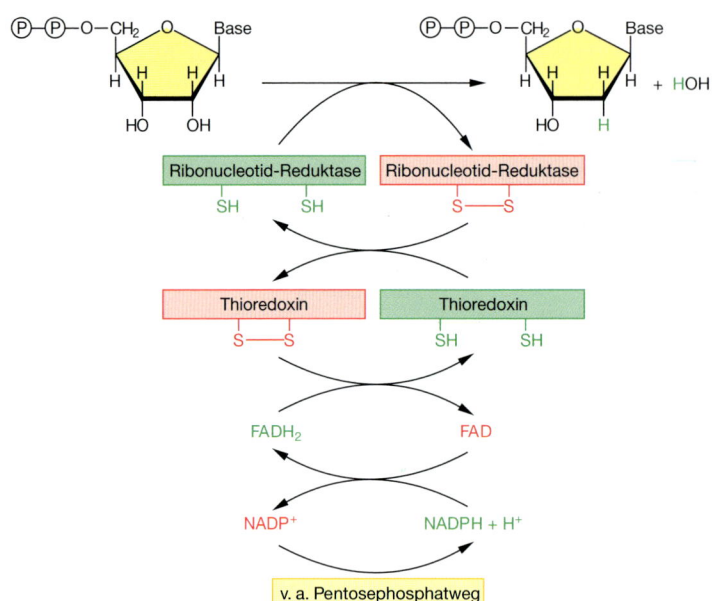

Abb. 5.33 Entfernung der Hydroxygruppe durch die Ribonucleotid-Reduktase [L253]

💡 LERNTIPP

Die Synthese von **D**esoxy-Nucleotiden für die **D**NA erfolgt auf Stufe der Nucleosid**D**iphosphate.
Das zuständige Enzym ist die Ribonucleotid-Reduktase, die Thioredoxin, NADPH und FADH$_2$ benötigt.

🙂 FÜR AHNUNGSLOSE

Was ist mit CTP, das ja direkt als Triphosphat (aus UTP) gebildet wird? CTP muss zuerst dephosphoryliert werden, bevor die Ribonucleotid-Reduktase arbeiten kann.
Und kann man an dTMP eine Hydroxygruppe anfügen? Muss man nicht, da Thymin nicht Bestandteil der RNA ist.

5.7.5 Exkurs: Folsäure

- Bevor wir die Nucleotid-Synthese abschließen können, müssen wir uns noch einmal der Reaktion von dUMP zu dTMP durch die Thymidylat-Synthase widmen. An dieser Reaktion ist Folsäure, die auch Vitamin B$_9$ genannt wird, beteiligt. Als Vitamin kann Folsäure vom Körper nicht synthetisiert werden, sondern muss aus der Nahrung (grüne Pflanzen, Darmbakterien) aufgenommen werden.
- Ihr solltet euch zudem merken, dass Folsäure aus Glutamat, p-Aminobenzoesäure sowie einem Pteri-

dinrest besteht, und das Molekül erkennen (> Abb. 5.34).

✏️ FÜR DIE KLAUSUR

Ein **Folsäuremangel** kann eine **megaloblastäre Anämie** (Erythrozyten: **makrozytär** = zu große Zellen, **hyperchrom** = zu viel Hämoglobin; > Kap. 7.3.8) verursachen. In der Schwangerschaft kann es durch einen Folsäuremangel zu **Neuralrohrdefekten** (Spina bifida, Anenzephalie) beim Kind kommen, weshalb Folsäure häufig supplementiert wird.

Die Folsäure muss allerdings noch etwas modifiziert werden, um an der Reaktion der Thymidylat-Synthase teilnehmen zu können: Folsäure wird in zwei NADPH-abhängigen Reduktionen über **Dihydrofolat** zu **Tetrahydrofolat** reduziert. An Tetrahydrofolat kann dann Kohlenstoff (von der Aminosäure Serin) angelagert werden, sodass **Methylen-Tetrahydrofolat** entsteht.

🙂 FÜR AHNUNGSLOSE

Was ist **Methylen**? Fast wie die Methylgruppe (CH$_3$): ein Kohlenstoff, der an zwei Wasserstoffatome gebunden ist und dementsprechend noch zwei freie Elektronen besitzt.

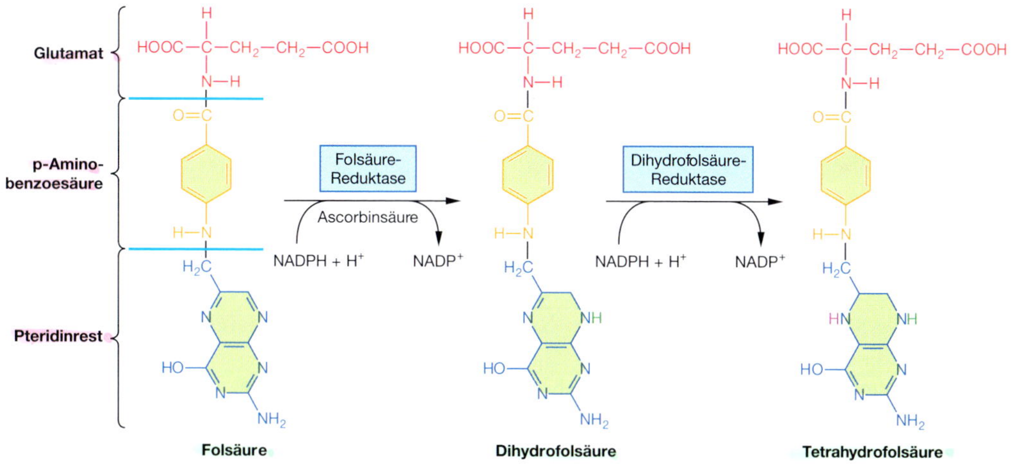

5.7 Nucleotidstoffwechsel

Abb. 5.34 Struktur von Folsäure und Bildung von Tetrahydrofolat [L253]

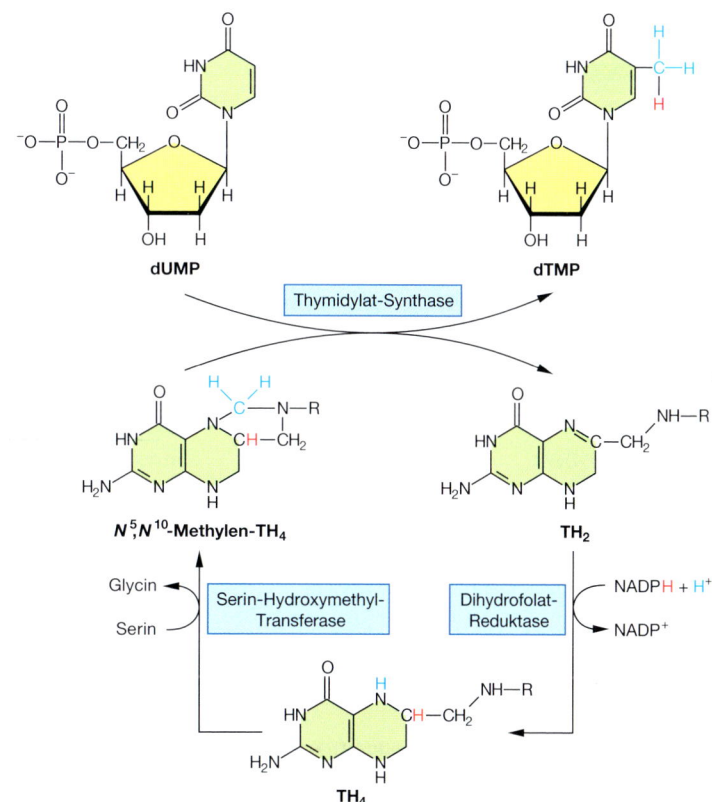

Abb. 5.35 Folsäure bei der Synthese von dTMP [L253]

Rolle des Methylen-Tetrahydrofolat:

- Methylen-Tetrahydrofolat kann in **verschiedenen Reaktionen,** v. a. im Aminosäurestoffwechsel, seinen Kohlenstoff spenden. Besonders prüfungsrelevant ist aber seine Funktion als Cofaktor der Thymidylat-Synthase, wo es bei der Bildung von dTMP aus dUMP hilft (▷ Kap. 5.7.3). Bei dieser Reaktion wird aus Methylen-Tetrahydrofolat Dihydrofolat, das wieder regeneriert werden muss (▷ Abb. 5.35).

- In diesem Kreislauf können Pharmaka eingreifen und damit die Synthese von dTMP hemmen. Die Folge: Zellen, die durch eine hohe Teilungsrate ständig Bedarf an neuen Nucleotiden (u. a. dTTP) haben, z. B. Tumorzellen, bekommen ein Problem, weshalb man diese Pharmaka als **Chemotherapeutika** einsetzen kann. Es gibt zwei Angriffspunkte:
  - Eine direkte Hemmung der **Thymidylat**-Synthase kann durch **Fluoruracil (5FU)** erfolgen.
  - Die **Dihydrofolat-Reduktase** kann durch Folsäureantagonisten wie **Methotrexat** (oder Aminopterin) **kompetitiv gehemmt** werden, sodass der Thymidylat-Synthase letztlich ihr Cofaktor fehlt.

5.7.6 Abbau der Nucleotide

Um dieses Kapitel abzuschließen, müssen wir uns noch anschauen, wie Nucleotide abgebaut werden können. Wir betrachten Pyrimidine und Purine erneut getrennt.

Pyrimidinabbau

Pyrimidin-Nucleotide werden **vollständig abgebaut** – schließlich existiert auch kein Salvage-Pathway … und mehr muss man eigentlich nicht wissen!

Purinabbau

Der Purinabbau beginnt mit AMP und GMP und endet beim Mensch mit der Bildung von **Harnsäure** (▷ Abb. 5.36).
- Aus **GMP** wird durch Abspaltung von Zucker und Phosphat sowie Desaminierung **Xanthin**.
- Aus **AMP** wird durch Abspaltung von Zucker und Phosphat sowie Desaminierung **Hypoxanthin.** Aus Hypoxanthin kann dann ebenfalls **Xanthin** gebildet werden.

Xanthin reagiert weiter zur **Harnsäure,** die über die Nieren ausgeschieden werden kann.

- Sowohl die Reaktion von Hypoxanthin zu Xanthin als auch die Reaktion von Xanthin zur Harnsäure werden von der **Xanthindehydrogenase** durchgeführt, die ebenso in die **Xanthinoxidase** umgewandelt werden kann. Die Enzyme katalysieren zwar dieselben Reaktionen, unterscheiden sich aber in den beteiligten Cofaktoren: Die Xanthindehydrogenase überträgt die Elektronen bei der Oxidation ihrer Substrate auf **NAD⁺,** während die Xanthinoxidase **Sauerstoff** verwendet und so **reaktive Sauerstoffspezies (ROS)** erzeugt, die entsorgt werden müssen.

!**ACHTUNG**
Harnsäure ist nicht dasselbe wie **Harnstoff,** den wir noch kennenlernen werden (▷ Kap. 6.3.4).

- Wenn besonders viel Harnsäure produziert wird oder es Probleme bei deren Eliminierung gibt, kann es zu einem Anstieg der Harnsäurekonzentration **(Hyperurikämie)** kommen. Problematisch wird dieser Anstieg, wenn so viel Harnsäure im Blut ist, dass sie sich nicht mehr komplett lösen kann und **Harnsäurekristalle ausfallen,** die sich vor allem in den peripheren Gelenken (v. a. Großzehe) ablagern und Schmerzen verursachen. Im akuten Gichtanfall werden vorwiegend **entzündungshemmende Mittel** verabreicht. Langfristig versucht man, die Harnsäurekonzentration mit Allopurinol zu senken, das die **Xanthinoxidase hemmt.** Allopurinol ähnelt dem Substrat der Xanthinoxidase, hemmt das Enzym aber bei Kontakt irreversibel. Man spricht deshalb auch von einem **Suizid-Inhibitor.**

FÜR DIE KLAUSUR
Obwohl ihr nur wenige Reaktionen dieses Stoffwechselwegs kennen müsst, gibt es einige klinisch relevante Fakten. Neben der Gicht solltet ihr auch mal davon gehört haben, dass die Bildung von ROS durch die Xanthinoxidase eine wichtige Rolle bei der Entstehung eines **Reperfusionsschadens,** also einer Gewebeschädigung bei Wiederherstellung der Durchblutung nach einer vorangegangenen Minderdurchblutung (Ischämie), spielt.

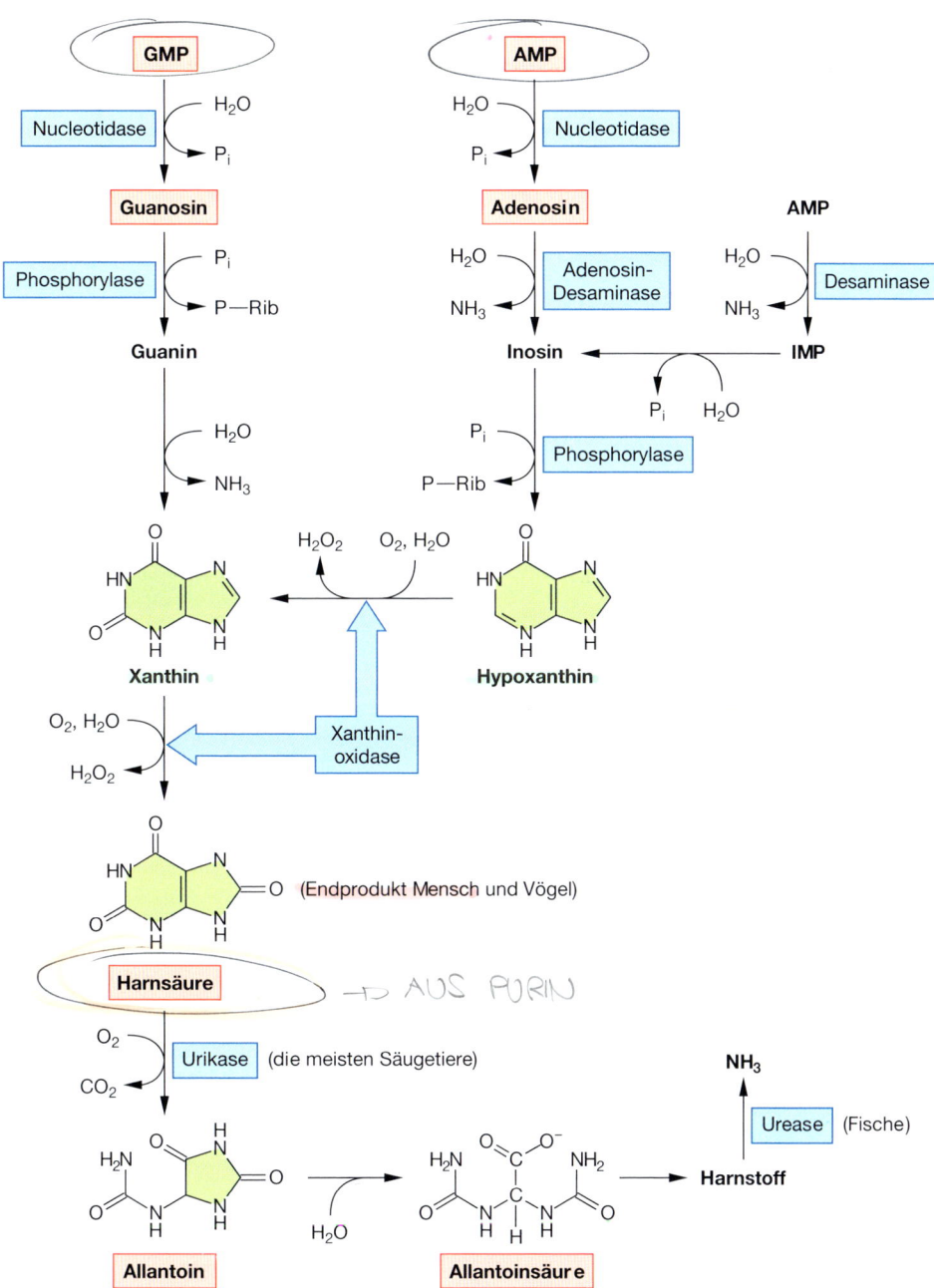

Abb. 5.36 Purinabbau [L253]

5.8 Übungen

1. Vervollständige ➤ Tab. 5.7.
2. Vervollständige ➤ Tab. 5.8.
3. Welche Basen der DNA paaren miteinander und über wie viele Wasserstoffbrücken?
4. Aus welchen Histonen besteht ein Histon-Oktamer?
5. Mündliche Prüfung: Halte einen kleinen Vortrag darüber, warum der Mensch eine Telomerase braucht und wie sie arbeitet.
6. Bcl-2 ist _____-apoptotisch.
7. Bax ist _____-apoptotisch.
8. Auf welcher Stufe werden die Nucleotide in Desoxynucleotide umgewandelt?

Tab. 5.7 Übungstabelle: Verschiedene RNAs

RNA	Funktion
	unmittelbares Produkt der Transkription
mRNA (messenger RNA)	entsteht durch Reifung der prä-mRNA und wird bei der Translation als Vorlage zur Synthese des Proteins genutzt
tRNA (transfer RNA)	
rRNA (ribosomal RNA)	
	Bestandteil des Spleißosoms, hilft bei der Reifung der prä-mRNA
miRNA (micro RNA)	

Tab. 5.8 Übungstabelle: Transkriptionshemmstoffe

Hemmstoff	Wirkweise	Einsatz/Vorkommen
α-Amanitin		
Actinomycin D	interkaliert DNA	
	hemmen bakterielle Gyrase (entspricht Topoisomerase II)	
Mitomycin C		
Rifampicin		Antibiotikum

> # KAPITEL 6
Proteine

6.1 Posttranslationale Modifikationen 179

6.2 Bindegewebe 181

6.3 Aminosäurestoffwechsel 184

6.4 Exkurs: Muskel 200

6.5 Übungen 202

Wir haben gelernt, wie Proteine bei der Translation entstehen, und wollen uns nun noch etwas detaillierter mit ihnen befassen. Deshalb wollen wir uns in diesem Kapitel anschauen:
- Wie Proteine nach der Translation verändert werden und warum (**posttranslationale Modifikationen**)
- Welche Modifikationen nötig sind, damit Proteine einige besondere Funktionen im Bindegewebe übernehmen können
- Wie die einzelnen Aminosäuren z. B. zu Neurotransmittern verstoffwechselt werden

6.1 Posttranslationale Modifikationen

Häufig sind nach der Translation noch einige mehr oder weniger starke Modifikationen des Proteins nötig, bevor es wirklich einsatzbereit ist. Das Abspalten einzelner Aminosäuren oder ganzer Sequenzen ist eine Möglichkeit der posttranslationalen Modifikation. Der Fachbegriff für diesen Vorgang lautet **limitierte Proteolyse**.

Neben der limitierten Proteolyse stellt das Anhängen funktioneller Gruppen, wie etwa Hydroxygruppen, eine wichtige posttranslationale Modifikation dar.

Ebenfalls erwähnenswert ist das **Anhängen von Zuckern** (N- bzw. O-Glykosylierung), das v. a. in zwei Organellen passiert:
- Das Anhängen von Zuckern an Stickstoffatome (**N-Glykosylierung**) findet im **endoplasmatischen Retikulum** statt. Welche Stickstoffatome werden glykosyliert? Die der Seitenkette der Aminosäure **Asparagin**!
- Das Anhängen von Zuckern an Sauerstoffatome (**O-Glykosylierung**) findet im **Golgi-Apparat** statt. Die glykosylierte Aminosäure ist dementsprechend nicht Asparagin, sondern **Serin** und **Threonin**.

💡 LERNTIPP
- Im e**N**doplasmatischen Retikulum kommt es zur **N**-Glykosylierung von Asparagi**N**-Seitenketten.
- Im G**O**lgi-Apparat kommt es zur **O**-Glykosylierung an Serin- und Thre**O**nin-Seitenketten.

Zu guter Letzt wird das Protein natürlich auch noch gefaltet, wobei diese Faltung unter Umständen durch die Bildung von Disulfidbrücken (im endoplasmatischen Retikulum) stabilisiert werden kann.

😊 FÜR AHNUNGSLOSE

Warum werden die Disulfidbrücken nicht einfach im Zytoplasma gebildet? Im Zytoplasma kommt häufig viel **Glutathion** vor, das mit seiner SH-Gruppe andere Moleküle reduzieren kann. Da die Bildung von Disulfidbrücken eine Oxidation (Elektronenabgabe) ist, ist es problematisch, diese unter den „reduzierenden Bedingungen" des Zytoplasmas stattfinden zu lassen, wenn an jeder Ecke ein Glutathion bereitsteht, um seine Elektronen abzugeben.

😊 FÜR AHNUNGSLOSE

Was sind sekretorische, lysosomale und Membranproteine? Sekretorische Proteine werden aus der Zelle exportiert (sezerniert). Lysosomale Proteine werden später in Lysosomen, die in Zellen für den Abbau von Makromolekülen zuständig sind, transportiert, wo sie, z. B. als Enzyme, verschiedenste Aufgaben erfüllen. Membranproteine werden in die Zellmembran eingebaut (z. B. Kanalproteine).

Eine besondere posttranslationale Modifikation ist die Abspaltung des Signalpeptids, die wir uns im nächsten Abschnitt anschauen wollen.

6.1.1 Synthese von sekretorischen, lysosomalen und Membranproteinen

Die Ribosomen, die frei im Zytoplasma schwimmen, kümmern sich vor allem um die Synthese von Proteinen, die auch im Zytoplasma benötigt werden. Sekretorische, lysosomale und Membranproteine werden dagegen an den Ribosomen des **rauen endoplasmatischen Retikulums** hergestellt.

Damit ein Protein am rER synthetisiert werden kann, muss die Zelle erst einmal wissen, dass es dort synthetisiert werden soll:

Gelangt eine mRNA ins Zytosol, lagern sich zwei ribosomale Untereinheiten zusammen und die **Translation** beginnt (> Abb. 6.1; > Kap. 5.3.4). Die ersten Aminosäuren, die das Ribosom verknüpft, werden **Signalpeptid** genannt. Warum? Weil sie ein Signal darstellen, das dazu führt, dass ein Molekül mit dem treffenden Namen **SRP** (Signal Recognition Particle) an die entstehende Aminosäurensequenz bindet. Durch die Bindung des SRP weiß die Zelle: Dieses Protein soll am rauen ER synthetisiert werden. Die Translation pausiert, das Ribosom

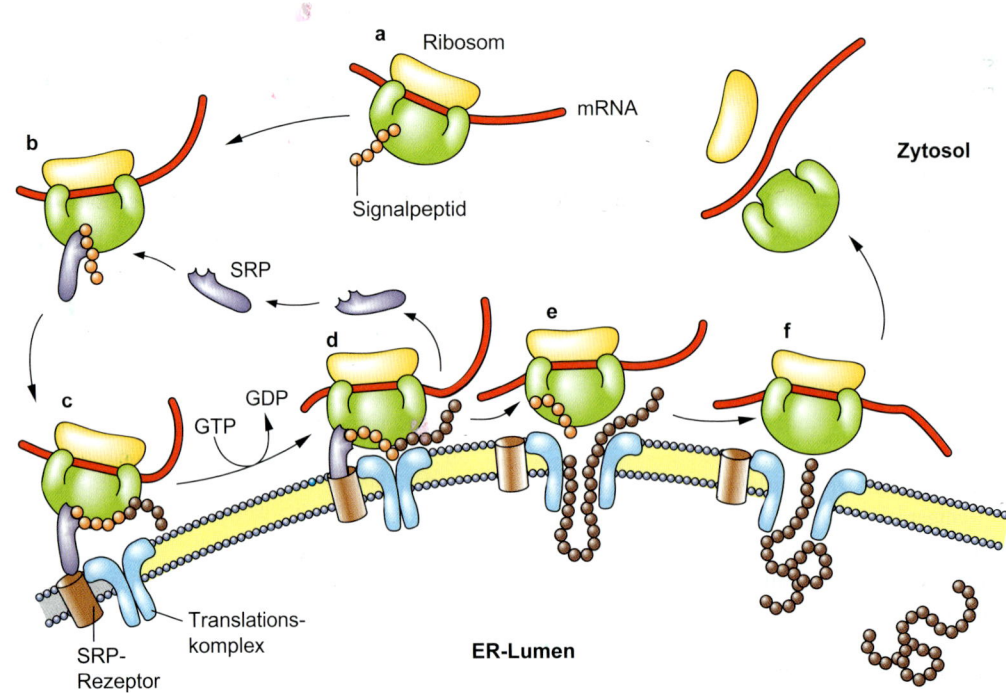

Abb. 6.1 Proteinsynthese am rER [L253]

wandert zum ER und bindet dort. Da nur die mRNAs von sekretorischen, lysosomalen und Membranproteinen für ein Signalpeptid codieren, gelangen auch nur diese Proteine während ihrer Entstehung zum rauen ER.

Sobald das Ribosom am ER angelangt ist, dissoziiert das SRP ab (dabei wird ein zuvor gebundenes GTP hydrolysiert), die Translation geht weiter und die entstehende Peptidkette gelangt durch einen Proteinkomplex namens **Translocon** in das Lumen des ER. Dort wird das Signalpeptid abgespalten und das Protein weiter modifiziert.

6.2 Bindegewebe

Im Kapitel zum Bindegewebe beschäftigt uns v. a. eine zentrale Frage: Wie muss ein Protein aussehen und wie muss es modifiziert werden, um seine Funktion im Bindegewebe erfüllen zu können?

😊 FÜR AHNUNGSLOSE

Was ist **Bindegewebe?** Wenn man hört, dass sowohl Knochen als auch Fett zum Bindegewebe zusammengefasst werden, fragt man sich wahrscheinlich, worin die Gemeinsamkeit besteht. Die Antwort: Im Gegensatz zu den Epithelien und auch zu den anderen Grundgeweben (Muskel- und Nervengewebe) gibt es hier einen **stark ausgeprägten Extrazellulärraum,** der mit Fasern und gelösten Stoffen gefüllt ist. Im Epithel sitzen die Zellen dagegen dicht gedrängt und es gibt nur einen sehr kleinen Extrazellulärraum. Die Zusammensetzung der extrazellulären Matrix bestimmt maßgeblich die Eigenschaften – wie z. B. die Elastizität oder Zugfestigkeit – des jeweiligen Gewebes. So sorgt etwa die Einlagerung von Kristallen **(Mineralisation)** für die Härte unserer Knochen.

In der extrazellulären Matrix des Bindegewebes gibt es zwei Substanzklassen, die im Vordergrund stehen:

- **Struktur- bzw. Faserproteine** helfen dem Bindegewebe, v. a. mit Zugkräften fertig zu werden. Beispiele sind:
  - **Kollagen,** das quasi ubiquitär vorkommt.
  - **Elastin,** das dem Kollagen ähnlich und ebenfalls weit verbreitet ist. Seine Funktion lässt sich aus dem Namen erahnen.
  - **Keratin,** das v. a. in Haaren und Nägeln zu finden ist.
- **Proteoglykane** und **Glykosaminoglykane** können durch viele geladene funktionelle Gruppen Wasser binden und helfen dem Bindegewebe so, mit Druckkräften fertig zu werden (sie wirken quasi wie ein Wasserbett). Die wichtigsten Fakten zu diesen Substanzgruppen habt ihr bereits in ➤ Kap. 1 kennengelernt.

6.2.1 Kollagen

Kollagen ist das häufigste Protein des menschlichen Körpers. Es handelt sich aber eigentlich gar nicht um ein Protein, sondern um eine Gruppe von Proteinen, von denen manche Fasern, andere wiederum Netze (wie das Kollagen IV der Basalmembran) bilden.

Wir wollen uns nun anschauen, wie die klassischen Faserkollagene (fibrilläre Kollagene, z. B. Kollagen I) gebildet werden:

1. Da Kollagene für die extrazelluläre Matrix sekretorische Proteine sind, werden sie an den **Ribosomen des rauen endoplasmatischen Retikulums** synthetisiert. Die Aminosäurensequenz (Primärstruktur) wiederholt sich häufig nach dem Schema **G-X-Y.** G steht dabei für Glycin. Als X fungiert oft Prolin. Andere Aminosäuren, die sich häufig im Kollagen finden, sind Hydroxyprolin und Hydroxylysin. Diese Sequenz wiederholt sich immer wieder, sodass **jede dritte Aminosäure des Kollagens Glycin** ist. Gelegentlich wird die frisch synthetisierte Peptidkette auch als Präprokollagen bezeichnet; nachdem das Signalpeptid abgespalten wurde, wird vom Prokollagen gesprochen.
2. Im ER ordnen sich die Kollagene in Form von **linksgängigen Helices, den α-Ketten,** an.

❗ ACHTUNG

Verwechselt die linksgängigen **α-Ketten** des Kollagens nicht mit der **α-Helix,** der rechtsgängigen Sekundärstruktur, die wir bereits kennengelernt haben.

Wenn man weiß, dass sich die Kollagenkette zu einer Helix windet, wird auch klar, warum so viel Glycin vorkommt: Das kleine Glycin erlaubt es dem

Kollagen, sich sehr kompakt zu winden. Prolin, das ja eigentlich als Helixbrecher bekannt ist, unterstützt diese engen Windungen noch.

↪ Im ER werden zudem einige der Prolin- und Lysin-Seitenketten zu Hydroxyprolin und Hydroxylysin hydroxyliert (Enzyme: Prolyl- und Lysylhydroxylase). Diese Hydroxylierungen sind für die spätere Zusammenlagerung der einzelnen α-Ketten zu komplexeren Strukturen extrem wichtig, da sie z. B. die Bildung von Wasserstoffbrücken ermöglichen. Merkt euch unbedingt die **Ascorbinsäure (Vitamin C)** als Cofaktor bei diesen Hydroxylierungen.

3. Im nächsten Schritt lagern sich drei α-Ketten zu einer **Triplehelix** zusammen (über Wasserstoff- und Disulfidbrücken). Manche Autoren bezeichnen erst die Triplehelix als Prokollagen.
4. Nun werden die Triplehelices **im Golgi-Apparat glykosyliert** und zur Sekretion in Vesikel verpackt.
5. Nachdem die Triplehelices in den Extrazellulärraum transportiert wurden, spalten Kollagen-Peptidasen an den amino- und carboxyterminalen Enden Aminosäuren ab. Nun spricht man statt von Triplehelices von **Tropokollagen.**
6. Tropokollagene können sich zu langen **Kollagenfibrillen** zusammenlagern. Damit das Ganze hält, müssen diese noch durch die **Lysyloxidase** quervernetzt werden. Dafür führt diese Aldehydgruppen in die Hyroxylysin-Seitenketten ein, die dann kovalente Bindungen zwischen den einzelnen Tropokollagenen ausbilden.

Exkurs: Vitamin C

Die **Ascorbinsäure,** die auch **Vitamin C** genannt wird, ist bei vielen Tieren gar kein Vitamin – kann also in ausreichender Menge (aus Glucose) synthetisiert werden. Menschen (und Menschenaffen) sowie Meerschweinchen sind dagegen auf die Aufnahme von Vitamin C aus der Nahrung angewiesen.

↪ Vitamin C kann andere Moleküle reduzieren und wirkt damit als **Antioxidans.** Verantwortlich dafür ist eine **Endiol**-Struktur (➤ Abb. 6.2).

😊 FÜR AHNUNGSLOSE

Was ist ein Endiol? Bei einem Endiol gibt es eine Doppelbindung zwischen zwei C-Atomen (daher das en) und jedes der beiden an der Doppelbindung beteiligten C-Atome trägt je eine Hydroxygruppe (di ol). Diese beiden Hydroxygruppen werden oxidiert, wenn die Ascorbinsäure ein anderes Molekül reduziert.

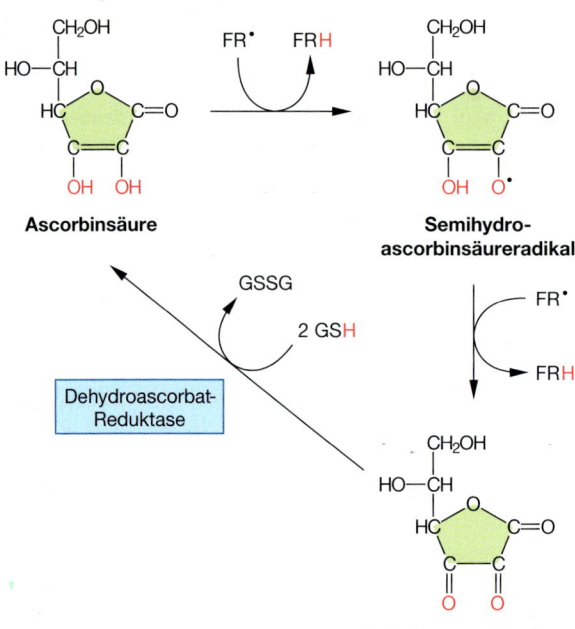

Abb. 6.2 Oxidation und Regeneration der Ascorbinsäure. Beachtet die Endiol-Struktur. [L253]

- Zusätzlich ist die Ascorbinsäure natürlich auch an **Hydroxylierungen** beteiligt, wie im Rahmen der Kollagensynthese. Für die Hydroxylierung von Prolin zu Hydroxyprolin braucht es neben der Ascorbinsäure auch **Sauerstoff, Eisen-Ionen (Fe^{2+}) und α-Ketoglutarat**.
- Als Krankheitsbild bei Vitamin-C-Mangel solltet ihr euch **Skorbut** merken. Bemerkenswert ist, dass sich der größte Teil der Symptome von Skorbut durch die Funktion von Vitamin C im Rahmen der Kollagensynthese erklären lässt, obwohl es auch an vielen anderen Reaktionen beteiligt ist. Zu den Symptomen zählen:
  - Müdigkeit, Infektanfälligkeit
  - Zahnfleischbluten, Wundheilungsstörungen
  - Muskelschwund, Knochenschmerzen

Die Krankheit führt letztlich zum Tod (häufig durch Herzinsuffizienz). Vom Aufnahmestopp von Vitamin C bis zum Auftreten der ersten schweren Symptome können Wochen bis Monate vergehen. Da Vitamin C in Früchten (und Gemüse) enthalten ist, waren früher v. a. Seeleute, die lange unterwegs waren, von Skorbut betroffen.

6.2.2 Elastin

Würde unser Bindegewebe nur aus starren Fasern bestehen, wäre das Ganze zwar reißfest, aber nur wenig flexibel. Da unser Körper aber nun einmal nicht starr, sondern auf Bewegung ausgelegt ist, sind elastische Fasern, die auf dem Protein **Elastin** basieren, von großer Bedeutung. Wenn ihr nach einem Beispiel gefragt werdet, sollten euch v. a. die großen Arterien, die mit ihren elastischen Fasern Blutdruckspitzen in der Systole etwas abdämpfen können, in den Sinn kommen. Die Lunge verfügt ebenfalls über viele elastische Fasern. Die Synthese von Elastin müsst ihr nicht kennen, aber ihr solltet über das Marfan-Syndrom Bescheid wissen:

- Beim **Marfan-Syndrom** liegt ein Defekt im Gen für **Fibrillin** vor. Fibrillin ist zusammen mit Elastin Teil der elastischen Fasern, die durch diesen Defekt in ihrer Funktion beeinträchtigt werden. Von den vielfältigen Symptomen des Marfan-Syndroms (die nicht alle bei jedem Patienten auftreten müssen) solltet ihr v. a. den langen, schlanken Körperbau (betrifft auch die Finger, man spricht von Arachnodaktylie), die abnorme Beweglichkeit und die Neigung zu Aortenaneurysma und Dissektion kennen.

6.2.3 Keratin

Keratin, das in Nägeln und Haaren (sowie in den Hörnern von Tieren) vorkommt, ist v. a. hart und wasserunlöslich. Die Aminosäurensequenz von Keratin enthält viel Cystein, sodass sich **Disulfidbrücken** ausbilden können. Je mehr dieser Disulfidbrücken in einem Keratinmolekül vorkommen, desto stabiler ist es. Übrigens: Reduziert man die Disulfidbrücken vorübergehend, kann man die Keratine formen, was man sich bei der Dauerwelle zunutze gemacht hat.

6.2.4 Exkurs: Knochen

Wir wollen uns nicht zu sehr in der Zellbiologie verlieren, aber ein paar Fakten zur Mineralisierung und Demineralisierung des Knochens müssen sein. Überall im Körper, wo Bindegewebe besonders hart sein muss, werden Kristalle wie **Hydroxylapatit** (besteht u. a. aus Calcium und Phosphat) in die extrazelluläre Matrix eingelagert. Aufgrund der Tatsache, dass Bindegewebe im Körper so weit verbreitet ist und das Hydroxylapatit in manchen Bindegeweben einen großen Anteil der Masse stellt (im Knochen etwa 40 %, im Zahnschmelz bis 95 %), bildet mineralisiertes Bindegewebe (allen voran die Knochen) einen wichtigen Speicher für Mineralien wie Phosphat und Calcium.

- Wie die meisten Speicher ist Knochen, auch aufgrund ständig wechselnder Anforderungen, dynamisch und einem kontinuierlichen Auf- und Abbau unterworfen. Die Zellen, die Knochensubstanz aufbauen, heißen **Osteoblasten**, diejenigen, die sie abbauen, **Osteoklasten**. Die Regulation von Osteoblasten und Osteoklasten ist prüfungsrelevant: Osteoblasten setzen eine Substanz namens **Macrophage Colony-Stimulating Factor (M-CSF)** frei, die an die Monozyten bindet, was zu einigen Differenzierungen aufseiten der Monozyten führt. Diese beginnen, einen Rezeptor namens **RANK** (Receptor Activator of Nuclear Factor κB) zu exprimieren.

FÜR AHNUNGSLOSE
Was sind Monozyten? Monozyten sind Zellen des Immunsystems, die im Blut zirkulieren. Sie sind u. a. Vorläufer der Makrophagen (Fresszellen), auf die wir noch zu sprechen kommen.

Jeder Rezeptor braucht einen Ligand und im Fall von RANK trägt der Ligand den unkreativen Namen **RANK-Ligand** (RANKL). RANKL wird von den Osteoblasten exprimiert. Bindet nun eine Zelle, die RANK exprimiert, RANKL auf dem Osteoblasten, differenziert sie sich zu einem Osteoklasten.

FÜR AHNUNGSLOSE
Was ist ein Ligand? Ein Ligand ist ein Stoff, der an ein Protein (in unserem Fall den Rezeptor) **spezifisch** bindet. Ein Stoff, der an jedes Protein bindet, wäre unspezifisch und damit kein Ligand im eigentlichen Sinn.

Warum sollten die Osteoblasten zur Differenzierung von Zellen beitragen, die ihre Arbeit zunichtemachen wollen? Ihr könnt es euch so vorstellen, dass sich Knochenauf- und -abbau ungefähr die Waage halten sollen. Aber damit die Knochensubstanz, die gerade aufgebaut wurde, nicht direkt abgebaut wird, haben die Osteoblasten noch ein Ass im Ärmel:

Sie sezernieren **Osteoprotegerin** (OPG), das – wie der Name schon sagt – Knochensubstanz schützt (denkt an „protect"), indem es die Osteoklasten am vollständigen Ausreifen hindert.

▷ Die Hemmung der Osteoklasten kann durch ein Hormon namens **Parathormon** beeinflusst werden. Parathormon wird freigesetzt, wenn der Calciumspiegel im Blut abfällt, um diesem Abfall entgegenzuwirken. Eine mögliche Gegenmaßnahme ist die Freisetzung von Calcium aus dem Knochen. Damit das geschehen kann, muss es dem Parathormon gelingen, den Knochenabbau durch die Osteoklasten zu aktivieren. Aus diesem Grund hemmt Parathormon die OPG-Synthese der Osteoblasten. Die Osteoklasten können sich ungehindert fertigdifferenzieren und beginnen, Knochen abzubauen.

LERNTIPP
Parathormon stellt Calcium **parat**.

Übrigens: Ihr wisst vielleicht, dass **Östrogen** einen schützenden Effekt auf Knochensubstanz ausübt. Auch dieser Effekt wird über OPG vermittelt. Östrogen regt nämlich die OPG-Synthese an und verhindert so die Differenzierung der Osteoklasten. Der postmenopausale Abfall der Östrogenproduktion kann deshalb zur Osteoporose beitragen.

6.3 Aminosäurestoffwechsel

Den Weg von der Aminosäure zum einsatzbereiten Protein haben wir nun kennengelernt. Aber Aminosäuren können auch eine Funktion erfüllen, ohne dass man sie zu langen Ketten verknüpfen muss, was wir uns in diesem Kapitel anschauen wollen.

Zunächst befassen wir uns grob mit den wichtigsten Fakten zur Proteinaufnahme (der Verdauung widmen wir später noch ein eigenes Kapitel) und besprechen einige Reaktionstypen, die uns im Aminosäurestoffwechsel immer wieder begegnen. Im Anschluss wollen wir uns anschauen, was passiert, wenn Aminosäuren, wie jeder andere Nährstoff auch, zur Energiegewinnung abgebaut werden.

Zum Abschluss schauen wir uns an, was mit dem Stickstoff der Aminosäuren passiert (dem sind wir bei der Besprechung der Kohlenhydrate und Lipide gar nicht begegnet), und betrachten kleinere Stoffwechselwege, die nur ganz bestimmte Aminosäuren gehen können.

6.3.1 Proteinaufnahme und Allgemeines

Da einige Aminosäuren essenziell sind, also zwangsläufig mit der Nahrung aufgenommen werden müssen, ist die Aufnahme von Proteinen für unseren Körper unverzichtbar. Je nach körperlicher Aktivität, Wachstum etc. variiert die Proteinmenge, die wir täglich konsumieren müssen. Für die minimale Proteinmenge, das Bilanzminimum, gibt es je nach Quelle unterschiedliche Angaben; die meisten liegen allerdings bei **etwa 0,5 Gramm Protein pro Kilogramm Körpergewicht**. Da man natürlich nicht permanent am Minimum leben möchte, beträgt die

WHO-Empfehlung hinsichtlich des Proteinkonsums ca. **1 Gramm Protein pro Kilogramm Körpergewicht.** Dass der Proteinbedarf eines Leistungssportlers u. U. höher sein kann, versteht sich von selbst.

Biologische Wertigkeit

Da Proteine sich in ihrer Aminosäurensequenz unterscheiden, ist Protein natürlich nicht gleich Protein. Stellen wir uns vor, dass wir uns von einem Protein ernähren, das alle Aminosäuren bis auf eine enthält. Da wir unbegrenzte Mengen dieses Proteins zur Verfügung haben, nehmen wir reichlich Aminosäuren zu uns. Wenn wir Glück haben, ist die fehlende Aminosäure eine nichtessenzielle Aminosäure und der Körper kann die anderen Aminosäuren nutzen, um sie herzustellen. Wenn es sich bei der fehlenden Aminosäure um eine essenzielle Aminosäure handelt, haben wir ein Problem: Der Körper kann sie nicht selbst herstellen und es werden sich bald Mangelerscheinungen einstellen.

Wir sehen: Wenn einem Protein auch nur eine essenzielle Aminosäure fehlt, ist es für uns (zumindest als alleinige Aminosäurenquelle) wertlos.

Wenn wir uns nur noch von einem Protein ernähren könnten, wie sollte es also aussehen? Es müsste alle essenziellen Aminosäuren enthalten und würde in seiner Zusammensetzung den Proteinen unseres Körpers möglichst ähnlich sein, sodass wir mit einer möglichst geringen Proteinaufnahme alle Aminosäuren in der notwendigen Menge bekommen.

Diese „Ähnlichkeit" wird durch die **biologische Wertigkeit** beschrieben (> Abb. 6.3). Das Protein, dem eine für uns essenzielle Aminosäure fehlt, hat die biologische Wertigkeit 0.

> **FÜR DIE KLAUSUR**
> Als Beispiel für ein Protein mit einer biologischen Wertigkeit von 0 solltet ihr euch die Gelatine merken.

Die biologische Wertigkeit von Vollei (Proteine von Eiweiß + Eigelb) wurde als 100 bzw. 1 definiert. Kann ein Protein besser als Vollei verwertet werden, erhält es eine höhere biologische Wertigkeit und umgekehrt. Ein Trick, den sich die Menschheit schon lange zunutze macht, besteht darin, zwei Proteinquellen mit niedriger biologischer Wertigkeit geschickt zu kombinieren: Wenn sich beide Proteinquellen perfekt ergänzen (die Aminosäure, die in Protein A fehlt, ist in Protein B reichlich vorhanden), erhöht die Kombination die biologische Wertigkeit der Mahlzeit drastisch. Beispiele für diese Kombinationen sind z. B. Milch + Weizenmehl oder die Kombination von Kartoffeln und Vollei.

Rund um Stickstoff

Wenn wir uns die Strukturformeln von Kohlenhydraten, den meisten Fetten und den Aminosäuren anschauen, wird uns auffallen, dass Aminosäuren in vergleichsweise hohem Maße Stickstoff enthalten. Dieser Stickstoff muss natürlich auch wieder raus aus dem Körper, was wir uns in > Kap. 1.3.4 angeschaut haben.

An dieser Stelle soll nur betont werden, dass die Stickstoffbilanz genutzt werden kann, um eine Aussage über die Stoffwechsellage des Körpers im Bezug auf Proteine zu treffen:

- Ist die **Stickstoffbilanz positiv** (mehr Stickstoff wird aufgenommen als abgegeben) heißt das, dass Aminosäuren und deren Stickstoff im Körper verbleiben. Dies kann im Wachstum, der Schwangerschaft, aber auch beim Muskelaufbau der Fall sein und wird als **protein-anabole Stoffwechsellage** bezeichnet.
- Ist die **Stickstoffbilanz negativ** (mehr Stickstoff wird abgegeben als aufgenommen) heißt das, dass mehr Aminosäuren unseren Körper verlassen als aufgenommen werden. Da der Körper

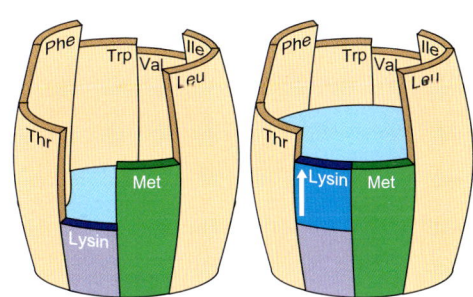

Abb. 6.3 Biologische Wertigkeit: Die essenzielle Aminosäure, die in einem Protein am seltensten vorkommt oder gar fehlt, limitiert seine biologische Wertigkeit. [L253]

aber einmal aufgebaute Körpersubstanz nicht freiwillig wieder hergibt, kann das nur eins bedeuten: Er befindet sich in einem Mangelzustand (z. B. Hungerperiode), einer **protein-katabolen Stoffwechsellage.**

6.3.2 Reaktionsmechanismen

Der Aminosäurestoffwechsel lässt sich relativ leicht verstehen, wenn man ein paar grundlegende Reaktionen kennt, die einem immer wieder begegnen werden.

Transaminierung

Bei der **Transaminierung** wird die **Aminogruppe einer Aminosäure abgespalten und auf eine α-Ketosäure übertragen** (> Abb. 6.4).

> **FÜR AHNUNGSLOSE**
> Was ist eine **Ketosäure?** Ketosäuren sind den Aminosäuren strukturell sehr ähnlich. Sie besitzen lediglich am α-C-Atom statt der Amino- eine Ketogruppe. Ihr habt bereits α-Ketosäuren kennengelernt, die uns auch in diesem Kapitel wieder begegnen werden, z. B. Oxalacetat. Bei einer Transaminierung wird die Aminogruppe der Aminosäure an die Stelle der Ketosäure übertragen, wo vorher die Ketogruppe saß, sodass die Aminosäure zur Ketosäure wird.

Umgekehrt entsteht bei der Transaminierung der Aminosäure am Ort der ehemaligen Aminogruppe nun eine Ketogruppe – die Aminosäure wird zur Ketosäure.

> **MERKE**
> Bei einer Transaminierung wird die Aminogruppe einer Aminosäure abgespalten und auf eine α-Ketosäure übertragen.
> Die Aminosäure wird zur Ketosäure und die Ketosäure wird zur Aminosäure.

Transaminierungen werden von Enzymen durchgeführt, die als **Aminotransferasen** bzw. **Transaminasen** bezeichnet werden. Von diesen Enzymen sind für die Biochemie des Menschen vor allem zwei (prüfungs-)relevant:

- Die **Aspartat-Aminotransferase (AST)** wird auch **Glutamat-Oxalacetat-Transaminase (GOT)** genannt und überträgt eine Aminogruppe von der Aminosäure **Aspartat** auf die α-Ketosäure **α-Ketoglutarat.** Dabei wird Aspartat zu Oxalacetat und α-Ketoglutarat zu Glutamat umgewandelt (> Abb. 6.5). Wir haben also aus einer Aminosäure eine andere hergestellt.
- Die **Alanin-Aminotransferase (ALT)** wird auch **Glutamat-Pyruvat-Transaminase (GPT)** genannt und überträgt eine Aminogruppe von der Aminosäure **Alanin** auf die α-Ketosäure **α-Ketoglutarat.** Dabei wird Alanin zu Pyruvat und α-Ketoglutarat zu Glutamat umgewandelt (> Abb. 6.5).

> **LERNTIPP**
> Ihr müsst sowohl die Begriffe GOT und GPT als auch AST und ALT (und natürlich die zugehörigen Reaktionen) kennen.
> Um bei den Namen nicht durcheinanderzukommen: **GOT**t sitzt auf dem **AST**. Die Aspartat-Aminotransferase ist die Glutamat-Oxalacetat-Transaminase.
> Für den Reaktionsmechanismus geht einfach vom Namen aus (GOT = Glutamat und Oxalacetat) und überlegt euch anhand der Strukturformeln, was passiert, anstatt nur auswendig zu lernen, wie Produkte und Edukte heißen.

Zum Abschluss noch ein Klausur-Dauerbrenner: Die Transaminasen nutzen **Pyridoxalphosphat (PALP)** als Cofaktor.

Exkurs: PALP

Pyridoxalphosphat (PALP) ist die aktivierte Form des Pyridoxals, das zusammen mit dem eng ver-

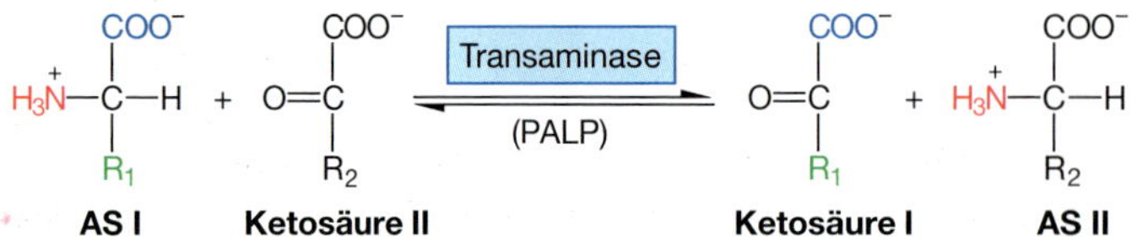

$$H_3N^+-\underset{R_1}{\underset{|}{C}}H-COO^- + O=\underset{R_2}{\underset{|}{C}}-COO^- \xrightleftharpoons[\text{(PALP)}]{\text{Transaminase}} O=\underset{R_1}{\underset{|}{C}}-COO^- + H_3N^+-\underset{R_2}{\underset{|}{C}}H-COO^-$$

AS I   Ketosäure II   Ketosäure I   AS II

Abb. 6.4 Prinzip der Transaminierung [L253]

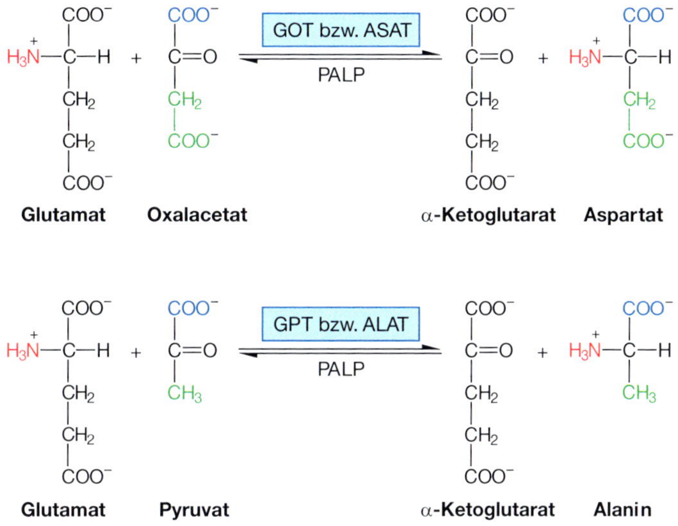

6.3 Aminosäurestoffwechsel

Abb. 6.5 Reaktion von AST (ASAT) und ALT (ALAT) [L253]

wandten Pyridoxin und Pyridoxamin auch als **Vitamin B$_6$** bezeichnet wird. PALP kann neben seiner Bedeutung für Transaminierungen auch an Decarboxylierungen (im Aminosäurestoffwechsel) beteiligt sein.

↪ Eine Reaktion, an der PALP beteiligt ist und die meist nicht direkt mit dem Aminosäurestoffwechsel in Verbindung gebracht wird, ist die Synthese von **δ-Aminolävulinsäure zu Beginn der Hämoglobin-Synthese.**

↪ Während einer Transaminierung bildet PALP zunächst eine C=N-Doppelbindung zur Aminogruppe der Aminosäure aus. Man spricht auch von einer **Schiff-Base.** Im weiteren Verlauf wird die α-Ketosäure abgespalten und PALP bleibt mit der Aminogruppe beladen als Pyridoxaminphosphat (PAMP) zurück. Durch Übertragung der Aminogruppe auf eine andere α-Ketosäure wird PALP wieder regeneriert (➤ Abb. 6.6).

Eine Mangelerscheinung müsst ihr zu PALP nicht kennen.

Desaminierung

Bei der **Desaminierung** steht im Gegensatz zur Transaminierung nicht direkt ein Empfänger für die Aminogruppe bereit, sondern diese wird zunächst als Ammoniak frei. Man unterscheidet drei Desaminierungen:

- **Oxidative Desaminierung:** Bei der oxidativen Desaminierung wird die Aminosäure zunächst oxidiert, sodass eine C=N-Doppelbindung (Imino-Gruppe) entsteht, die ihr bereits beim PALP kennengelernt habt. Die Elektronen, die bei der Oxidation frei werden, werden auf NAD$^+$ oder NADP$^+$ übertragen (eine weitere Möglichkeit, um außerhalb des Pentosephosphatwegs NADPH zu erzeugen). Unter Wassereinlagerung (Hydrolyse) wird im Anschluss die Aminogruppe als Ammoniak abgespalten und eine α-Ketosäure bleibt zurück (➤ Abb. 6.7).

FÜR DIE KLAUSUR
Da die Glutamat-Dehydrogenase v. a. in den Hepatozyten der Leber aktiv ist, kann sie, wenn sie im Blut messbar ist, als Laborparameter für eine Schädigung der Leber genutzt werden.

- **Hydrolytische Desaminierung:** Bei der hydrolytischen Desaminierung wird die Aminogruppe einer Aminosäure einfach direkt, ohne vorherige Oxidation, unter Wassereinlagerung aus der Aminosäure abgespalten. Diese Desaminierung kommt aber nicht bei den α-Aminogruppen zum Einsatz, sondern bei den Aminosäuren, die über eine **Amid-Gruppe** verfügen (Glutamin, Aspara-

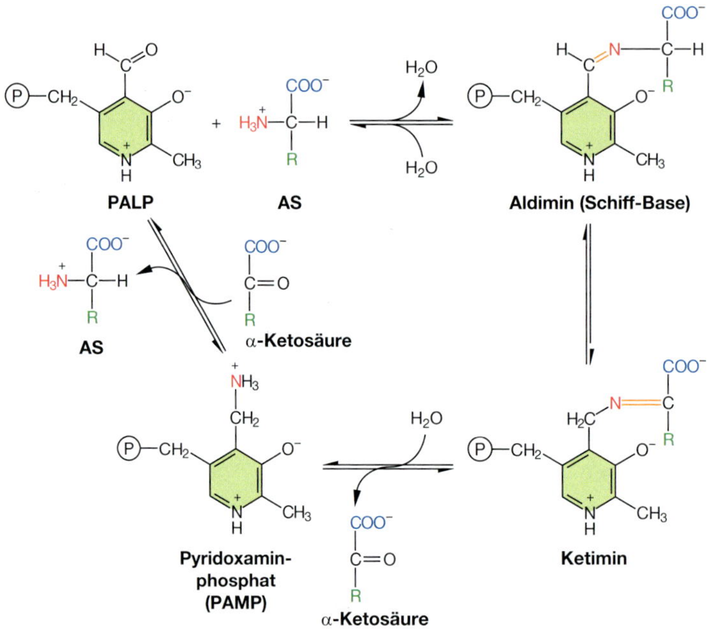

Abb. 6.6 PALP bei Transaminierungen [L253]

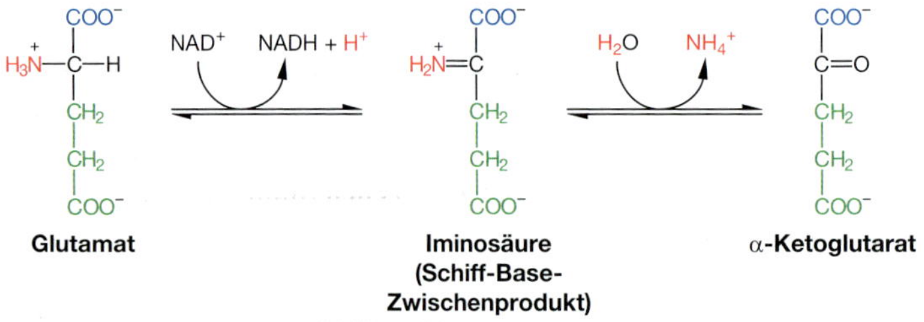

Abb. 6.7 Oxidative Desaminierung durch die Glutamat-Dehydrogenase [L253]

gin), um dort die Aminogruppe abzuspalten und sie so in Glutamat bzw. Aspartat umzuwandeln (> Abb. 6.8).

- **Eliminierende Desaminierung:** Bei der eliminierenden Desaminierung entsteht kurzzeitig eine C=C-Doppelbindung. Im Anschluss wird Ammoniak abgespalten (> Abb. 6.9). Eliminierende Desaminierungen finden sich v. a. bei:
  - Den schwefelhaltigen Aminosäuren (Cystein, Methionin)
  - Den kurzen Aminosäuren mit OH-Gruppen (Serin, Threonin)
  - Glycin

Die eliminierende Desaminierung braucht, wie die Transaminierungen auch, **PALP.**

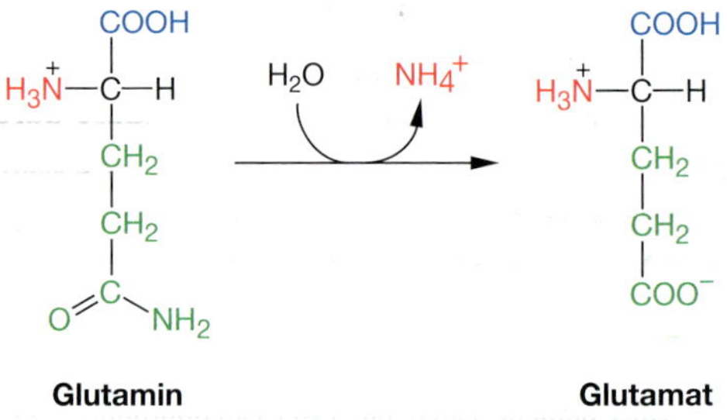

Abb. 6.8 Hydrolytische Desaminierung durch die Glutamase [L253]

Decarboxylierung

Aminosäuren können auch (PALP-abhängig) decarboxyliert werden (> Abb. 6.10). Die Produkte nennt man **biogene Amine.**

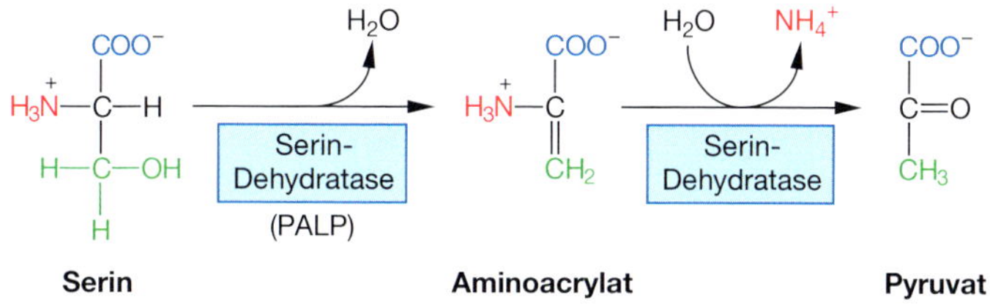

Abb. 6.9 Eliminierende Desaminierung durch die Serin-Dehydratase [L253]

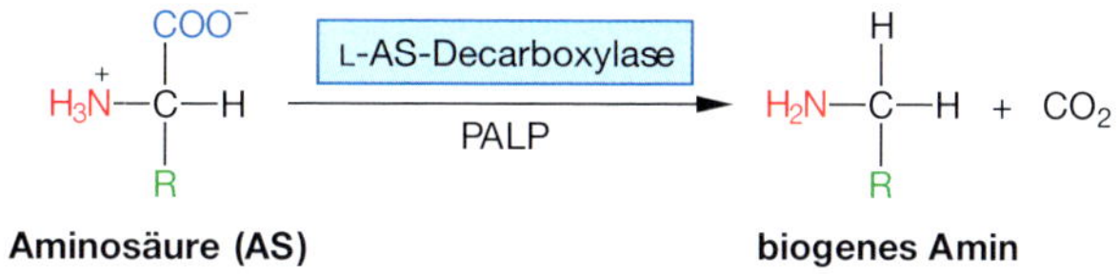

Abb. 6.10 Decarboxylierung einer Aminosäure zu einem biogenen Amin [L253]

FÜR AHNUNGSLOSE

Warum biogene Amine? Biogen, weil diese Verbindungen häufig z. B. als Neurotransmitter eine Rolle bei Lebewesen spielen, und Amine, weil die **Säure** (Carboxylgruppe) von der ehemaligen Amino**säure** abgespalten wurde … was bleibt, ist ein Amin.

Die Gruppe der biogenen Amine (➤ Abb. 6.11) wird uns im Rahmen der speziellen Stoffwechselwege noch genauer beschäftigen. An diese Stelle können wir aber schon einmal den gemeinsamen Abbau besprechen:

Biogene Amine werden durch **Aminoxidasen** abgebaut, die oxidative Desaminierungen durchführen (➤ Abb. 6.12). Je nachdem, ob das biogene Amin ein oder zwei Aminogruppen besitzt, wird die Reaktion von einer **Mono- oder Diaminoxidase** durchgeführt. Wie bei der normalen oxidativen Desaminierung auch entsteht zunächst ein Imino-Gruppe und im Anschluss kommt es zur Hydrolyse.

FÜR AHNUNGSLOSE

Welches biogene Amin hat zwei Aminogruppen? Zum Beispiel **Histamin!**

FÜR DIE KLAUSUR

Die **Transaminierung, Decarboxylierung** und die **eliminierende Desaminierung** von Aminosäuren sind **PALP-abhängig,** die oxidative Desaminierung dagegen **nicht!**

6.3.3 Abbau der Aminosäuren

Wenn Aminosäuren zur Energiegewinnung abgebaut werden, bilden sie früher oder später Metabolite, die in den Citratzyklus (➤ Kap. 3.1.5) eingespeist werden können (➤ Abb. 6.13).

Je nachdem, ob eine Aminosäure zu Acetyl-CoA oder einem Stoff, der zur Gluconeogenese verwendet werden kann, abgebaut wird, unterscheidet man **ketogene** von **glucogenen** Aminosäuren.

FÜR AHNUNGSLOSE

Warum „ketogen"? Da Acetyl-CoA das Substrat der Ketonkörper-Synthese ist, können aus ketogenen Aminosäuren Ketonkörper gebildet werden.

Manche Aminosäuren sind darüber hinaus sowohl keto- als auch glucogen.

Im Idealfall lernt ihr zu jeder Aminosäure, ob sie keto- oder glucogen (oder beides) ist und an welcher Stelle sie in den Citratzyklus eintritt (➤ Abb. 6.14). Wenn allerdings die Klausur naht, die Zeit knapp wird oder ihr euch sicher seid, dass ihr es euch nicht merken könnt, dann sind diese Fakten das absolute Minimum:

- Die Aminosäuren mit L (Lysin und Leucin) sind als Einzige rein ketogen.
- Die aromatischen Aminosäuren sind sowohl keto- als auch glucogen.
- Glutamat wird zu α-Ketoglutarat. GRILLER MIT HOT DOG
- Aspartat wird zu Oxalacetat. SPARSCHWEIN ZU OCHSE
- Glycin wird zu Pyruvat.

AUSN.: HISTIDIN & ISOLEUCIN; THREONIN BDS?
GLUCO BDS

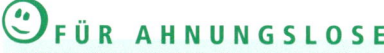

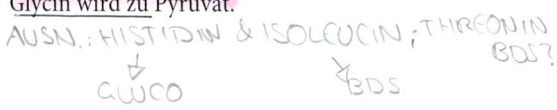

6 Proteine

Aminosäure	Biogenes Amin	Bedeutung
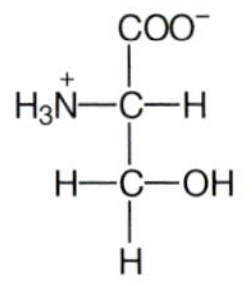 Serin	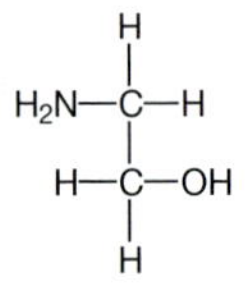 Ethanolamin	• **Cholinsynthese** (dafür sind drei Methylgruppen notwendig, die alle von SAM geliefert werden)
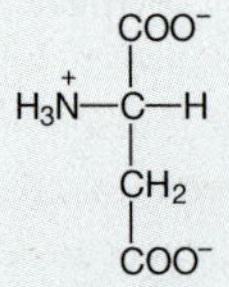 Aspartat	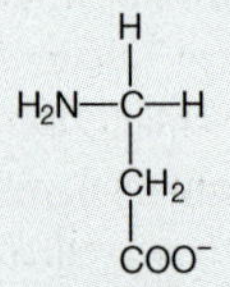 β-**Alanin**	• Bestandteil von **CoA** • Stellungsisomere des α-Alanins
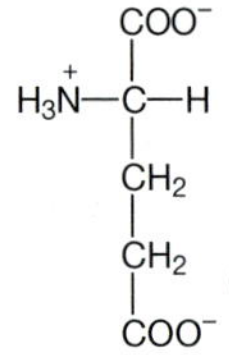 Glutamat	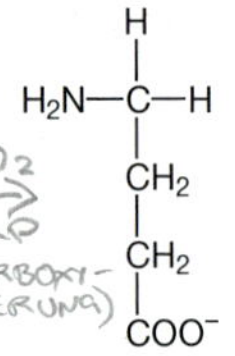 γ-**Aminobuttersäure**	• **inhibitorischer Neurotransmitter** im ZNS
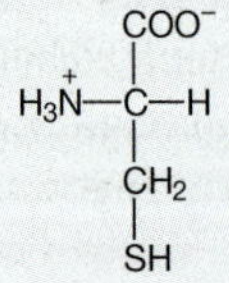 Cystein	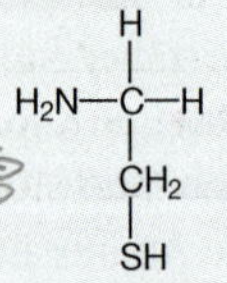 **Cysteamin**	• Bestandteil von **CoA** • Edukt der **Taurinsynthese**
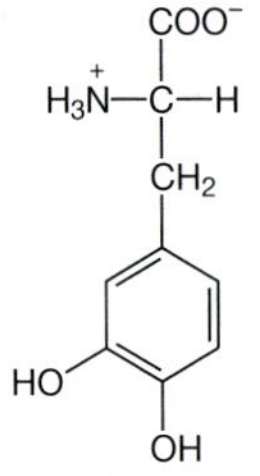 L-Dopa	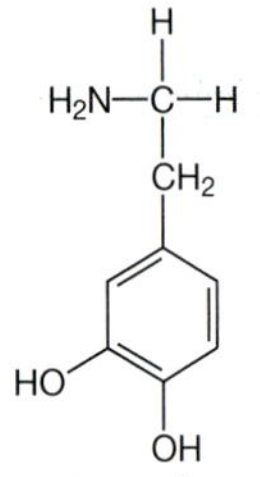 **Dopamin**	• **Neurotransmitter** • Edukt der **Adrenalin-** und **Noradrenalinsynthese**
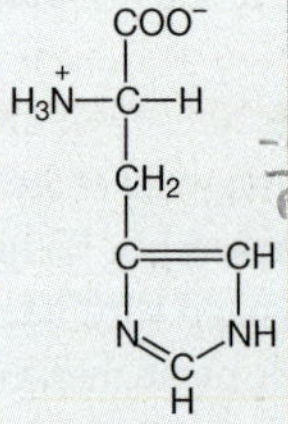 Histidin	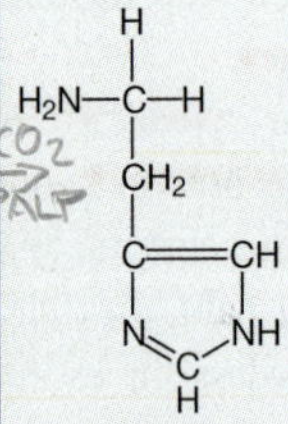 **Histamin**	• Vasopermeabilität • **Vasodilatation** • Bronchokonstriktion • HCl-Sekretion • Schmerzerregung • In **Mastzellen** und **Basophilen** • **Neurotransmitter**

Abb. 6.11a Wichtige biogene Amine [L253]

Aminosäure	Biogenes Amin	Bedeutung
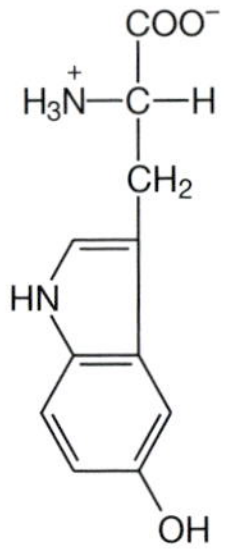 5-Hydroxytryptophan	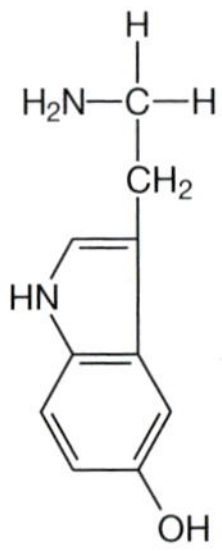 **Serotonin**	• Vasokonstriktion • **Neurotransmitter** im ZNS und im enterischen Nervensystem • **Gewebshormon** • Vorkommen in Thrombozyten und Neuronen
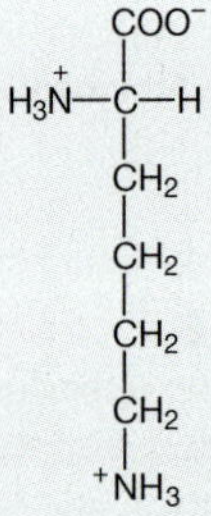 Lysin	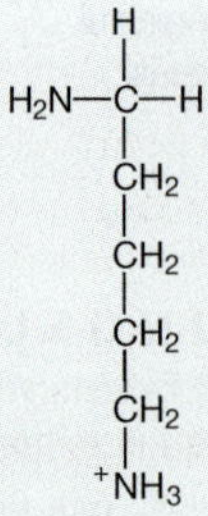 **Cadaverin**	• Bildung durch Mikroorganismen im Darm • Bestandteil des Leichengiftes
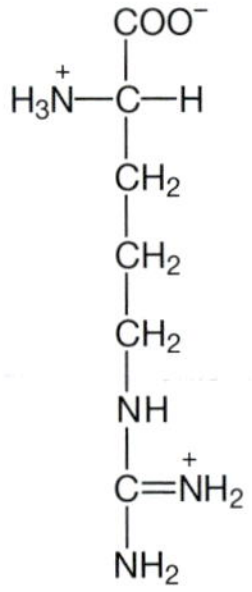 Arginin	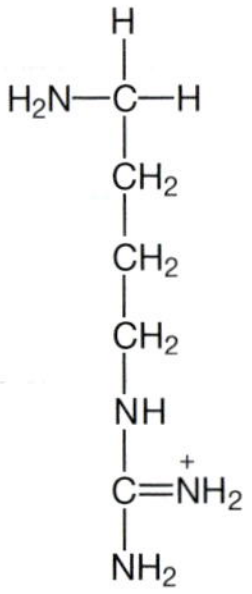 **Agmatin**	• ev. Neurotransmitter im ZNS
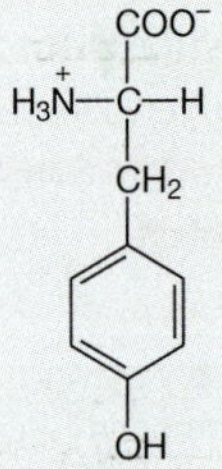 Tyrosin	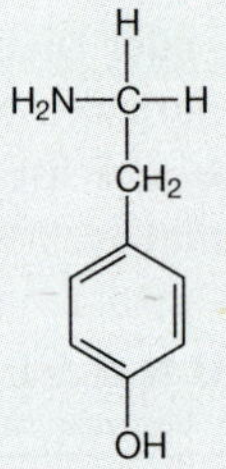 **Tyramin**	• Bildung durch Mikroorganismen im Darm • Mydriatikum Vasokonstriktor

Abb. 6.11b Wichtige biogene Amine [L253]

6.3.4 Ammoniak-Entsorgung

Früher oder später wird also die Aminogruppe unserer Aminosäure bei ihrem Abbau abgespalten – aber wohin mit dem ganzen Ammoniak? Ammoniak kann genutzt werden, um bei der Synthese von Aminosäuren Aminogruppen anzuhängen; aber dieser Weg verbraucht nur einen kleinen Teil der Ammoniakmenge, die in unserem Körper anfällt. Den Rest müssen wir ausscheiden und da Ammoniak in höheren Konzentrationen (neuro-)toxisch ist, sollten wir, bis es soweit ist, dafür sorgen, dass es uns nicht schadet.

Aus diesem Grund wird Ammoniak in der Leber in den weniger giftigen und gut wasserlöslichen Harnstoff umgewandelt, bevor er über die Nieren im Harn ausgeschieden wird. Da alle Gewebe des Körpers mehr oder weniger stark Aminosäuren metabolisieren, muss das Ammoniak erst einmal zur Leber transportiert werden. Dafür wird das Ammoniak in der Peripherie als Aminogruppe an α-Ketosäuren gehängt. Die entstehenden Aminosäuren können zur Leber transportiert werden, wo Ammoniak wieder abgespalten und dem Harnstoffzyklus zugeführt wird.

😊 FÜR AHNUNGSLOSE

Was ist überhaupt Ammoniak? Ammoniak hat die Summenformel NH_3 und ist bei Raumtemperatur ein Gas mit einem charakteristisch stechenden Geruch. Es löst sich

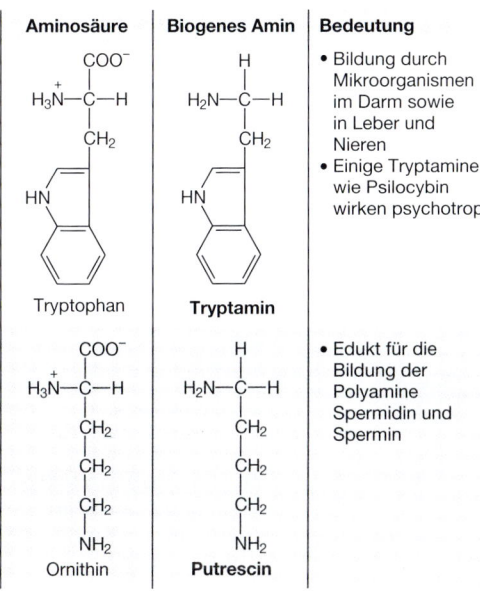

Abb. 6.11c Wichtige biogene Amine [L253]

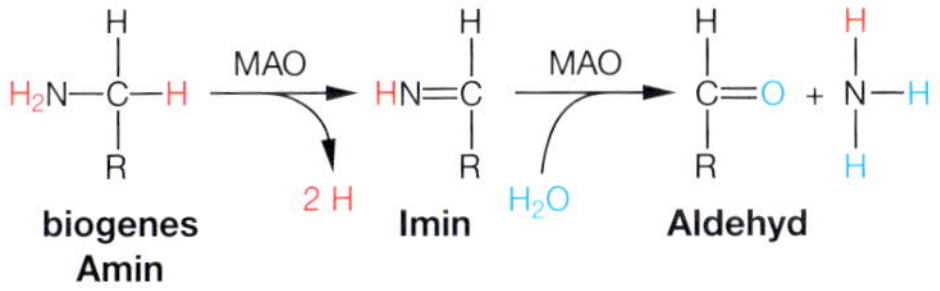

Abb. 6.12 Abbau der biogenen Amine durch eine Monoaminoxidase [L253]

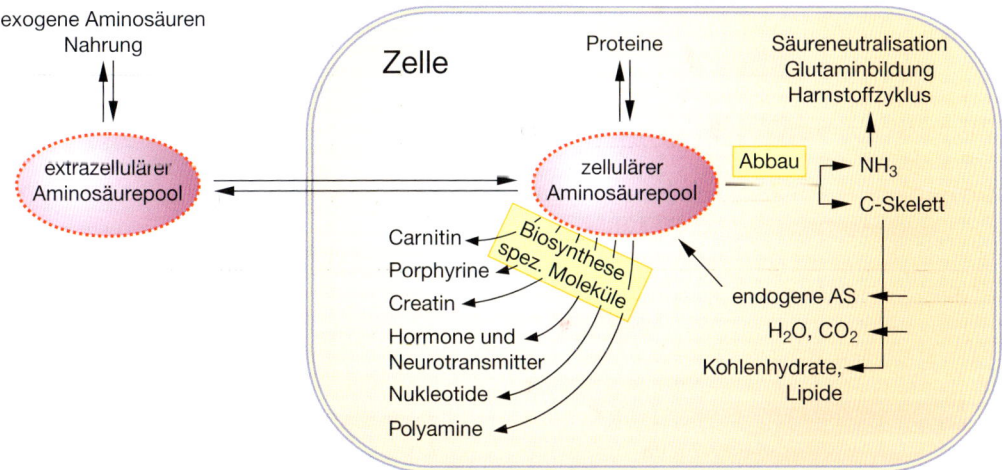

Abb. 6.13 Aminosäuren – Verwendungsmöglichkeiten [L253]

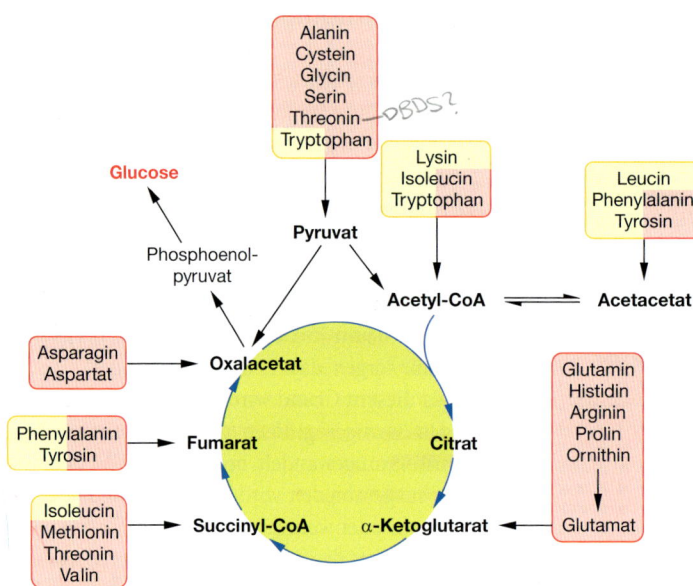

Abb. 6.14 Einspeisung der Aminosäuren in den Citratzyklus – alle (teilweise) gelb eingefärbten Aminosäuren sind ketogen, können also auch zu Acetyl-CoA abgebaut werden. [L253]

zudem gut in Wasser und reagiert dort als Base (Protonierung am freien Elektronenpaar zu Ammonium = NH_4^+), obwohl es prinzipiell auch als Säure reagieren kann, also ein Ampholyt ist (➤ Abb. 6.15).

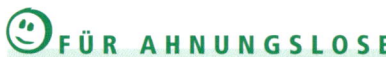

Abb. 6.15 Protonierung von Ammoniak (NH_3) zu Ammonium (NH_4^+) [L253]

Ammoniaktransport zur Leber

Die drei zum Ammoniaktransport hergestellten Aminosäuren sind euch im Aminosäurestoffwechsel schon öfters begegnet:
- Ammoniak kann auf α-Ketoglutarat übertragen werden, sodass **Glutamat** entsteht.
- Ammoniak kann auf Oxalacetat übertragen werden, sodass **Aspartat** entsteht.
- Ammoniak kann auf Pyruvat übertragen werden, sodass **Alanin** entsteht.

Schaut euch in diesem Zusammenhang noch einmal die Reaktionen von ALT und AST an. Warum nimmt der Körper gerade diese Aminosäuren als Transporter? Es geht gar nicht so sehr um die Aminosäuren, sondern vielmehr um die Substrate, an die das Ammoniak gebunden wird. α-Ketoglutarat und Oxalacetat sind Metabolite des Citratzyklus und kommen somit in der Zelle häufig vor, ebenso Pyruvat als Produkt der Glykolyse. Ammoniak wird folglich an diesen Metaboliten fixiert, sodass die Zelle nicht Gefahr läuft, im Ammoniak zu ersticken, weil kein Transportermolekül zur Verfügung steht.

😊 FÜR AHNUNGSLOSE

Wenn Ammoniak doch gut wasserlöslich ist, warum transportiert man es dann überhaupt an Aminosäuren gebunden? Aufgrund seiner Toxizität! Hohe Ammoniak-Spiegel im Blut führen zu einer Schädigung des ZNS bis hin zu Koma und Tod.

Harnstoffzyklus

➤ Abb. 6.16, ➤ Tab. 6.1

1. Der erste Schritt des Harnstoffzyklus ist gleich sehr prüfungsrelevant, denn es handelt sich um die Schrittmacherreaktion: Die **mitochondriale Carbamoylphosphat-Synthetase I** synthetisiert aus **Bicarbonat** und **Ammoniak/Ammonium Carbamoylphosphat.** Das Bicarbonat muss ggf.

6.3 Aminosäurestoffwechsel

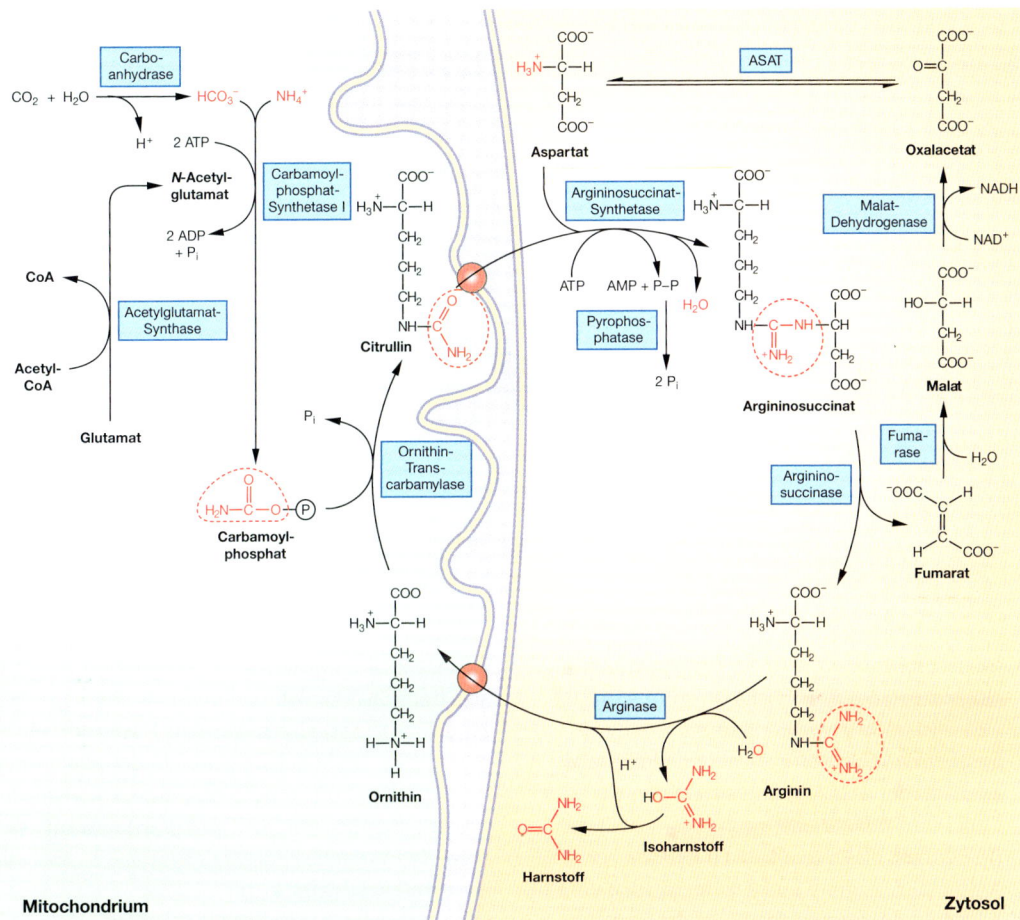

Abb. 6.16 Harnstoffzyklus in der Leber [L253]

mithilfe eines Enzyms namens Carboanhydrase aus CO_2 und Wasser erzeugt werden. Das freie Ammoniak kann z. B. durch oxidative Desaminierung von zur Leber transportiertem Glutamat entstehen. Neben den Substraten benötigt diese Reaktion auch noch **2 ATP** und **N-Acetylglutamat** (wichtig für Regulation).

– ▷ Übrigens: Wo haben wir bereits eine zytoplasmatische Carbamoylphosphat-Synthetase (Carbamoylphosphat-Synthetase II) kennengelernt? Bei der Pyrimidin-Synthese!

2. Nun soll der Harnstoffzyklus eigentlich außerhalb des Mitochondriums weitergehen, aber die innere Mitochondrienmembran macht uns mal wieder einen Strich durch die Rechnung. Deswegen wird Carbamoylphosphat zunächst von der **Ornithin-Transcarbamylase** an **Ornithin** fixiert (unter Phosphatabspaltung). Es entsteht **Citrullin,** das die Mitochondrienmembran überwinden kann. Ornithin und Citrullin sind, wie ihr an der Struktur erkennen könnt, Aminosäuren. Da sie aber nicht zur Synthese von Proteinen verwendet werden, bezeichnet man sie als nichtproteinogen.

😊 FÜR AHNUNGSLOSE

Wenn der Transport von Carbamoylphosphat aus dem Mitochondrium so umständlich ist ... warum synthetisiert man es nicht einfach direkt im Zytoplasma? Eines der Substrate zur Herstellung von Carbamoylphosphat ist CO_2 und CO_2 fällt v. a. im Citratzyklus an, der im Mitochondrium lokalisiert ist. Auf diese Weise hat die Carbamoylphosphat-Synthetase I immer genug Substrat zur Verfügung!

Tab. 6.1 Stoffwechselsteckbrief: Harnstoffzyklus

Substrate	Ammoniak, HCO_3^-, Aminogruppe von Aspartat, (ATP, NAD^+)
Produkte	Harnstoff (ADP/AMP, NADH)
Lokalisation	Mitochondrien und Zytoplasma der Leber
Funktion	„Entgiftung" von 2 Molekülen Ammoniak durch Fixierung in einem Molekül Harnstoff
Energiebilanz	Negativ • Verbrauch von 3 ATP, aber 4 energiereiche Bindungen (zwei ATP werden zu ADP gespalten, ein ATP wird zu AMP gespalten) • Regeneration von Fumarat zu Oxalacetat liefert 1 NADH (2,5 ATP), sodass insgesamt nur ungefähr 1 ATP verbraucht wird
Regulationsmechanismen	N-Acetyl-Glutamat als allosterischer Aktivator des ersten Reaktionsschritts (Carbamoylphosphat-Synthetase I)
Verbindung zu anderen Stoffwechselwegen	Regeneration von Fumarat zu Oxalacetat durch Reaktionen des Citratzyklus
Besonderheit	Verwechselungsgefahr: • Mitochondriale Carbamoylphosphat-Synthetase I → Harnstoffzyklus • Zytoplasmatische Carbamoylphosphat-Synthetase II → Pyrimidin-Synthese

→ HEPAT. ENZEPHALOPATHIE

3. Im nächsten Schritt wird ein **weiteres Ammoniakmolekül** eingebaut. Es stammt vom **Aspartat** und wird in einer von der **Argininosuccinat-Synthetase** katalysierten Reaktion an Citrullin angelagert, sodass **Argininosuccinat** entsteht. Dabei wird ATP zu AMP gespalten. Schaut euch das Produkt dieser Reaktion an und versucht, die Aminosäure Arginin und das Intermediat des Citratzyklus Succinat zu erkennen, die namensgebend sind.

4. Im nächsten Schritt wird Argininosuccinat von der **Argininosuccinase** gespalten. Das für den Harnstoffzyklus wichtige Produkt dieser Reaktion ist **Arginin**. Das abgespaltene **Fumarat** kann über die Reaktionen des Citratzyklus zu Oxalacetat regeneriert werden, was wiederum zu Aspartat transaminiert werden kann und damit erneut als Ammoniak-Donor für die Reaktion der Argininosuccinat-Synthetase zur Verfügung steht. Die Reaktionen des Citratzyklus liefern sogar ein **NADH**, was 2,5 ATP entspricht, und somit die Energiebilanz des Harnstoffzyklus etwas verbessert.

5. Arginin wird von der **Arginase** hydrolytisch gespalten. Dabei wird **Harnstoff** abgespalten und es entsteht **Ornithin**, das ins Mitochondrium transportiert wird, um dort mit neuem Carbamoylphosphat zu reagieren.

▷ Wir haben also im Harnstoffzyklus zwei Ammoniak (ein freies Ammoniak und eines als Aminogruppe von Aspartat) in einem Molekül Harnstoff fixiert. Wenn man die Molekulargewichte der Aminosäuren und Harnstoff sowie deren Stickstoffanteil vergleicht, erkennt man, dass **pro 3 Gramm mit der Nahrung aufgenommenem Protein 1 Gramm Harnstoff produziert** wird.

▷ Wie wird der Harnstoffzyklus reguliert? Die einzige relevante Regulation ist die der **Carbamoylphosphat-Synthetase I**. Sie wird **durch N-Acetyl-Glutamat aktiviert,** das synthetisiert wird, wenn viel Stickstoff in der Zelle vorhanden ist.

FÜR DIE KLAUSUR

▷ Enzymdefekte im Harnstoffzyklus können zu einer verminderten Ausscheidung von Ammoniak führen, die tödlich verlaufen kann. Problematisch ist dabei v. a., dass der Körper versucht, Ammoniak durch Bildung von Glutamin zu fixieren, das wiederum zu einer Erhöhung des osmotischen Drucks im Gehirn führt. Wasser strömt ein und es kann zur Ausbildung eines Hirnödems kommen.

▷ Außerdem wichtig: **Stickstoffmonoxid (NO),** das ihr in der Physiologie als wichtigen **Vasodilatator** (Stoff, der Gefäße weitstellt) kennenlernen werdet, kann aus **Arginin** gebildet werden, wobei **Citrullin** entsteht. Diese Reaktion wollen wir hier nur erwähnen, weil wir gerade die beteiligten Aminosäuren behandelt haben. Ansonsten hat diese Reaktion nichts mit dem Harnstoffzyklus zu tun und findet auch außerhalb der Leber (v. a. im **Gefäßendothel**) statt.

Ausscheidung

Harnstoff ist gut wasserlöslich und kann ins Blut abgegeben werden. Mit dem gelangt er zur Niere, wo er frei filtriert und teilweise rückresorbiert wird. Ein Anstieg der Konzentration von Harnstoff kann folglich nicht nur auf eine erhöhte Aufnahme und Metabolisierung von Proteinen, sondern auch auf eine verminderte Ausscheidung durch die Nieren (Niereninsuffizienz) zurückzuführen sein.

6.3.5 Spezielle Stoffwechselwege

Wir wollen uns noch einige spezielle Stoffwechselwege von Aminosäuren anschauen (> Tab. 6.2). Dabei begegnen uns mehrere Neurotransmitter, biogene Amine etc.

> **FÜR DIE KLAUSUR**
> Wenn ihr Probleme habt, euch die Reaktionsmechanismen einzuprägen, merkt euch wenigstens, welche Stoffe aus welcher Aminosäure hergestellt werden!

Glutamat

Glutamat ist neben seinen Funktionen im Aminosäurestoffwechsel auch als Neurotransmitter (und Geschmacksverstärker) relevant. Es ist **der wichtigste exzitatorische Neurotransmitter im ZNS.**

> **FÜR AHNUNGSLOSE**
> Was ist ein exzitatorischer Neurotransmitter? Exzitatorische Neurotransmitter erhöhen an Zellen, an die sie über einen Rezeptor binden, die Wahrscheinlichkeit, dass es zur **Ausbildung eines Aktionspotenzials kommt.** Das Gegenteil sind inhibitorische Neurotransmitter.

Glutamat ist aber nicht nur selbst ein Neurotransmitter, sondern kann auch als Substrat zur Bildung eines Neurotransmitters genutzt werden: Durch **PALP-abhängige Decarboxylierung von Glutamat** bildet die Glutamat-Dehydrogenase **Gamma-Aminobuttersäure (GABA).** GABA ist der wichtigste inhibitorische Neurotransmitter im ZNS – Grund genug, sich seine Strukturformel einzuprägen (> Abb. 6.11).

Verzweigtkettige Aminosäuren (BCAAs)

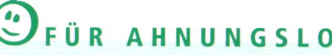
AHORNSIRUP – VGL. BAUM MIT ZWEIGEN

Wenn man im Internet nach den BCAAs (Branched-Chain Amino Acids → **Leucin, Isoleucin, Valin**) sucht, stößt man auf eine Vielzahl von Nahrungsergänzungsmitteln, die einem alles versprechen, was man sich als Sportler nur wünschen kann. Im Medizinstudium begegnen einem BCAAs meist im Zusammenhang mit weniger erfreulichen Themen: Einerseits existieren viele Tumorentitäten, die sich über ein reichhaltiges BCAA-Angebot sehr freuen, andererseits gibt es eine Stoffwechselstörung der

Tab. 6.2 Überblick – Stoffwechsel spezieller Aminosäuren

Aminosäure	Assoziierte Substanzen	Relevante Erkrankung
Glutamat	Glutamat und GABA als Neurotransmitter	–
verzweigtkettige Aminosäuren (Branched-Chain Amino Acids, BCAA)	–	Ahornsirupkrankheit
Cystein	Cysteamin (BESTANDT. CoA, >NAD, NADP)	–
Tryptophan	Niacin, Serotonin, Melatonin	Karzinoid
Histidin	Histamin	anaphylaktische Reaktion
Phenylalanin, Tyrosin	Dopamin, Catecholamine, Melanin (T3, T4)	Parkinson, Albinismus, Phenylketonurie, Alkaptonurie
Methionin	S-Adenosylmethionin (SAM)	–

verzweigtkettigen Aminosäuren, die als **Ahornsirupkrankheit** bekannt ist. Da gelegentlich Prüfungsfragen zu dieser Erbkrankheit gestellt werden, solltet ihr euch ein paar Fakten merken:

- Die Krankheit wird **autosomal-rezessiv vererbt** (Häufigkeit ca. 1:200.000) und das betroffene Enzym ist der **α-Ketosäuren-Dehydrogenase-Komplex.**
- Betroffene Kinder sind bereits in den ersten Tagen nach der Geburt apathisch. Die neurologische Symptomatik kann sich bis zu Koma und Tod steigern.
- Namensgebend ist der **Geruch des Urins nach Ahornsirup.**
- Die Therapie besteht in der **dauerhaften Vermeidung von BCAAs.** Zudem kann eine **Lebertransplantation** angestrebt werden.

Cystein

Cystein kann **PALP-abhängig zu Cysteamin,** an das ihr euch vielleicht noch als **Bestandteil von Coenzym A** erinnert, **decarboxyliert** werden (➤ Abb. 6.11).

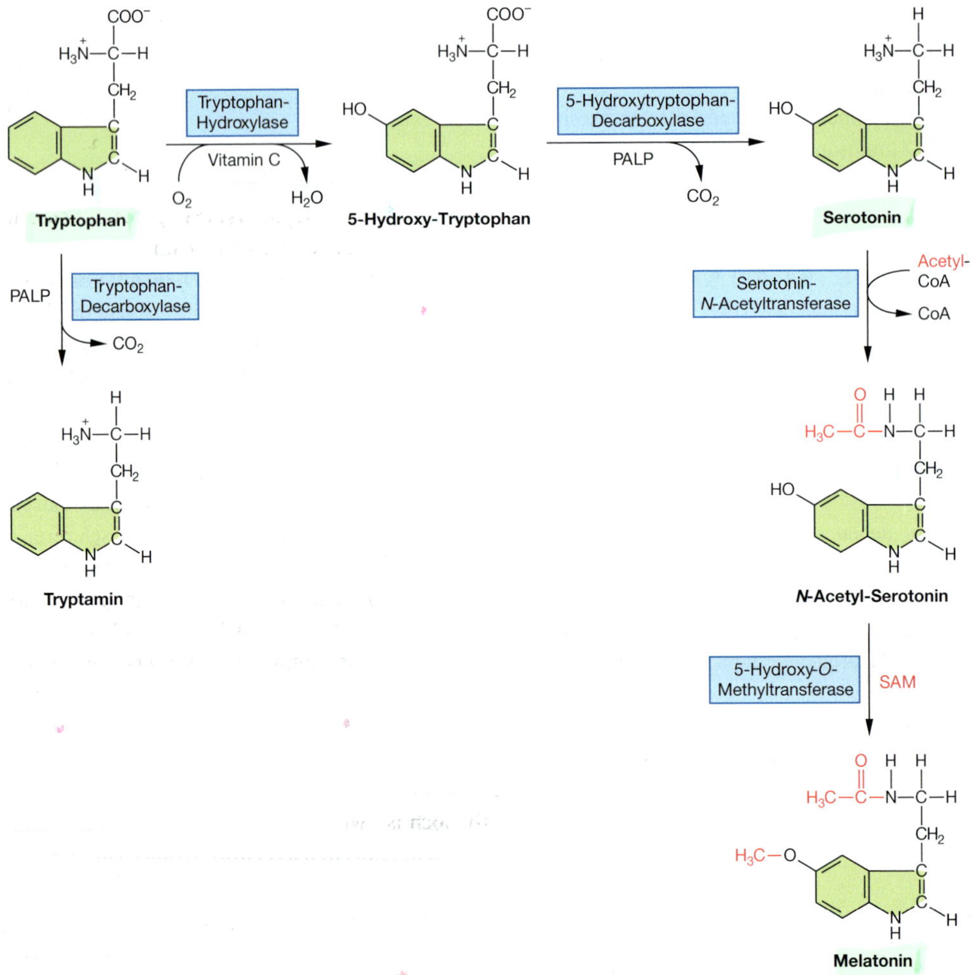

Abb. 6.17 Synthese von Serotonin, Melatonin und Tryptamin aus Tryptophan. [L253]

Tryptophan

Eine Substanz, die aus Tryptophan hergestellt werden kann, habt ihr bereits kennengelernt: das **Niacin,** das die Grundlage von NAD⁺ und NADP⁺ bildet. Tryptophan kann aber noch mehr – es ist die Vorstufe für zwei Hormone (➤ Abb. 6.17):

- Durch eine **Vitamin-C-abhängige Hydroxylierung** sowie eine **PALP-abhängige Decarboxylierung** entsteht aus Tryptophan **Serotonin,** das vielfältige Funktionen erfüllt:
  - Serotonin kann von den **Thrombozyten** synthetisiert und freigesetzt werden und bewirkt bei den Thrombozyten in der Umgebung eine Ausschüttung von in Granula gespeicherten Stoffen. Auf diese Weise unterstützt es die Blutgerinnung.
  - Im GI-Trakt wird Serotonin von den **enterochromaffinen Zellen (EC-Zellen)** als Hormon freigesetzt, dient aber auch als Neurotransmitter.
  - Im **ZNS** übernimmt Serotonin vielfältige Funktionen. So werden Stoffe, welche die Wiederaufnahme von Serotonin hemmen (**Selective Serotonin Reuptake Inhibitors, SSRI**) zur Behandlung von depressiven Störungen eingesetzt. Zudem spielt Serotonin bei der Entstehung von Übelkeit und beim Schlaf-Wach-Rhythmus (zirkadianen Rhythmus) eine Rolle.

Neben diesen Funktionen solltet ihr noch wissen, dass das Abbauprodukt von Serotonin **5-Hydroxyindolacetat** heißt (Indol ist der klobige Ring im Tryptophan) und über den Urin ausgeschieden wird, wo es bei Serotonin-produzierenden Tumoren, wie manchen **Karzinoiden,** in erhöhten Konzentrationen nachweisbar ist.

- Als ob das nicht genug wäre, kann aus Serotonin auch noch **Melatonin** hergestellt werden. Zu diesem Hormon müsst ihr nicht ganz so viel wissen, aber merkt euch,
  - dass es den **Schlaf-Wach-Rhythmus** steuert
  - und von der Zirbeldrüse (**Gl. pinealis**) freigesetzt wird.

Histidin

Auch Histidin kann **PALP-abhängig decarboxyliert** werden. Das entstehende Produkt heißt **Histamin** (➤ Abb. 6.11). Histamin hat vielfältige Funktionen wie etwa die Steigerung der Magensäuresekretion, aber viel wichtiger ist, dass ihr bei Histamin sofort an **allergische Reaktionen** denkt. Um euch die Wirkungen besser merken zu können, denkt an eine Person, die eine schwere anaphylaktische Reaktion hat:

Im Rahmen von allergischen Reaktionen wird Histamin v. a. aus **Mastzellen** freigesetzt und führt zu einer **Kontraktion der glatten Muskulatur der Atemwege** (→ Atemnot), wohingegen die **Gefäßmuskulatur dilatiert** und im Zusammenspiel mit anderen Entzündungsmediatoren eine **Steigerung der Gefäßpermeabilität** erreicht wird (→ Ödeme, Rötungen). Der Blutdruckabfall aufgrund der Vasodilatation bewirkt einen relativen Volumenmangel (zu wenig Blut im dilatierten Gefäßsystem), der zusammen mit der Atemnot den Patienten vital bedrohen kann.

Phenylalanin

Bei Abbau der Aminosäure Phenylalanin kommt es zunächst zu einer **Hydroxylierung,** bei der eine andere Aminosäure entsteht: **Tyrosin** (➤ Abb. 6.18). Diese Reaktion wird von der **Phenylalanin-Hydroxylase** katalysiert und ist **Sauerstoff- sowie Tetrahydrobiopterin-abhängig.** Bei der **Phenylketonurie (PKU)** kommt es aufgrund einer **autosomal-rezessiv** vererbten Mutation zu einem Mangel an diesem Enzym, wodurch der Abbau von Phenylalanin gestört ist. Um das akkumulierende Phenylalanin loszuwerden, geht der Körper andere Abbauwege, bei denen **Phenylketone und Phenylpyruvat** anfallen, die im Urin nachweisbar sind. Es entwickelt sich eine neurologische Symptomatik mit geistiger Retardierung und Krampfanfällen. Da zudem kein Tyrosin mehr aus Phenylalanin synthetisiert werden kann, muss die beim Gesunden nichtessenzielle Aminosäure Tyrosin nun mit der Nahrung aufgenommen werden.

- Da die **Prävalenz der PKU mit ca. 1:10.000 relativ hoch** ist, wird in Deutschland ein **routinemäßiges Neugeborenenscreening** (früher Guthrie-Test, heute Tandem-Massenspektroskopie) durchgeführt.
- Erkrankte müssen Phenylalanin in der Nahrung weitgehend meiden; dazu zählt auch der Süßstoff Aspartam, ein Dipeptid aus Aspartat und Phenylalanin.

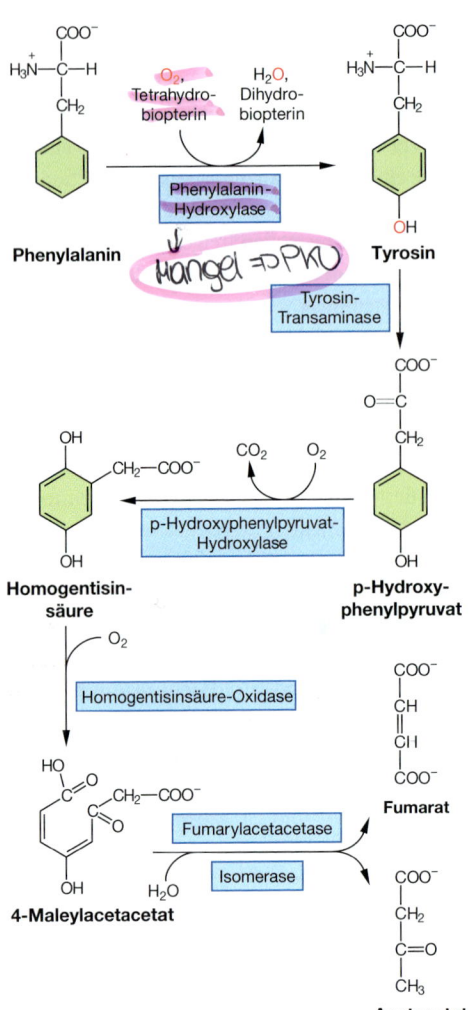

Abb. 6.18 Abbau von Phenylalanin [L253]

Tyrosin

↪ Nun befassen wir uns mit dem Produkt der Hydroxylierung von Phenylalanin, dem Tyrosin. Grundsätzlich kann Tyrosin zur Energiegewinnung zu **Fumarat** (einem Intermediat des Citratzyklus, das auch zur Gluconeogenese genutzt werden kann) und **Acetacetat** (einem Ketonkörper, aus dem Acetyl-CoA gebildet werden kann) abgebaut werden. Sowohl Phenylalanin als auch Tyrosin sind also **gluco- und ketogen**.

↪ Auch zu diesem Abbauweg gibt es eine prüfungsrelevante genetische Erkrankung, die **Alkaptonurie**.

Bei dieser Erkrankung wird ein Zwischenprodukt des Abbaus, die **Homogentisinsäure**, aufgrund eines Enzymdefekts nicht richtig abgebaut. Die erhöhten Homogentisinsäure-Spiegel bewirken eine **Schwarzfärbung des Urins** und ablagerungsbedingte Gelenkentzündungen.

↪ Neben dem Abbau zur Energiegewinnung können aus Tyrosin aber noch viele andere Stoffe gebildet werden (> Abb. 6.19):

- Tyrosin kann zur Synthese der **Schilddrüsenhormone** T_3 und T_4 genutzt werden.
- Durch Hydroxylierung von Tyrosin (analog zur Hydroxylierung von Phenylalanin Tetrahydrobiopterin-abhängig) macht die Tyrosinase oder die Tyrosin-Hydroxylase aus Tyrosin **L-Dopa.**

😊 FÜR AHNUNGSLOSE

Wofür steht L-Dopa? Das „L" steht wie bei den Aminosäuren für die Konfiguration am chiralen C-Atom. Dopa steht für **D**ihydr**ox**y**p**henyl**a**lanin. Schaut euch die Struktur von L-Dopa an – es sieht aus wie Phenylalanin, nur eben mit zwei Hydroxygruppen (deshalb dihydroxy).

- Durch eine **PALP abhängige Decarboxylierung** wird **aus L-Dopa Dopamin**, das in der **Substantia nigra** das Gehirns eine Rolle spielt. Hier kommt es bei **Parkinson**-Patienten zum Untergang von dopaminergen (Dopamin-produzierenden) Neuronen, was zu Problemen bei der Motorik führt.
- **Dopamin** kann in einer **Vitamin-C-abhängigen Reaktion** zu **Noradrenalin** hydroxyliert werden.
- **Noradrenalin** kann zu **Adrenalin** methyliert werden. Diese Reaktion benötigt **S-Adenosylmethionin (SAM)** als Methylgruppen-Donor.
- Aus L-Dopa kann außerdem **Dopachinon** hergestellt werden, aus dem **Melanin**, der Pigmentfarbstoff der Haut, entstehen kann. Man unterscheidet das **rötliche Pheo-Melanin** vom **dunklen Eu-Melanin**.
- ↪ Beim **Albinismus** kann aufgrund eines **Tyrosinasemangels** nicht mehr ausreichend Melanin hergestellt werden, was sich in einer hellen (und lichtempfindlichen) Haut sowie rötlichen Augen (die Iris kann kein Melanin bilden und man schaut direkt auf die vaskularisierte Netzhaut) äußert. Das Fehlen der Tyrosinase führt aller-

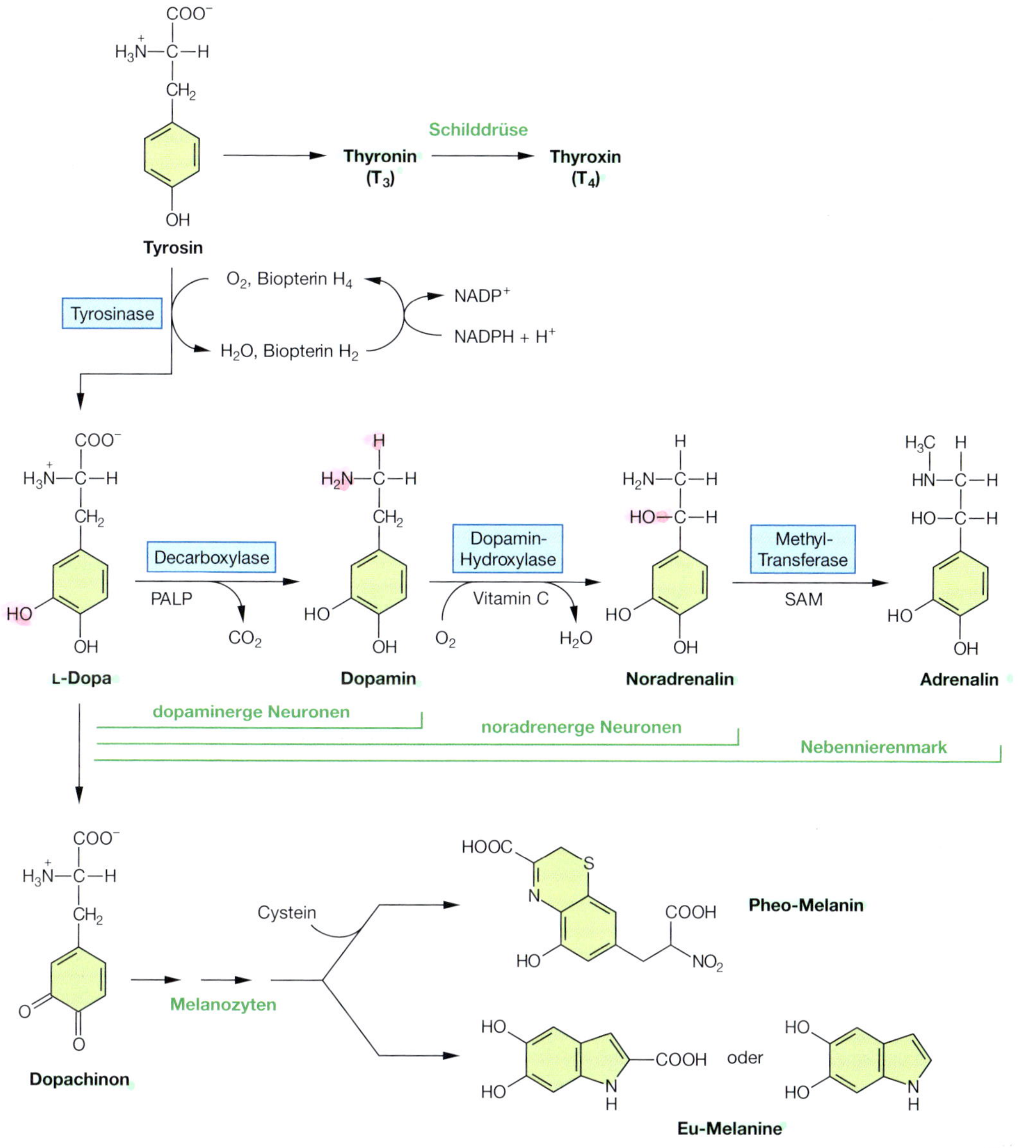

6.3 Aminosäurestoffwechsel

Abb. 6.19 Tyrosinstoffwechsel [L253]

dings nicht zu Problemen bei der Synthese von Dopamin, Noradrenalin etc., da die Synthese von L-Dopa außerhalb von Melanozyten auch von der **Tyrosin-Hydroxylase** durchgeführt werden kann.

!**ACHTUNG**
Melanin (aus Tyrosin) ≠ Melatonin (aus Tryptophan)

Zum Abschluss noch ein Wort zum Abbau unserer Catecholamine (Adrenalin + Noradrenalin; ➤ Abb. 6.20). Sie werden zunächst von der **S-Adenosylmethionin-abhängigen Catechol-O-Methyl-Transferase zu Meta- und Nor-Metanephrin methyliert,** um dann von der **Monoaminoxidase** zu **Vanillinmandelsäure** abgebaut zu werden, die über den Harn eliminiert werden kann.

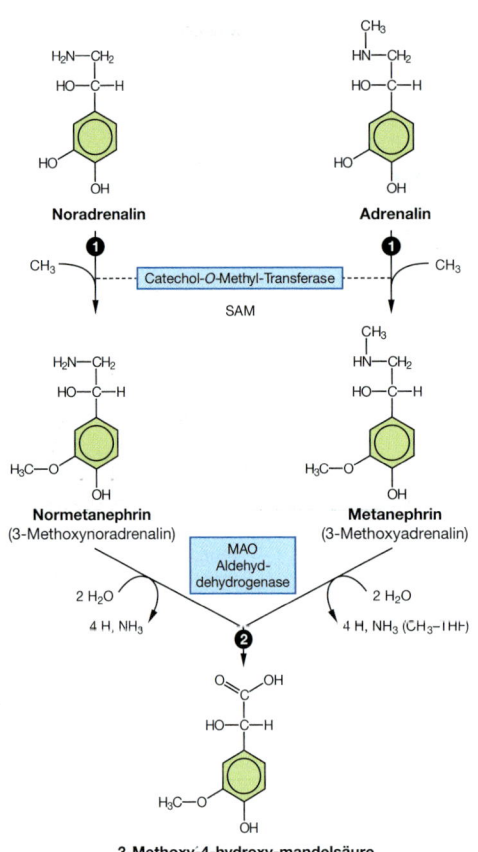

Abb. 6.20 Abbau der Catecholamine [L253]

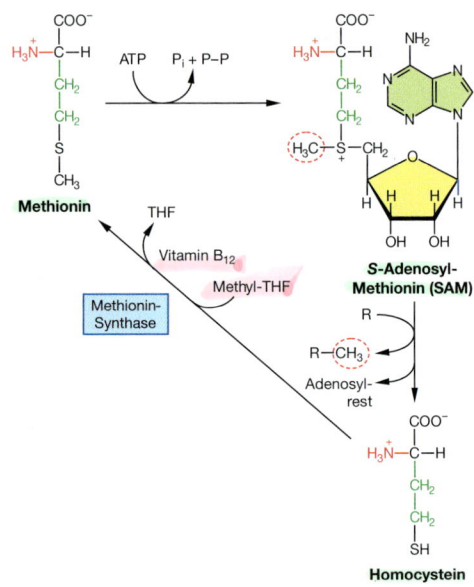

Abb. 6.21 Bildung von SAM aus Methionin [L253]

> **LERNTIPP**
> **COMT SAM zu MAO** = Am Catecholamin-Abbau sind die S-Adenosylmethionin-abhängige Catechol-O-Methyl-Transferase und eine Monoaminoxidase beteiligt.

> **FÜR AHNUNGSLOSE**
> Was ist Homocystein? Homocystein ist eine Aminosäure und sieht fast aus wie Cystein. Es findet sich lediglich ein CH$_2$ mehr in der Seitenkette.

Methionin

Jetzt, wo wir SAM kennen, wollen wir uns noch kurz seine Entstehung anschauen: SAM entsteht durch eine Reaktion der Aminosäure Methionin mit ATP (> Abb. 6.21). Wenn SAM eine Methylgruppe auf ein Substrat überträgt, bleibt **Homocystein** zurück, das von der Methionin-Synthase zu Methionin regeneriert werden kann.

6.4 Exkurs: Muskel

Eine wichtige Rolle im Stoffwechsel von Aminosäuren und Proteinen spielt der Muskel, weshalb wir uns ihm noch einmal in einem kleinen Exkurs zum Abschluss dieses Kapitels widmen wollen. Viele wichtige Themen zum Muskel, wie den Glykogenstoffwechsel, haben wir aber bereits besprochen.

6.4.1 Alanin-Zyklus

Da der Muskel so viele Aminosäuren verstoffwechselt, fällt in ihm auch viel Ammoniak an. Um dieses Ammoniak möglichst geschickt zu eliminieren, kooperiert der Muskel, wie beim Cori-Zyklus auch, mit der Leber, was als **Alanin-Zyklus** bezeichnet wird (> Abb. 6.22).

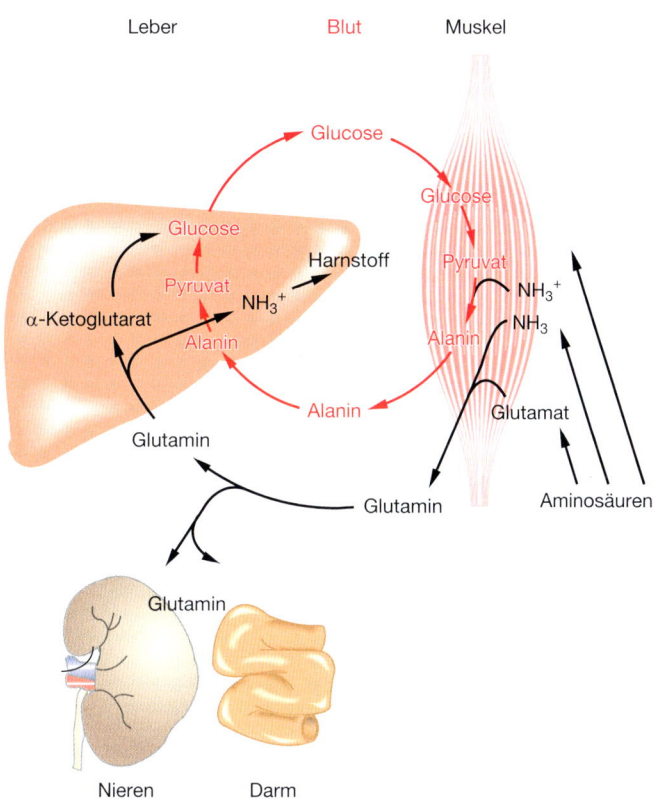

Abb. 6.22 Alanin-Zyklus [L253]

- ▷ Dabei überträgt der Muskel **Ammoniak auf Pyruvat**, sodass **Alanin** entsteht, das über das Blut zur Leber gelangt. Dort angekommen, wird die Aminogruppe von Alanin entfernt und das entstehende **Ammoniak dem Harnstoffzyklus zugeführt.** Aus Alanin entsteht dabei wieder Pyruvat, das von der Leber zur **Gluconeogenese** genutzt werden kann. Die entstehende Glucose wird wieder ins Blut abgegeben und kann vom Muskel aufgenommen werden, der diese in der Glykolyse erneut zu Energie und Pyruvat abbaut.
- ▷ Darüber hinaus kann der Muskel Stickstoff auch auf Glutamat als Glutamin fixieren, das dann zur Niere transportiert wird.

6.4.2 Kurzfristige Energiequelle Kreatinphosphat

Angenommen, wir müssen von einer Sekunde auf die andere losrennen. Bis die Glykolyse richtig anläuft, dauert es zu lange – vom Glykogenabbau ganz zu schweigen. Wir brauchen also einen Energiespeicher, um die Sekunden von der Erschöpfung des ATP-Vorrats der Zelle bis zum Anlaufen der (anaeroben) Glykolyse zu überbrücken. Hier kommt **Kreatinphosphat** ins Spiel.

- ▷ Der Phosphatrest des Kreatinphosphats kann genutzt werden, um **ADP zu ATP zu regenerieren;** das zuständige Enzym heißt **Kreatinkinase.** Hat die Zelle wieder etwas Ruhe, phosphoryliert sie das Kreatin wieder zu Kreatinphosphat.
- ▷ Die Synthese von Kreatin findet v. a. in **Leber und Niere** statt. Aus den Aminosäuren **Arginin und Glycin** wird zunächst **Guanidinoacetat** synthetisiert, das dann **SAM-abhängig zu Kreatin methyliert** wird.
- ▷ Ist ein Kreatinmolekül dagegen am Ende seiner Lebensdauer angelangt, bildet es eine **Amidbindung mit sich selbst aus (Lactam).** Man spricht von **Kreatinin,** das ins Blut abgegeben und über die Nieren ausgeschieden wird. Kreatinin wird als **Laborparameter für die Nierenfunktion** verwendet.

!ACHTUNG
Kreatin ≠ Kreatinin

6.4.3 Muskelfasern

Dass es rote und weiße Muskelfasern gibt und die roten langsam und ausdauernd arbeiten, während die weißen schnell arbeiten, aber auch schnell ermüden, wissen einige von euch sicher noch aus der Schulzeit. Dieses Wissen wollen wir zum Abschluss mit unseren frisch erworbenen biochemischen Kenntnissen verknüpfen:

- Damit rote Muskelfasern lange durchhalten, setzen sie auf den **energieeffizienten aeroben Stoffwechsel.** Aus diesem Grund enthalten sie viele **Mitochondrien** (Citratzyklus, Atmungskette, β-Oxidation) sowie **Myoglobin,** das im Muskel für die Bindung von Sauerstoff zuständig ist und für die rote Farbe sorgt.
- Weiße Muskelfasern wollen schnell sein und setzen deswegen v. a. auf **anaerobe Glykolyse.** Entsprechend kommen sie **ohne viele Mitochondrien und Myoglobin** aus.

MERKE
- Rote Muskelfasern (langsam, ausdauernd):
  – Viele Mitochondrien
  – Viel Myoglobin
  – Viel Glykogen
  – Aerober Nährstoffabbau
- Weiße Muskelfasern (schnell, nicht ausdauernd):
  – Wenig Mitochondrien
  – Wenig Myoglobin
  – Wenig Glykogen
  – Anaerober Nährstoffabbau

6.5 Übungen

1. Vervollständige ➤ Tab. 6.3.
2. Die N-Glykosylierung von Proteinen findet im _____ an _____-Seitenketten statt.
3. Die O-Glykosylierung von Proteinen findet im _____ an_____-Seitenketten statt.
4. Das Enzym, das Kollagenfibrillen kovalent quervernetzt, heißt_____.
5. Welche Aminosäuren sind rein ketogen?
6. Alanin, Aspartat und Glutamat werden als _____, _____ und _____ in den Citratzyklus eingespeist.
7. NO kann aus der Aminosäure _____ synthetisiert werden.

Tab. 6.3 Übungstabelle: Stoffwechsel spezieller Aminosäuren

Aminosäure	assoziierte Substanzen	relevante Erkrankung
Glutamat		–
	–	Ahornsirupkrankheit
Cystein		–
	Niacin, Serotonin, Melatonin	Karzinoid
		anaphylaktische Reaktion
Phenylalanin, Tyrosin		
	SAM	–

KAPITEL 7 Blut

- 7.1 Bestandteile 203
- 7.2 Hämatopoese 206
- 7.3 Hämoglobin 207
- 7.4 Hämostase 217
- 7.5 Übungen 223

Der menschliche Körper enthält gut **5 Liter** Blut, die eine Vielzahl von Aufgaben erfüllen:
- **Transport:** Im Blut werden sowohl die Atemgase O_2 und CO_2 als auch Nährstoffe transportiert. Zudem werden Hormone befördert, was der Signalweiterleitung dient; diesen werden wir uns noch in einem eigenen Kapitel widmen (➤ Kap. 9). Nicht zu unterschätzen ist die Bedeutung des Wärmetransports: Blut erwärmt sich in der Körpermitte und gibt diese Wärme in der Peripherie der Extremitäten ab.
- **Hämostase:** Dieser Begriff bedeutet so viel wie „Blutstillung" – das Blut sorgt also dafür, dass es bei einer Verletzung nicht in zu großem Maß verloren geht (➤ Kap. 7.4).
- **Abwehr:** Viele Komponenten unseres Immunsystems finden sich im Blut. Einen groben Überblick v. a. über die im Blut enthaltenen zellulären Bestandteile des Immunsystems erhaltet ihr bereits in diesem Kapitel, bevor wir uns in ➤ Kap. 8 genauer mit diesem Thema befassen.

7.1 Bestandteile

Um die Funktionen des Blutes besser verstehen zu können, müssen wir uns erst einmal anschauen, was alles darin ist (➤ Abb. 7.1). Wenn ihr einem Menschen Blut abnehmt, finden sich alle Blutbestandteile in eurem Röhrchen wieder; man spricht von **Vollblut**. Im Vollblut sind sowohl **Zellen** als auch **flüssige Bestandteile** (Wasser + gelöste Stoffe) enthalten. Durch Zentrifugation kann man die zellulären von den flüssigen Bestandteilen, dem sogenannten **Blutplasma**, trennen.

Aus Plasma kann wiederum **Serum** gewonnen werden, indem man dafür sorgt, dass die Blutgerinnung aktiviert wird, sodass die Gerinnungsfaktoren verbraucht werden. Die flüssigen Bestandteile des Blutes, in denen **keine Gerinnungsfaktoren** (insbesondere kein Fibrinogen) mehr enthalten sind, nennt man Serum.

7.1.1 Zellen

Den Anfang machen die zellulären Bestandteile des Blutes. Den Anteil der Zellen am Gesamtvolumen des Blutes bezeichnet man als **Hämatokrit**. Er liegt bei ca. **45 %**.

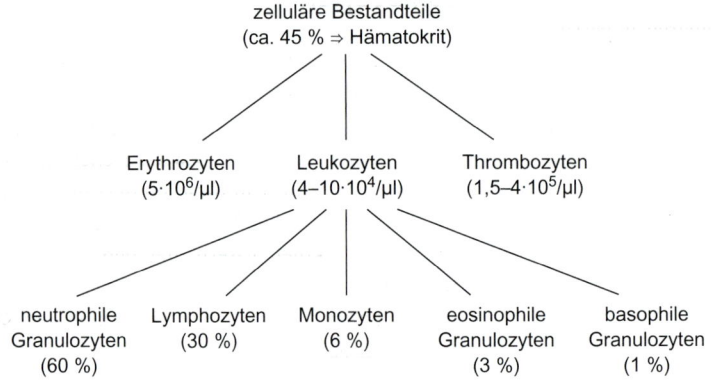

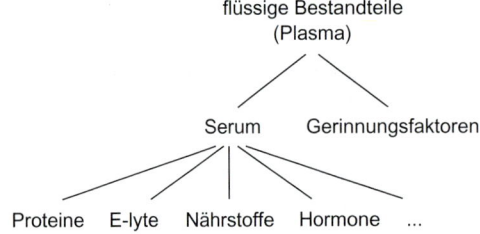

Abb. 7.1 Blutbestandteile [L253]

> **MERKE**
> Der Normbereich der Blutwerte liegt für Männer immer **etwas höher** als der für Frauen. Statt euch zwei Bereiche und damit vier Zahlen (obere Grenze für Männer, für Frauen, untere Grenze für Männer und für Frauen) zu merken, prägt euch lieber eine Zahl ein, die mittendrin liegt.

Die Blutzellen kann man weiter unterteilen in die **roten Blutkörperchen (Erythrozyten)**, die Gruppe der **weißen Blutzellen (Leukozyten)** und die **Blutplättchen (Thrombozyten)**.

Erythrozyten

Erythrozyten sind v. a. für den **Sauerstofftransport** zuständig. Aus diesem Grund wurde alles, was diesem Zweck nicht dienlich ist, wegrationalisiert. Entsprechend fehlen ihnen nicht nur Mitochondrien, sondern auch Kern und Ribosomen. Böse Zungen unterstellen dem Erythrozyten sogar, er sei keine Zelle, sondern nur ein mit dem roten Blutfarbstoff Hämoglobin gefüllter Sack. Ein paar wichtige Größen und Fakten zum Erythrozyten, die ihr am besten direkt auswendig lernt, findet ihr im Folgenden:

- Konzentration: **5 Millionen pro µl** Blut
- Lebensdauer: **120 Tage**
- Größe: **7,5 µm** Durchmesser
- Wichtige Stoffwechselwege:
  – Anaerobe Glykolyse (Der Erythrozyt ist auf Glucose angewiesen!)
  – Pentosephosphatweg
  – Regeneration von Glutathion aus Glutathiondisulfid

Am Ende seiner Lebenszeit wird der Erythrozyt von Zellen in **Milz, Leber** oder **Knochenmark** phagozytiert (man spricht auch vom retikuloendothelialen System), wobei der Abbau in der Milz den größten Anteil einnimmt.

> **FÜR DIE KLAUSUR**
> Wenn ihr in einer Histologieprüfung durch euer Mikroskop schaut und in eurem Präparat irgendwo Erythrozyten seht (was fast immer der Fall ist), könnt ihr deren Durchmesser (7,5 µm) nutzen, um die Größe anderer Strukturen im Präparat abzuschätzen!

Der Erythrozyt ist keine Kugel, sondern hat eine **bikonkave Form** (wie eine in der Mitte eingedellte

Scheibe, „Drops") und ist zudem stark verformbar, um auch durch die kleinsten Kapillaren zu passen.

Ein wichtiger und äußerst prüfungsrelevanter Bestandteil des Erythrozyten ist darüber hinaus **Glutathion,** dessen Funktion ihr schon in ➤ Kap. 2 kennengelernt habt, weshalb wir uns hier nur einige prüfungsrelevante Fakten merken wollen:
- Das Tripeptid Glutathion verfügt über zwei negative und eine positive Ladung.
- Neben seiner Funktion bei der Entsorgung von reaktiven Sauerstoffspezies (ROS) ist es auch Bestandteil einiger Leukotriene (Signalstoffe, die vor allem bei Entzündungen eine Rolle spielen) und hilft aus, wenn Hämoglobin oxidiert wurde.
- Die Synthese von Glutathion verbraucht 2 ATP (merkt euch einfach 1 ATP pro Peptidbindung).

Wie nimmt der Erythrozyt eigentlich Glucose auf? Das Ganze geschieht v. a. über erleichterte Diffusion durch den Kanal **GLUT1,** der nicht von Insulin beeinflusst wird.

Leukozyten

Die Konzentration der weißen Blutzellen liegt bei **4 000–10 000 pro μl** Blut. Es gibt viele verschiedene Leukozyten, bei denen ihr euch aber am besten nicht die Konzentration, sondern ihren Anteil an der Gesamtmenge der Leukozyten merkt:

> **LERNTIPP**
> - Neutrophile Granulozyten (60 %)
> - Lymphozyten (30 %)
> - Monozyten (6 %)
> - Eosinophile Granulozyten (3 %)
> - Basophile Granulozyten (1 %)
>
> Der obligatorische Merkspruch **N**ever **l**et **M**onkeys **e**at **B**ananas und die Zahlenreihe **60-30-6-3-1** liefern euch die Leukozyten in absteigender Häufigkeit. Wenn ihr nun z. B. wissen wollt, wie viele Lymphozyten in einem μl Blut einer Person vorliegen, müsst ihr nur die Gesamtzahl der Leukozyten (ca. 10000/μl) mit dem Anteil der Lymphozyten (30 % = 0,3) multiplizieren und erhaltet 3 000/μl als Ergebnis.

Da die Leukozyten v. a. wichtiger Bestandteil des Immunsystems sind, werden wir ihre Funktionen im ➤ Kap. 8 besprechen.

Thrombozyten

Die Hauptaufgabe der Thrombozyten ist die **Blutstillung** (Hämostase; ➤ Kap. 7.4.2). Aus diesem Grund enthalten sie viele Granula, aus denen bei Bedarf Substanzen, die diesem Zweck dienen, freigesetzt werden können. Um diese Freisetzung zu beschleunigen, besitzt der Thrombozyt zudem einen Ring aus kontraktilen Fasern, der den Inhalt der Granula regelrecht herausquetscht. Die Lebensdauer des Thrombozyten liegt mit 7 **Tagen** deutlich unter der des Erythrozyten.

7.1.2 Plasma

Im Plasma werden alle in Wasser löslichen Blutbestandteile transportiert. Dazu zählen:

Elektrolyte

Natrium, Kalium und Co. machen zwar, was die Masse angeht, nur einen sehr kleinen Teil des Blutes aus, aber Verschiebungen im Elektrolythaushalt können je nach betroffenem Elektrolyt und dem Ausmaß der Störung Folgen vom leichten Krampf bis zum Tod nach sich ziehen.

Proteine

Die Gesamtkonzentration der Proteine im Plasma liegt bei ca. **70 Gramm pro Liter** (Achtung: pro Liter Plasma, nicht pro Liter Blut!). Von den Proteinen des Blutplasmas sollte euch v. a. **Albumin** in den Sinn kommen. Es ist das mit Abstand häufigste Plasmaprotein und ermöglicht den Transport vieler Substanzen (Schilddrüsenhormone, Fettsäuren, Bilirubin, Elektrolyte), indem es sie bindet.

Ihr solltet euch zudem merken, dass Albumin für die Aufrechterhaltung des osmotischen Drucks von Bedeutung ist: Wenn die Albuminkonzentration absinkt, ist die Konzentration von gelösten Teilchen im Blut plötzlich niedriger als im umgebenden Gewebe, sodass das Wasser aus den Gefäßen strömt. Dieser Vorgang kann bei einer Unterversorgung mit Proteinen (**Kwashiorkor**), wie sie in Entwicklungsländern vorkommt, beobachtet werden. Aufgrund **fehlender Aminosäuren** kann nur noch wenig Albumin hergestellt werden und die Albuminkonzentration sinkt. Es kommt zur Auswärtsfiltration von Wasser u. a. in die Bauchhöhle, was allgemein als Aszites und im Fall von Kwashiorkor als **Hungerbauch** bezeichnet wird. Der Vorläufer des Albumins beim Fetus heißt übrigens **α-Fetoprotein.**

⇨ Wir hatten bereits im ➤ Kap. 4.7 zu den Lipoproteinen gelernt, dass die Proteine des Serums in der **Serum-Elektrophorese** aufgetrennt werden können (➤ Abb. 7.2).

⇨ Die Albumine bilden den größten Peak. Da sie nicht besonders groß sind (66 kDa), sind sie während der Elektrophorese am weitesten gewandert.

> 😊 **FÜR AHNUNGSLOSE**
>
> Was ist kDa? kDa steht für Kilodalton. Dalton ist die atomare Masseneinheit. Damit ihr ein paar Referenzgrößen habt: Albumin ist mit 66 kDa wesentlich größer und schwerer als ein Wassermolekül (18 Da – nicht Kilodalton!), aber leichter als andere Plasmaproteine wie etwa Antikörper vom Typ IgG (ca. 150 kDA) ... deswegen wandert Albumin auch vergleichsweise gut in der Elektrophorese.

Zu jedem Peak, der nach der Albumin-Fraktion kommt, solltet ihr zumindest einen wichtigen Vertreter kennen:
- α1-Fraktion: α1-Antitrypsin
- α2-Fraktion: Coeruloplasmin
- β-Fraktion: Fibrinogen
- γ-Fraktion: Antikörper (Immunglobuline)

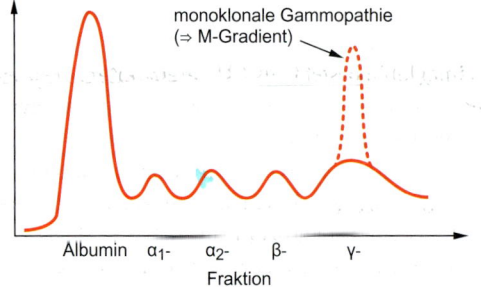

Abb. 7.2 Plasmaproteine in der Serum-Elektrophorese [L253]

Bei einer malignen Erkrankung, die mit der vermehrten Produktion von Antikörpern einhergeht (z. B. Plasmozytom), ist entsprechend der **Peak in der γ-Fraktion erhöht (monoklonale Gammopathie).** Da die Serum-Elektrophorese aufgrund der Peaks von Albumin und der γ-Fraktion dem Buchstaben „M" ähnelt, spricht man von einem **M-Gradienten.**

7.2 Hämatopoese

Auch wenn die Hämatopoese (➤ Abb. 7.3) im Detail meist im Rahmen der Zellbiologie besprochen wird, gibt es ein paar Fakten, die so prüfungsrelevant sind, dass man sie auch in einem Biochemielehrbuch ansprechen kann.

Alle Blutzellen entstehen im Knochenmark aus einer **gemeinsamen Stammzelle,** die sich in eine **lymphatische** und eine **myeloische Stammzelle** differenzieren kann. Aus der lymphatischen Stammzelle entstehen die (B- und T-)Lymphozyten, aus der myeloischen Stammzelle der Rest.

Besonders wichtig ist v. a. die Herstellung der roten Blutkörperchen, die **Erythropoese.** Da die myeloische Stammzelle noch eine – verglichen mit dem Erythrozyt – normale Zelle ist, müssen ihre Organellen während der Hämatopoese schrittweise abgegeben werden. Dies geschieht im Rahmen ihrer Entwicklung über die Zwischenstufen **Proerythroblast, Erythroblast, Normoblast** und **Retikulozyt.**

> 💡 **LERNTIPP**
>
> **P**eter **e**rntet **n**euen **R**eis = **P**roerythroblast, **E**rythroblast, **N**ormoblast, **R**etikulozyt.

Merkt euch dabei: Der **Norm**oblast besitzt noch einen Kern (er ist noch eine **norm**ale Zelle), der Retikulozyt enthält nur noch Reste von Organellen und RNA.

7.2.1 Regulation der Erythropoese

Wann wird die Bildung der Erythrozyten vermehrt aktiviert? Wenn der Körper merkt, dass er zu wenig Sauerstoff bekommt. Diese Veränderung des Sauerstoffpartialdrucks misst er in einem Organ, das sehr

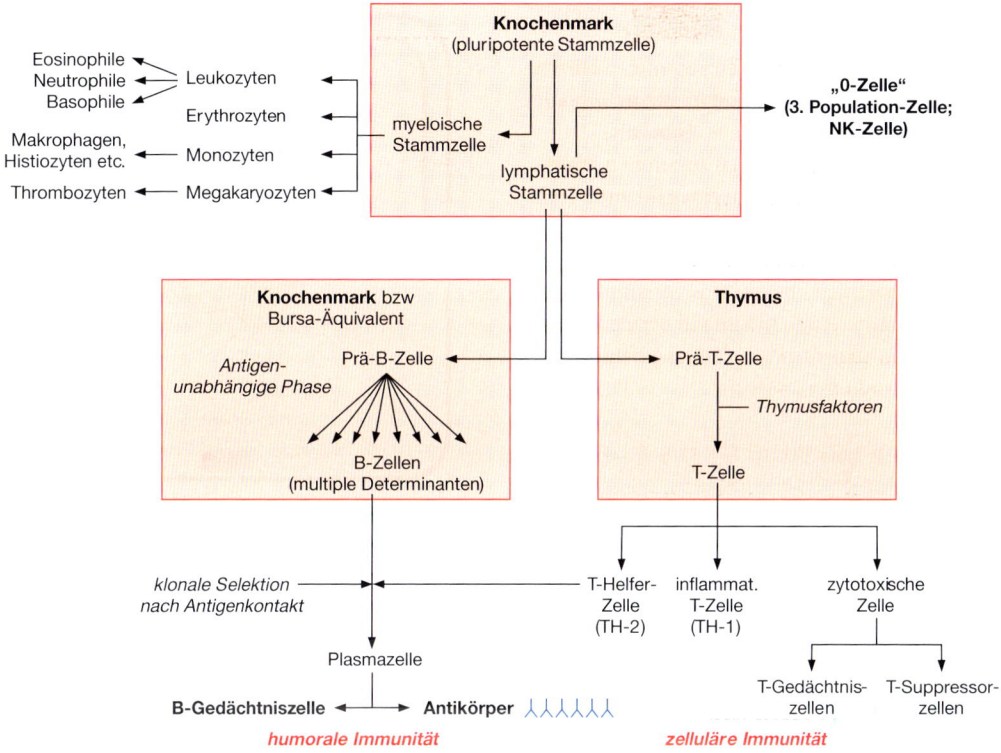

Abb. 7.3 Hämatopoese [L253]

gut durchblutet ist, der **Niere.** Ein Abfall des Sauerstoffpartialdrucks führt dazu, dass sich ein Transkriptionsfaktor namens **HIF** (Hypoxia Inducible Factor), der eigentlich permanent abgebaut wird, in der Zelle anreichert und beginnt, ein Glykoprotein namens **Erythropoetin** (Epo) zu synthetisieren. Epo wird ins Blut abgegeben und aktiviert im Knochenmark die Erythropoese.

Epo kann bei bestimmten Anämien therapeutisch eingesetzt werden, ist aber vor allem als Dopingmittel bekannt geworden.

7.3 Hämoglobin

Um zu verstehen, wie ein Erythrozyt arbeitet, muss man sein wichtigstes Protein kennen – das **Hämoglobin.** Hämoglobin ist für den Sauerstoff- (und in geringem Maße auch CO_2-)transport zuständig und die Hämoglobinkonzentration im Blut ist auch in der Klinik ein häufig bestimmter Parameter, um festzustellen, ob das Hämoglobin im Blut ausreicht, um die Zellen des Patienten mit Sauerstoff zu versorgen. Die Normbereiche variieren je nach Geschlecht, Alter und Labor. Merkt euch deswegen am besten **15 g/dl als Normalwert** und 12 g/dl als Untergrenze beim Gesunden.

7.3.1 Struktur

Hämoglobin besteht aus **4 Untereinheiten,** die je eine **Proteinkomponente** (Globin) und eine **Häm-Gruppe** enthalten (> Abb. 7.4).
- Bei der Proteinkomponente handelt es sich um lange Polypeptidketten. Man unterscheidet 4 verschiedene Ketten: α, β, γ und δ. Das heißt aber nicht, dass jede dieser Ketten in einer der 4 Untereinheiten des Hämoglobins vorkommt.

Es gibt verschiedene Kombinationen der Ketten zu unterschiedlichen Hämoglobinen:
- **2 α- und 2 β-Ketten** bilden zusammen **HbA1**, das beim Erwachsenen den Großteil (98 %) des Hämoglobins ausmacht (> Abb. 7.5).
- **2 α- und 2 δ-Ketten** bilden zusammen **HbA2**, das beim Erwachsenen zu einem kleinen Teil (2 %) vorkommt.
- **2 α- und 2 γ-Ketten** bilden zusammen **fetales Hämoglobin**, das beim Fetus vorkommt, aber zum Geburtstermin hin und in der Zeit danach durch die beiden anderen Hämoglobine ersetzt wird.

☺ FÜR AHNUNGSLOSE

Warum braucht der Fetus ein eigenes Hämoglobin? Fetales Hämoglobin (HbF) hat eine höhere Affinität zu Sauerstoff als adultes Hämoglobin. Das ist essenziell, damit das HbF des Fetus den Sauerstoff vom adulten Hämoglobin der Mutter übernehmen kann, um den Fetus mit Sauerstoff zu versorgen.

- Die Häm-Gruppe besteht aus einem sogenannten **Porphyrinring**. Porphyrin kann eine koordinative Bindung zu Ionen ausbilden. Im Fall des Hämoglobins handelt es sich um ein **zweiwertiges Eisen-Ion (Fe^{2+})**. — AUS 4 PYROLRINGEN

☺ FÜR AHNUNGSLOSE

Was war noch einmal eine koordinative Bindung? Die koordinative Bindung liegt in Metallkomplexen vor. In der Mitte findet sich das **Zentralteilchen** (in unserem Fall das Eisen-Ion) und um das Teilchen herum ein oder mehrere **Liganden**, die über ein Elektronenpaar (das im Gegensatz zur Atombindung komplett vom Liganden stammt) Bindungen zu ihm ausbilden. Die Anzahl der Bindungen, die das Zentralteilchen eingehen kann, wird **Koordinationszahl** (KZ) genannt. Ein Ligand, der mehrere Bindungen zu einem Zentralteilchen ausbilden kann, heißt **Chelator**.

BESETZUNG DER BINDUNGSSTELLEN: Das Eisen-Ion im Hämoglobin hat die Koordinationszahl 6. Es wird vom Chelator Porphyrin über 4 Bindungen gebunden, also bleiben noch 2. Über eine Koordinationsstelle ist es kovalent an einen **Histidinrest der Proteinkomponente** (Globin) gebunden. Und die letzte Bindung? Über sie kann **Sauerstoff** gebunden werden!

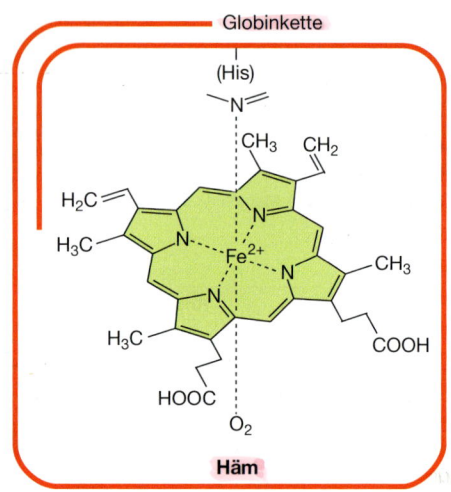

Abb. 7.4 Struktur einer Hämoglobin-Untereinheit [L253]

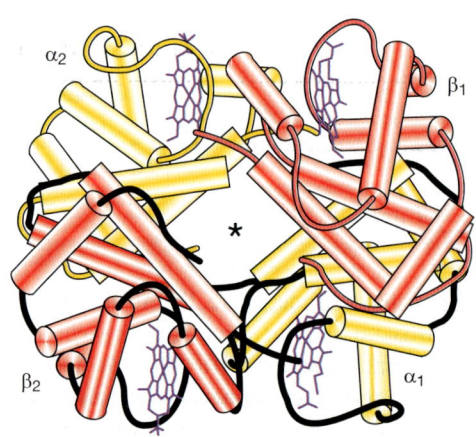

Abb. 7.5 HbA1 [L253]

Ein Hämoglobinmolekül kann folglich **vier Sauerstoffmoleküle** (eins pro Untereinheit) **transportieren**. Insgesamt hat Hämoglobin ein Molekulargewicht von ca. 64 kDa und ist damit quasi genauso schwer wie Albumin.

Übrigens: Es wurde wohl auch schon danach gefragt, dass die Häm-Gruppe im **Cytochrom C** der Atmungskette über **Thioetherbindungen an Cysteinreste** gebunden ist; deshalb lernt diesen klinisch hochrelevanten Fakt besser auch auswendig!

7.3.2 Synthese

ORT

Die Häm-Synthese beginnt im Mitochondrium, läuft im Zytoplasma weiter und kehrt zum Schluss wieder ins Mitochondrium zurück (> Tab. 7.1). Bitte erliegt nicht dem Irrtum, dass die Häm-Synthese nur in den Erythrozyten(-vorstufen) abläuft. Auch andere Zellen brauchen Häm-Proteine (z. B. in der Atmungskette).

> **LERNTIPP**
>
> Jetzt haben wir schon einige Stoffwechselwege kennengelernt, die nicht nur in einem, sondern in zwei Kompartimenten der Zelle ablaufen – welche waren das?
> **HUG**s take **2** – **H**äm-Synthese, Harnstoffzyklus (**U**rea cycle) und **G**luconeogenese laufen in zwei Kompartimenten (Zytoplasma und Mitochondrium) ab.

ABLAUF

1. Wenn man sich die Substrate der Häm-Synthese anschaut, kann man sich denken, dass diese im Mitochondrium beginnt: **Succinyl-CoA** ist ein Metabolit des Citratzyklus und der ist nun einmal im Mitochondrium lokalisiert (> Kap. 3.1.5). Das zweite Substrat ist die Aminosäure **Glycin**. Die **δ-Aminolävulinatsynthase** katalysiert die Reaktion beider Substrate zu **δ-Aminolävulinat** und nutzt, wie bereits erwähnt, **PALP** als Cofaktor (> Kap. 6.3.2). Sie ist zudem das Schrittmacherenzym!
2. δ-Aminolävulinat wandert ins Zytosol. Dort wird aus zwei Molekülen δ-Aminolävulinat **Porphobilinogen** gebildet, das einen **Pyrrolring** enthält.
3. Nun entsteht aus 4 Molekülen **Porphobilinogen Uroporphyrinogen III**, aus dem wiederum …
4. … **Coproporphyrinogen** entsteht.
5. Coproporphyrinogen geht zurück ins Mitochondrium, wo **Protoporphyrin IX** gebildet wird.
6. Jetzt fehlt nur noch das Eisen, das von der **Ferrochelatase** eingebaut wird.

Wenn euch das zu viele Fakten sind, merkt euch v. a. Schritt 1 und den Einbau von Eisen durch die Ferrochelatase!

Regulation

Die Regulation ist einfach: Es gibt eine klassische **Feedback-Inhibition der δ-Aminolävulinatsynthase** durch das Endprodukt Häm. Außerdem kann Häm sogar die Expression des Gens der δ-Aminolävulinatsynthase hemmen.

> **FÜR DIE KLAUSUR**
>
> Bei komplizierten Molekülnamen machen viele Studenten gerne den Fehler, das Wort nur halb zu lesen („δ-Aminoläblablabla") – getreu dem Motto: „Wenn ich es in der Antwortmöglichkeit sehe, werde ich schon richtig kreuzen." Das Ganze ist legitim, um Zeit zu sparen … kann sich aber in der mündlichen Prüfung rächen! Außerdem: Wenn ihr euch das Wort laut vorlest, bezieht ihr eine weitere Sinnesmodalität in euren Lernprozess mit ein.

Tab. 7.1 Stoffwechselsteckbrief: Häm-Synthese

Substrate	Succinyl-CoA, Glycin
Produkte	Häm
Lokalisation	Zytoplasma und Mitochondrien aller Zellen mit Bedarf an Häm-Proteinen
Funktion	Synthese von Häm, z. B. für Hämoglobin oder Komplexe der Atmungskette
Energiebilanz	Nicht relevant
Regulationsmechanismen	δ-Aminolävulinatsynthase wird durch Häm als Endprodukt gehemmt
Verbindung zu anderen Stoffwechselwegen	Succinyl-CoA ist Intermediat des Citratzyklus

7.3.3 Abbau

ORT

Der Abbau des Hämoglobins ist mindestens genauso wichtig wie seine Synthese. Wie ihr bereits wisst, wird Hämoglobin in **Leber, Milz** und **Knochenmark** abgebaut.

> **FÜR DIE KLAUSUR**
>
> Im Zusammenhang mit dem Abbau von Erythrozyten und Hämoglobin solltet ihr auch den Begriff **mononukleäres Phagozytensystem (MPS)** kennen. Es beinhaltet alle Körperzellen, die Stoffe zum Abbau phagozytieren. Das retikuloendotheliale System ist ein Teil des MPS.

Aber was, wenn es ein Erythrozyt einmal nicht bis in eines dieser Organe schafft, sondern irgendwo anders kaputtgeht und sein Hämoglobin freisetzt? Dafür gibt es ein Plasmaprotein namens **Haptoglobin**, das freies Hämoglobin bindet, da dieses sonst die Niere schädigen könnte. Das gebundene Hämoglobin wird dann zu den genannten Organen transportiert.

Der Abbau der Globinketten entspricht dem normalen Abbau von Proteinen. Prüfungsrelevant ist v. a. der Abbau der Häm-Gruppen:

1. Die **Häm-Oxygenase** spaltet den Porphyrinring unter Verbrauch von NADPH und O_2. Das Enzym ist zudem Cytochrom-P450-(CYP-)abhängig. Es entstehen **Biliverdin** (grün/blau) und **Kohlenstoffmonoxid (CO)**.
2. Im nächsten Schritt wird weiteres NADPH verbraucht, um Biliverdin zu **Bilirubin** (rötlich) zu reduzieren.
3. Nun wird das Bilirubin zur Leber transportiert. Da es aber nicht so wasserlöslich ist, kann es nur an ein Protein gebunden transportiert werden. Diese Aufgabe übernimmt, wie so oft, **Albumin**. Man bezeichnet dieses Bilirubin auch als **unkonjugiertes** bzw. **indirektes Bilirubin**.

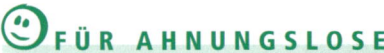

FÜR DIE KLAUSUR

Gerne gefragt wird der Abbau des Hämoglobins auch im Zusammenhang mit blauen Flecken: Diese sind durch den Abbau des Hämoglobins zu Biliverdin zunächst blau/grün und werden dann dank Bilirubin rot/orange/gelb.

4. In der Leber wird Bilirubin im Rahmen der Biotransformation wasserlöslich gemacht, um mit der Galle ausgeschieden zu werden. Dafür wird das Bilirubin an **2 hydrophile Glucuronsäuren** gekoppelt. Die Glucuronsäuren müssen vorher zu **UDP-Glucuronsäure** aktiviert worden sein. Das entstehende Produkt heißt **Bilirubindiglucuronid** und wird auch **direktes** bzw. **konjugiertes Bilirubin** genannt.
5. Das direkte Bilirubin wird nun **aktiv in die Galle** sezerniert.

LERNTIPP

Wenn ihr Probleme habt, euch zu merken, welches Bilirubin direkt und welches indirekt ist: **Direktes** Bilirubin kann **direkt** ausgeschieden werden. Indirektes Bilirubin muss dagegen erst hydrophil gemacht werden.

FÜR AHNUNGSLOSE

Warum unterscheidet man direktes und indirektes Bilirubin? Bei einem Anstieg des Bilirubins im Blut kann man anhand beider Parameter erkennen, wo das Problem liegen könnte: Wenn v. a. das direkte Bilirubin ansteigt, scheint der Abbau des Hämoglobins inkl. der Konjugation des Bilirubins in der Leber noch zu funktionieren. Das Problem muss also „hinter" der Leber liegen – z. B. ein Gallenstein, der den Abfluss des direkten Bilirubins blockiert und so zu einem Rückstau führt.

Auf diese Weise landet Bilirubin früher oder später im Darm, wird dort in **Stercobilinogen** oder **Urobilinogen** umgewandelt und sorgt so für die braune Färbung unseres Stuhls. Im Gegensatz zu den Gallensäuren unterliegt Bilirubin nur in sehr geringem Maß einem enterohepatischen Kreislauf.

Ikterus

Bei einem Anstieg der Bilirubinkonzentration im Blut kann Bilirubin ins Gewebe diffundieren und dort eine Gelbfärbung verursachen, die man als **Ikterus (Gelbsucht)** bezeichnet. Häufig erkennt man diese zuerst an den Augen als Sklerenikterus. Die Ursachen für einen Ikterus sind vielfältig und können eingegrenzt werden, indem man direktes und indirektes Bilirubin vergleicht. Grundsätzlich unterscheidet man:

- **Prähepatischer Ikterus:** Die Ursache für den Bilirubinanstieg liegt vor der Leber, z. B. ein vermehrter Untergang von Blutzellen (Hämolyse), bei dem viel Hämoglobin frei wird, das zu Bilirubin abgebaut wird.
- **Intrahepatischer Ikterus:** Die Ursache für den Bilirubinanstieg liegt in der Leber, z. B. bei einer Virushepatitis oder akutem Leberversagen.
- **Posthepatischer Ikterus:** Die Ursache für den Bilirubinanstieg liegt hinter der Leber, z. B. ein Gallenstein oder ein Tumor der Bauchspeicheldrüse. Da dieser Ikterus immer mit einer Abflussstörung der Galle einhergeht, bezeichnet man ihn auch als cholestatischen Ikterus.

FÜR DIE KLAUSUR

Auch gerne gefragt wird nach dem **Neugeborenenikterus**. Manche Kinder erscheinen nach der Geburt gelb. Das liegt daran, dass verstärkt fetales Hämoglobin abgebaut und durch adultes Hämoglobin ersetzt wird. Die

[Handschriftliche Notiz oben: "D'ANDERE UE SOFORT IN R-FORM, O₂ SÄTT. ↓ VERSCHIEBUNG DER O₂-BINDUNGSKURVE NACH LI ↑ ERSCHWERTE O₂-ABGABE INS GEWEBE"]

Gelbfärbung wird dadurch verstärkt, dass die Glucuronyl-Tranferase, die in der Leber für die Konjugation des Bilirubins zuständig ist, noch nicht richtig arbeitet.
Ein leichter Neugeborenenikterus ist physiologisch. Bei schweren Fällen wird versucht, das Bilirubin durch Bestrahlung mit blauem Licht (nicht UV-Licht!) wasserlöslich zu machen.

7.3.4 Exkurs Myoglobin

Damit wir verstehen können, wie das Hämoglobin seinen Sauerstoff abgibt, müssen wir wissen, wie das Protein aussieht, das ihn im Muskel in Empfang nimmt. **Myoglobin,** der rote Farbstoff des Muskels, ähnelt dem Hämoglobin insofern, als dass es ebenfalls einen Protein- und einen Hämanteil besitzt. Im Gegensatz zum Tetramer Hämoglobin ist Myoglobin aber ein **Monomer,** besteht also nur aus einer Globinkette (genauer gesagt, einer β-Kette) und einer Häm-Gruppe. Diese Struktur ist wichtig für seine Funktion, die wir uns noch anschauen werden.

7.3.5 Alternative Bindungspartner

Hämoglobin kann nicht nur Sauerstoff binden. Deshalb widmen wir uns in diesem Abschnitt einmal allen relevanten Molekülen, die sich an das Hämoglobin anhängen können:

- Bevor wir zu den Exoten kommen, zuerst der Klassiker: **Sauerstoff!** Durch Aufnahme von Sauerstoffmolekülen (max. 4 pro Hämoglobin) kann aus desoxygeniertem Hämoglobin (**Desoxy-Hb**) oxygeniertes Hämoglobin (**HbO₂**) entstehen. Oxygeniertes Hämoglobin kann seinen Sauerstoff natürlich auch wieder abgeben. Die Bindung ist reversibel und an die freigewordene Stelle setzt sich Wasser. Übrigens: Oxy- und Desoxy-Hb unterscheiden sich auch in ihrer Farbe. HbO₂ sorgt für die hellrote Farbe des sauerstoffreichen Blutes, während Desoxy-Hb das Blut dunkler färbt.

> **! ACHTUNG**
> Die Bindung des Sauerstoffmoleküls ist die **Oxygenierung** von Hämoglobin. Die Oxidation von Hämoglobin ist etwas ganz anderes!

- Ein „stiller Killer", der ebenfalls an Hämoglobin binden kann, ist das geruchlose Gas **Kohlenstoffmonoxid (CO).** Es will an dieselbe Bindungsstelle wie der Sauerstoff, ist aber aufgrund seiner um mehr als das Hundertfache (manche Quellen sagen 300-fach) höheren Affinität klar im Vorteil und bildet Carboxyhämoglobin **(HbCO).** Folglich können schon vergleichsweise niedrige Kohlenstoffmonoxid-Konzentrationen den Sauerstofftransport zum Erliegen bringen. Bei Rauchern liegt der Spiegel von Hämoglobin, das Kohlenstoffmonoxid gebunden hat, bei manchen Patienten bei über 10%. Bei Rauchverzicht fällt er aber innerhalb eines Tages deutlich ab.

- Hämoglobin kann nicht nur O_2, sondern auch CO_2 transportieren. Dafür bindet das CO_2 an die N-terminale **Amino**gruppe einer Globinkette (ein Hämoglobin kann also auch 4 CO_2 transportieren) und bildet Carb**amino**hämoglobin ($HbCO_2$). Während der Hämoglobin-abhängige Transport bei Sauerstoff mit Abstand am wichtigsten ist, werden nur ca. 10% des im Blut enthaltenen CO_2 mithilfe von Hämoglobin transportiert. Der Großteil (85%) liegt als Bicarbonat vor, während 5% frei gelöst sind. *[handschriftlich: → FÖRT → STABILIS. T-FORM,KURVE RE]*

- Hämoglobin kann nicht nur oxygeniert, sondern auch oxidiert werden, genauer gesagt das Eisen-Ion. Eisen kann als Nebengruppenelement sowohl **zweifach als auch dreifach positiv geladene Ionen** bilden und so passiert es gelegentlich, dass die Fe^{2+}-Ionen des Hämoglobins zu Fe^{3+}-Ionen oxidiert werden; man spricht dann von Methämoglobin (**Met-Hb**). Ursache dafür sind Methämoglobinbildner, zu denen einige Arzneimittel, aber auch Wasserstoffperoxid zählen. Ein bisschen Methämoglobin ist unbedenklich, aber wenn zu viel davon entsteht, bekommt der Körper ein Problem, da Methämoglobin keinen Sauerstoff transportieren kann. In diesem Fall kann Methylenblau verabreicht werden, das die Reduktion von Methämoglobin zu Hämoglobin beschleunigt. Methämoglobin wird durch die Methämoglobin-Reduktase wieder zu Hämoglobin reduziert, die dafür die Elektronen vom NADH verwendet.

- Eine Modifikation, welche die Aktivität des Hämoglobins nicht beeinflusst, ist das Ausbilden einer Bindung zu Glucose (**Glykation/Glykierung**) an der β-Kette (HbA$_{1c}$). Da diese Reaktion v. a. bei hohen Blutglucosespiegeln erfolgt, nutzt man sie, um abzuschätzen, wie hoch der Blutzuckerspiegel über einen längeren Zeitraum war. Beim Gesunden liegt der Anteil des HbA$_{1c}$ i. d. R. unter 7 %. Eine verkürzte Lebensdauer der Erythrozyten oder einmalige extrem hohe Blutzuckerspitzen können ihn allerdings verfälschen.

☺ FÜR AHNUNGSLOSE

Warum Glykation? Heißt es nicht Glykosylierung? Wird Glucose von einem Enzym an ein Molekül gebunden, wird das Molekül glykosyliert. Kommt diese Bindung dagegen ohne Beteiligung eines Enzyms zustande, handelt es sich um eine Glykation bzw. Glykierung.

7.3.6 Sauerstofftransport

Regulation

☺ FÜR AHNUNGSLOSE

Warum muss man die Sauerstoffbindung am Hämoglobin überhaupt regulieren? Wäre es nicht besser, wenn es den Sauerstoff einfach sehr stark bindet, damit man möglichst viel Sauerstoff aus der Einatemluft aufnimmt? Das Hämoglobin muss den Sauerstoff im Gewebe auch wieder abgeben und da wäre es von Nachteil, wenn es sich wie irre an ihn klammert. Stattdessen muss die Bindung von Sauerstoff ans Hämoglobin sehr dynamisch sein, sodass Hämoglobin schnell viel Sauerstoff binden kann (in der Lunge), ihn aber ebenso schnell wieder an das Gewebe abgibt.

Die Untereinheiten des Hämoglobins zeigen eine **Allosterie**, also eine lokale Regulation ähnlich der der Enzyme. Desoxy-Hb ist gar nicht so sehr daran interessiert, Sauerstoff aufzunehmen, und braucht dafür einen hohen Sauerstoffpartialdruck. Ist aber erst einmal ein Sauerstoffmolekül gebunden, kommt die Bindung von Sauerstoff an die nächste Untereinheit gleich viel schneller zustande. Die Bindung eines weiteren Sauerstoffmoleküls erfolgt sogar noch leichter usw., bis alle vier Untereinheiten des Hämoglobins mit Sauerstoff beladen sind. Man spricht von **Kooperativität**.

❗ ACHTUNG

In manchen Büchern steht, dass es eine Zusammenarbeit gibt, um das Substrat besser transportieren zu können, und man deshalb von Kooperativität spricht, was aber nicht stimmt. Kooperativität beschreibt nur, dass sich die Untereinheiten eines Proteins in ihrer Bindungsstärke zum Liganden beeinflussen. Eine Kooperativität kann aber auch zur Folge haben, dass ein am Molekül gebundener Ligand dazu führt, dass der nächste Ligand schwerer gebunden wird. Man spricht dann von **negativer Kooperativität,** während es sich beim Hämoglobin um ein Beispiel für **positive Kooperativität** handelt.

Betrachtet man die Sauerstoffbindungskurve des Hämoglobins bei verschiedenen Sauerstoffpartialdrücken, erkennt man eine **sigmoidale** (leicht S-förmige) Kurve, die wir auch schon bei den Enzymen kennengelernt haben (➤ Abb. 7.6).

☺ FÜR AHNUNGSLOSE

Was ist der **Sauerstoffpartialdruck?** Haben wir im Blut nicht eher eine Konzentration von Gas? Ihr wisst vielleicht noch, dass die Konzentration des Gases in einer Flüssigkeit davon abhängt, wie hoch der Druck des Gases über dieser Flüssigkeit ist. Hat das Gas über der Flüssigkeit einen hohen Druck, wird Gas gezwungen, sich zu lösen, und die Konzentration des Gases in der Lösung steigt. In der Medizin hat es sich etabliert, im Blut die Partialdrücke des Gases über der Lösung anzugeben, die für die jeweilige Gaskonzentration in der Lösung notwendig ist.

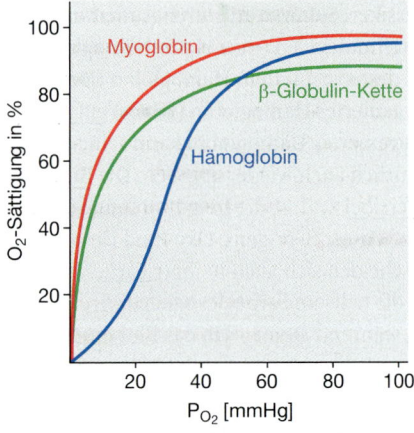

Abb. 7.6 Sauerstoffbindungskurven von Hämoglobin und Myoglobin bei unterschiedlichen Sauerstoffpartialdrücken [L253]

Im Zusammenhang mit der Allosterie bei Enzymen habt ihr auch schon von T- und R-Form gehört (➤ Kap. 1.3.4) – beim Hämoglobin ist es nicht anders: Je mehr Sauerstoff das Hämoglobin gebunden hat, desto mehr geht es von der wenig sauerstoffaffinen **T-Form** (Tense) in die sauerstoffaffine **R-Form** (Relaxed) über (➤ Abb. 7.7).

Der Sauerstoffpartialdruck, also die Anwesenheit von Sauerstoff, ist einer der Regulatoren der Sauerstoffaffinität des Hämoglobins. Weitere relevante Faktoren, die sich auch gut abprüfen lassen, sind:
- pH: Eine **hohe Protonenkonzentration** (niedriger pH) bewirkt eine verminderte Bindung von Sauerstoff an Hämoglobin.
- pCO_2: Ein **hoher CO_2-Partialdruck** erzeugt eine verminderte Bindung von Sauerstoff an Hämoglobin.
- Temperatur: **Hohe Temperaturen** führen zu einer verminderten Bindung von Sauerstoff an Hämoglobin.
- 2,3-Bisphosphoglycerat (2,3-BPG): **Hohe Konzentrationen von 2,3-Bisphosphoglycerat** (➤ Abb. 7.8) bewirken eine verminderte Bindung von Sauerstoff an Hämoglobin. Verwechselt 2,3-Bisphosphoglycerat nicht mit 1,3-Bisphosphoglycerat (1,3-BPG) aus der Glykolyse ... aus diesem wird es hergestellt! Diese Substanz legt sich zwischen die β-Ketten des Hämoglobins (bildet aber keine kovalente Bindung) und erschwert so das Ausbilden einer Bindung zu Sauerstoff. Übrigens sorgt die Tatsache, dass ein Teil des 1,3-BPG der Glykolyse in 2,3-BPG umgewandelt wird, mit dafür, dass unser Erythrozyt pro Mol Glucose nicht ganz 2 Mol ATP erzeugen kann, wie man es, wenn man die anaerobe Glykolyse kennt, eigentlich prognostizieren würde.

Diese vier Faktoren beeinflussen neben dem Sauerstoffpartialdruck die Sauerstoffbindungskurve des Hämoglobins. Eine Verringerung der Affinität von Hämoglobin zu Sauerstoff führt zu einer **Rechtsverschiebung** der Sauerstoffbindungskurve, denn das bedeutet, dass höhere Sauerstoffpartialdrücke notwendig sind, um die gleiche Sauerstoffsättigung zu erzielen (➤ Abb. 7.9).

Sauerstoffabgabe und CO_2-Aufnahme im Gewebe

Im Gewebe finden sich alle Einflussfaktoren, die eine Abgabe des Sauerstoffs ermöglichen:
- Wir haben bereits besprochen, dass in der Muskulatur bei anaerobem Stoffwechsel vermehrt **Protonen freigesetzt** werden (Lactatazidose; ➤ Kap. 3.1.1). In den Blutgefäßen im Gewebe ist der pH-Wert folglich niedriger, sodass die Affinität von Hämoglobin zu Sauerstoff sinkt.
- Im Gewebe wird zudem **viel CO_2 gebildet** (v. a. im Citratzyklus; ➤ Kap. 3.1.5). Die hohe CO_2-Konzentration senkt die Affinität des Hämoglobins zu Sauerstoff.
- Bei der Elektronenübertragung in der Atmungskette wird **Wärme gebildet** (denkt an die Möglichkeit der Entkopplung zur Wärmegewinnung; ➤ Kap. 3.1.6). Die höhere Temperatur senkt die Affinität des Hämoglobins zu Sauerstoff.
- Bei Sauerstoffmangel, wie er eher im Gewebe herrscht, wird aus 1,3-BPG der Glykolyse vermehrt **2,3-BPG hergestellt.** Hohe 2,3-BPG-Kon-

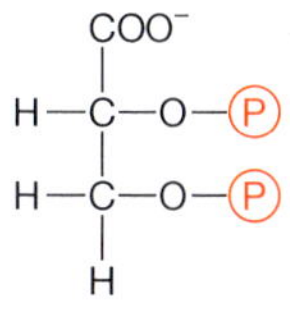

Abb. 7.8 2,3-Bisphosphoglycerat [L253]

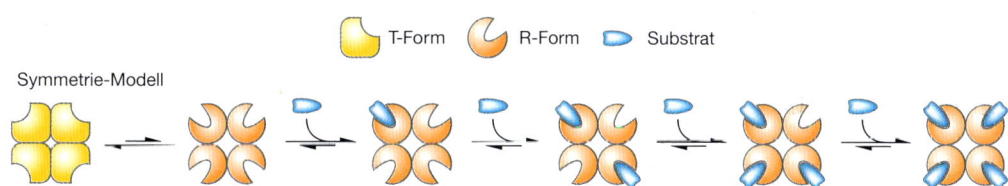

Abb. 7.7 Übergang des Hämoglobins von T-Form zu R-Form [L253]

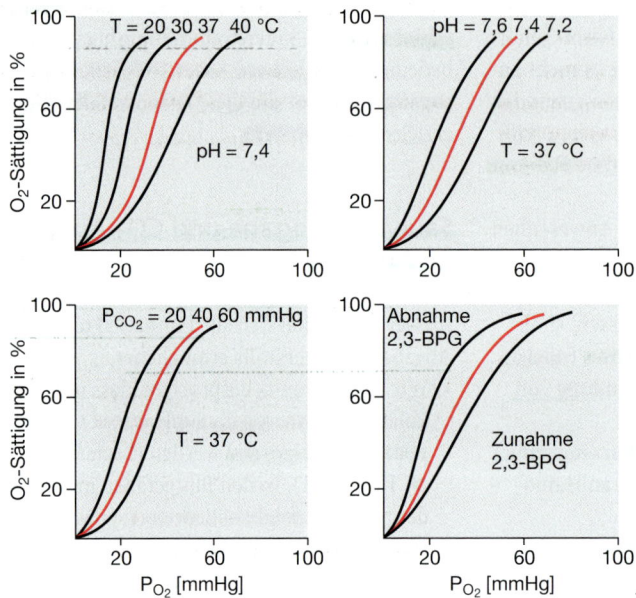

Abb. 7.9 Einfluss von Temperatur, pH-Wert, CO_2-Partialdruck und 2,3-Bisphosphoglycerat-Konzentration auf die Sauerstoffaffinität des Hämoglobins [L253]

zentrationen senken die Affinität des Hämoglobins zu Sauerstoff.

Auf diese Weise wird der Sauerstoff leicht vom Hämoglobin abgegeben. Nun schaut euch die Sauerstoffbindungskurven von Hämo- und Myoglobin für niedrige Sauerstoffpartialdrücke an (> Abb. 7.6). Ihr seht, dass Myoglobin bei einem niedrigen Sauerstoffpartialdruck (z. B. 20 mmHg) eine wesentlich höhere Sauerstoffsättigung erreichen kann (ca. 75%) als Hämoglobin (ca. 20%). Bei den im Gewebe vorherrschenden niedrigen Sauerstoffdrücken wird der Sauerstoff folglich viel lieber an Myoglobin binden als zum Hämoglobin zurückzukehren, das ihn gerade abgegeben hat. Folglich ist der Sauerstoff vom Blut (Hämoglobin) in den Muskel (Myoglobin) gelangt.

> **FÜR DIE KLAUSUR**
>
> Das Absinken der Sauerstoffaffinität bei niedrigem pH-Wert und hohen CO_2-Konzentrationen wird **Bohr-Effekt** genannt. Die Tatsache, dass desoxygeniertes Hämoglobin mehr CO_2 transportieren kann, wird als **Haldane-Effekt** bezeichnet.

CO2-AUFNAHME:

Wie sieht es mit CO_2 aus? CO_2 ist zwar weitaus besser löslich als O_2, trotzdem werden, wie ihr wisst, nur 5% des CO_2 auf diese Weise transportiert. Neben den 10% Carbaminohämoglobin wird der Großteil des CO_2 **als Bicarbonat gelöst.** Auch daran sind die Erythrozyten maßgeblich beteiligt. Ein Enzym im Erythrozyt, die **Carboanhydrase,** sorgt nämlich dafür, dass aus CO_2 Kohlensäure wird. Diese Kohlensäure dissoziiert fast sofort wieder zu einem Proton und HCO_3^-, dem Bicarbonat. Das Bicarbonat wird aus dem Erythrozyten transportiert, und zwar mittels eines Antiports, der Bicarbonat gegen Chlorid-Ionen austauscht. Man spricht hierbei vom **Hamburger-Shift.** Die Protonen können zur Stabilisierung des Desoxy-Hb genutzt werden; schließlich senken sie dessen Affinität zu Sauerstoff.

Sauerstoffaufnahme und CO_2-Abgabe in der Lunge

In der Lunge ist der Sauerstoffpartialdruck hoch und alle anderen Einflussfaktoren so ausgeprägt (pH-Wert hoch, Temperatur niedrig, wenig 2,3-BPG, wenig CO_2), dass Hämoglobin beginnt, Sauerstoff aufzunehmen. Ist das erste Sauerstoffmolekül gebunden, wird die Bindung von Sauerstoff an die übrigen Untereinheiten aufgrund der positiven Kooperativität quasi zum Selbstläufer.

Was passiert mit CO_2? Das CO_2 des Carbaminohämoglobins wird vom hohen Sauerstoffpartialdruck verdrängt – seine Bindung ist oxylabil. Zudem kehrt der Erythrozyt den Hamburger-Shift um (Chlorid heraus, Bicarbonat hinein) und macht aus Protonen und Bicarbonat Kohlensäure, die diesmal in ihren Ausgangsstoff CO_2 zerfällt, das entlang seines Konzentrationsgradienten vom Blut in die Lunge diffundiert und, wie die 5 % physikalisch gelöstes CO_2 auch, abgeatmet werden kann.

FÜR AHNUNGSLOSE
Als kleine Wiederholungen für alle Chemie-Ahnungslosen noch einmal die Reaktionen der Kohlensäure:
- Bildung aus Wasser und CO_2:
  $CO_2 + H_2O \rightarrow H_2CO_3$
- Dissoziation zu Bicarbonat und Protonen:
- $H_2CO_3 \leftrightarrow HCO_3^- + H^+$

7.3.7 Eisenstoffwechsel

Resorption aus dem Darm

Im Körper eines Menschen finden sich ca. **5 Gramm Eisen,** von denen das meiste (ziemlich genau ⅔) im Hämoglobin enthalten ist. Der Eisenstoffwechsel ist insofern interessant, als dass der Mensch nicht wirklich gut darin ist, Eisen aufzunehmen. So werden maximal 20 % des in der Nahrung enthaltenen Eisens resorbiert, sodass unsere Nahrung deutlich mehr als die maximal 5 mg Eisen enthalten muss, die wir pro Tag benötigen. Wie viel Eisen wir tatsächlich aufnehmen, hängt davon ab, wie viel wir brauchen, da der Körper nur die Resorption von Eisen regulieren kann, nicht aber seine Ausscheidung.

Der Großteil des Eisens, das wir resorbieren, ist schon in **Häm-Gruppen** verpackt. Das liegt nicht daran, dass so furchtbar viel Häm-Eisen in unserer Nahrung vorkommt, sondern dass wir vergleichsweise effizient sind, was die Resorption von Häm-Eisen angeht. Es ist v. a. im Myoglobin und Hämoglobin von Fleisch enthalten.

Das restliche Eisen liegt v. a. als Fe^{3+} vor, das wir in dieser Form nicht aufnehmen können. Erfreulicherweise haben wir aber ein Enzym auf der luminalen Seite der Darmmembran, das Fe^{3+} zu Fe^{2+} reduziert, die **Ferrireduktase.** Zudem helfen Substanzen wie **Vitamin C** (das ja bekanntlich ein Antioxidans ist) bei der Reduktion oder stabilisieren die reduzierte Form. Der Transporter, der für die Eisenresorption zuständig ist, resorbiert auch noch andere zweifach positiv geladene Metall-Ionen und heißt deshalb **DMT-1** (Divalent Metal Transporter).

FÜR AHNUNGSLOSE
Schwimmen die Eisen-Ionen einfach so in der Nahrung herum? Nein, sie sind meistens Teil von Komplexen, die sie in Lösung halten, sonst würden sie sich absetzen. Die Komplexe können aber auch die Resorption verhindern, wenn sie zu stabil sind. Bekannte Beispiele für Substanzen, die zu stabile Komplexe bilden, sind **Phosphat und Oxalate,** die auch die Resorption des Eisens aus pflanzlicher Nahrung (z. B. Spinat) erschweren.

Enterozyten und Blut

Die Darmzelle hat die Möglichkeit, Eisen in Form von Fe^{3+} an ein Protein gekoppelt als **Ferritin** zu speichern. Wird das gespeicherte Eisen nicht benötigt, verbleibt es einfach in der Zelle, bis diese nach einigen Tagen an ihrem Lebensende angekommen ist, und wird mit den Zellbestandteilen über den Darm ausgeschieden.

Ansonsten wird das zweiwertige Eisen über den Transporter **Ferroportin,** der mit **Hephaestin** zusammenarbeitet, wieder zu Fe^{3+} oxidiert und aus dem Enterozyt ins Blut abgegeben. Dort angekommen, bindet es an sein Transportprotein, das **Transferrin,** das je zwei Eisen-Ionen binden kann, und wird v. a. ans Knochenmark geliefert.

LERNTIPP
Man kann gut abprüfen, in welcher Form das Eisen welche Funktionen ausübt:
Fe^{2+}: aktive Form in Hämo- und Myoglobin, Resorption/Transport über Membranen
Fe^{3+}: Speicher und Transportform
Transferrin + Ferritin – three (wie „i" gesprochen): Das Transportprotein Transferrin und Ferritin arbeiten mit Fe^{3+}-Ionen

Warum wird Eisen immer, wenn es gerade nicht gebraucht wird, zu Fe^{3+} oxidiert? Einige Salze, an denen Fe^{2+}-Ionen beteiligt sind, können im Rahmen der **Fenton-Reaktion** die Umwandlung von Wasserstoffperoxid zu hochaggressiven reaktiven Sauerstoffspezies (ROS) katalysieren, was der Körper natürlich vermeiden will. Aus diesem Grund gibt es mit dem **Caeruloplasmin,** das an der Kupferspeicherung beteiligt ist, ein Enzym, das Fe^{2+} im Blut zu Fe^{3+} oxidieren kann.

Eine weitere (intrazelluläre) Speicherform von Eisen ist das **Hämosiderin,** das z. B. in Makrophagen entsteht, wenn sie nach einer größeren Blutung „aufräumen".

7.3.8 Anämien

Eng mit dem Eisenstoffwechsel assoziiert sind auch einige mögliche Ursachen der Blutarmut (Anämie). Wirft man bei einer Anämie mal einen Blick durchs Mikroskop auf die Erythrozyten, können einem einige Veränderungen auffallen, die sich durch die Erythrozytenparameter quantifizieren lassen:
- **MCV:** Das Mean Corpuscular Volume ist nichts anderes als das Volumen eines Erythrozyten. Normal sind **90 fl** (Femtoliter ≙ 10^{-15} Liter).
- **MCH:** Das Mean Corpuscular Hemoglobin gibt an, wie viel Hämoglobin in einem Erythrozyten enthalten ist. Normal sind **30 pg** (Picogramm ≙ 10^{-12} Gramm).
- **MCHC:** Die Mean Corpuscular Hemoglobin Concentration gibt an, wie hoch die Konzentration von Hämoglobin im Erythrozyt ist. Sie liegt bei ca. 350 g/l, ist aber nicht ganz so wichtig wie die beiden anderen Erythrozytenindices.

> **LERNTIPP**
> Ein **V**ierteljahr hat **90** Tage, um **f**röhlich zu **l**ernen = Das **V**olumen der Erythrozyten beträgt **90 F**emto**l**iter.

Doch nun zu den Anämien:
- **Eisenmangelanämie:** Wenn der Körper über zu wenig Eisen verfügt (zu geringe Aufnahme/zu hohe Verluste), kann er die Erythrozyten nicht mehr mit der normalen Menge Hämoglobin beladen, sodass ihr Volumen sinkt. **MCH und MCV sind geringer.**
- **Folsäure- und Vitamin-B_{12}-Mangel:** Bei einem Mangel an Folsäure oder Cobalamin (Vitamin B_{12}) können sich die Erythrozytenvorläufer in der Erythropoese nicht richtig teilen. Dadurch entstehen weniger Erythrozyten, die aber größer sind und entsprechend auch mit mehr Hämoglobin beladen werden können. **MCH und MCV sind folglich höher.** Man spricht deswegen auch von einer **megaloblastären Anämie.** Die Anämie aufgrund von Cobalamin-Mangel wird auch als **perniziöse Anämie** bezeichnet.
- **Sichelzellanämie:** Bei der Sichelzellanämie handelt es sich um eine weitere Erbkrankheit, deren Verbreitung man auf einen möglichen Überlebensvorteil bei einer Infektion mit Malaria zurückführt (den Glucose-6-Phosphat-Dehydrogenase-Mangel kennt ihr bereits). Bei der Sichelzellanämie kommt es aufgrund einer Mutation zu einer Verformung der Erythrozyten bei niedrigen Sauerstoffpartialdrücken, sodass sie an Engstellen gerne mal hängenbleiben, dort phagozytiert werden und folglich eine kürzere Lebensdauer haben. Die Mutation, die der Sichelzellanämie zugrunde liegt, sollte man kennen: Es handelt sich um eine Punktmutation, die dafür sorgt, dass in der β-Kette des Hämoglobins ein **Glutamat durch Valin** ersetzt wird.

7.3.9 Exkurs: Cobalamin

Das Fehlen von Vitamin B_{12} (Cobalamin) kann also eine megaloblastäre Anämie verursachen. Cobalamin gilt als „Fleischvitamin", da es nur von Mikroorganismen gebildet und v. a. mit Fleisch aufgenommen wird. Vegetarier können ihren Bedarf an Cobalamin über Milchprodukte und Eier decken, während Veganer hinsichtlich eines Vitamin-B_{12}-Mangels aufpassen müssen. Dieser führt nämlich nicht nur zur Perniziosa, sondern auch zu einer Schädigung des ZNS, der **funikulären Myelose.** Ihr solltet außerdem wissen, dass der Körper zur Resorption des Cobalamins im terminalen Ileum ein **Glykoprotein namens Intrinsic Factor** benötigt, das mit dem Cobalamin Komplexe bildet und von den Belegzellen sezerniert wird.

Jetzt haben wir schon einiges zum Cobalamin gelernt, wissen aber noch nicht, wie es aussieht und was es macht: Cobalamin ist mit dem Hämoglobin verwandt, enthält aber im Inneren ein **Cobalt-** statt eines Eisen-Ions. Das umgebende Ringsystem ist ein **Tetrapyrrolring,** der **Corrin** genannt wird.

Cobalamin ist an zwei Reaktionen beteiligt, in denen es bei Umlagerungen von Kohlenwasserstoffgruppen (**Isomerisierung**) hilft.
- Die Synthese von Methionin aus Homocystein zur Regeneration von SAM benötigt Cobalamin.
- Die Methylmalonyl-CoA-Mutase benötigt Cobalamin für ihre Reaktionen u. a. im Abbau der ungeradzahligen Fettsäuren und verzweigtkettigen Aminosäuren.

7.4 Hämostase

Wenn das Gefäßsystem verletzt wird, muss der Blutverlust minimiert werden. Die verschiedenen Möglichkeiten der Blutstillung (Hämostase) werden uns in diesem Kapitel beschäftigen.

Grundsätzlich können bei der Blutstillung mehrere Phasen unterschieden werden. Kommt es zu einer Verletzung eines Blutgefäßes, kontrahiert das betroffene Gefäß, um das ausfließende Volumen zu begrenzen. Die Blutplättchen (Thrombozyten) werden aktiviert und sorgen für einen ersten, wenn auch noch etwas instabilen Verschluss der Wunde durch einen primären Thrombus (Gerinnsel). Damit dieser Thrombus auch wirklich hält, wird zudem die Gerinnungskaskade angestoßen, die für eine Verklebung der Thrombozyten sorgt.

Bei der Blutgerinnung ist es wie bei allen Prozessen im Körper auch: Sie soll so stark wie nötig, aber so selten wie möglich ablaufen. Einerseits sollen entstehende Wunden schnell geschlossen werden, andererseits muss aber verhindert werden, dass grundlos Gerinnsel entstehen, die Gefäße verlegen und eine Ischämie im dahinterliegenden Gewebe verursachen können, was v. a. im Gehirn (Schlaganfall) und am Herz (Myokardinfarkt) fatale Folgen haben kann.

7.4.1 Endothel

Das Endothel ist für die Hämostase unerlässlich. Ein intaktes Gefäß ist vollständig von Endothel ausgekleidet, das Substanzen produziert, die das Gerinnungssystem hemmen. Fehlendes Endothel ist für den Thrombozyt gleichzeitig das Signal: „Hier stimmt etwas nicht!"

7.4.2 Zelluläre Blutstillung/Bildung des Primärthrombus (weißer Thrombus)

Die Thrombozyten entstehen ebenfalls im Knochenmark, wo sie sich von ihren großen Vorläufern, den **Megakaryozyten,** abschnüren. Sie sind, ähnlich dem Erythrozyten, voll und ganz auf die Erfüllung ihrer Aufgaben ausgelegt und besitzen dementsprechend keinen Kern (aber Mitochondrien). Im Blutausstrich müsst ihr genau hinschauen, um sie zu erkennen, denn mit einer Größe von rund 2 µm kann man sie leicht übersehen.

Thrombozyten besitzen u. a. **Rezeptoren für Kollagenfasern.** Wenn dieser Rezeptor plötzlich Kollagenfasern bindet, weiß der Thrombozyt, dass an dieser Stelle etwas nicht in Ordnung sein kann, da Kollagenfasern kein Bestandteil des Gefäßendothels, sondern der darunter liegenden extrazellulären Matrix sind. Die erste Bindung, die als Adhäsion bezeichnet wird, ist aber noch nicht stabil. Glücklicherweise gibt es den **Von-Willebrand-Faktor (vWF),** ein Glykoprotein, das sowohl vom Endothel gebildet und ins Blut abgegeben wird als auch in den α-Granula des Thrombozyten enthalten ist und diese Bindung verstärken kann.

> **FÜR DIE KLAUSUR**
> Der vWF, der im Blut zirkuliert, liegt dort zusammen mit einem Gerinnungsfaktor, dem Faktor VIII, vor und schützt diesen vor dem Abbau.

Der Thrombozyt sitzt nun also auf dem Defekt, will aber nicht ewig warten, bis genug andere Thrombozyten zufällig dazustoßen. Die Lösung: Er holt sich Hilfe! Bei der Adhäsion kommt es zu einer leichten Aktivierung des Thrombozyten, die ausreicht, dass dieser sich etwas verformt (man spricht von einer **Konformationsänderung**). Diese Verformung sorgt dafür, dass er den Defekt besser abdeckt, bewirkt aber gleichzeitig die Freisetzung von in Granula gespeicherten Stoffen:
- **α-Granula:** In ihnen finden sich neben dem angesprochenen Von-Willebrand-Faktor auch noch

andere Gerinnungsfaktoren, die später noch wichtig werden.
- **δ- bzw. Dense-Granula:** In ihnen finden sich u. a. ADP, Serotonin und Calcium-Ionen.
  - Der Kontakt mit **ADP** führt bei Thrombozyten zur Aktivierung eines Rezeptors für das Glykoprotein Fibrinogen. Jeder Rezeptor auf den Thrombozyten hat neben seinem Eigennamen auch noch eine systematische Bezeichnung, die ihr beim Fibrinogen-Rezeptor kennen müsst: **GpIIb/IIIa.**
  - **Serotonin** unterstützt das Gefäß bei seiner Vasokonstriktion und aktiviert weitere Thrombozyten.
  - **Calcium** wird später für die Aktivierung der Gerinnungsfaktoren benötigt.

Die weiteren Granula des Thrombozyten (u. a. γ-Granula, die den Lysosomen ähneln) sind i. d. R. nicht prüfungsrelevant.

▷ Über den GpIIb/IIIa-Rezeptor kann der Thrombozyt **Fibrinogen** binden. Und wenn jeder Thrombozyt, der mit ADP in Kontakt kommt, diesen aktivierten Rezeptor besitzt, können auch mehrere Thrombozyten an ein Fibrinogenmolekül binden. Dies führt zu einer Quervernetzung der Thrombozyten, die unseren **primären Thrombus**, den man aufgrund seiner Farbe auch als **weißen Thrombus** bezeichnet, schon etwas stabilisiert.

Plasmatische Gerinnung/Bildung des Sekundärthrombus (roter Thrombus)

Die Vernetzung der Thrombozyten durch Fibrinogen ist noch nicht sehr stabil. Aber der Name Fibrin**ogen** impliziert ja, dass es sich bei diesem Protein nur um eine Vorstufe handelt. Die plasmatische Gerinnung zielt darauf ab, **Fibrinogen zu Fibrin** umzuwandeln. Fibrin bildet mit Thrombozyten ein festeres Geflecht, in dem ebenfalls Erythrozyten hängenbleiben, sodass der entstehende **Sekundärthrombus** auch als **roter Thrombus** bezeichnet wird.

▷ Bei der plasmatischen Gerinnung ist das Zauberwort **limitierte Proteolyse**, also die Aktivierung eines Enzyms, indem Teile einer inaktiven Vorstufe abgespalten werden (▶ Kap. 6.1). Sowohl Fibrinogen als auch sämtliche Gerinnungsfaktoren, die im Blut zirkulieren, werden mittels limitierter Proteolyse in ihre aktive Form überführt, die ihr an einem kleinen „a" hinter ihrem Namen erkennt. Bei den Enzymen, die Proteine aus ihren Vorstufen aktivieren, handelt es sich häufig um **Serinproteasen**, also Enzyme, die in ihrem aktiven Zentrum ein Serin aufweisen. Die Gerinnungskaskade kommt dadurch zustande, dass die Gerinnungsfaktoren durch Proteasen aktiviert werden, selbst aber häufig ebenfalls Proteasen sind, die wiederum andere Faktoren aktivieren können (▶ Abb. 7.10). Bei der Blutgerinnung hat man früher klar das extrinsische vom intrinsischen System unterschieden, wobei heute zumindest strittig ist, ob beide wirklich komplett separate Wege darstellen, die plasmatische Gerinnung zu aktivieren.

▷ Der extrinsische Weg verläuft wie folgt:
- **Faktor VII** bindet an einen Faktor, der nur von Zellen exprimiert wird, die normalerweise nicht vom Blutgefäß aus zugänglich sind. Dieser Faktor hat verschiedene Namen: Gewebefaktor, Tissue Factor, Gewebsthromboplastin oder Faktor III.
- Faktor VII und der Tissue Factor bilden mit Phospholipiden und Calcium-Ionen (deswegen auch das Calcium in den Thrombozytengranula) einen Komplex, der Faktor X zu Faktor Xa aktiviert.
- Faktor Xa bildet zusammen mit Faktor V (und natürlich Calcium-Ionen + Phospholipiden) einen Komplex, der so wichtig ist, dass er sogar einen eigenen Namen hat: die **Prothrombinase.**
- Die Prothrombinase spaltet Prothrombin (wird auch Faktor II genannt) zu **Thrombin.**
- Thrombin spaltet Fibrinogen zu **Fibrin,** was die stabile Quervernetzung der Thrombozyten ermöglicht. Zudem aktiviert es Faktor XIII, der durch die Verknüpfung von Lysin und Glutamin-Resten der Fibrinmoleküle diese Quervernetzung durchführt (**Transglutaminase-Aktivität).**

📖 FÜR DIE KLAUSUR
Die Gerinnungskaskade ist natürlich nicht ganz so einfach. Es gibt viele mehr oder weniger wichtige Nebenwege, die aktivierend und hemmend wirken. Die Gerinnung, wie ihr sie hier findet, ist sowohl im Physikum als auch in Biochemieklausuren an den Universitäten relevant. Mögliche Detailfragen variieren von Uni zu Uni, sodass ihr am besten auf Altklausuren zurückgreift. Sie sollten allerdings nicht über Bestehen oder Nichtbestehen entscheiden!

7.4 Hämostase

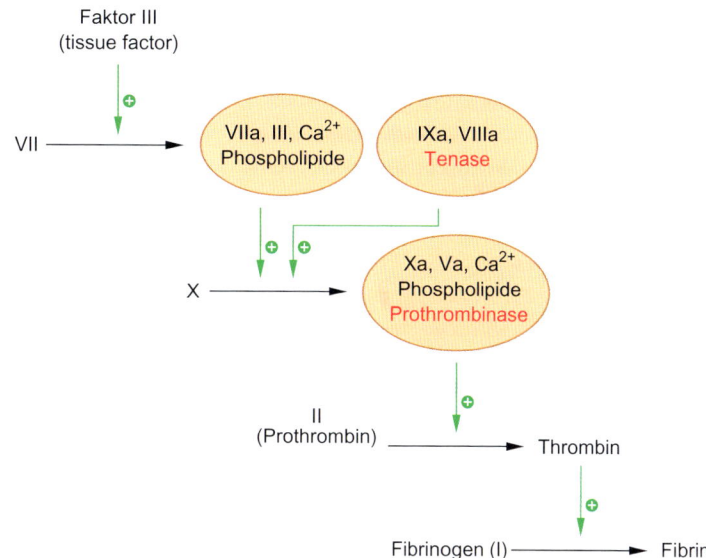

Abb. 7.10 Gerinnungskaskade
[L253]

> Der intrinsische Weg beginnt in vielen Lehrbüchern mit der Aktivierung von Faktor XII über Faktor XI zu Faktor IX durch Kontakt mit negativ geladenen Oberflächen wie etwa Glas. Tatsächlich hat ein Mangel an Faktor XII aber keinerlei Folgen für betroffene Patienten, sodass angezweifelt werden darf, inwiefern dieser Aktivierungsweg klinisch bedeutsam ist. Die Komponenten der „intrinsischen Gerinnung", die aber definitiv klinische Relevanz besitzen, sind:
- Die Aktivierung von Faktor IX (wahrscheinlich als Nebenprodukt der extrinsischen Gerinnung) und Faktor VIII (der im Komplex mit vWF im Blut umherschwimmt) zum **Tenasekomplex.**
- Dieser aktiviert Faktor X zu Faktor Xa. Die Endstrecke entspricht der extrinsischen Gerinnung.

Fibrinolyse

Wurde ein Thrombus gebildet, soll er auf die Schadstelle begrenzt bleiben und auch irgendwann wieder aufgelöst werden. Außerdem sollen Thromben, die grundlos gebildet wurden, ziemlich schnell aufgelöst werden. Aus diesem Grund besitzt der Körper ein Enzym namens **Plasmin,** das – Überraschung! – aus einer inaktiven Vorstufe namens **Plasminogen** aktiviert wird. Für die Aktivierung von Plasminogen zu Plasmin sind in unserem Körper v. a. zwei Substanzen zuständig:
- **Gewebsplasminogenaktivator** (Tissue Plasminogen Activator, tPA) stammt von den Endothelzellen und spaltet neben Fibrin eine Vielzahl anderer, an der Gerinnung beteiligter Proteine. Zudem ist er im Menstruationsblut enthalten und verhindert dort eine dauerhafte Gerinnung.
- **Urokinase** findet sich nicht nur im Urin, sondern auch in anderen Geweben des Körpers und stimuliert dort die Fibrinolyse.

> Als Medikament kann zudem die von Streptokokken produzierte **Streptokinase** eingesetzt werden, die ebenfalls Plasminogen zu Plasmin aktiviert und z. B. zur Lyse beim Herzinfarkt (wenn eine Katheterintervention nicht zeitnah möglich ist) eingesetzt werden kann.

> Außerdem solltet ihr wissen, dass Plasmin, wie eigentlich alles im menschlichen Körper, einen Gegenspieler hat, das α_2-Antiplasmin.

Regulation der Gerinnung

Von der Verletzung eines Gefäßes über den Verschluss der Läsion mit einem Thrombus bis zur Auflösung dieses Thrombus haben wir alle Schritte der Hämostase kennengelernt. Jetzt müssen wir uns nur noch anschauen, wie sie im Körper reguliert werden kann. Den Abschluss bildet dann ➤ Kap. 7.4.3 zur medikamentösen Beeinflussung der Gerinnung.

- Das Protein **Antithrombin III** hemmt diverse Gerinnungsfaktoren, u. a. Thrombin und Faktor X. Als **In**hibitor von **Ser**inproteasen wie Thrombin wird es auch **Serpin** genannt.
- **Protein C und S** entfalten ihre gerinnungshemmende Wirkung als aktiviertes Protein C (**APC**) durch Hemmung der Faktoren V und VIII. Die Aktivierung zu APC wird von einem vom Endothel produzierten Protein namens Thrombomodulin unterstützt. Thrombomodulin bindet Thrombin und modelliert seine Aktivität um … von seiner normalen Funktion zur Aktivierung von Protein C und S zu APC.

> **FÜR DIE KLAUSUR**
> Wenn nach der Herkunft der an der Gerinnung beteiligten Substanzen gefragt wird: Ein Großteil der Gerinnungsfaktoren entsteht in der Leber, die Substanzen, die aus Thrombozyten freigesetzt werden, haben wir besprochen und Stoffe, welche die Blutgerinnung verhindern, werden häufig vom Endothel produziert … denn wo gesundes Endothel ist, muss keine Blutgerinnung stattfinden.

7.4.3 Hemmung der Thrombusbildung

Wie kann man medikamentös in die Bildung von Thromben eingreifen? Wir stellen die wichtigsten Gerinnungshemmer (**Antikoagulantien**) und **Thrombozytenaggregationshemmer** vor. Man muss dabei immer beachten, dass nicht jeder Stoff, der im Reagenzglas in der Lage ist, die Gerinnung zu hemmen, auch im Menschen eingesetzt werden kann, und sollte sich merken, bei welchen der vorgestellten Substanzen dies der Fall ist.

> **FÜR AHNUNGSLOSE**
> Sind Antikoagulantien dasselbe wie „Blutverdünner"? Alle Substanzen, die das Risiko für die Entstehung von Thromben senken, werden umgangssprachlich Blutverdünner genannt. Die Antikoagulantien greifen in die plasmatische Gerinnungskaskade ein, haben aber keinen Einfluss auf die Aktivierung der Thrombozyten. Thrombozytenaggregationshemmer haben dagegen v. a. die Thrombozyten zum Ziel.

> Als grobe Faustregel gilt: Befürchtet man die Entstehung eines Thrombus im **venösen System** (z. B. tiefe Beinvenenthrombose), setzt man eher Antikoagulantien ein, wohingegen man bei der Gefahr von Thromben in den **Arterien** (z. B. Myokardinfarkt) zu Thrombozytenaggregationshemmern tendiert.

Antikoagulantien

- Eine Möglichkeit, die Gerinnung zu hemmen, ist die Gabe von Stoffen, die **Calcium-Ionen komplexieren,** sodass sie nicht mehr für die Gerinnungskaskade zur Verfügung stehen. Da Calcium aber noch andere Funktionen hat und Eingriffe in den Elektrolythaushalt ohnehin heikel sein können, werden Komplexbildner nicht beim Patienten eingesetzt. Zur Hemmung der Gerinnung im Reagenzglas (in vitro) sind Substanzen wie **Citrat, EDTA** oder **Oxalat** aber bestens geeignet.
- Ein Antikoagulans, das bei Patienten häufig eingesetzt wird, ist Heparin. Bei den Heparinen handelt es sich eigentlich um Polysaccharide, die **Heparansulfate,** die vom Endothel synthetisiert werden und die Affinität von Antithrombin III zu seinen Zielmolekülen wie Faktor X und Thrombin erhöhen.
- **Vitamin-K-Antagonisten** werden wie Heparin im klinischen Alltag häufig eingesetzt. Ihre Wirkung beruht darauf, dass zur Synthese einiger Gerinnungsfaktoren in der Leber eine **Carboxylierung** erfolgen muss, die Vitamin-K-abhängig ist. Diese Gerinnungsfaktoren (**II, VII, IX und X**) solltet ihr kennen. Da mit dem Beginn einer Vitamin-K-Antagonisten-Therapie zwar die Carboxylierung gehemmt ist, es aber noch dauert, bis die schon im Blut befindlichen Gerinnungsfaktoren verbraucht sind, ist die antikoagulatorische Wirkung nicht unmittelbar gewährleistet. In dieser Zeit ist Vorsicht geboten: Die antikoagulatorischen Proteine C und S müssen ebenfalls Vitamin-K-abhängig carboxyliert werden und haben eine geringere Halbwertszeit als die anderen Gerinnungsfaktoren. Ihre Plasmaspiegel fallen also schon früher ab, sodass in dieser Zeit sogar ein kurzfristig erhöhtes Thromboserisiko bestehen kann. Als Vitamin-K-Antagonisten werden v. a. **Cumarinderivate** wie **Phenoprocoumon** oder **Warfarin** eingesetzt.

FÜR DIE KLAUSUR

Alle Gerinnungsfaktoren haben neben ihrer Nummer auch noch einen eigenen Namen. Manchmal kann das verwirrend sein. Wenn z. B. eine Aussage in der Klausur lautet „Die Synthese von Prothrombin ist Vitamin-K-abhängig", denken sich manche, dass diese falsch sei, da ja nur die Faktoren II, VII, IX und X sowie Protein C und S Vitamin K benötigen. Tatsächlich ist aber Faktor II nichts anderes als Prothrombin. Deshalb sollte man zumindest bei einigen Faktoren der Gerinnungskaskade auch den richtigen Namen kennen:
Faktor I = Fibrinogen
Faktor II = Prothrombin
Faktor III = Tissue Factor
Faktor IV = Calcium

Thrombozytenaggregationshemmer

Ein relativ neuer Hemmstoff der Thrombozytenaggregation ist das **Clopidogrel**, das die ADP-Rezeptoren auf den Thrombozyten hemmt, sodass die Fibrinogenrezeptoren nicht aktiviert werden können. Der wesentlich prüfungsrelevantere Thrombozytenaggregationshemmer ist allerdings nach wie vor die **Acetylsalicylsäure (ASS)**.

ASS hemmt ein Enzym namens **Cyclooxygenase (COX)**, das aus der langen Fettsäure **Arachidonsäure Prostaglandine** herstellt. Prostaglandine sind Gewebshormone, die verschiedenste Effekte haben können. Ihr solltet euch merken, dass die COX zunächst immer **Prostaglandin-H_2** synthetisiert, aus dem dann andere Prostaglandine entstehen können.

In den Endothelzellen werden dabei Prostaglandine wie das **Prostacyclin** gebildet, die der Aktivierung der Thrombozyten entgegenwirken. Thrombozyten bilden dagegen v. a. das Prostaglandin **Thromboxan A_2**, das Thrombozyten aktivieren kann.

ASS hemmt diese Cyclooxygenase sowohl in Thrombozyten als auch im Endothel. Da das Endothel als „richtige Zelle" aber die Möglichkeit hat, die

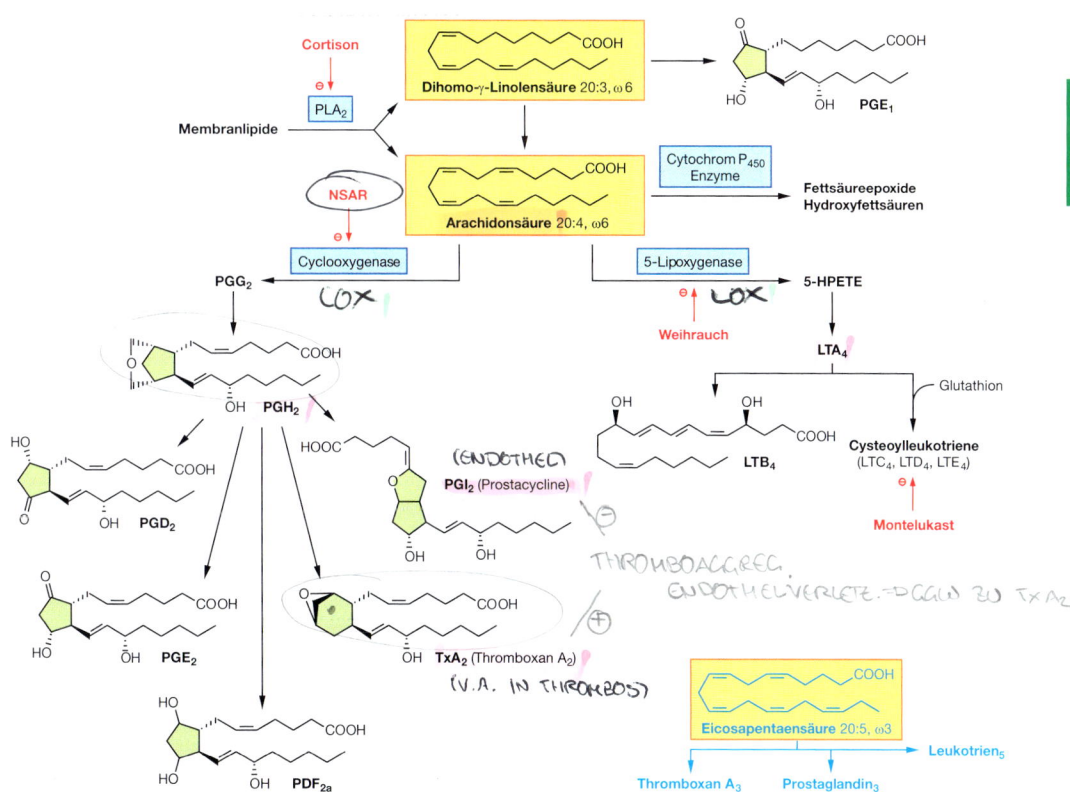

Abb. 7.11 Derivate der Arachidonsäure (u. a. Thromboxan A_2) [L253]

COX schnell neu zu synthetisieren, überwiegt der hemmende Effekt auf die Thrombozytenaggregation. → KEINE AGGREGATION

→ Da Prostaglandine auch an der Regulation der Durchblutung der Magenschleimhaut beteiligt sind, sollte klar sein, warum es infolge der Einnahme von ASS dort zu Ulzerationen (Geschwüren) kommen kann.

▷ Derivate der Arachidonsäure (und anderer mehrfach ungesättigter Fettsäuren) werden im Übrigen als Eicosanoide bezeichnet (> Abb. 7.11). Zu diesen gehören neben den Prostaglandinen die Leukotriene, die von der Lipoxygenase (LOX) aus der Arachidonsäure synthetisiert werden und als Entzündungsmediatoren fungieren. Wenn die COX durch ASS gehemmt ist, kommt es zu einer verstärkten Metabolisierung von Arachidonsäure durch die Lipoxygenase (da nur noch dieser Weg bleibt) und damit zur vermehrten Synthese dieser Leukotriene, die dann zu einer Bronchokonstriktion, dem ASS-Asthma, führen können.

😊 FÜR AHNUNGSLOSE

Woher kommt der Name Leukotrien? Dieses Hormon ist wichtig für die Rekrutierung weißer Blutzellen (Leukozyten) und enthält drei (tri) Doppelbindungen (en). Merkt euch zudem für die Klausur: Leukotrien C4 enthält Glutathion.

✏️ FÜR DIE KLAUSUR

Geht an dieser Stelle noch einmal die prüfungsrelevanten Zahlenwerte dieses Kapitels durch und achtet dabei besonders auf die Einheiten. Fiese Falschantworten werden z. B. versuchen, euch glauben zu machen, die Hb-Konzentration wäre 15 g/l (statt 15 g/dl).

7.4.4 Exkurs: Vitamin K

Zum Abschluss des Themas Blut noch ein kleiner Exkurs zu dem Vitamin, das wir zur Synthese der Gerinnungsfaktoren II, VII, IX und X sowie von Protein C und S benötigen.

▷ Man unterscheidet Vitamin K_1, das **Phyllochinon,** aus pflanzlicher Nahrung und Vitamin K_2, das

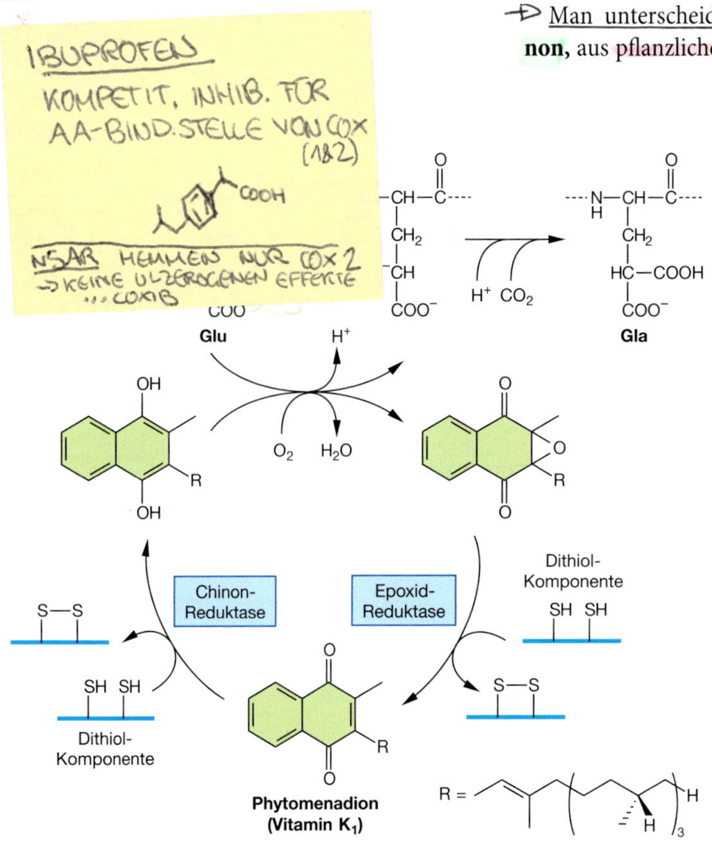

[Handschriftliche Notiz: IBUPROFEN — KOMPETIT. INHIB. FÜR AA-BIND.STELLE VON COX (1&2); NSAR HEMMEN NUR COX 2 → KEINE ULZEROGENEN EFFEKTE ...COXIB]

Abb. 7.12 Vitamin K-abhängige γ-Carboxylierung [L253]

Menachinon, das von unserer Darmflora synthetisiert wird.

→ Zur Struktur von Vitamin K kann man sich merken, dass es aus einer 1,4-Naphtochinonstruktur mit einer Isoprenseitenkette besteht, die NADPH-abhängig in seine Hydrochinon-Form reduziert wird, die dann aktiv ist.

→ Die genaue Reaktion, die bei der Synthese der Gerinnungsfaktoren in der Leber stattfindet, ist eine **Vitamin K-abhängige γ-Carboxylierung von Glutamin** (also am γ-C-Atom; ➤ Abb. 7.12).

😊 FÜR AHNUNGSLOSE

Warum ist diese Carboxylierung so wichtig? Durch die neu eingefügte negativ geladene Gruppe können die Gerinnungsfaktoren besser mit den zweifach positiv geladenen Calcium-Ionen interagieren, die für viele Reaktionen der Gerinnungskaskade essenziell sind.

→ Was bei Vitamin-K-Mangel passiert, wisst ihr also schon: Die Blutgerinnung läuft nicht mehr richtig ab.

7.5 Übungen

1. Vervollständige ➤ Tab. 7.2.
2. Erythrozyten können in _____, _____ und _____ abgebaut werden.
3. Ein Krankheitsbild, das durch einen Mangel an Proteinen ausgelöst wird, heißt _____.
4. Die Vorstufe des Erythrozyten, die noch Reste von Organellen und RNA enthält, heißt _____.
5. Fetales Hämoglobin besteht aus zwei _____- und zwei _____-Ketten.
6. Den Einbau des Eisen-Ions in die entstehende Häm-Gruppe katalysiert die _____.
7. Welche Faktoren senken die Sauerstoffaffinität des Hämoglobins (außer wenig gebundener Sauerstoff)?
8. Der Prothrombinasekomplex besteht aus den aktivierten Gerinnungsfaktoren _____ und _____ sowie Phospholipiden und _____-Ionen.
9. Die kovalente Verknüpfung der Fibrinmoleküle übernimmt Faktor _____.

Tab. 7.2 Übungstabelle: Normalwerte wichtiger Laborparameter

Parameter	Normwert
MCH	
Hämatokrit	
MCV	

KAPITEL 8 Immunsystem

- 8.1 Antigene 226
- 8.2 Zellen des Immunsystems 226
- 8.3 Antikörper 231
- 8.4 Komplementsystem 234
- 8.5 Übungen 236

Das Immunsystem soll uns vor Krankheitserregern schützen. Dafür muss es diese zunächst einmal erkennen. Es ist im Grunde ein ähnlicher Konflikt wie bei der Hämostase: Die Blutgerinnung muss aktiv genug sein, um auf Verletzungen schnell reagieren zu können, darf aber nicht so aktiv sein, dass sich grundlos Thromben bilden. Das Immunsystem muss aktiv genug sein, um Krankheitserreger schnell unschädlich zu machen, darf aber nicht so aggressiv sein, dass es auch körpereigene Zellen angreift. Diese Regulation wird umso einfacher, je besser das Immunsystem **körperfremde von körpereigenen Zellen unterscheiden** kann, weshalb uns diese Unterscheidung im Verlauf des Kapitels öfter begegnen wird.

Unser Immunsystem kann man grob in zwei Komponenten einteilen:
- Damit das Neugeborene nicht schutzlos auf die Welt kommt, gibt es eine **angeborene, unspezifische Immunabwehr.**
- Im Laufe unseres Lebens entwickelt sich die **erworbene, spezifische Immunabwehr.** Sie steht zwar langsamer als die unspezifische Abwehr zur Verfügung, ermöglicht dem Körper aber eine effektivere Verteidigung gegen Krankheitserreger und kann nach Kontakt mit manchen Krankheitserregern zu einer **dauerhaften Immunität** führen.

!**ACHTUNG**
Die Einteilung in **humorale** (in Wasser gelöste) und **zelluläre** Immunantwort hat nichts mit der Einteilung in angeborene und erworbene Immunantwort zu tun. Sowohl angeborene als auch erworbene Immunantwort bestehen aus zellulären und humoralen Komponenten.

Den Abschluss unseres Kapitels zum Immunsystem bildet das **Komplementsystem,** das ein bisschen zwischen beiden Gruppen steht: Es ist zwar **Teil der angeborenen Immunabwehr,** kann aber von der erworbenen Immunabwehr zur Hilfe gerufen werden.

FÜR DIE KLAUSUR
Bei der Reaktion des Immunsystems kommt es immer zu einer vermehrten Expression von Proteinen, die **Akute-Phase-Proteine** genannt werden. Zu ihnen zählen u. a. das **C-reaktive Protein (CPR), Haptoglobin, Ferritin, Caeruloplasmin** und **Fibrinogen.** Andere Proteine, die **Anti-akute-Phase-Proteine,** zeigen sinkende Serumkonzentrationen, wie etwa **Albumin** und **Transferrin.**
→ Warum verändern sich die Konzentrationen von Proteinen des Eisenstoffwechsels während der akuten Phase? Der Körper will verhindern, dass die Bakterien Eisen, das sie für ihre Enzyme benötigen, aus dem Blut erhalten. Deshalb exprimiert er verstärkt Proteine, die Eisen aus dem Blut entfernen oder es in den Zellen speichern (Ferritin etc.), und reduziert die Expression von Proteinen, die das Eisen im Blut transportieren (Transferrin).

8.1 Antigene

Substanzen, die eine Aktivierung des Immunsystems auslösen, werden **Antigene** genannt.

> 😊 **FÜR AHNUNGSLOSE**
> Was haben Antigene mit Genen zu tun? Der Entstehung des Begriffs ist etwas komplex, aber ihr könnt euch Antigen als Kurzform von **Anti**body-**Gen**erators merken, also Substanzen, welche die Bildung von Antikörpern anregen. Die Bildung von Antikörpern ist wiederum ein wichtiger Teil der Immunantwort.

Grundsätzlich gilt, dass große Moleküle mit einer einzigartigen, komplexen Struktur es dem Immunsystem einfach machen, dieses Molekül als fremd zu identifizieren. Folglich führen **v. a. Proteine** als Antigene zu starken Immunreaktionen, aber auch Lipide und Kohlenhydrate können als Antigene fungieren. Auch manche kleineren Moleküle können als Antigene wirken, wenn sie an ein körpereigenes Protein binden. Diese Komplexe aus kleinem Molekül und Protein werden dann vom Immunsystem erkannt. Man bezeichnet die kleinen Moleküle, die nur zusammen mit körpereigenen Proteinen eine Immunreaktion auslösen können, nicht als Antigene, sondern als **Haptene**.

> 💡 **LERNTIPP**
> **Ha**ptene sind **hal**be Antig**ene**!

Werden Antikörper gebildet, die ein Antigen binden können, binden diese natürlich nicht das ganze Molekül, sondern nur einen kleinen Bereich, der **Epitop** genannt wird. Manche Antigene können auch mehrere verschiedene Epitope für Antikörper, die auf unterschiedliche Strukturen zielen (unterschiedliche Spezifitäten), besitzen.

8.2 Zellen des Immunsystems

Die Entstehung der Zellen des Immunsystems und ihre Konzentration im Blut haben wir schon im letzten Kapitel besprochen, sodass jetzt nur noch ihre Funktion zu klären ist. Den Anfang machen die Zellen, die Teil der unspezifischen Abwehr sind.

8.2.1 Neutrophile Granulozyten

Wie die anderen Granulozyten auch, sind die Neutrophilen Teil der **unspezifischen Abwehr.** Aggregate von neutrophilen Granulozyten sind der Hauptbestandteil von **Eiter,** der besonders bei bakteriellen Infektionen entsteht. Die Aufgabe der Neutrophilen ist dementsprechend v. a. die Abwehr von Bakterien.

Was macht ein Neutrophiler, wenn er auf ein Bakterium trifft? Er **phagozytiert** es. Aber nur weil sich das Bakterium auf einmal im Inneren des Neutrophilen befindet, ist es noch lange nicht tot. Die Neutrophilen enthalten deshalb Enzyme, die Bakterienbestandteile direkt spalten können (z. B. **Lysozym und Elastase**). Diese können teilweise auch aus dem Neutrophilen sezerniert werden, um den Bakterien schon vor der Aufnahme zu schaden. Zudem besitzt der Neutrophile Enzyme, die reaktive Sauerstoffspezies erzeugen können (**NADPH-Oxidase**), die dann von der **Myeloperoxidase** zur Synthese der **bakteriziden hypochlorigen Säure (HClO)** genutzt werden. In diesem Zusammenhang solltet ihr euch merken, dass es Enzyme namens **Superoxiddismutase** gibt, deren wichtigster Vertreter Kupfer benötigt.

Da der Neutrophile natürlich auch Verstärkung holen möchte, setzt er zudem Entzündungsmediatoren, wie die **Leukotriene,** frei.

> 😊 **FÜR AHNUNGSLOSE**
> Wie kann der neutrophile Granulozyt Verdauungsenzyme enthalten, ohne dass diese ihn selbst verdauen? Manche dieser Enzyme spalten nur Bakterienbestandteile, sind also für den Neutrophilen ungefährlich. Andere, weniger spezifische Enzyme werden in speziellen Organellen, den **Lysosomen,** sicher verwahrt. Diese verschmelzen dann mit dem Phagosom, in welches das Bakterium bei der Phagozytose verpackt wird, und bleiben so von den restlichen Zellbestandteilen getrennt.

8.2.2 Eosinophile Granulozyten

Die Eosinophilen solltet ihr euch v. a. im Zusammenhang mit der **Abwehr von Parasiten** (und wegen ihrer Beteiligung bei allergischen Reaktionen) merken.

> **LERNTIPP**
> Neben den Eosinophilen sind die Antikörper vom Typ IgE ebenfalls an der Parasitenabwehr beteiligt.
> **E**osinophile und Ig**E** helfen gegen **E**klige Parasiten!

8.2.3 Basophile Granulozyten

Die Basophilen sind die seltensten Granulozyten. Ihre Funktion ist nicht genau geklärt (sie werden ebenfalls mit Allergien und Parasiten in Verbindung gebracht), aber sie enthalten Granula – und deren Inhalt solltet ihr kennen: **Histamin, Heparin und Serotonin!**

8.2.4 Monozyten/Makrophagen

Monozyten sind die Vorstufen der Makrophagen. Makrophagen kommen nicht nur im Blut, sondern auch im Gewebe vor und ähneln in ihrer bevorzugten Arbeitsweise den Neutrophilen: Sie phagozytieren ihre „Opfer".

> **! ACHTUNG**
> In einigen Geweben haben Makrophagen spezielle Namen (Kupffer-Zellen in der Leber, Mikroglia im Gehirn). Es handelt sich aber trotzdem um die gleichen Zellen.

Im Zusammenhang mit Makrophagen und Neutrophilen sollte man auch den Begriff **Opsonierung** kennen. Normalerweise erkennen die phagozytierenden Zellen Moleküle oder Strukturen innerhalb von Molekülen, die auf Krankheitserregern gehäuft auftreten, sogenannte **PAMPs** (Pathogen-Associated Molecular Patterns). Manche Krankheitserreger sind allerdings geschickt und geben sich nicht so leicht zu erkennen. Erst wenn andere Komponenten des Immunsystems, z. B. Antikörper oder Faktoren des Komplementsystems, an sie gebunden haben, sind sie für die Phagozyten sichtbar. Dieses „Erkennbarmachen" bezeichnet man auch als Opsonierung. Prüfungsrelevante Substanzen zur Opsonierung sind zum einen Antikörper, zum anderen aber auch Faktoren des Komplementsystems, v. a. **C3b**.

Neben dieser zielgerichteten Aktivierung der Makrophagen auf einen Fremdkörper können sie auch relativ unspezifisch in Alarmbereitschaft versetzt werden. Eine der wichtigsten Substanzen ist **Interferon γ**, ein Zytokin, das grundsätzlich bei Entzündungen freigesetzt wird. Interleukin 1, das sogar von Makrophagen gebildet wird, hat denselben Effekt.

> **FÜR AHNUNGSLOSE**
> Was sind Zytokine? Zytokine sind kleine Proteine, die das Wachstum von Zellen beeinflussen und auf ihre Differenzierung Einfluss nehmen können. Die Abgrenzung zu Hormonen und Wachstumsfaktoren ist dementsprechend nicht ganz eindeutig.

Übrigens: Makrophagen können, um gegen Bakterien vorzugehen, **Stickstoffmonoxid** (NO) synthetisieren, das ihr bereits als Vasodilatator kennengelernt habt.

8.2.5 Mastzellen

Mastzellen sollten euch v. a. aufgrund ihrer Funktion bei **Allergien** im Gedächtnis bleiben. Wenn man über die Funktionsweise von Mastzellen Bescheid weiß, kann man sich auch erklären, warum anaphylaktische Reaktionen in der Regel bei mehrmaligem Kontakt mit der auslösenden Substanz (Allergen) schlimmer werden: Bei den ersten Kontakten mit dem Allergen beginnt der Körper erst Antikörper (v. a. vom Typ **IgE**) zu bilden. Liegen diese Antikörper im Blut vor, kommen beim nächsten Kontakt mit dem Allergen die Mastzellen ins Spiel: Sie nutzen die Antikörper quasi als Rezeptoren. Wenn die Antikörper das Allergen binden, entleeren die Mastzellen ihre Granula und es kommt zur anaphylaktischen Reaktion.

Was ist in den Granula der Mastzellen enthalten? Dasselbe, was man auch in den Granula der basophilen Granulozyten findet, die ebenfalls an allergischen Reaktionen beteiligt sind: **Histamin, Heparin und Serotonin!**

8.2.6 Lymphozyten

Während die bisher besprochenen Zellen v. a. der angeborenen Abwehr zuzuordnen waren und höchstens gelegentlich mit der erworbenen Abwehr interagieren, sind die nun folgenden Zellen essenzielle Bestandteile der erworbenen, spezifischen Immunreaktion.

Natürliche Killerzellen

Wie immer gibt es keine Regel ohne Ausnahme: Obwohl die **natürlichen Killerzellen** (NK-Zellen) sich wie B- und T-Lymphozyt von lymphatischen Vorläuferzellen ableiten, gehören sie zur unspezifischen Abwehr. T-Killerzellen schauen nach, ob eine Zelle **MHC-I-Moleküle auf ihrer Oberfläche exprimiert**. Tut sie das nicht, wird sie zur Apoptose gezwungen.

Exkurs: MHC-Moleküle

Was sind MHC-Moleküle und warum muss eine Zelle eliminiert werden, wenn sie kein MHC-I exprimiert?

MHC steht für **Major Histocompatibility Complex** (Haupthistokompatibilitätskomplex; entscheidet über die Kompatibilität von Geweben bei Transplantationen). Eine weitere häufig verwendete Bezeichnung für den MHC des Menschen ist **HLA (Human Lymphocyte Antigen)**.

Bei MHCs handelt es sich um Proteine, die auf der Oberfläche von Zellen sitzen und kurze Proteinfragmente präsentieren. Die MHC-Proteine des Menschen zeigen einen starken **genetischen Polymorphismus**, sehen also bei keinem Menschen (außer eineiigen Zwillingen) exakt gleich aus. Man unterscheidet MHC-I und MHC-II (> Tab. 8.1):

- **MHC-I-Moleküle** befinden sich auf **allen kernhaltigen Zellen**. Sie präsentieren Proteine, die **von der Zelle selbst synthetisiert** wurden. Diese werden **im Proteasom** in handliche Teile gespalten und dann im rauen ER auf die MHC-I-Moleküle geladen. Warum das Ganze? Manche Krankheitserreger dringen in Zellen ein und sind dann für die Zellen des Immunsystems unsichtbar. Deshalb zeigt die Zelle über MHC-I-Moleküle, welche Proteine in ihr produziert werden. Sieht das Immunsystem, dass die Zelle Proteine herstellt, die sie eigentlich nicht herstellen sollte (körperfremd), wird sie – inkl. Krankheitserreger im Inneren – getötet.

Manche Krankheitserreger zwingen deshalb die Zelle dazu, weniger MHC-I zu exprimieren. Das Immunsystem weiß aber: Wenn eine Zelle kein MHC-I exprimiert, hat sie etwas zu verbergen, und die natürlichen Killerzellen töten sie … sicher ist sicher!

Leider müsst ihr auch die Struktur des MHC-I-Moleküls kennen: Es besteht aus **einer α-Kette, die durch die Membran ragt**, und einem **angelagerten** (aber nicht kovalent gebundenen) **β₂-Mikroglobulin** (> Abb. 8.1).

- **MHC-II-Moleküle** befinden sich nur auf Zellen, die darauf spezialisiert sind, Antigene zu präsentieren. Zu diesen zählen **dendritische Zellen** sowie **aktivierte Makrophagen** und **B-Zellen**. Diese Zellen phagozytieren Krankheitserreger sowie deren Proteine über MHC-II. Alle phagozytierten

Tab. 8.1 Vergleich MHC-I vs. MHC-II

	MHC-I	MHC-II
Wo?	Alle kernhaltigen Zellen	Antigenpräsentierende Zellen (B-Zelle, Makrophage, dendritische Zelle)
Was wird präsentiert?	Proteine der Zelle	Phagozytierte Krankheitserreger
Ort der Beladung	Raues ER	Endosom / Lysosom
Struktur	α-Kette in Membran und angelagertes β₂-Mikroglobulin	α- und β-Kette in Membran

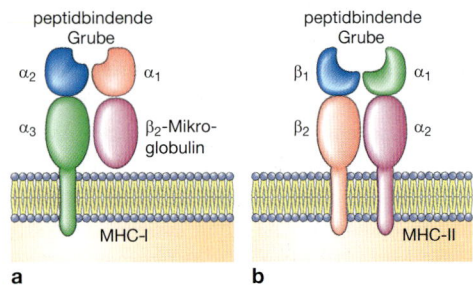

Abb. 8.1 MHC-I und MHC-II [L253]

Substanzen landen zunächst einmal im **Endo- bzw. Phagosom**. Dort werden sie auch direkt auf die MHC-II-Moleküle geladen (> Abb. 8.2). Im Gegensatz zu B-Zellen und Makrophagen, die auch noch andere Aufgaben erfüllen, ist die Hauptaufgabe der dendritischen Zellen tatsächlich die Antigenpräsentation über MHC-II.

Zur Struktur von MHC-II: Es besteht aus **zwei Ketten, α und β, die beide in der Membran verankert** sind (> Abb. 8.1).

B-Lymphozyten

Die B-Lymphozyten entwickeln sich im **Knochenmark** und reifen auch dort (B = Bone ... auch wenn es sich eigentlich von Bursa Fabricii ableitet). B-Lymphozyten haben eine Aufgabe: Wenn sie einen Krankheitserreger erkennen, sollen sie sich **zur sogenannten Plasmazelle differenzieren** und gegen ihn **Antikörper produzieren.**

Um Antigene zu erkennen, besitzt der B-Lymphozyt einen **B-Zell-Rezeptor.** Dabei handelt es sich um einen **membrangebundenen Antikörper.** Dieser Antikörper (vom Typ **IgM oder IgD**) kann Antigene einfach so erkennen und muss diese nicht über MHC präsentiert bekommen. Hat der B-Lymphozyt ein Antigen erkannt, wird es phagozytiert und über MHC-II präsentiert. Erkennt nun ein **passender T-Lymphozyt** das Antigen, aktiviert er den B-Lymphozyten (u. a. über **Interleukin 4**). Der B-Lymphozyt vermehrt sich daraufhin, um gegen das Antigen vorgehen zu können (**klonale Expansion**), und differenziert sich zur Plasmazelle, die Antikörper produziert.

Nachdem die Gefahr gebannt ist, bilden sich **B-Gedächtniszellen**, um schneller Antikörper bilden zu können, falls das Antigen erneut im Körper vorkommt.

😊 FÜR AHNUNGSLOSE

Haben die Plasmazellen ihren Namen erhalten, weil sie viel Zytoplasma besitzen? Nein, sie produzieren viele Proteine und besitzen dafür viel endoPLASMAtisches Retikulum. Schließlich werden die sekretorischen Proteine (Antikörper werden aus der Zelle ausgeschieden) an den Ribosomen des rauen endoplasmatischen Retikulums synthetisiert.

T-Lymphozyten

T-Lymphozyten werden ebenfalls **im Knochenmark gebildet, reifen aber im Thymus.** Ein T-Lymphozyt besitzt ebenfalls einen Rezeptor, den T-Zell-Rezeptor (> Abb. 8.3), muss seine Antigene aber über

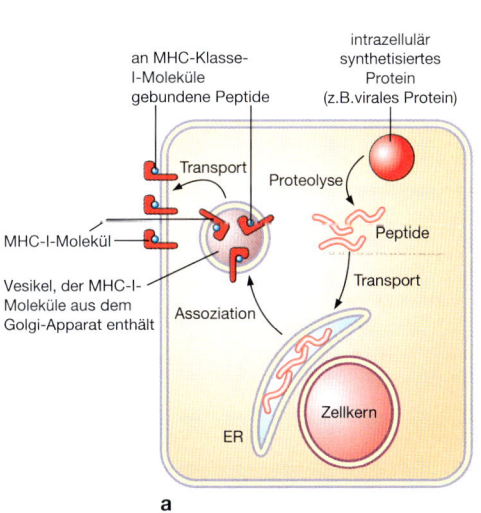
a

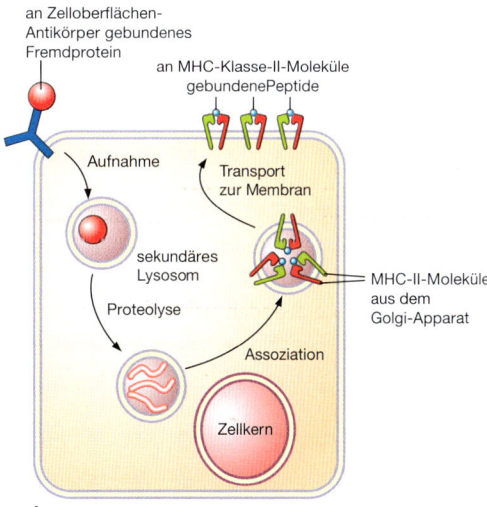
b

Abb. 8.2 Beladung von MHC-I und MHC-II [L253]

MHC-Moleküle präsentiert bekommen, um sie zu erkennen.

Die T-Zell-Rezeptoren sehen sehr unterschiedlich aus und richten sich jeweils nur gegen ein Antigen. Entsprechend gibt es, wie bei den MHC-Molekülen, einen ausgeprägten **genetischen Polymorphismus,** damit auch jedes körperfremde Antigen von T-Zell-Rezeptoren erkannt werden kann. Der T-Zell-Rezeptor selbst ist ein **Heterodimer,** das zudem mit einem Co-Rezeptor namens **CD3** kooperiert. CD3 kommt nur auf T-Zellen vor und kann deswegen als Marker für T-Lymphozyten verwendet werden.

> 😊 **FÜR AHNUNGSLOSE**
>
> Was ist ein **Heterodimer**? Ein Heterodimer ist ein Molekül, das aus zwei Teilen besteht, die aber unterschiedlich sind. Wären sie gleich, würde man von einem Homodimer sprechen. Im Fall des T-Zell-Rezeptors sind es eine **α- und eine β-Kette.**

Bevor ein T-Lymphozyt seiner eigentlichen Bestimmung nachgehen kann, muss er im Thymus erst einmal darauf vorbereitet werden (Reifung; > Abb. 8.4). Diese Vorbereitung ist zweischrittig:

1. Der T-Lymphozyt bekommt von **Thymusepithelzellen MHC-Moleküle präsentiert** und muss diese mit der richtigen Affinität binden, sonst wird er in die Apoptose geschickt.

2. Der T-Lymphozyt bekommt von **dendritischen Zellen körpereigene Proteine präsentiert** und darf diese nicht als fremd erkennen, sonst wird er in die Apoptose geschickt.

Hat er diese beiden Prüfungen bestanden, darf er als naive, also noch nicht aktivierte T-Zelle in die Blutbahn. Nun können wir uns mit der Funktion befassen. Dabei unterscheidet man zwei verschiedene T-Lymphozyten:

- **Zytotoxische T-Lymphozyten** bzw. **T-Killerzellen** (nicht verwechseln mit natürlichen Killerzellen!) erkennen Antigene, die ihnen über **MHC-I-Moleküle** präsentiert werden. Handelt es sich dabei um ein körperfremdes Antigen (weil sich ein Krankheitserreger in der Zelle eingenistet hat), wird die Zelle getötet, indem sie z. B. in die Apoptose geschickt wird.
Um die Bindung des zytotoxischen T-Lymphozyten an die Zelle mit MHC-I zu stabilisieren, besitzt er einen Hilfsrezeptor namens **CD8.**

- **T-Helferzellen** interagieren dagegen mit den **MHC-II-Molekülen,** z. B. von B-Lymphozyten (> Abb. 8.5). Auch sie nutzen zur Stabilisierung dieser Bindung einen Hilfsrezeptor, das **CD4.** Neben dem bereits angesprochenen Interleukin 4 setzen sie dabei auch noch **Interleukin 2** frei, um weitere T-Lymphozyten zu aktivieren. T-Helferzellen tragen ihren Namen also, weil sie B-Lymphozyten bei der klonalen Expansion und der Differenzierung zur Plasmazelle helfen.

> 😊 **FÜR AHNUNGSLOSE**
>
> Wofür steht „**CD**"? CD steht für **Cluster of Differentiation.** Moleküle, die so bezeichnet werden, finden sich auf der Oberfläche von Zellen, wo sie verschiedenste Funktionen haben können. Sie kommen nicht nur auf Zellen des Immunsystems vor und können sogar genutzt werden, um Zellen zu identifizieren.
> Für das Immunsystem gilt:
> - Alle T-Lymphozyten tragen CD3.
> - T-Helferzellen tragen CD4 und interagieren mit MHC-II (Merkhilfe 2 × 4 = 8).
> - T-Killerzellen tragen CD8 und interagieren mit MHC-I (Merkhilfe 1 × 8 = 8).
>
> Bitte bedenkt aber immer, dass der T-Zell-Rezeptor das über das MHC-Molekül präsentierte Antigen bindet. CD4 und CD8 dienen nur zur Unterstützung!

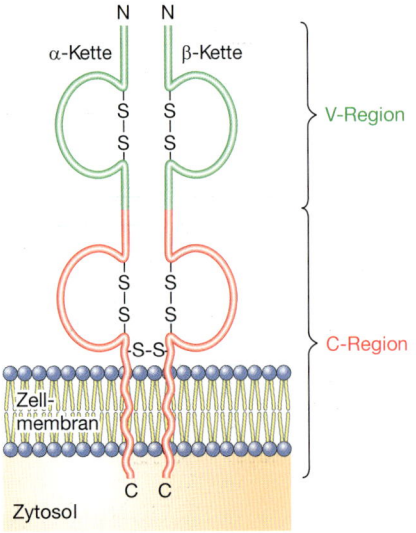

Abb. 8.3 T-Zell-Rezeptor [L253]

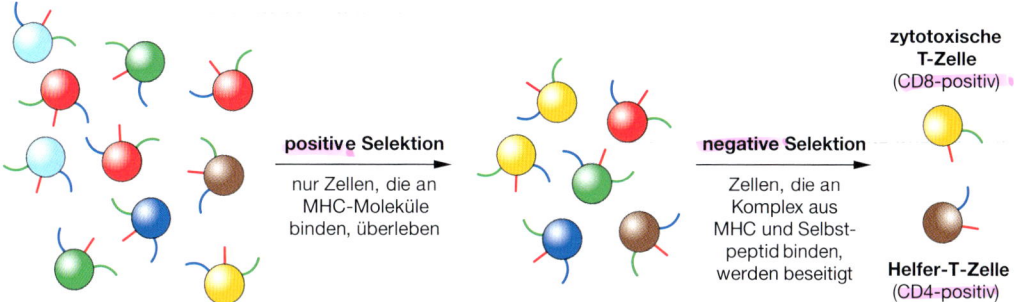

Abb. 8.4 Reifung der T-Lymphozyten [L253]

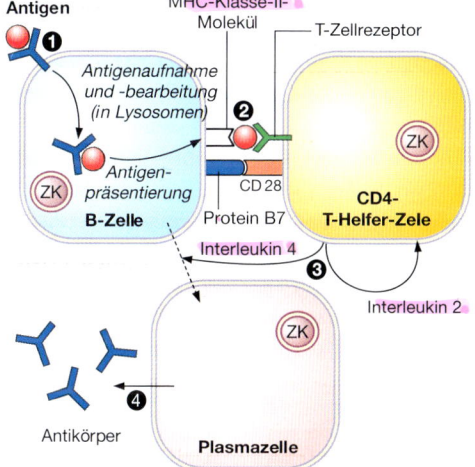

Abb. 8.5 Interaktion zwischen B-Lymphozyt und T-Helferzellen [L253]

Übrigens: Einige T-Lymphozyten werden ebenfalls zu **T-Gedächtniszellen,** um für zukünftige Angriffe gewappnet zu sein, während sich andere zu **regulatorischen T-Lymphozyten** differenzieren, die das Immunsystem bei Bedarf etwas bremsen.

8.3 Antikörper

Bei der erworbenen Immunabwehr geht es v. a. darum, die passenden B-Lymphozyten dazu zu bringen, sich zu vermehren, zu differenzieren und Antikörper zu produzieren. Antikörper werden auch **Immunglobuline (Ig)** genannt. Jeder Antikörper passt zu genau einem Antigen; es handelt sich also um eine ziemlich spezifische Bindung.

8.3.1 Struktur

Antikörper sind **Glykoproteine,** deren Grundstruktur aus **zwei identischen leichten und zwei identischen schweren Ketten** besteht (L-Kette = light und H-Kette = heavy), die über Disulfidbrücken verbunden sind (➤ Abb. 8.6). Die Anordnung der Ketten erinnert dabei an ein Y.

Man kann zudem **konstante Domänen** (am carboxyterminalen Ende) von **variablen Domänen** (am aminoterminalen Ende) unterscheiden. Sowohl

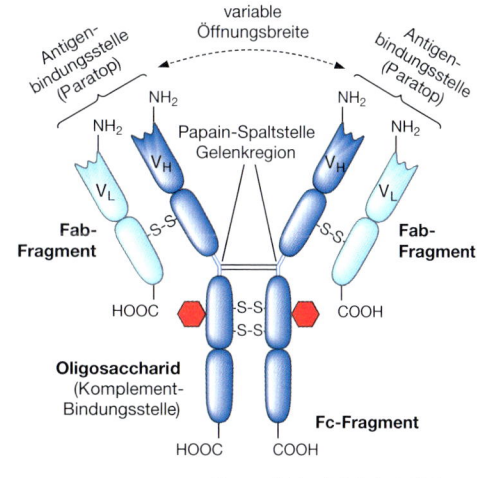

Abb. 8.6 Grundstruktur eines Antikörpers [L253]

leichte als auch schwere Ketten sind am Aufbau von konstanter und variabler Domäne beteiligt.

> 😊 **FÜR AHNUNGSLOSE**
>
> Warum gibt es konstante und variable Domänen? Die konstanten Domänen können vom Körper auf die immer gleiche Weise synthetisiert werden, zumindest für die einzelnen Antikörperklassen. Die variablen Domänen sind notwendig, damit die Antikörper an die unterschiedlichen Antigene, mit denen der Körper in Kontakt kommen kann, binden können.

Eine weitere wichtige Unterteilung ergibt sich, wenn man Antikörper mit dem Enzym **Papain** (aus der Papaya) spaltet. Es entstehen zwei Teile:
- Die F_{ab}-**Fragmente** (Fragment Antigen Binding) enthalten u. a. die variablen Domänen der leichten und schweren Ketten. Da sich am Ende der beiden variablen Domänen (an den beiden „Ärmchen" des Y) auch die Regionen zur Bindung der Antigene befinden (**Paratope**), können die F_{ab}-Fragmente Antigene erkennen. Um die vielen durch Antikörper vermittelten Reaktionen auszulösen, sind sie allerdings auf das andere Spaltprodukt des Papains angewiesen.

Die Bindung eines Antigens erfolgt übrigens **nicht über eine kovalente Bindung,** sondern über schwächere intermolekulare Kräfte wie z. B. hydrophobe Wechselwirkungen, Van-der-Waals-Kräfte oder Wasserstoffbrücken.
- Die F_c-**Fragmente** (Fragment Crystallizable) bestehen nur aus schweren Ketten. Sie spielen zwar bei der Bindung von Antigenen keine Rolle, vermitteln aber die Bindung z. B. zu Makrophagen und bewirken die Aktivierung des Komplementsystems.

> Die Stelle, an der Papain den Antikörper spaltet, wird auch **Gelenkregion** genannt. Diese Region bringt Bewegung ins Molekül und ermöglicht es ihm, den Winkel zwischen den Y-Armen zu verändern. Dies ist notwendig, wenn er zwei Epitope auf demselben Molekül, die natürlich eine bestimmte Entfernung voneinander haben, binden will.

> Die enorme Vielfalt von Antikörpern, die synthetisiert werden können, wird möglich, indem die vorhandenen Gene zu verschiedenen Antikörpern kombiniert werden können (**somatische Rekombination**). Schließlich muss für jedes mögliche Epitop eines Krankheitserregers ein passender Antikörper gebildet werden können (➤ Abb. 8.7).

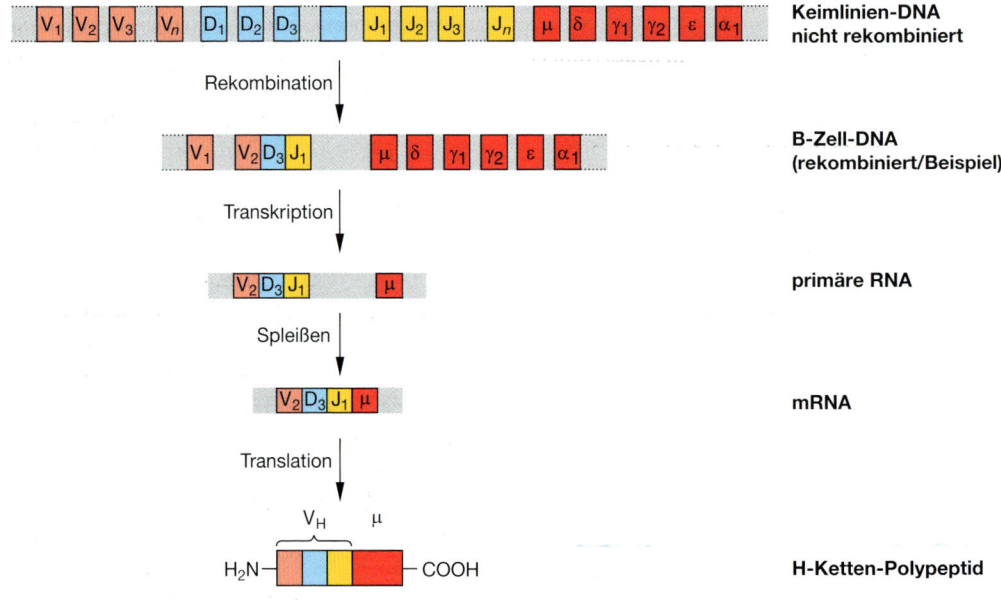

Abb. 8.7 Somatische Rekombination [L253]

FÜR DIE KLAUSUR

Um euch die unterschiedlichen Strukturmerkmale eines Antikörpers besser einzuprägen, versucht am besten einmal, ➤ Abb. 8.6 zu zeichnen und zu beschriften.

8.3.2 Klassen

Es gibt fünf verschiedene Antikörperklassen. Die Zugehörigkeit eines Antikörpers zu einer der Klassen wird durch seine schwere Kette bestimmt:
- α = IgA
- γ = IgG
- δ = IgD
- ε = IgE DHAUPT: ALLERGIE
- μ = IgM

Bei den leichten Ketten gibt es zwei verschiedene Ausführungen, κ (= Kappa) oder λ (= Lambda). Jedes Paar schwerer Ketten kann sowohl mit κ- als auch mit λ-Leichtketten kombiniert werden.

! ACHTUNG

Aber nicht vergessen: Leichte und schwere Ketten eines Antikörpers sind jeweils identisch. Er enthält also entweder zwei κ- oder zwei λ-Ketten.

Die unterschiedlichen Antikörperklassen haben unterschiedliche Funktionen. Ihr solltet aber v. a. wissen, dass bei einer Reaktion gegen ein neues Antigen **zunächst immer IgM** produziert wird. Erst später wird ein **Class-Switch** durchgeführt, sodass die Antikörperklasse synthetisiert wird, die für die Aufgabe am sinnvollsten ist:

- Antikörper vom Typ **IgA** kämpfen an den Außengrenzen unseres Körpers (z. B. Tränenflüssigkeit, Speichel und Muttermilch). IgA wird **als Dimer** sezerniert (➤ Abb. 8.8). Es handelt sich also eigentlich um zwei Antikörper, die über ein **Joining (J) Peptid** verbunden sind. Zudem enthält ein IgA-Dimer eine **sekretorische Komponente (SC-Kette)**, die es vor dem Abbau schützt. Da es im Epithel keine Plasmazellen gibt, werden die IgA, die sezerniert werden sollen, von Plasmazellen unter dem Epithel produziert und dann durch das Epithel nach außen transportiert.
- Antikörper vom Typ **IgG** sind **Monomere** und die häufigsten Antikörper im Blut. Neben ihren vielfältigen Aufgaben (Aktivierung des Komplementsystems, Neutralisierung von Toxinen, Opsonierung etc.) solltet ihr euch v. a. merken, dass sie aufgrund einer Besonderheit in ihrem F_c-Fragment **plazentagängig** sind, also in das Blut des ungeborenen Kindes gelangen und diesem so bei der Abwehr von Krankheitserregern helfen können, obwohl das Kind selbst noch gar keine erworbene Abwehr besitzt. Im Zusammenhang mit der Plazentagängigkeit von IgG sollte man den **Morbus hämolyticus neonatorum** kennen, der meist zusammen mit dem Rhesusfaktor im Rahmen der Biologie besprochen wird.
- Über Antikörper vom Typ **IgD** ist nur wenig bekannt. Ihr solltet aber auf jeden Fall wissen, dass sowohl IgD als auch IgM als **Rezeptor auf B-Zellen** vorkommen können.
- Auch zu **IgE** gibt es nicht so viel zu sagen. Ihr wisst bereits, dass es der Abwehr von **Parasiten** dient. Zudem kann es an allergischen Reaktionen beteiligt sein.
- Zu **IgM** gibt es wieder einige wissenswerte Fakten: Es handelt sich um ein **Pentamer** (besteht aus 5 Antikörpern), das wie das Dimer IgA über ein **J-Peptid** zusammengehalten wird (➤ Abb. 8.9). Wenn ein Antikörper eigentlich aus 5 Antikörpern besteht und damit 10 Epitope binden kann, könnt ihr euch denken, dass er gut geeignet ist, um zur Agglutination (Verklumpung) von Antigenen beizutragen. Die Agglutinate wiederum eignen sich hervorragend dazu, das **Komplementsystem zu aktivieren.** Dass Plasmazellen nach ihrer Differenzierung aus der B-Zelle **zunächst IgM produzieren**, wisst ihr bereits, und als letzten Fakt solltet ihr euch merken, dass auch die **Antikörper, welche die Antigene des AB0-Blutgruppensystems** binden können, vom Typ IgM sind.

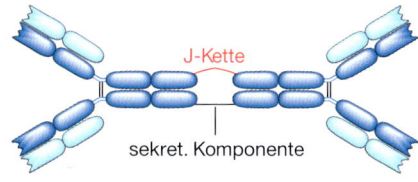

Abb. 8.8 Antikörper vom Typ IgA [L253]

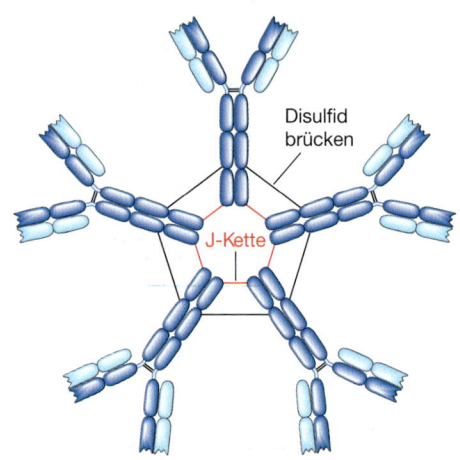

Abb. 8.9 Antikörper vom Typ IgM [L253]

> **LERNTIPP**
> Ig**M** ist **M**assiv (Molekülmasse über 700 kDA).
> Ig**G** ist plazenta**G**ängig.
> Ig**A** wird **A**usgeschleust.
> Ig**E** hilft gegen **E**klige Parasiten.

8.4 Komplementsystem

Das Komplementsystem gehört, wie bereits erwähnt, zur **unspezifischen, angeborenen Abwehr** und erfüllt mehrere Aufgaben:
- Die wichtigste Funktion ist die Bildung eines **Membranangriffskomplexes**, der Löcher in die Membran von Krankheitserregern bohren kann (> Abb. 8.10).
- Eine weitere Aufgabe ist die **Opsonierung** von Krankheitserregern, um sie den Zellen, die zur Phagozytose fähig sind, schmackhaft zu machen. Für diese Aufgabe solltet ihr euch v. a. den Faktor C3b merken.
- Einige Bestandteile des Komplementsystems sind zudem in der Lage, als **Entzündungsmediatoren** zu fungieren.

Das Komplementsystem hat viele Bestandteile, von denen ihr v. a. die **Faktoren C1–C9** kennen müsst. Diese Faktoren werden im Rahmen der Aktivierungskaskade des Komplementsystems jeweils in ein a- und ein b-Fragment gespalten. Es handelt sich also wieder um eine **Zymogenaktivierung** durch **limitierte Proteolyse**.

Es gibt zwei Möglichkeiten, das Komplementsystem zu aktivieren, den **klassischen** und den **alternativen Weg**, wobei beide eine gemeinsame Endstrecke haben (> Abb. 8.10).

8.4.1 Klassischer Aktivierungsweg

Auslöser des klassischen Aktivierungsweges ist ein **Komplex aus einem Antigen und einem Antikörper**, also einem Element der spezifischen erworbenen Immunabwehr. Der stärkste Aktivator des Komplementsystems ist dabei **IgM**, aber auch **IgG** ist dazu in der Lage.

1. Durch die Bindung an das Antigen aktivieren die Antikörper den Komplementfaktor C1.
2. Eine Untereinheit von C1 spaltet die Faktoren C2 und C4 in C2a und b bzw. C4a und b.
3. C4b und C2a bilden zusammen die **C3-Konvertase** und spalten C3 in C3a und C3b.
4. C3b bildet zusammen mit der C3-Konvertase (C4bC2a) die **C5-Konvertase** (C4bC2aC3b)

> **FÜR AHNUNGSLOSE**
> Was ist mit den Spaltprodukten, deren Funktion hier nicht erwähnt wird? Sie haben unterschiedliche Funktionen; manche fungieren z. B. als die angesprochenen Entzündungsmediatoren (v. a. Fragmente C3a, C4a und C5a). Was machen Entzündungsmediatoren? Das Übliche: Erhöhung der Gefäßpermeabilität, Rekrutierung weiterer Zellen des Immunsystems etc.

8.4.2 Alternativer Aktivierungsweg

Es wäre ziemlich ungeschickt, wenn eine Komponente des angeborenen Immunsystems, wie das Komplementsystem, ohne die Antikörper des erworbenen Immunsystems, das sich erst viel später vollständig ausbildet, nicht funktionieren kann. Aus diesem Grund gibt es eine weitere Möglichkeit, das Komplementsystem ohne Antikörper in Gang zu bringen:

1. Der Faktor **C3** wird gelegentlich spontan in C3a und C3b gespalten. Normalerweise wird C3b

(BESSERE ABBIERKLÄRUNG IM HORN ?) → SIEHE IPAD NOTIZEN

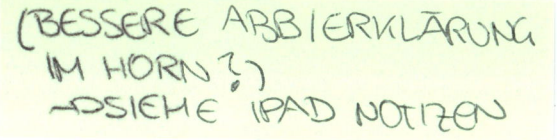

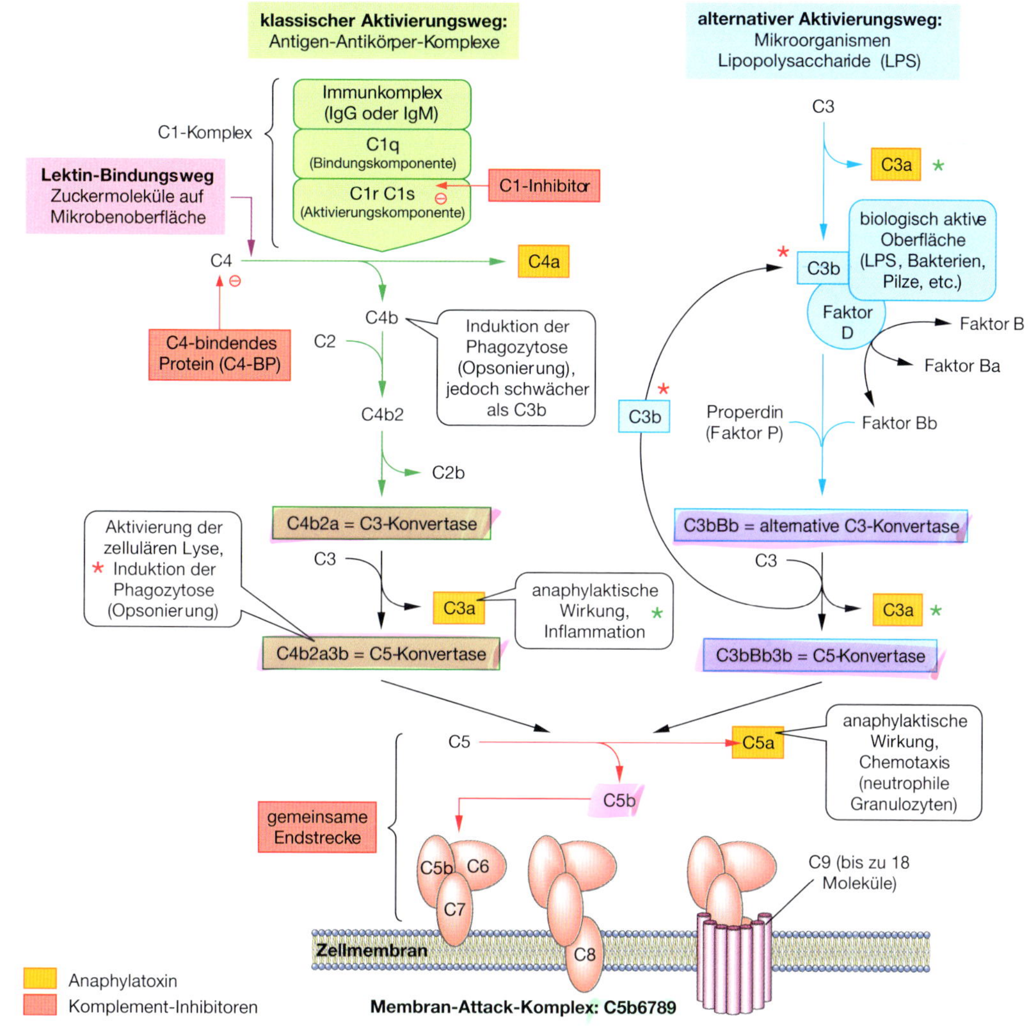

Abb. 8.10 Bildung des Membranangriffskomplexes über den klassischen und den alternativen Aktivierungsweg [L253]

durch verschiedene Reaktionen schnell inaktiviert, aber wenn er auf bestimmte Oberflächen wie die einer Bakterie trifft, wird er stabilisiert.

2. Durch Zusammenlagerung mit Faktor Bb entsteht nun eine **alternative C3-Konvertase** (C3bBb).
3. Die alternative C3-Konvertase spaltet ebenfalls C3 in C3a und C3b und lagert sich mit dem frisch entstandenen C3b zur **alternativen C5-Konvertase** (C3bBbC3b) zusammen.

8.4.3 Gemeinsame Endstrecke

Die Endstrecke der Aktivierung des Komplementsystems beginnt also mit der Bildung der C5-Konvertase. Diese spaltet erwartungsgemäß C5 in C5a und C5b, **wobei C5b an die Oberfläche des Bakteriums bindet.** An das C5b können andere Faktoren andocken, die zusammen den **Membranangriffskomplex (MAK)** bilden (C6,7,8,9). Der Membranangriffskomplex bildet einen Kanal durch die Membran der Zielzelle, durch den Ionen und/oder Wasser unkontrolliert in die bzw. aus der Zelle strömen können und sie auf diese Weise abtöten.

MERKE
Der MAK besteht aus **C5b, C6, C7, C8 und C9.**

!ACHTUNG
Nur weil manche Faktoren des Komplementsystems in der Lage sind, Krankheitserreger zu binden (z. B. zur Opsonierung), heißt das nicht, dass sie auch wie Antikörper in der Lage sind, diese zu agglutinieren.

8.5 Übungen

Tab. 8.2 Übungstabelle: Vergleich MHC-I vs. MHC-II

	MHC-I	MHC-II
Wo?		
Was wird präsentiert?		Phagozytierte
Ort der Beladung		
Struktur		

Tab. 8.3 Übungstabelle: Akute-Phase- vs. Anti-akute-Phase-Proteine

Protein	Akute-Phase- oder Anti-akute-Phase-Protein
Caeruloplasmin	
Albumin	
Ferritin	
CRP	
Transferrin	
Haptoglobin	

1. Vervollständige ➤ Tab. 8.2.
2. Ordne die Proteine in ➤ Tab. 8.3 zu.
3. Mit dem Enzym _____ stellen _____ Granulozyten HClO her.
4. Der Antikörper IgM ist ein _____mer.
5. Der Antikörper _____ ist ein Dimer.
6. Der Membranangriffskomplex besteht aus welchen Faktoren des Komplementsystems?

KAPITEL 9

Hormone

9.1 Einleitung und wiederkehrende Strukturen 237

9.2 Insulin, Diabetes und Glucagon 242

9.3 Adrenalin und Noradrenalin 248

9.4 Rund um die Hypophyse 250

9.5 Calciumhaushalt 266

9.6 Blutdruck und Elektrolyte 268

9.7 Übungen 270

Hormone sind uns bis hierhin v. a. in Form von Insulin und Glucagon begegnet, auf die wir natürlich auch in diesem Kapitel wieder treffen werden. Bei Hormonen handelt es sich zunächst einmal um **Botenstoffe,** die auf irgendeine Weise von Zellen freigesetzt werden, um bestimmte Reaktionen auszulösen. Es gibt viele verschiedene Möglichkeiten, Hormone zu klassifizieren, wie z. B. nach der Art und Weise, wie sie vom Ort ihrer Synthese zu ihrer Zielzelle gelangen (> Abb. 9.1).

😊 FÜR AHNUNGSLOSE

Sind Neurotransmitter und Zytokine auch Hormone? Normalerweise werden Neurotransmitter, die von Neuronen (Nervenzellen) freigesetzt werden und über eine Synapse wirken, nicht zu den Hormonen gezählt. Es gibt nämlich einige klar erkennbare Unterschiede, etwa hinsichtlich der Geschwindigkeit der Signalweiterleitung. Auch Zytokine, deren Aufgabe v. a. die Kontrolle von Wachstums- und Differenzierungsprozessen der Zelle ist, werden oft separat behandelt.

Für die Biochemie ist aber eher die Struktur der Hormone interessant, denn die bestimmt, wie sie an ihren Zielzellen wirken.

9.1 Einleitung und wiederkehrende Strukturen

9.1.1 Klassifikation

Man kann drei Klassen von Hormonen unterscheiden:
- **Aminosäurederivate:** In diese Klasse fallen alle Hormone, die im weitesten Sinne etwas mit Aminosäuren zu tun haben – vom kleinen biogenen Amin bis zum großen Protein. Wenn man möchte, kann man diese Klasse aber auch aufteilen in:
  – Aminosäurederivate im engeren Sinne, also Hormone, die nur aus einer (modifizierten) Aminosäure bestehen, wie etwa die **Schilddrüsenhormone T_3/T_4 und die biogenen Amine.** Während die biogenen Amine in der Regel **hydrophil** sind, gibt es mit den Schilddrüsenhormonen auch **lipophile Substanzen** in dieser Gruppe.
  – **Peptide und Proteine wie Insulin,** die aus mehreren über Peptidbindungen verknüpften Aminosäuren bestehen. Sie sind grundsätzlich **hydrophil.**

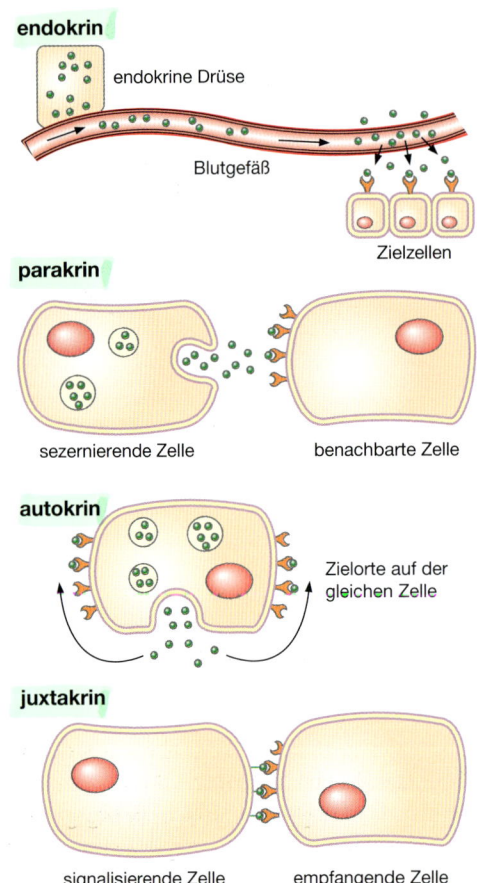

Abb. 9.1 Mechanismen der Sekretion [L253]

- **Eicosanoide:** Die Derivate **mehrfach ungesättigter Fettsäuren** sind euch schon im Blut begegnet. Sie entfalten ihre Wirkung eher lokal (denkt an Thrombozyten und Thromboxan A_2). Auch wenn man aufgrund ihrer Herkunft davon ausgehen würde, dass sie **hydrophob** sind, gibt es angesichts der Modifikationen im Rahmen ihrer Synthese auch **hydrophile** Vertreter.
- **Steroide:** Die Steroidhormone leiten sich alle vom **Cholesterin** ab und sind **lipophil.** Wichtige Beispiele sind die **Glucocorticoide** (z. B. Cortisol), aber auch die männlichen und weiblichen **Geschlechtshormone.**

9.1.2 Transport

Wenn ein Hormon ins Blut abgegeben wurde, muss es transportiert werden. Die Art und Weise des Transports richtet sich natürlich nach der Löslichkeit des Hormons. Während hydrophile Stoffe, wie die Proteine, in der Regel kein Problem haben, sich im wässrigen Blutplasma zu lösen, und einfach so zu ihrem Zielort schwimmen, brauchen lipophile Hormone Proteine, an die sie binden können. Ein Klassiker ist dabei natürlich das **Albumin,** aber manche Hormone haben sogar extra Transportproteine. Ein Beispiel wäre das **Tyroxin-bindende Globulin,** das für den Transport der lipophilen Schilddrüsenhormone T_3 und T_4 zuständig ist.

9.1.3 Rezeptoren

Einmal an der Zielzelle angekommen, hat unser Hormon ein Problem: Es braucht einen Rezeptor, der das Signal des Hormons an die Zelle weiterleitet und gewissermaßen als Übersetzer fungiert (> Abb. 9.2). Woher soll ein Hepatozyt schließlich wissen, was es bedeutet, wenn plötzlich ein Insulin gegen seine Zellmembran prallt?
- Lipophile Moleküle haben sich beim Transport im Blut schwer getan und waren auf ein Transportprotein angewiesen – an der Zelle angekommen, haben sie es dafür umso einfacher: Da sie lipophil sind, können sie mehr oder weniger unbehelligt durch die Membran diffundieren und quasi „mit der Tür ins Haus fallen". Folglich findet sich der Rezeptor **intrazellulär** (also innerhalb der Zelle).
- Die Tatsache, dass es so problemlos Membranen überwinden kann, hilft dem lipophilen Hormon aber nicht nur dabei, zu seinem intrazellulären Rezeptor zu gelangen. Es kann auch die Kernmembran überwinden und direkt mit der DNA der Zielzelle interagieren. Auf diese Weise kann es z. B. die Expression bestimmter Proteine erhöhen. Da die Proteinbiosynthese aber natürlich etwas Zeit in Anspruch nimmt, entfaltet ein lipophiles Hormon seine Wirkung natürlich nicht innerhalb von Sekunden. Folglich werden für Befehle des Körpers, die unmittelbar ausgeführt werden müssen, eher hydrophile Hormone verwendet.

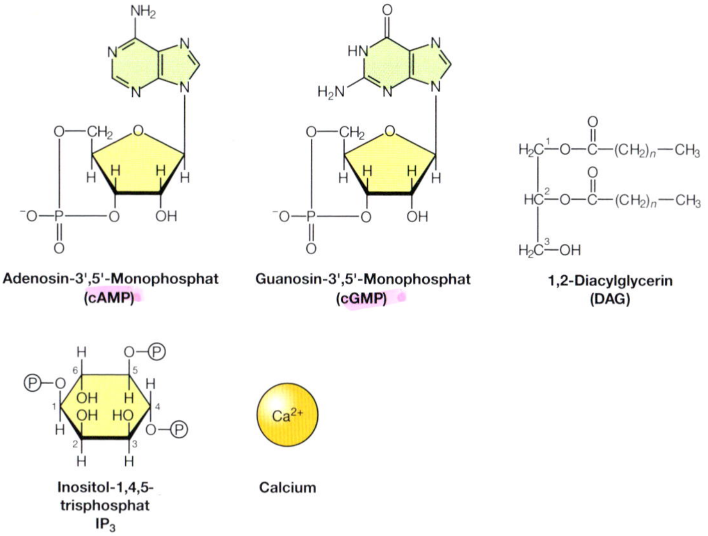

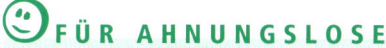

Abb. 9.2 Wichtige Mediatoren der intrazellulären Signaltransduktion [L253]

- Hydrophile Hormone können die Zellmembran nicht so einfach passieren. Und ein großes Protein mal eben durch die Zellmembran zu zwängen, ist ebenfalls keine Option. Aus diesem Grund besitzen Zellen auch **membranständige Rezeptoren,** die mit ihrer nach extrazellulär ragenden Seite die Hormone binden und mit ihrer intrazellulären Seite das Signal an die Zelle weitergeben.
- Man unterscheidet drei Typen:
  – **Ionenkanal-gekoppelte Rezeptoren:** Ein Rezeptor, der an einen Ionenkanal gekoppelt ist, bewirkt die Öffnung dieses Kanals, wenn ein Ligand bindet, sodass die geladenen Ionen in die Zelle strömen können. Die Änderung der Spannungsverteilung an der Membran ist für die Zelle das Signal, das die weiteren Effekte in Gang setzt.
  – **G-Protein-gekoppelte Rezeptoren:** Diese Rezeptoren bewirken die Aktivierung von G-Proteinen, die wir uns gleich noch detaillierter anschauen werden.
  – **Enzym-gekoppelte Rezeptoren:** Diese Rezeptoren binden ihren Liganden und beginnen daraufhin, intrazellulär eine Reaktion zu katalysieren, bei der ein Botenstoff entsteht. Die prüfungsrelevantesten Vertreter sind **Rezeptor-Tryrosinkinasen,** die Tyrosinreste phosphorylieren.

G-Protein-gekoppelte Rezeptoren (GPCR)

Die Liganden der Ionenkanäle sind v. a. Neurotransmitter (Acetylcholin, Glutamat, GABA), sodass wir diese hier nicht besprechen wollen (sie begegnen einem in der Physiologie zur Genüge) und uns direkt mit den G-Protein-gekoppelten Rezeptoren befassen. Diese verfügen alle über eine gemeinsame Struktur aus **7 Transmembrandomänen** (man spricht auch von **heptahelikalen Rezeptoren)** und funktionieren alle nach einem identischen Schema: Der G-Protein-gekoppelte Rezeptor aktiviert sein G-Protein, das sich vom Rezeptor löst und ein anderes Enzym aktiviert, das seinerseits einen Botenstoff, den **Second Messenger,** herstellt.

😊 FÜR AHNUNGSLOSE

Warum **Second Messenger?** Das Hormon vermittelt das Signal extrazellulär und ist der First Messenger (auch wenn dieser Begriff selten gebraucht wird). Das G-Protein zählt gewissermaßen noch zum Rezeptor, sodass erst der vom aktivierten Enzym synthetisierte Botenstoff der Second Messenger ist.

Auch die G-Proteine sind eine Wissenschaft für sich: Es gibt sogenannte kleine (**monomere**) G-Proteine, wie **Ras,** deren Namen ihr zumindest mal gehört haben solltet und die als Botenstoffe bei Wachstums- und Differenzierungsprozessen häufig für die Entstehung von Tumoren verantwortlich gemacht werden.

○─ Wesentlich häufiger begegnen einem im Medizinstudium aber **heterotrimere** G-Proteine, die – wie der Name erahnen lässt – aus drei unterschiedlichen Untereinheiten (**α, β und γ**) bestehen. Sie funktionieren wie folgt (> Abb. 9.3):

1. Im Ruhezustand hängt das G-Protein am Rezeptor und hat ein **GDP** gebunden.
2. Bindet der Rezeptor seinen Ligand, kommt es zu einer Konformationsänderung, die dafür sorgt, dass das G-Protein sein **GDP gegen GTP** tauscht.
3. Das G-Protein spaltet sich in zwei Teile (**α-Untereinheit** sowie **βγ-Untereinheit**), wobei die α-Untereinheit das GTP behält und die meisten bekannten Effektorenzyme aktiviert.
4. Nun ist es natürlich nicht im Sinne der Zelle, dass das G-Protein, wenn es einmal aktiviert wurde, ewig weiterarbeitet. Deshalb besitzt die α-Untereinheit eine intrinsische **GTPase-Aktivität**, kann also das GTP zu GDP spalten, und kehrt zusammen mit der βγ-Untereinheit in ihren Ausgangszustand zurück.

○─ Welche Enzyme werden nun durch die α-Untereinheit aktiviert? Es gibt viele Möglichkeiten, von denen ihr die zwei wichtigsten kennen solltet:

- **Adenylatcyclase:** Die Adenylatcyclase wandelt ATP in cAMP um. Das cAMP kann, wie ihr es bereits vom Glucagon kennt, die **Proteinkinase A (PKA) aktivieren**, die nun beginnt, bestimmte Proteine an **Serin- und Threoninresten zu phosphorylieren** und damit an- oder auszuschalten. cAMP kann auch über sogenannte **cAMP Response Element-Binding Proteins (CREB)** mit der DNA interagieren. Auf diese Weise können hydrophile Hormone die Genexpression ebenfalls beeinflussen. Ihr solltet euch merken, dass stimulatorische heterotrimere G-Proteine **(Gs)** mit der PKA interagieren. Es gibt allerdings auch inhibitorische heterotrimere G-Proteine **(Gi)**, welche die PKA in ihrer Aktivität hemmen können (> Abb. 9.4).
- **Phospholipase C (PLC):** Schon am Namen dieses Enzyms erkennt man: Sie spaltet Phospholipide, genauer gesagt das **Phosphatidylinositol-4,5-bisphosphat (PIP2).** Und woher nimmt sie dieses Phospholipid? Von dem Ort der Zelle, an dem viele Phospholipide vorkommen, der Zellmembran! Die PLC spaltet das PIP2 genau dort, wo die Phosphatgruppe, an der das Inositol hängt, mit dem Glycerin verestert ist. Was übrig bleibt, ist das Glycerin mit zwei Fettsäuren (**Diacylglycerin = DAG**) und **Inositol-1,4,5-trisphosphat (IP3)**.

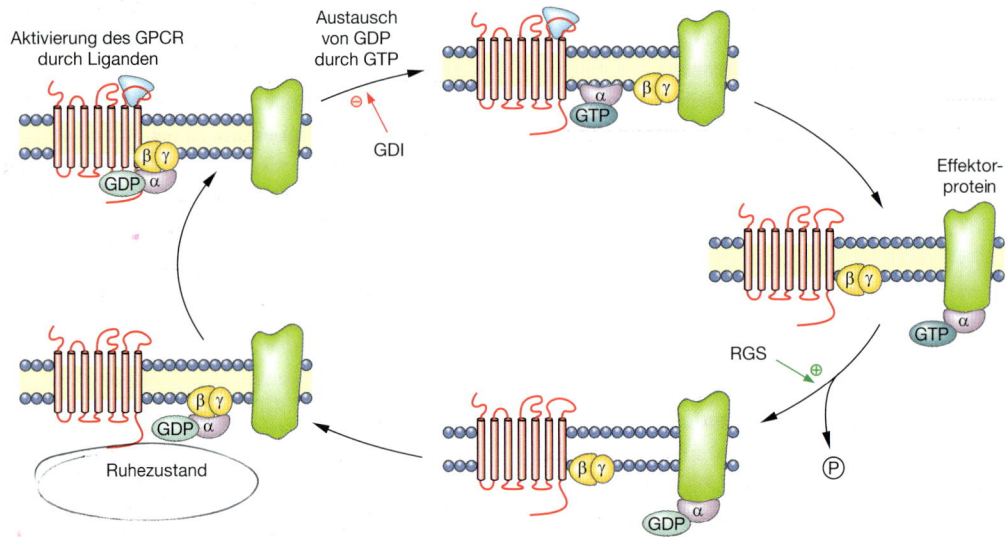

Abb. 9.3 Funktionsweise eines G-Protein-gekoppelten Rezeptors (GPCR) und seines heterotrimeren G-Proteins [L253]

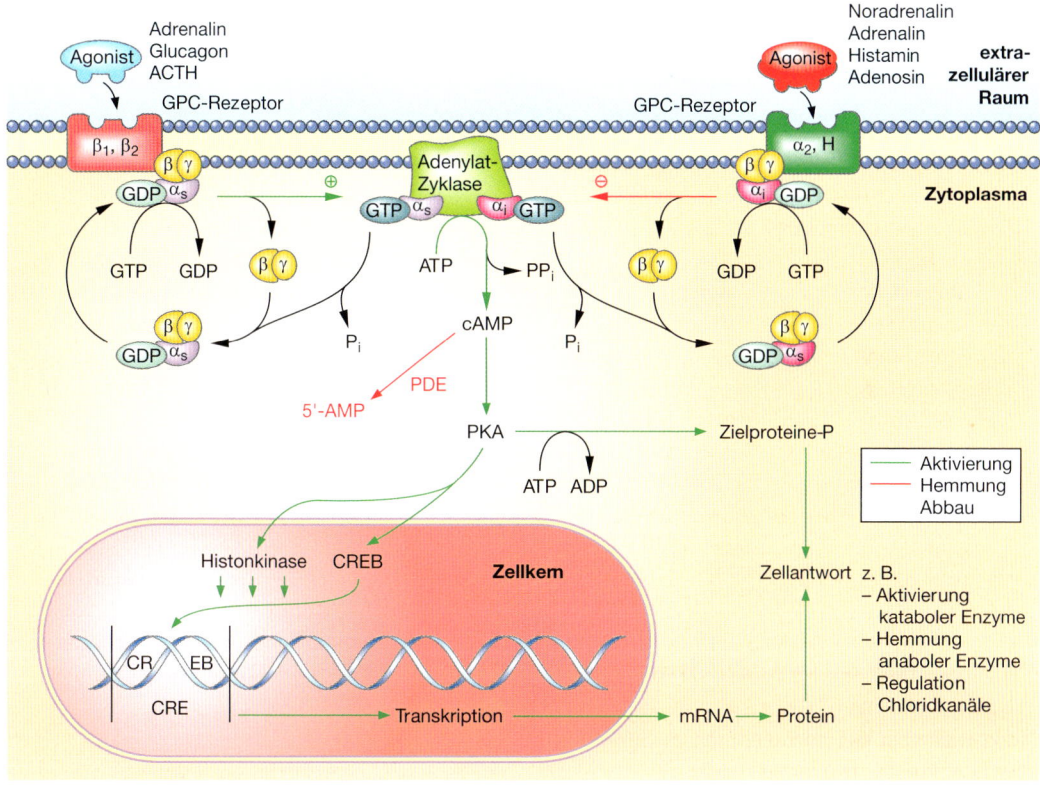

Abb. 9.4 Aktivierung und Hemmung der PKA durch Gs- und Gi-gekoppelte Rezeptoren [L253]

IP3 bewirkt nun über einen Ionenkanal-gekoppelten Rezeptor die Freisetzung von Calcium-Ionen aus dem endoplasmatischen Retikulum. Calcium kann nun zusammen mit Proteinen, die es binden, viele Funktionen erfüllen. Zum Beispiel aktiviert es – wie DAG auch – ein Enzym namens **Proteinkinase C,** das wiederum Proteine an Serin- und Threoninresten phosphoryliert. G-Proteine, welche die PLC aktivieren, werden auch als **Gq** bezeichnet (> Abb. 9.5).

Rezeptor-Tyrosinkinasen

Tyrosinkinasen (> Abb. 9.6A) liegen in der Membran als Monomere vor und bilden erst dann ein aktives Dimer (ein Homodimer!), wenn ein Ligand bindet. Die aktive Tyrosinkinase phosphoryliert zunächst ihre eigenen (intrazellulären) Tyrosinreste, die dann andere intrazelluläre Proteine aktivieren.

Man kann die ganze Sache beliebig verkomplizieren, indem man auch andere Kinasen betrachtet, aber wir wollen es an dieser Stelle dabei bewenden lassen. Nur eins noch: Wenn ihr mal von **Januskinasen** (Jak; > Abb. 9.6B) hört, solltet ihr wissen, dass es sich dabei ebenfalls um Enzym-gekoppelte Rezeptoren handelt. Im Gegensatz zu den Rezeptor-Tyrosinkinasen besitzen diese allerdings keine eigene Enzymaktivität, sondern sind auf die Kooperation mit anderen Kinasen wie Jak1 und 2 angewiesen, die wiederum STAT-Proteine (Signal Transducers and Activators of Transcription) phosphorylieren und aktivieren.

😊 FÜR AHNUNGSLOSE

Was sind STAT-Proteine? STAT-Proteine sind, wie der Name schon sagt, an der Weiterleitung von Signalen beteiligt, indem sie die Transkription aktivieren. Nach der Phosphorylierung durch die Januskinasen bilden zwei STAT-Proteine ein Dimer, das in den Zellkern wandert und dort als Transkriptionsfaktor fungiert.

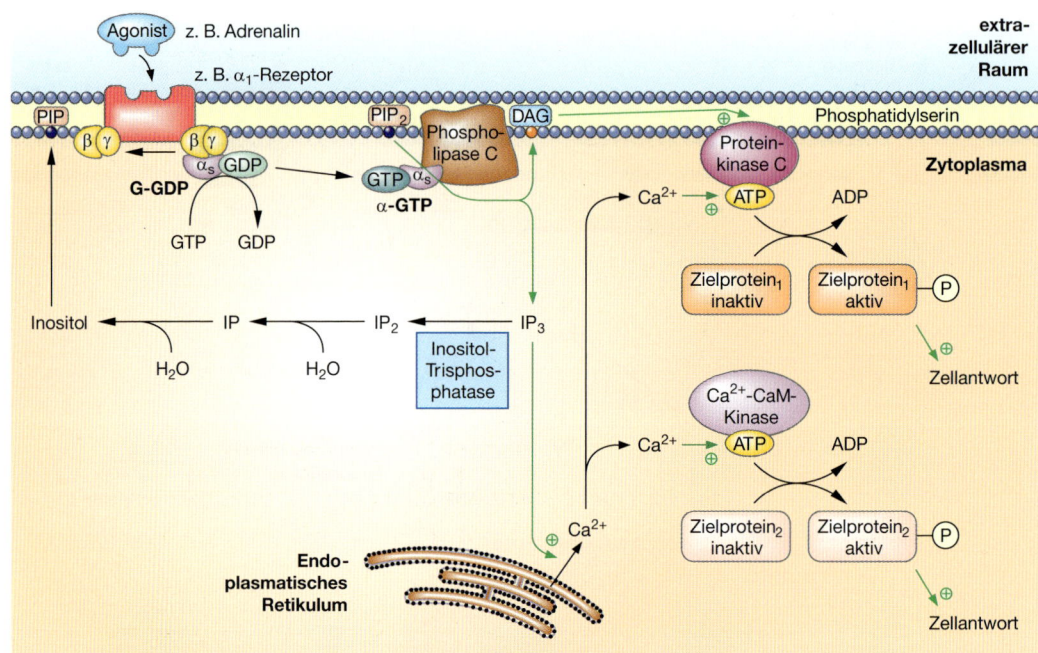

Abb. 9.5 Aktivierung der Phospholipase C durch einen Gq-gekoppelten Rezeptor [L253]

→ Merkt euch aber auf jeden Fall, welche Substanzen über Rezeptor-Tyrosinkinasen wirken:
- **Insulin!**
- Diverse Wachstumsfaktoren, die i. d. R. auf GF **(Growth Factor)** enden (EGF, PDGF etc.)

→ Neben den Kinase-gekoppelten Rezeptoren gibt es auch noch membranständige Guanylatcyclasen, die GTP (Guanosintriphosphat) in cGMP (cyclisches Guanosinmonophosphat) umwandeln können. Das cGMP kann anschließend intrazellulär Enzyme wie die **Proteinkinase G** aktivieren, welche dann Enzyme phosphorylieren können. Das cGMP wird im Anschluss, wie cAMP auch, von einer Phosphodiesterase gespalten. Als Ligand der membranständigen Guanylatcyclasen solltet ihr euch das **atriale natriuretische Peptid** (ANP; ➤ Kap. 9.6.1) merken!

! ACHTUNG
Es gibt auch lösliche (intrazelluläre) Guanylatcyclasen, über die Stickstoffmonoxid (NO), das gut durch Membranen diffundieren kann, seine Wirkung entfaltet.

FÜR DIE KLAUSUR
Manchmal will man euch erzählen, dass Adenylat- oder Guanylatcyclasen ihr cGMP oder cAMP aus GMP oder AMP herstellen – darauf bitte nicht reinfallen! Die Edukte sind immer die Nucleosidtriphosphate (GTP, ATP).

9.2 Insulin, Diabetes und Glucagon

Nach den ganzen Ausführungen über Theorie und Rezeptoren wollen wir uns nun wieder mit einer praktischen Frage befassen: Wie wird Insulin synthetisiert und sezerniert?

9.2.1 Insulinsynthese

Da es sich beim Insulin um ein sekretorisches Protein handelt, wisst ihr, wenn ihr das Kapitel zur posttranslationalen Modifikation gelesen habt, eigentlich schon, was passiert (➤ Abb. 9.7):
- Insulin wird transkribiert, translatiert und aufgrund seines Signalpeptids, das vom Signal Reco-

9.2 Insulin, Diabetes und Glucagon

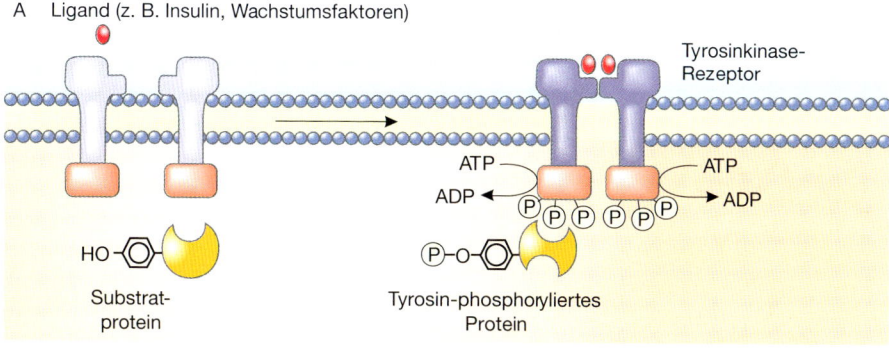

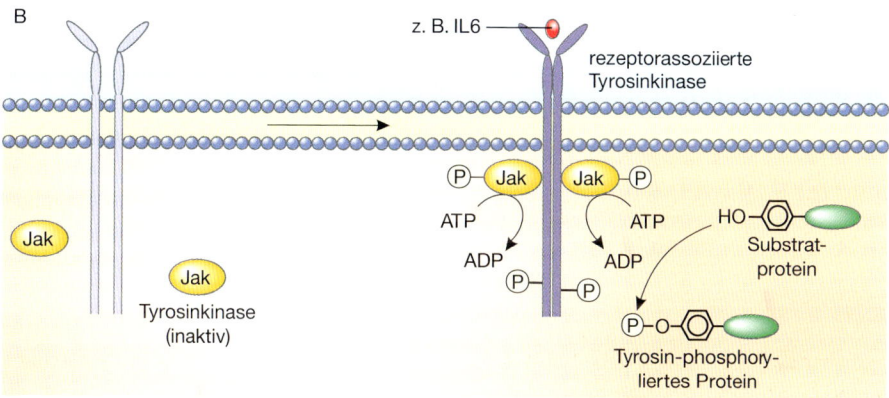

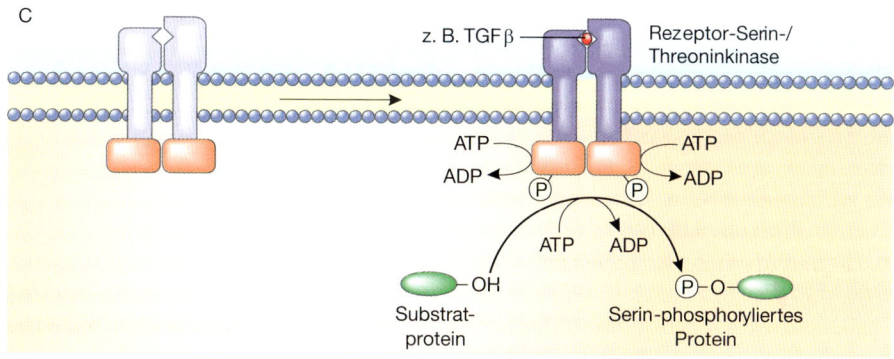

Abb. 9.6 Rezeptor-Tyrosinkinase (A), Januskinase (B) und Serin-/Threoninkinase (C) [L253]

gnition Particle erkannt wird, zum ER transportiert. Das Insulin inkl. Signalpeptid bezeichnet man auch als **Präproinsulin.**
- Das Signalpeptid wird abgespalten (man spricht dann vom **Proinsulin**) und im ER werden **drei Disulfidbrücken** eingefügt. Das Proinsulin besteht aus drei Ketten, die A-, B- und C-Kette genannt werden. Von den Disulfidbrücken finden sich zwei zwischen A- und B-Kette und eine innerhalb der A-Kette.
- Im Anschluss wird die C-Kette als **C-Peptid** abgespalten. Sechs Insulinmoleküle lagern sich mit einem Zink-Ion als **Zink-Hexamer** zusammen, die in Vesikeln gemeinsam auf ihre Freisetzung warten. Das fertige Insulin besteht aus **51 Aminosäuren.**

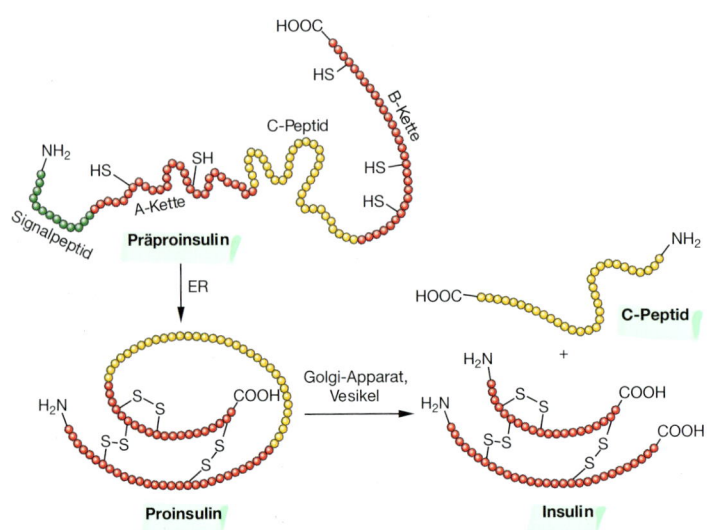

Abb. 9.7 Insulinsynthese [L253]

> **FÜR DIE KLAUSUR**
> Da bei der Synthese eines Insulinmoleküls ein C-Peptid entsteht, kann man es als Indikator für die Menge an selbst hergestelltem Insulin nutzen. Es hat nämlich eine längere Halbwertszeit als Insulin.

9.2.2 Insulinsekretion

Die Insulinsynthese findet in den **β-Zellen des Pankreas** statt, aus denen es bei Bedarf freigesetzt wird. Bis jetzt hatten wir es dabei belassen, zu sagen, dass ein Anstieg des Blutzuckerspiegels zur Freisetzung von Insulin führt, aber gerade im Hinblick auf mündliche Prüfungen sollte man schon etwas detaillierter Bescheid wissen (> Abb. 9.8):

1. Grundsätzlich wird immer etwas Insulin freigesetzt (basale Sekretion), aber wir wollen uns nun anschauen, was passiert, wenn nach einer Mahlzeit viel Zucker ins Blut gelangt. Zunächst wird bei hohen Blutglucosespiegeln viel Glucose in die β-Zellen des Pankreas aufgenommen. Die Glucose überwindet die Membran mittels erleichterter Diffusion durch **GLUT 2.** GLUT 2 ist **insulinunabhängig.**
2. Die Glucose wird dem Stoffwechsel zugeführt und im Rahmen von Glykolyse, PDH, Citratzyklus und Atmungskette entsteht ATP. Das ATP hemmt einen **ATP-sensitiven Kaliumkanal.**
3. Die Hemmung des Kaliumkanals verhindert, dass positiv geladene Kalium-Ionen die Zelle verlassen

können, und es kommt zu einer **Depolarisation.** Die Depolarisation bewirkt wiederum die Aktivierung **spannungsabhängiger Calciumkanäle**, die sich öffnen.
4. Durch die geöffneten Calciumkanäle strömt Calcium in die Zelle. Der **Calciumeinstrom** ist das Signal für die Vesikel, in denen das Insulin als Zink-Hexamer lagert, ihren Inhalt aus der Zelle in das Blut auszuschütten.

> **FÜR AHNUNGSLOSE**
> Wenn ein Kanal öffnet, woher weiß ich, ob das Ion, das den Kanal passieren kann, in die Zelle hinein oder aus ihr heraus strömt? Um diese Frage zu beantworten, muss man sich etwas detaillierter mit der Physiologie befassen. Die Richtung, in die die Ionen strömen, hängt von zwei Faktoren ab:
> - Der **Konzentration** des Ions auf beiden Seiten der Membran
> - Der **Ladung** des Ions und der Spannung über der Zellmembran (ein positiv geladenes Ion wird nicht in eine Zelle hineinströmen, die selbst sehr positiv geladen ist)
>
> Das Ganze kennt ihr schon vom **elektrochemischen Gradienten** bei der ATP-Synthese in der Atmungskette. In welche Richtung die Ionen schließlich strömen, hängt also letztlich immer von der Situation der Zelle ab. Grundsätzlich könnt ihr euch aber merken, dass Natrium und Calcium extrazellulär in so viel höheren Konzentrationen vorliegen als intrazellulär, dass sie i. d. R. in die Zelle hineinströmen, sobald sich ein Kanal öffnet.

Die Insulinfreisetzung wird auch von anderen Substanzen gefördert. In diesem Zusammenhang solltet

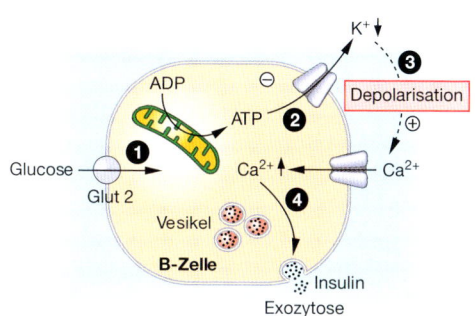

Abb. 9.8 Insulinsekretion als Reaktion auf einen Anstieg der Glucosekonzentration [L253]

ihr v. a. andere Nahrungsbestandteile (Aminosäuren, Fettsäuren) kennen. Außerdem gibt es Hormone, die auch als **Inkretine** bezeichnet werden (GIP = glucoseabhängiges insulinotropes Peptid, GLP-1 = Glucagon-like Peptide 1) und ebenfalls zur vermehrten Freisetzung von Insulin führen. Diese wurden entdeckt, als man feststellte, dass ein Anstieg des Glucosespiegels nach i. v. Gabe von Glucose nicht zu einem so starken Anstieg der Insulinsekretion führte wie die orale Gabe (Inkretin-Effekt). Dies ist darauf zurückzuführen, dass die Inkretine v. a. bei der Passage der Glucose durch den GI-Trakt synthetisiert werden.

Die Catecholamine hemmen dagegen die Insulinfreisetzung. Es wäre auch ziemlich ungünstig, wenn der Körper in einer Extremsituation versucht, den Blutzuckerspiegel zu senken, und damit dem Muskel wertvolle Glucose entzieht.

9.2.3 Wirkung des Insulins

Wie ihr bereits gelernt habt, wirkt Insulin an Zellen über den Insulinrezeptor, bei dem es sich um eine Rezeptor-Tyrosinkinase handelt. Zu diesem Rezeptor solltet ihr euch aber ein paar Besonderheiten merken:
- Er besteht aus **2 α- und 2 β-Ketten,** wobei die α-Ketten für die Bindung des Insulins zuständig sind und sich die β-Ketten um die Phosphorylierung der Produkte kümmern.
- Die wichtigste Substanz, die der Insulinrezeptor letztlich phosphoryliert, trägt den kreativen Namen **Insulin-Rezeptor-Substrat 1** (IRS-1).

Zur genauen Wirkung des Insulins habt ihr bei den jeweiligen Stoffwechselwegen schon viel gelernt. Diese Effekte werden v. a. über die Aktivierung einer **Phosphodiesterase** vermittelt, die cAMP spaltet (> Abb. 9.9).

FÜR DIE KLAUSUR
Die genauen Effekte von Insulin und Glucagon auf die einzelnen Stoffwechselwege lernt ihr am besten, indem ihr diese Kapitel im Buch (bzw. die Stoffwechselsteckbriefe) schnell noch einmal überfliegt. Stur die Wirkungen von Insulin und Glucagon zu pauken, ist insofern problematisch, als dass ihr euch dann eventuell zwar den Namen des regulierten Enzyms merken könnt, aber gar nicht mehr genau wisst, was das Enzym im jeweiligen Stoffwechselweg eigentlich tut. Viel wichtiger als Faktenwissen ist aber, dass ihr euch fragt, ob es bei Blutzuckermangel Sinn macht, den jeweiligen Stoffwechselweg mehr oder weniger stark ablaufen zu lassen ... es ist also mal echtes Verständnis gefragt!

Bevor ihr euch ans Wiederholen machen könnt, müssen wir noch kurz zwei Wirkungen des Insulins kennenlernen, die wir bis jetzt vernachlässigt haben:
- Insulin bewirkt in Muskel- und Fettzellen die verstärkte Expression von **GLUT-4**-Kanälen, die dafür sorgen, dass Glucose leichter in diese Zellen aufgenommen werden kann.
- Insulin stimuliert zudem die **Na^+-K^+-ATPase.** Da diese Natrium aus der Zelle heraus und Kalium hinein befördert, führt Insulin zu einer **Hypokaliämie** im Blut. Man kann folglich eine Hyperkaliämie mit Insulin bekämpfen, muss aber auch bei der Senkung des Blutzuckerspiegels durch Insulingabe den Kaliumspiegel kontrollieren.

FÜR AHNUNGSLOSE
Warum muss man nicht den Natriumspiegel kontrollieren? Insulin führt zwar durch Aktivierung der Na^+-K^+-ATPase zu einem vermehrten Transport von Natrium nach extrazellulär, aber dort ist die Natriumkonzentration bereits ziemlich hoch, sodass ein bisschen mehr Natrium keine Rolle spielt. Die Kaliumkonzentration dagegen ist extrazellulär ohnehin niedrig, sodass der verstärkte Transport von Kalium nach intrazellulär einen (prozentual) weitaus größeren Effekt hat.

Übrigens: Die Halbwertszeit von Insulin liegt nur bei rund **5 Minuten.** Längere Halbwertszeiten wären bei

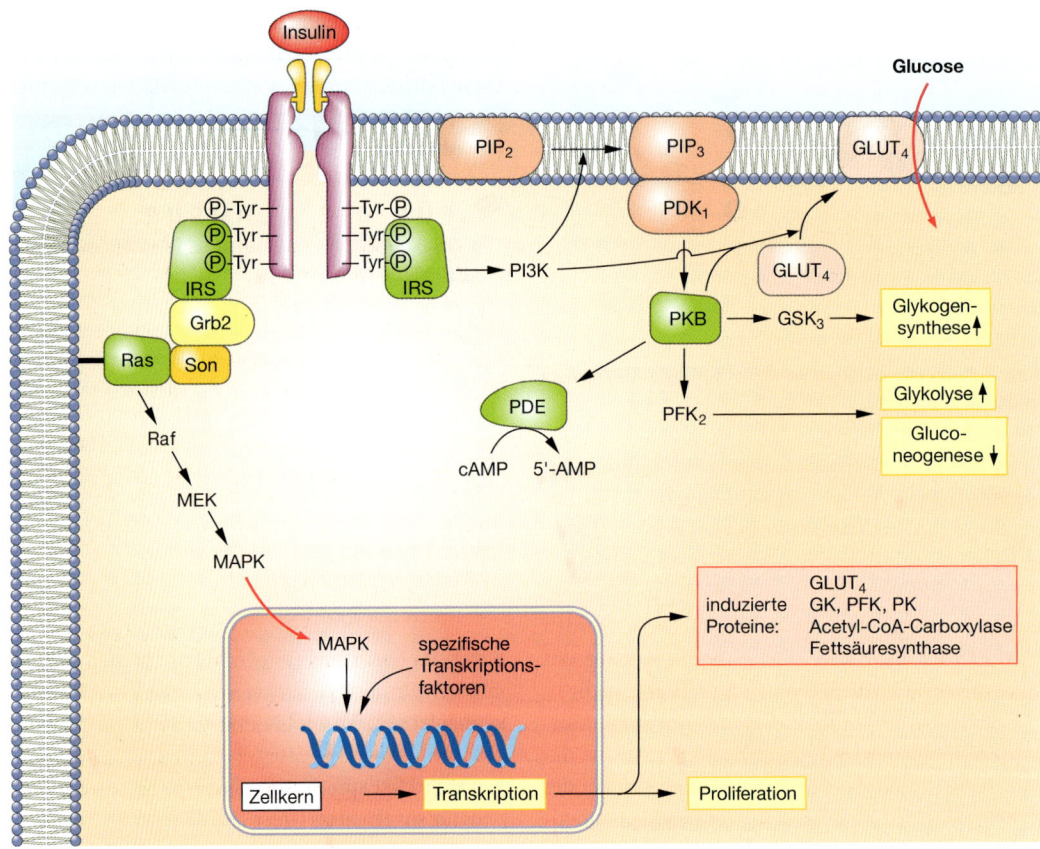

Abb. 9.9 Grundsätzliche Effekte des Insulins [L253]

der sehr dynamischen Regulation des Blutglucosespiegels aber auch problematisch.

9.2.4 Diabetes mellitus

Eine Erkrankung, zu der man bereits in der Vorklinik einiges wissen muss, ist der Diabetes mellitus. Man kann grob zwei Typen unterscheiden:
- Beim **Typ-1-Diabetes** wird nicht genug Insulin synthetisiert, es liegt ein **absoluter Insulinmangel** vor. Die Ursache dafür kann nur im Pankreas liegen. Meist wird eine autoimmune Genese vermutet, aber auch die vollständige Entfernung des Pankreas, z. B. bei bösartigen Tumoren, verursacht einen Diabetes Typ 1. Als Therapie wird Insulin zugeführt.
- Beim **Typ-2-Diabetes** wird zwar genug Insulin produziert, es hat aber an seinen Zielzellen keinen ausreichenden Effekt mehr, was v. a. auf eine Herunterregulation der Rezeptoren oder auf Probleme bei der Interaktion zwischen Insulin und Rezeptor zurückgeführt wird. Es liegt also ein **relativer Insulinmangel** bzw. eine **Insulinresistenz** vor. Auch hier gibt es eine medikamentöse Therapie, bei der aber nicht sofort auf Insulingabe zurückgegriffen wird. Stattdessen versucht man, den Blutglucosespiegel mit anderen Substanzen zu beherrschen.

Bei Patienten mit Diabetes überwiegt die Wirkung von Glucagon, was viele Effekte nach sich zieht:
- Die Aufnahme von Glucose aus dem Blut über GLUT 4 findet nur noch in geringem Maße statt und es entsteht eine **Hyperglykämie**, die durch die verminderte Glykogensynthese und die verstärkte Gluconeogenese nur noch begünstigt wird.
- In > Abb. 9.10 findet ihr einige Effekte, die mit einer dauerhaften Hyperglykämie in Verbindung

9.2 Insulin, Diabetes und Glucagon

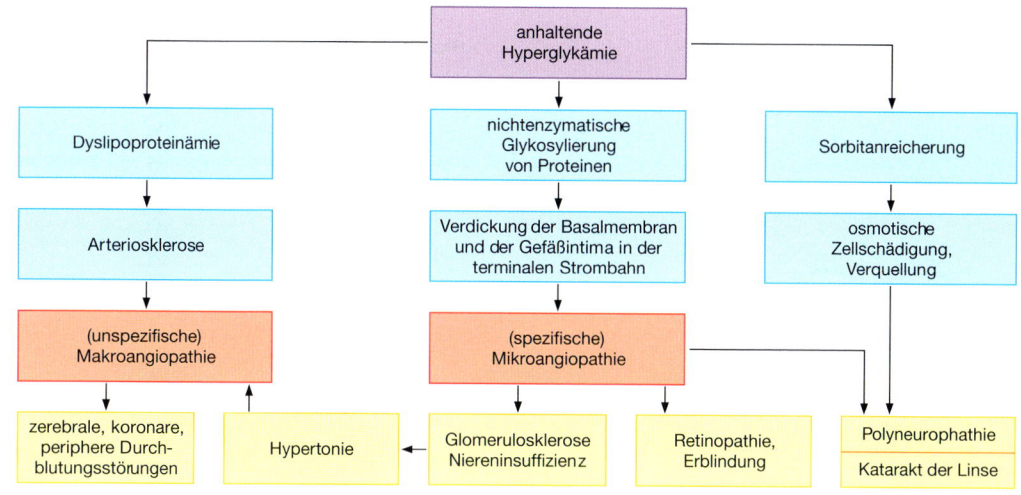

Abb. 9.10 Folgen der dauerhaften Hyperglykämie bei Diabetes [L253]

gebracht werden. Es ist aber heutzutage höchst umstritten, ob sich sämtliche Komplikationen des Diabetes durch den erhöhten Blutzuckerspiegel erklären lassen, da auch Patienten mit gut eingestellten Blutzuckerwerten und einem gesunden Lebensstil einem erhöhten Risiko für bestimmte Erkrankungen ausgesetzt zu sein scheinen.

Übrigens: Bei einem Blutzuckerspiegel von ca. 180 mg/dl (doppelt so hoch wie normal) kommt es zur Ausscheidung von Glucose mit dem Urin, was als Glucosurie bezeichnet wird und früher zur Diagnostik des Diabetes eingesetzt wurde, woher auch der Name (= „honigsüßer Durchfluss") stammt.

- Im Fettgewebe kommt es zur **Lipolyse** und zur Freisetzung der Fettsäuren ins Blut, die von der Leber zu Ketonkörpern verstoffwechselt werden. Dies kann zur bereits angesprochenen diabetischen **Ketoazidose** führen (> Kap. 4.3.1).
- Im Muskel wird durch das Fehlen von Insulin der Abbau von Proteinen angeregt **(Proteolyse)**, sodass die Aminosäuren ins Blut freigesetzt werden.

9.2.5 Glucagon

Zur Synthese und Sekretion von Glucagon müsst ihr nicht viel wissen. Merkt euch hierzu lediglich Folgendes (> Abb. 9.11):

- Glucagon wird in den **α-Zellen des Pankreas** synthetisiert. Dabei gibt es wieder eine Zwischenstufe namens **Präproglucagon** und das Glucagon wird vor seiner Sekretion in Vesikeln gelagert.
- Glucagon besteht aus **29 Aminosäuren und enthält keine Disulfidbrücken**/extra benannten Ketten.
- Die wichtigste Stimulation für die Freisetzung von Glucagon ist der **Abfall des Blutglucosespiegels**. Zudem kann auch eine Aktivierung des Sympathikus denselben Effekt haben.

! **ACHTUNG**
Da Aminosäuren die Insulinfreisetzung begünstigen, könnte man annehmen, dass sie die Glucagonfreisetzung hemmen oder zumindest nicht auslösen. Tatsächlich führen Aminosäuren aber auch zu einer vermehrten Freisetzung von Glucagon, wahrscheinlich um sicherzustellen, dass die Gewebe, die obligat auf Glucose angewiesen sind, nach einer proteinhaltigen Mahlzeit trotzdem noch genug Glucose bekommen.

Mögliche Effekte des Glucagons seht ihr in > Abb. 9.11. Auch für Glucagon wiederholt ihr am besten die Regulation der einzelnen Stoffwechselwege und denkt bitte daran, dass es keine Wirkungen auf den Glucosestoffwechsel im Muskel hat!

Wir haben bereits gelernt, dass Glucagon eine Steigerung des cAMP-Spiegels und eine Aktivierung

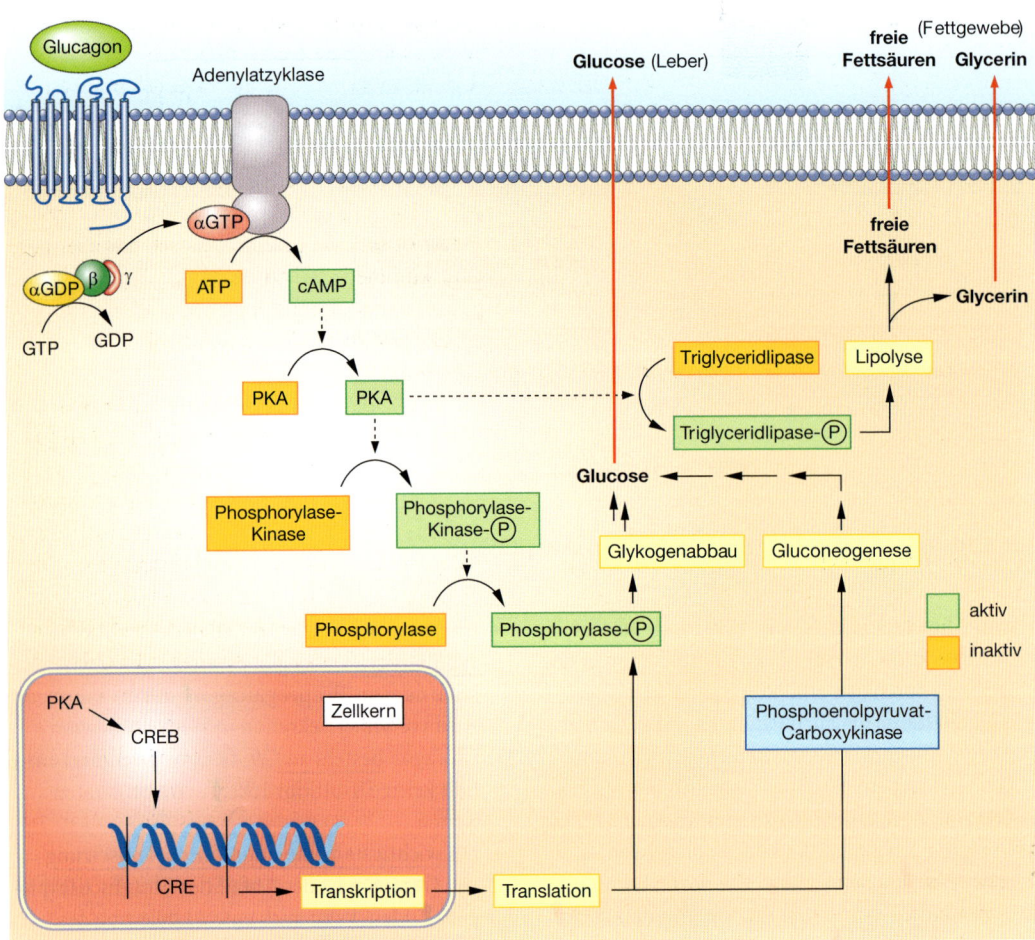

Abb. 9.11 Mögliche Effekte des Glucagons [L253]

der PKA bewirkt (➤ Kap. 3.1.1). Mit unserem neuen Wissen über Rezeptoren können wir uns erschließen, über was für einen Rezeptor Glucagon deshalb wirken muss: Der Glucagonrezeptor ist **Gs**-gekoppelt, wobei die α-Untereinheit des heterotrimeren G-Proteins die Adenylatcyclase aktiviert.

9.3 Adrenalin und Noradrenalin

Bevor wir uns detailliert mit Adrenalin, Noradrenalin und im Anschluss mit anderen Hormonen befassen, gibt es erst einmal einen wichtigen Grundsatz vorneweg:

MERKE
Der **Rezeptor** bestimmt die **Wirkung**!

Ein Hormon kann auf zwei Gewebe (z. B. Gefäß und Herzmuskel) völlig unterschiedliche Effekte haben, wenn die Signalweiterleitung in der Zelle unterschiedlich (z. B. über verschiedene G-Proteine) vermittelt wird. Wenn man diesen Grundsatz einmal in den Tiefen seines Gehirn verankert hat, wird alles, was nun kommt, sehr viel einfacher.

9.3.1 Synthese und Abbau

Die Synthese unserer Catecholamine Adrenalin und Noradrenalin habt ihr schon beim Aminosäurestoffwechsel (Phenylalanin und Tyrosin; ➤ Kap. 6.3.5) kennengelernt, was ihr an dieser Stelle vielleicht noch einmal wiederholen wollt. Auch die wichtigsten Fakten zum Abbau finden sich in diesem Kapitel. Ihr solltet zudem wissen, dass die Synthese der Catecholamine durch **Cortisol** aktiviert werden kann (➤ Abb. 9.12).

9.3.2 Wirkung

Wenn man sich mit der Wirkung eines Hormons befassen will, ist es hilfreich, sich vom Groben zum Detaillierten vorzuarbeiten: Adrenalin spielt eher als **Hormon im Blut** eine Rolle, während Noradrenalin zwar auch im Blut vorkommt, aber v. a. als **Neurotransmitter** des sympathischen Nervensystems wichtig ist. Beide haben aber letztlich dasselbe Ziel:

Fight oder Flight – der Körper soll für eine physische Belastung bereitgemacht werden.

Um zu verstehen, wie die Catecholamine an den einzelnen Geweben wirken, muss man zunächst die Rezeptoren kennen, die diese Effekte vermitteln. Es gibt vier wichtige Rezeptoren, nämlich **α1, α2, β1 und β2**. Die Existenz von β3- und β4-Rezeptoren im Fettgewebe ist zwar beschrieben, soll uns aber nicht weiter kümmern. Merkt euch vielmehr, dass diese Rezeptoren an verschiedene G-Proteine gekoppelt sind und auf diese Weise unterschiedliche Effekte vermitteln:

- α1-Rezeptoren bewirken über ein **Gq-Protein** die Freisetzungen von Calcium, was zur Muskelkontraktion führt. Gemeint ist natürlich nicht unsere Skelettmuskulatur, sondern z. B. die **glatte Muskulatur der Gefäßwände** (es wäre auch ziemlich blöd, vor dem Säbelzahntiger krampfend auf den Boden zu fallen). Die Vasokontraktion, insbesondere der Gefäße in der Peripherie, führt zu einem Anstieg des Blutdrucks, was man sich bei Patienten im Schock (z. B. nach hohen Blutverlusten) zunutze macht, indem man Catecholamine spritzt.
- α2-Rezeptoren bewirken über ein **Gi-Protein** eine Verringerung der cAMP-Konzentration in Zellen. Sie sind einerseits für die **Regulation der Sympathikusaktivität,** andererseits für die Reduktion der Insulinsekretion wichtig.
- β1-Rezeptoren sind **Gs-gekoppelt** und führen zu einem Anstieg der cAMP-Konzentration in Zellen. Sie finden sich z. B. am **Herzmuskel** (Myo-

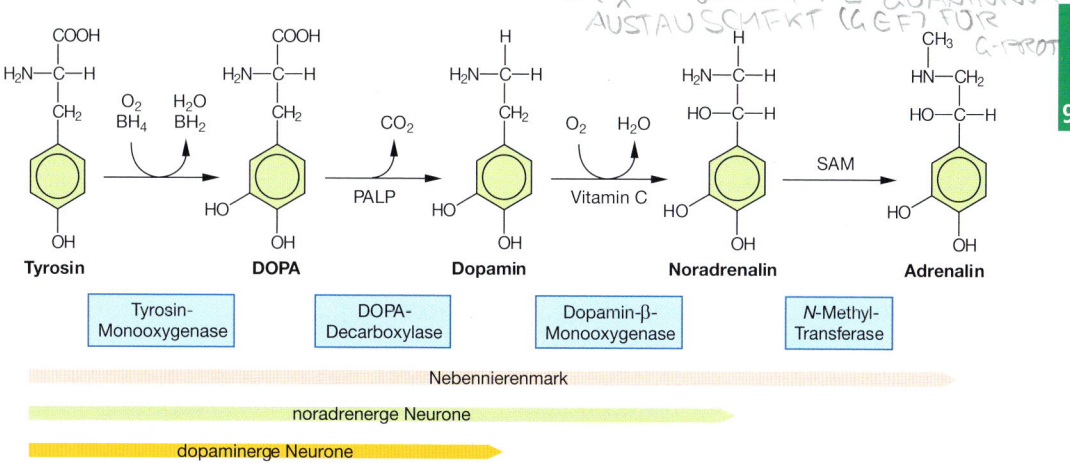

Abb. 9.12 Catecholaminsynthese in verschiedenen Geweben [L253]

kard), wo dieser cAMP-Anstieg zu einer Erhöhung der Herzfrequenz (positive Chronotropie) und einer Erhöhung der Kontraktionskraft (positive Inotropie) beiträgt. β1-Rezeptoren spielen aber auch auf anderen Geweben eine Rolle und können dort z. B. die Glykolyse anregen.

- β2-Rezeptoren sind Gs-gekoppelt und bewirken über einen Anstieg der cAMP-Konzentration eine Relaxation glatter Muskulatur, also das Gegenteil der α1-Rezeptoren. Im Unterschied zu den α1-Rezeptoren kommen sie aber nicht an Gefäßen der Peripherie vor, sondern finden sich z. B. an den herznahen Gefäßen, durch die im Ernstfall viel Blut fließen muss. Zudem finden sich β2-Rezeptoren an der Muskulatur der Bronchien, damit wir ausreichend Luft bekommen. Im Fettgewebe sind β2-Rezeptoren für die Lipolyse zuständig.

9.4 Rund um die Hypophyse

Die kleine Hypophyse, die auch **Hirnanhangsdrüse** oder **Gl. pituitaria** genannt wird, ist von ziemlich großer Bedeutung für unseren Hormonhaushalt. Sie besteht aus zwei unterschiedlichen Anteilen, die sich auch in ihrer Funktion so stark unterscheiden, dass man sie separat besprechen kann, was wir auch tun werden:
- Der **Hypophysenvorderlappen** (HVL), auch **Adenohypophyse** genannt, synthetisiert Hormone, deren Freisetzung vom **Hypothalamus,** einem Teil des Zwischenhirns (Diencephalon), gesteuert wird.
- Der **Hypophysenhinterlappen** (HHL), auch **Neurohypophyse** genannt, ist eine **Ausstülpung des Hypothalamus,** die Hormone freisetzt, die im Hypothalamus gebildet wurden.

9.4.1 Hypophysenvorderlappen/ Adenohypophyse

Der Hypothalamus bekommt als Teil des Gehirns ganz schön viel davon mit, was im Körper passiert, und ist deshalb in der Lage, als übergeordnetes Steuerzentrum der Hypophyse zu fungieren. Er sezerniert deswegen Hormone, die wiederum die Freisetzung von Hormonen aus der Hypophyse stimulieren oder hemmen (**Releasing-** oder **Inhibiting-Hormone**). Diese Hormone gelangen übrigens über das Blut (an dieser Stelle gibt es keine Blut-Hirn-Schranke) zur Hypophyse.

Im nächsten Schritt setzt die Hypophyse Hormone frei. Von diesen Hormonen beeinflussen manche andere Drüsen, wie etwa die Schilddrüse, in ihrer Aktivität – man bezeichnet sie deshalb auch als **glandotrope** Hormone. Von der Hypophyse freigesetzte Hormone, die direkt auf ihr Zielgewebe wirken und nicht erst eine andere Drüse aktivieren müssen, bezeichnet man als **aglandotrope** Hormone. An dieser Stelle könnt ihr euch schon einmal die Vertreter merken, dann müsst ihr dieses Gerüst später nur noch mit Wissen füllen:
- Glandotrope Hormone:
  - TSH (Thyroidea-stimulierendes Hormon)
  - ACTH (adrenocorticotropes Hormon)
  - FSH (follikelstimulierendes Hormon)
  - LH (luteinisierendes Hormon)
- Aglandotrope Hormone:
  - STH (somatotropes Hormon)
  - Prolactin
  - MSH (melanozytenstimulierendes Hormon)

Wie alles im Körper muss auch die Hormonproduktion durch Hypothalamus und Hypophyse reguliert werden. Das Ganze ist eigentlich simpel: Regt der Hypothalamus die Synthese eines glandotropen Hormons (z. B. TSH) an, bewirkt dies in den nachgeschalteten Drüsen (z. B. Schilddrüse) die Bildung von Hormonen, die Effekte auf Zielgewebe ausüben (z. B. die Schilddrüsenhormone T_3 und T_4). Die letzteren Hormone haben neben den Effekten auf ihre Zielgewebe noch einen weiteren Effekt: Sie hemmen die Freisetzung der „übergeordneten Hormone" (z. B. TSH) und sorgen auf diese Weise dafür, dass nicht zu viel von ihrer Sorte gebildet wird. Wir wollen uns nun die einzelnen Hormonachsen der Adenohypophyse genauer anschauen (> Abb. 9.13, > Tab. 9.1)!

> **FÜR DIE KLAUSUR**
> Die Hormone, die von Hypothalamus und Hypophyse hergestellt werden, sind i. d. R. (Glyko-)**Proteine.** Sollte dem ausnahmsweise mal nicht so sein, werdet ihr natürlich darauf hingewiesen.

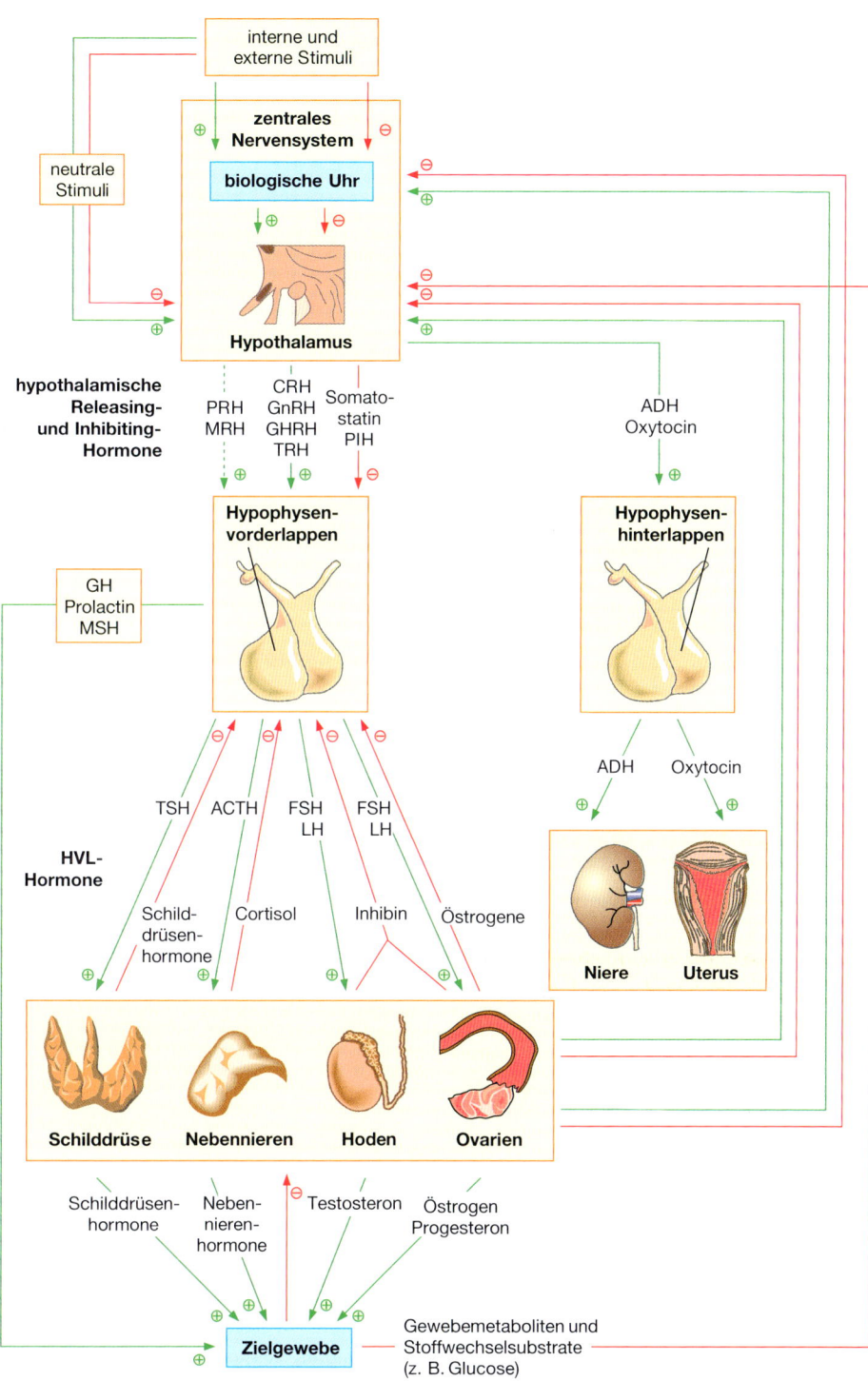

Abb. 9.13 Hypothalamus-Hypophysen-Achse mit Regulation [L253]

Tab. 9.1 Die wichtigsten Hormone der Adenohypophyse im Überblick

Hypophysenhormon	Releasing-Hormon	Inhibiting-Hormon	Hormon der nachgeschalteten Drüse	Wirkung
TSH	TRH	Somatostatin	• T_3 • T_4	• Steigerung von Grundumsatz und Wärmeproduktion • Induktion kardialer β-Rezeptoren
ACTH	CRH		• Cortisol • (Aldosteron)	• Erhöhung Blutzuckerspiegel • Immunsuppression

FSH/LH	GnRH		• Mann: Testosteron
			• Frau: Östrogen/Progesteron
				• Mann:
				  – Geschlechtsmerkmale
				  – Spermiogenese
				  – Muskelaufbau
				  – Erythropoese
				• Frau:
				  – Zyklusabhängige Funktionen
				  – Östrogen ist osteoprotektiv

STH/Growth Hormone	GH-RH/Somatoliberin	Somatostatin	aglandotrop	• Wachstum • Somatomedinsynthese
Prolactin	TRH + ?	Dopamin	aglandotrop	Milchproduktion in weiblicher Brust

CRH/ACTH/Cortisol

In diesem Kapitel geht es darum, wie die Freisetzung von Cortisol in unserem Körper reguliert wird. Da einige der beteiligten Stoffe aber nicht nur für die Freisetzung von Cortisol wichtig sind, werden wir auch etwas über den Tellerrand hinaus blicken. Zudem wollen wir zum Abschluss ein paar grundsätzliche Dinge zur Synthese der Steroidhormone besprechen.

Cortisol gehört zu den **Glucocorticoiden**, einer Klasse von Steroidhormonen, die auch viele Nichtmediziner kennen. Auslöser für eine vermehrte Freisetzung von Cortisol sind u. a. ein Abfall des Blutglucosespiegels und Stress. Neben dieser situationsabhängigen Cortisolfreisetzung gibt es noch eine basale Sekretion, die einer bestimmten **zircadianen Rhythmik** unterliegt: Die Cortisolausschüttung ist morgens etwa gegen 8 Uhr am höchsten und in den Abendstunden eher niedrig (> Abb. 9.14). Im Einklang mit diesem natürlichen Rhythmus werden dementsprechend Medikamente, die Cortisol enthalten, eher morgens gegeben.

FÜR AHNUNGSLOSE

Hatten wir nicht schon die Catecholamine als Reaktion des Körpers auf Stress (Fight or Flight) kennengelernt? Das stimmt; der Unterschied besteht v. a. darin, dass die Bildung der Glucocorticoide in erster Linie bei **chronischen Stresszuständen** angeregt wird.

Die Freisetzung von Cortisol läuft nach einem recht klaren Schema ab (> Abb. 9.15):
1. Der Hypothalamus setzt z. B. als Reaktion auf Stress **Corticotropin Releasing Hormone (CRH)**, das auch Corticoliberin genannt wird, frei.
2. CRH führt in der Adenohypophyse zur vermehrten Bildung des adrenocorticotropen Hormons **(ACTH)**. Dieses wird aus einem Vorläufer, **POMC** (Proopiomelanocortin) genannt, freigesetzt.

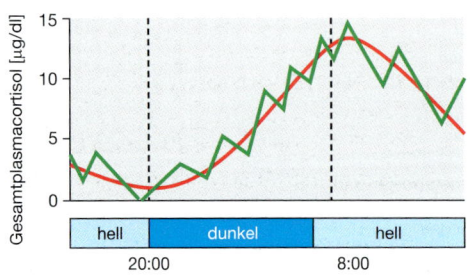

Abb. 9.14 Cortisolspiegel im Blut im Tagesverlauf [L253]

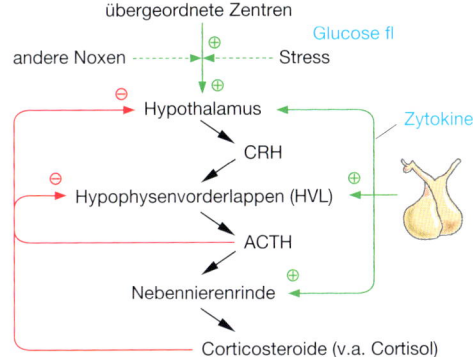

Abb. 9.15 Regulation der Cortisolfreisetzung [L253]

3. Da ACTH wie alle hypothalamischen/hypophysären Hormone ein hydrophiles Peptidhormon ist, wirkt es an seinen Zielzellen (Zona fasciculata der Nebennierenrinde) über membranständige Rezeptoren (➤ Abb. 9.16). Diese sind Gs-gekoppelt, bewirken also über cAMP eine Aktivierung der PKA. Die PKA aktiviert wiederum ein Enzym namens Cholesterinesterase, das der Zielzelle hilft, viel Cortisol herzustellen. Cortisol benötigt als Steroidhormon schließlich Cholesterin zu seiner Synthese, das in Form von Cholesterinestern in der Zelle gespeichert wird. Die Cholesterinesterase bewirkt die Freisetzung von Cholesterin aus diesen Estern, sodass die Cortisolsynthese (und -freisetzung) beginnen kann. Cortisol muss als lipophiles Steroidhormon im Blut übrigens an ein Eiweiß (Transcortin) gebunden transportiert werden.

Bevor wir uns anschauen, wie Cortisol wirkt, müssen wir zunächst noch einen Blick auf ACTH und seinen Vorläufer POMC werfen. POMC steht für Proopiomelanocortin und ist selbst schon ein (Pro-)Hormon, aus dem posttranslational kleinere Proteine herausgeschnitten werden können, von denen eins ACTH ist. Wir müssen uns glücklicherweise nicht alle Spaltprodukte des POMC (➤ Abb. 9.17) merken, aber ein paar sollte man kennen:
- ACTH (adrenocorticotropes Hormon): Der Name sagt es schon – es handelt sich um ein Hormon, das die Freisetzung von Cortison aus den Zellen der Nebennierenrinde anregt.
- β-Endorphin: Von Endorphinen (endogenen Morphinen) habt ihr wahrscheinlich schon als Glückshormone gehört. Sie haben zudem schmerzstillende Funktionen, wobei der genaue Wirkmechanismus teilweise noch unklar ist.
- β-Lipotropin: u. a. Vorstufe von β-Endorphin.
- α-MSH: Das melanozytenstimulierende Hormon ist u. a. an der Regulation der Melanozyten unserer Haut (die für die Pigmentierung zuständig sind) beteiligt.

Nun noch eine kleine Zusammenstellung der wichtigsten Funktionen von Cortisol:
- Cortisol **erhöht den Blutzuckerspiegel** und fördert dafür die Proteolyse im Muskel und die Lipolyse im peripheren Fettgewebe, damit die Leber Energie und Substrate bekommt, um Gluconeogenese zu betreiben. Gleichzeitig bewirkt Cortisol aber auch eine verstärkte Füllung der Glykogenspeicher.
- Zudem sollet ihr wissen, dass Cortisol **immunsuppressiv** bzw. **antientzündlich** (antiinflammatorisch) wirkt. Einerseits beeinträchtigt es die Vermehrung und Funktion weißer Blutzellen, andererseits bewirkt es die Bildung von Lipocortin, das die Phospholipase A_2 hemmt. Diese spaltet sonst Arachidonsäure aus Membranen, die zur Synthese der Leukotriene und anderer Entzündungsmediatoren verwendet werden kann. Der immunsuppressive Effekt des Cortisols ist übrigens auch der Grund für seine Anwendung als Medikament z. B. bei Autoimmunerkrankungen.

Zum Cortisol sollet ihr keine Mangelerscheinung, dafür aber einen Überschuss kennen: Kommt es z. B. im Rahmen einer Therapie mit Glucocorticoiden zu einer Überdosierung, kann dies zur Entstehung eines **Cushing-Syndroms** führen. Zu dieser Erkrankung sollten euch ein paar Symptome bekannt sein:
- Fettanlagerung am Stamm (Stammfettsucht, Vollmondgesicht, Stiernacken)
- Dehnungsstreifen (Striae cutis distensae)
- Infektanfälligkeit

Exkurs: Steroidhormonsynthese

Alle Steroidhormone leiten sich vom **Cholesterin** ab, dessen Synthese wir bereits kennengelernt haben (➤ Kap. 4.6). Die Synthese der einzelnen Steroidhormone müssen wir glücklicherweise nicht in allen Details kennen, sondern dürfen uns auf die wichtigsten Punkte beschränken.

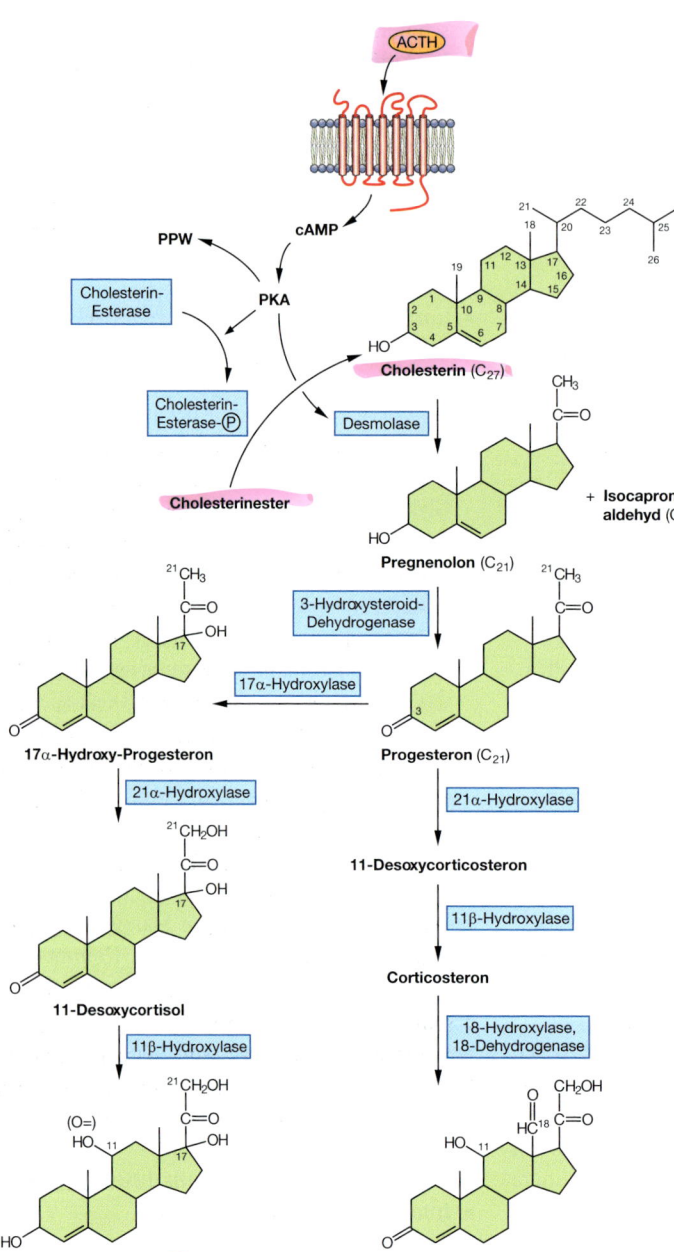

Abb. 9.16 Anregung der Cortisolsynthese an einer Zelle durch ACTH. Aus dem freigesetzen Cholesterin entsteht neben Cortisol auch ein anderes Steroidhormon, das Aldosteron. [L253]

Grundsätzlich solltet ihr für alle Steroidhormone, die in ➤ Abb. 9.18 mit ihrer Strukturformel dargestellt sind, wissen, aus wie vielen C-Atomen sie bestehen, und ihre Strukturformeln zumindest erkennen können. Die anderen Namen solltet ihr zumindest gehört haben und sie ungefähr einordnen können.

Was die beteiligten Enzyme angeht, müsst ihr euch auf jeden Fall merken, dass die **Aromatase** die **Umwandlung von Testosteron in Östradiol** katalysiert. Die Namen der anderen Enzyme sind dagegen eher nachrangig. Merkt euch aber, dass häufig NADPH- und sauerstoffabhängige Cytochrom-P450-Monooxygenasen (CYP) beteiligt sind.

9.4 Rund um die Hypophyse

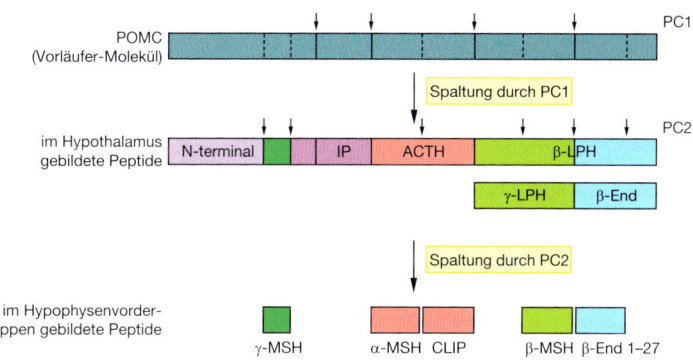

Abb. 9.17 Spaltprodukte von POMC [L253]

Wenn ihr die Abbildung betrachtet, erkennt ihr außerdem, dass die ersten beiden Intermediate, die aus Cholesterin entstehen (**Pregnenolon und Progesteron**), gemeinsame Vorstufen aller Steroidhormone sind.

😊 FÜR AHNUNGSLOSE
Woher hat die Aromatase ihren Namen? Bei der Bildung von Östradiol aus Testosteron entsteht ein **Aromat** (der Ring ganz links mit den drei Doppelbindungen), den man bei den anderen Steroidhormonen nicht findet!

GnRH/FSH/LH/Sexualhormone

Bei den Sexualhormonen unterscheidet man **Androgene** (männliche Sexualhormone) von **Östrogenen** und **Gestagenen** (weibliche Sexualhormone). Diese klassische Trennung ist allerdings nicht so starr, wie manche glauben, denn tatsächlich kommen alle drei Hormone sowohl bei Männern als auch bei Frauen vor, haben dort aber – wie man sieht – unterschiedliche Effekte.

💡 LERNTIPP
Die Tatsache, dass alle drei Hormone bei beiden Geschlechtern vorkommen, kann man sich etwas leichter merken, wenn man sich in Erinnerung ruft, dass zunächst Progesteron und Testosteron produziert werden müssen, um Östrogen zu bilden.

Die Freisetzung der Sexualhormone läuft zu Beginn bei beiden Geschlechtern gleich ab:

1. Der Hypothalamus setzt **Gonadotropin Releasing Hormone** (GnRH) frei. Auch hier folgt die Freisetzung einer inneren Uhr: Beim Mann wird GnRH ca. alle 2 Stunden ausgeschüttet, bei der Frau gestaltet sich das Ganze aufgrund der unterschiedlichen Zyklusphasen schwieriger.
2. Die Hypophyse setzt nun nicht ein, sondern gleich zwei Hormone frei und sie heißen auch nicht Gonadotropin. Der Begriff Gonadotropin bedeutet letztlich nur, dass es sich um ein Hormon handelt, das die Keimdrüsen (Gonaden) stimuliert, und genau das machen unsere beiden Hormone auch. Es handelt sich um:
   – **Follikelstimulierendes Hormon** (FSH)
   – **Luteinisierendes Hormon** (LH)

Die Wirkung dieser beiden Hormone auf die Gonaden ist nun bei Mann und Frau unterschiedlich … allein schon weil die Gonaden der Geschlechter unterschiedlich sind (➤ Abb. 9.19, ➤ Abb. 9.20).

Grundsätzlich gilt aber wieder, dass die Hormone die letztlich entstehen, zu einem Rückkopplungseffekt auf die Freisetzung der übergeordneten Hormone führen.

LH und FSH entfalten ihre Wirkung beim Mann an den Hoden, wo zwei Zelltypen von besonderer Bedeutung sind:
- Die **Leydig-Zellen** produzieren v. a. aufgrund des LH-Einflusses **Testosteron** (der Wirkmechanismus ähnelt der von ACTH ausgelösten Cortisolsynthese).
- Die **Sertoli-Zellen** beteiligen sich aufgrund des FSH-Einflusses an der Herstellung von Spermien, der **Spermiogenese**.

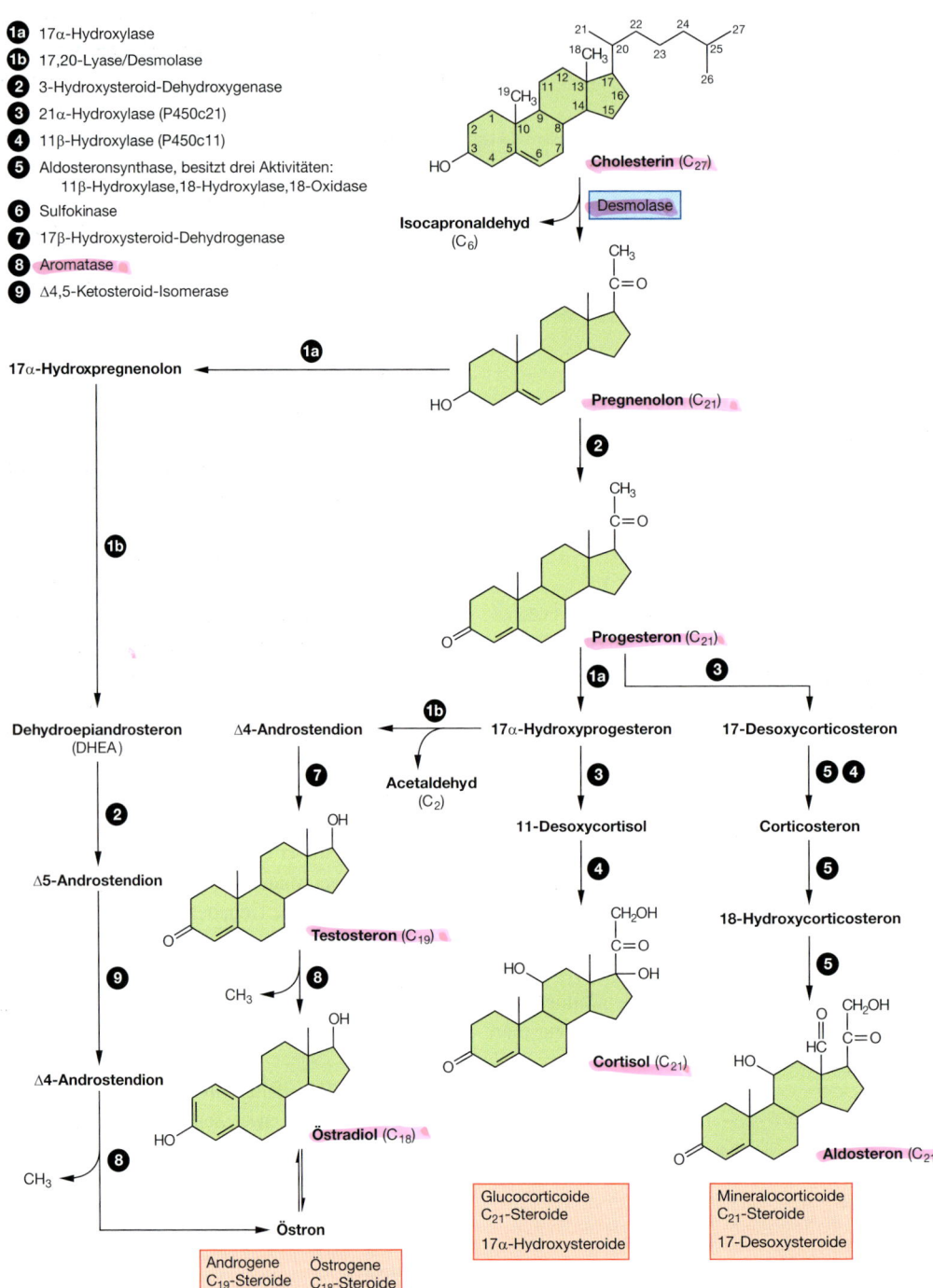

Abb. 9.18 Steroidhormonsynthese aus Cholesterin [L253]

9.4 Rund um die Hypophyse

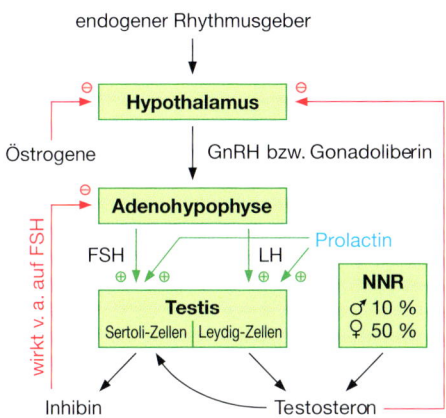

Abb. 9.19 Regulation der Keimdrüsen beim Mann [L253]

💡 **LERNTIPP**

LH stimuliert die **L**eydig-Zellen zur **L**estosteronsynthese (es heißt natürlich Testosteron, aber diese Eselsbrücke vergisst man nie mehr!)
FSH stimuliert die **S**ertoli-Zellen zur **S**permiogenese

Was macht nun das Testosteron im Mann? Zunächst einmal ins Blut freigesetzt werden! Da es als Steroidhormon allerdings lipophil ist, braucht es ein Transportprotein. Dieses heißt **Sex Hormone-Binding Globulin** und wird auch von den Östrogenen mitbenutzt. Eine Art „Car-Sharing", das es nicht nur bei den Sexualhormonen gibt: Auch Transcortin wird nicht nur vom Cortisol, sondern auch von vielen anderen Steroidhormonen wie dem Progesteron oder dem Aldosteron mitbenutzt.

Die Funktionen von Testosteron kennt man so ungefähr aus dem Alltag:
- Entwicklung der primären und sekundären Geschlechtsmerkmale
- Förderung der Spermiogenese
- Muskelaufbau und vermehrte Erythropoese

Diese Effekte werden, typisch für Steroidhormone, über intrazelluläre Rezeptoren vermittelt, die Einfluss auf die Genexpression nehmen und deshalb ein bisschen Zeit benötigen, bis sich die Effekte bemerkbar machen.

Wer nun allerdings Testosteron als Männlichkeitshormon schlechthin sieht, sollte sich merken, dass aus Testosteron mittels eines Enzyms namens **5α-Reduktase Dihydrotestosteron** entstehen kann (> Abb. 9.21), das in seiner biologischen Aktivität dem Testosteron um das 2,5- bis 3-Fache überlegen ist. Viele Gewebe, wie etwa die Prostata, exprimieren

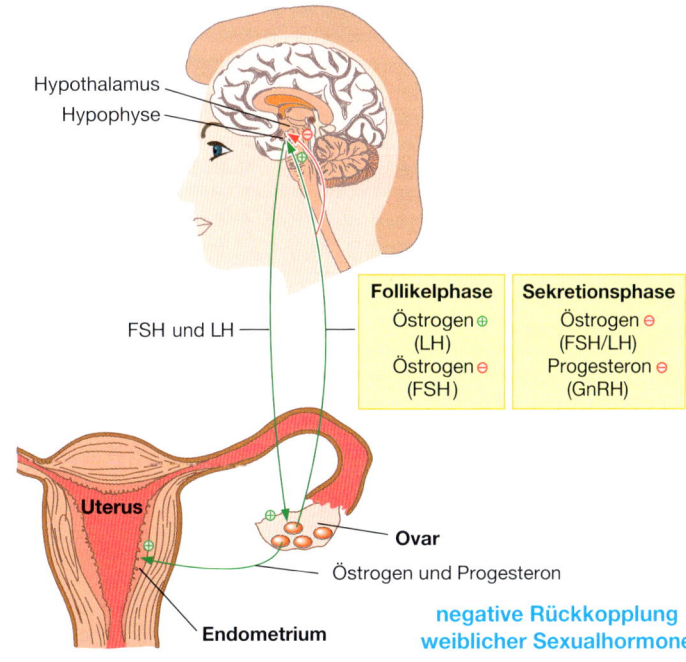

Abb. 9.20 Regulation der Keimdrüsen bei der Frau [L253]

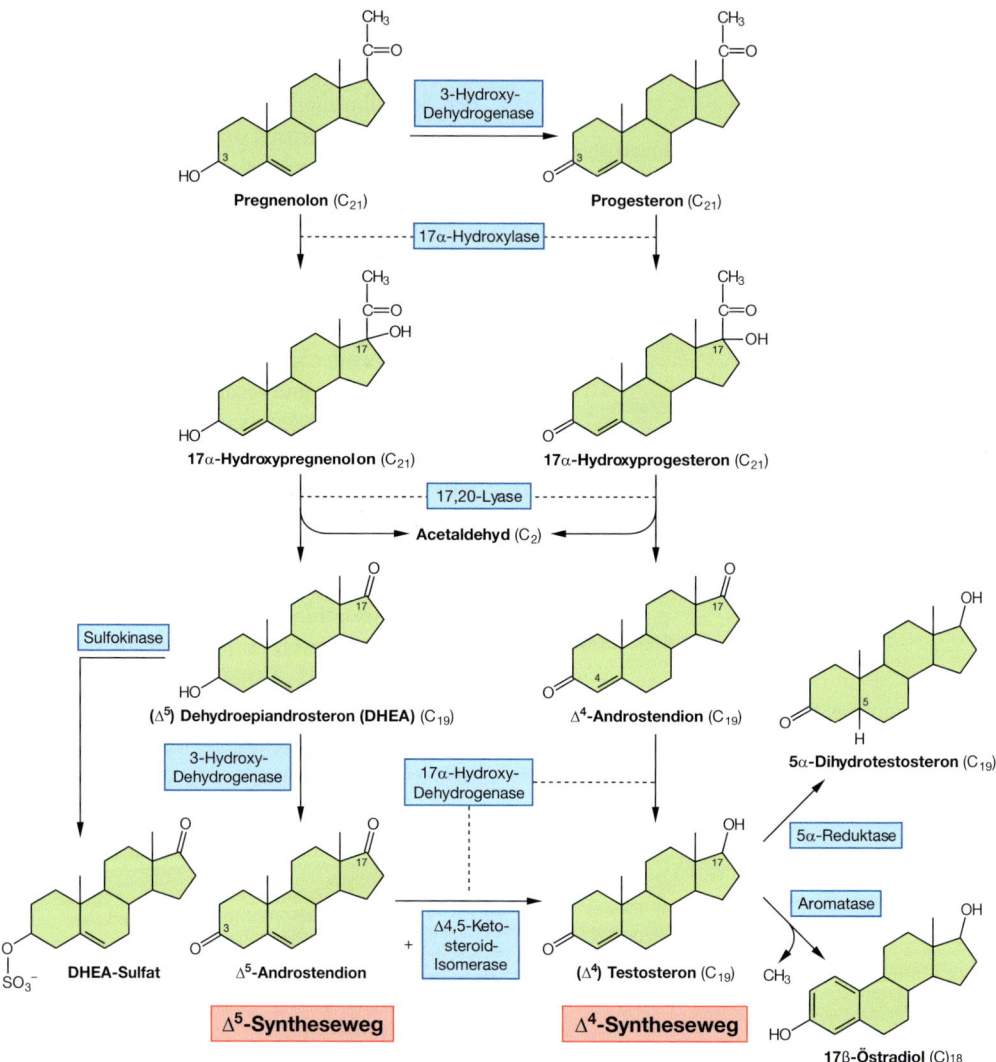

Abb. 9.21 Aus Testosteron kann sowohl Dihydrotestosteron als auch Östradiol entstehen. [L253]

dieses Enzym, um sich das biologisch aktivere Testosteron selbst herstellen zu können.

Nun wollen wir noch kurz anreißen, was das FSH an den Sertoli-Zellen macht: Zunächst einmal – sowohl FSH als auch Testosteron sind nötig, damit die Spermiogenese in Gang kommt. Die genaue Funktion der Sertoli-Zellen werdet ihr v. a. in der Histologie kennenlernen; an dieser Stelle nur so viel:

- Sie bilden die **Blut-Hoden-Schranke** und schützen so die entstehenden Spermien vor den schädlichen Einflüssen der Außenwelt. Schließlich hätten Mutationen im Genom der Spermien möglicherweise verheerende Folgen für unsere Nachkommen.
- Sie sezernieren **androgenbindendes Globulin** und sorgen so dafür, dass das Testosteron im Hoden an die richtigen Stellen gelangt.
- Sie sezernieren **Inhibin,** das – wie der Name schon sagt – hemmende Funktion hat, und zwar auf die FSH-Sekretion aus der Hypophyse. Sie hemmen also ihre eigene Stimulation.

9.4 Rund um die Hypophyse

🔖 FÜR DIE KLAUSUR
Die Steroidhormone unterliegen übrigens alle einem ähnlichen Abbauweg: Sollt ihr in einer Klausurfrage nach dem Abbau der Steroide Begriffe wie „in der Leber", „**Glucuronidierung**" und „**Sulfatierung**" lesen, habt ihr die richtige Antwort gefunden.

😀 FÜR AHNUNGSLOSE
Was sind Ovarialfollikel? Eine Ansammlung von Zellen in den Ovarien, die u. a. der Entwicklung der Eizellen dient:
- Im Inneren befindet sich eine Eizelle (Oozyte).
- Sie ist umgeben von den **Granulosazellen.**
- Diese sind wiederum von der **Theca interna** und der **Theca externa** umgeben.

Auch hier gilt: In der Histologie lernt ihr noch ein paar zusätzliche Details (Cumulus oophorus, Corona radiata etc.) kennen!

Genug zum Mann, jetzt sind die Frauen an der Reihe – hier dreht sich alles um **Östrogene** und **Gestagene**. Während man den Begriff Östrogene zumindest mal gehört hat, sind die Gestagene weniger geläufig. Ihren Namen verdanken sie der Tatsache, dass sie für die Aufrechterhaltung der Schwangerschaft von Bedeutung sind (gestare = tragen). Ihre wichtigsten Vertreter sind **Progesteron** und **Pregnenolon.**

Die Synthese der Geschlechtshormone der Frau findet v. a. in den Eierstöcken (**Ovarien**) statt, genauer gesagt in den Ovarialfollikeln.

Bei der Synthese der weiblichen Geschlechtshormone arbeiten diese Zellschichten zusammen (➤ Abb. 9.22): In den Granulosazellen kann, wie in allen Steroidhormon-produzierenden Zellen, aus Cholesterin Progesteron hergestellt werden. Da Progesteron lipophil ist, kann es problemlos in die Theca-interna-Zellen diffundieren und dort zu Androstendion weiterreagieren. Androstendion geht im Anschluss wieder zurück in die Granulosazellen und wird dort u. a. zu Testosteron, das, wie wir wissen, von der Aromatase in Östradiol umgewandelt werden kann.

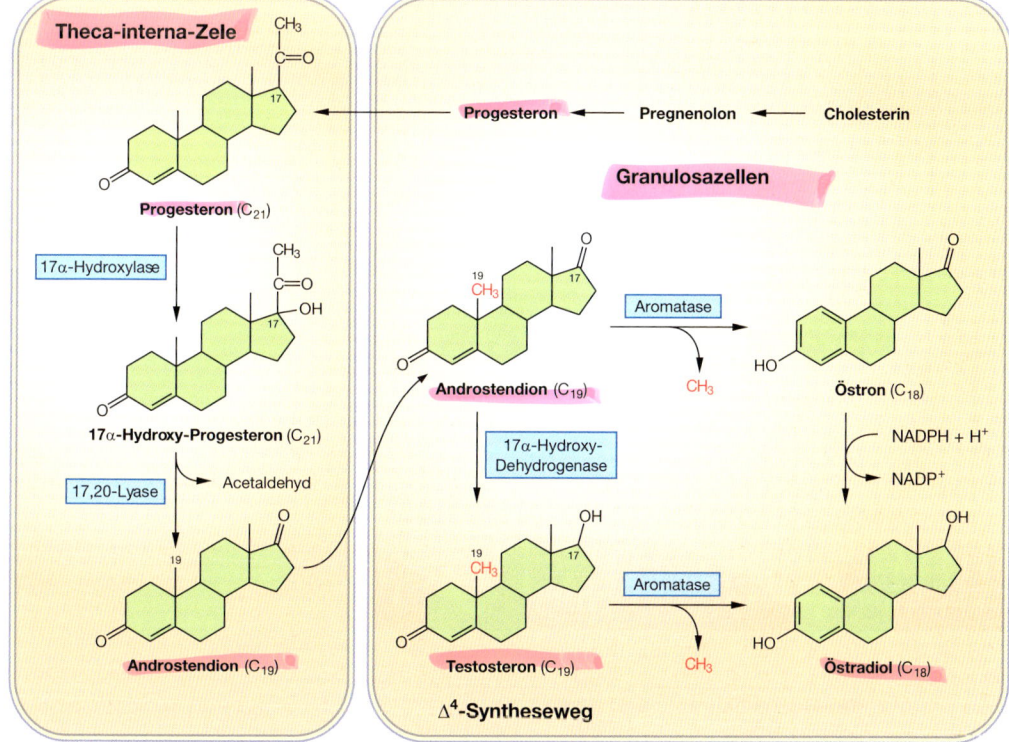

Abb. 9.22 Hormonsynthese in Theca-interna- und Granulosazellen [L253]

Nun ist es aber nicht so schön simpel wie beim Mann, dass ab der Pubertät quasi das ganze Jahr über die gleichen Hormone produziert werden. Stattdessen unterliegt die weibliche Hormonproduktion einem 28 Tage dauernden Zyklus, der mit der **Menstruation** beginnt und vor dem Beginn der nächsten Menstruation endet (> Abb. 9.23). Neben der Menstruation gibt es auch eine **Proliferations-** und eine **Sekretionsphase,** wobei wir unsere Besprechung mit der Proliferationsphase (Tag 5–14) beginnen wollen, da das etwas intuitiver ist.

- In der Proliferationsphase (Tag 5–14)
  - **Stimuliert FSH die Reifung der Follikel** im Ovar und die Expression der Aromatase.
  - **Stimuliert LH die Bildung von Androgenen,** die dank der Aromatase in Östrogene umgewandelt werden können.
  - **Proliferiert die Schleimhaut der Gebärmutter (Uterus)** unter dem Einfluss des Östrogens … daher auch der Name „Proliferationsphase" (manchmal ist auch von **Follikelphase** die Rede)!

Die Proliferationsphase wird also **vom Östrogen dominiert,** dessen Konzentration auch die Freisetzung von LH und FSH kontinuierlich hemmt. Am Ende der Proliferationsphase kommt es allerdings plötzlich zu einer Steigerung der LH-Sekretion **(LH-Peak),** in dessen Folge die Oozyte aus dem sprungreifen Follikel in den Eileiter wandert **(Eisprung).** Im Anschluss beginnt die Sekretionsphase.

- In der Sekretionsphase (Tag 15–28)
  - Entwickelt sich der Rest des Follikels zum Gelbkörper **(Corpus luteum),** weshalb diese Phase auch als **Lutealphase** bezeichnet wird.
  - Der Gelbkörper produziert weiterhin Östrogen, aber nun v. a. **Progesteron,** was dazu führt, dass die **Uterusschleimhaut einen Schleim sezerniert,** in den sich die Eizelle später einnisten kann (daher der Name). Zudem erhöht Progesteron die Viskosität des Zervix-

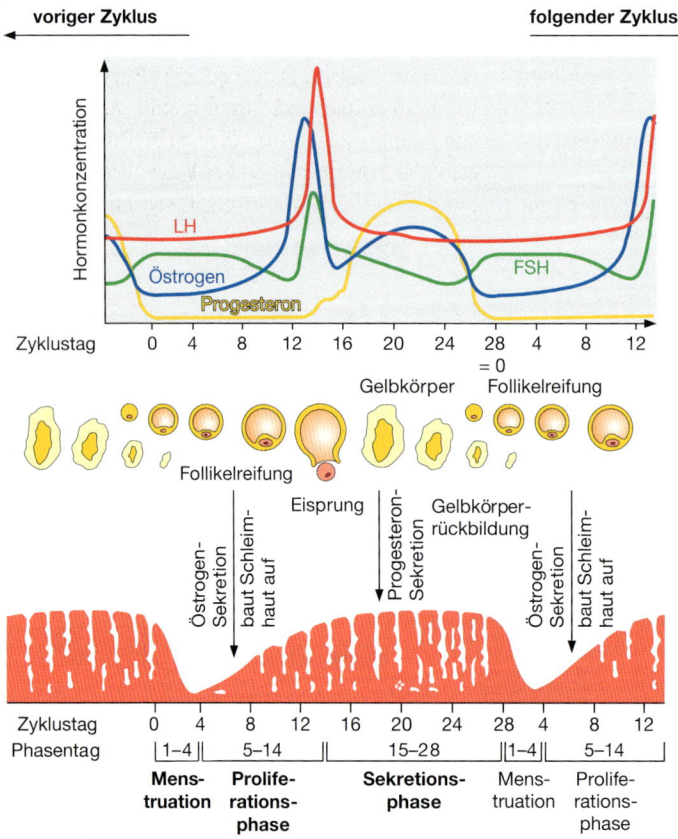

Abb. 9.23 Hormonkonzentrationen im Blut im Verlauf des Zyklus [L253]

schleims, um die Gebärmutter abzudichten, und bewirkt eine Erhöhung der Körpertemperatur um etwa 0,5 °C, was man wissen sollte, da dies die Grundlage der temperaturbasierten Verhütung darstellt.

Östrogen und Progesteron bewirken eine hemmende Rückkopplung auf die Sekretion von LH und FSH, ohne die der Gelbkörper atrophiert und letztlich weniger Östrogen und Progesteron produziert. Dies führt irgendwann zu einer **Vasokonstriktion** der Gefäße, welche die Uterusschleimhaut versorgen, sodass diese abgestoßen wird. Es kommt zur **Menstruation** (Tag 1–4). Sollte die Eizelle befruchtet werden, würde die Progesteronproduktion zunächst vom Gelbkörper und dann von der Plazenta aufrechterhalten werden und es käme nicht zur Menstruation. Ein Peptidhormon, das an dieser Aufrechterhaltung beteiligt ist, heißt **humanes Choriongonadotropin (HCG).** Ihr solltet es kennen, da die Konzentration der β-Untereinheit des HCG im Blut und im Urin von Frauen als **Schwangerschaftstest** genutzt wird.

Zum Abschluss solltet ihr wissen, dass v. a. Östrogen natürlich nicht nur auf die Uterusschleimhaut wirkt, sondern auch andere Effekte hat:
- Entwicklung der **primären und sekundären Geschlechtsmerkmale.**
- Außerdem wirkt ein gewisser Östrogenspiegel im Blut **osteoprotektiv** (schützt den Knochen), weshalb der Abfall der Östrogenkonzentration in den Wechseljahren zur Entstehung von Osteoporose bei Frauen beitragen kann.

😊 FÜR AHNUNGSLOSE

Wie kann es eigentlich sein, dass alle Sexualhormone bei beiden Geschlechtern vorkommen, wenn doch die jeweiligen Keimdrüsen geschlechtsspezifisch sind? Geschlechtshormone werden auch an anderen Orten im Körper produziert. So entsteht Testosteron z. B. nicht nur in den Hoden des Mannes, sondern auch in der Nebennierenrinde beider Geschlechter.

Prolactin

Das Hormon Prolactin wird vom Hypophysenvorderlappen freigesetzt und regt die Milchproduktion in der weiblichen Brust an. Obwohl die Brust eine Drüse ist, bezeichnet man Prolactin als **aglandotropes Hormon,** da es unmittelbar am letztendlichen Zielgewebe wirkt und nicht erst noch eine zwischengeschaltete Drüse zur Hormonproduktion anregt.

Auch die Freisetzung von Prolactin wird vom Hypothalamus gesteuert (> Abb. 9.24); allerdings ist die Sache mit den Releasing- und Inhibiting-Hormonen nicht ganz so einfach: Besonders als Releasing-Hormone kommen gleich mehrere Hormone in Betracht, die eigentlich andere Funktionen haben, wie etwa das TRH, das wir bei der Besprechung der Schilddrüsenhormone kennenlernen werden.

Das Inhibiting-Hormon ist dagegen ziemlich sicher gefunden: Es handelt sich um **Dopamin,** ein biogenes Amin, das ihr bereits kennengelernt habt und das die Sekretion von Prolactin hemmt. Ein Wegfall dieser Hemmung durch eine Verringerung der Dopaminkonzentration an der Hypophyse scheint auch gleichzeitig der wichtigste Stimulus für eine vermehrte Prolactinsekretion zu sein. Die Hemmung der Dopaminsekretion kommt wiederum durch Berührungsreize an der Brustwarze zustande. Ist ja auch logisch: Der Säugling will gestillt werden, also wird er auch in Zukunft gestillt werden wollen, und es lohnt sich, mehr Milch zu produzieren. Übrigens soll Prolactin auch die Wahrscheinlichkeit für eine weitere Schwangerschaft senken. Es handelt

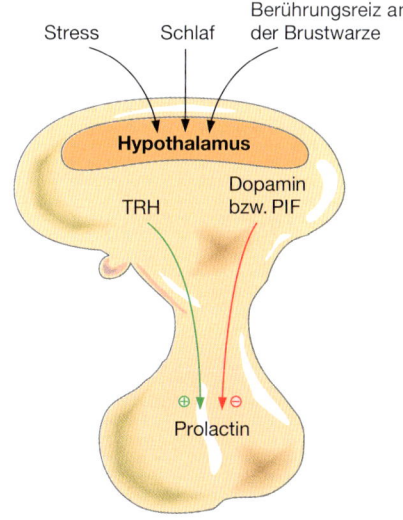

Abb. 9.24 Regulation der Prolactinfreisetzung [L253]

sich also um eine eingebaute (aber unsichere!) Verhütungsmethode der Natur, um zu gewährleisten, dass die Mutter, wenn ihre Ressourcen noch für das Stillen benötigt werden, nicht gleich das nächste Kind in ihrem Bauch versorgen muss.

> !ACHTUNG
> Prolactin regt die Milch**produktion** an! Die Kontraktion der glatten Muskulatur der Brust (das Auspressen der Milch) ist dagegen Aufgabe des **Oxytocins** aus dem Hypophysenhinterlappen!

Growth Hormone Releasing Hormone/ Growth Hormone

Das Growth Hormone hat viele Namen: u. a. Somatotropin oder ganz einfach „Wachstumshormon". Es handelt sich um ein **aglandotropes Hormon,** das seine Zielgewebe – Überraschung – zum Wachsen anregt. Seine Freisetzung aus der Hypophyse wird im Wesentlichen von zwei hypothalamischen Hormonen gesteuert (> Abb. 9.25):

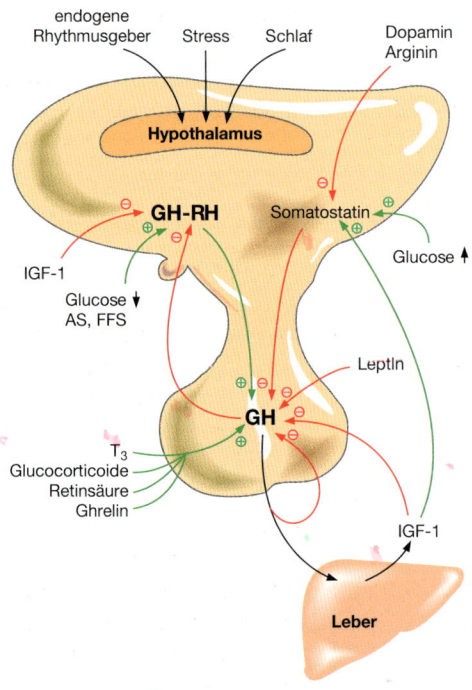

Abb. 9.25 Regulation der Growth-Hormone-Freisetzung [L253]

- **Growth Hormone Releasing Hormone** (GH-RH) wird auch Somatoliberin genannt und fungiert als Releasing Hormone.
- **Somatostatin** fungiert als Inhibiting Hormone.

Damit Wachstum stattfinden kann, müssen zunächst Bedingungen geschaffen werden, in denen alles, was dafür notwendig ist, vorhanden ist. Aus diesem Grund:
- Erhöht Growth Hormone u. a. den **Blutzuckerspiegel** und sorgt so dafür, dass allen Geweben ordentlich Energie zur Verfügung steht.
- Bewirkt es eine Steigerung der **Proteinbiosynthese.** Um dies zu erreichen, wird den Zellen ermöglicht, dem Blut die Nährstoffe zu entnehmen, die sie dafür benötigen.

Den eigentlichen Befehl „Wachse!" gibt das Growth Hormone i. d. R. aber gar nicht selbst. Es regt stattdessen u. a. in der Leber die Bildung sogenannter **Somatomedine,** wie etwa **Insulin-Like-Growth-Faktor I (IGFI),** an, die wiederum an Geweben Wachstumsprozesse anregen.

> ☺ FÜR AHNUNGSLOSE
> Was haben die Somatomedine mit Insulin zu tun? Sie ähneln ihm hinsichtlich ihrer Struktur (es handelt sich schließlich auch bei beiden um Peptidhormone). Die Wirkung ist aber natürlich eine andere.

> 💡 LERNTIPP
> Soma**M**edine sind die **M**ediatoren des Growth Hormone (Somatotropin) … sie ver**M**itteln seine Wirkung.

Sowohl Growth Hormone als auch die Somatomedine nehmen Einfluss auf die Sekretion der hypothalamischen Releasing- und Inhibiting-Hormone, um ihre eigene Sekretion zu regulieren.

> ✏ FÜR DIE KLAUSUR
> Ein Überschuss an Growth Hormone kann durch einen (i. d. R. gutartigen) Tumor der Hypophyse hervorgerufen werden. Die Symptomatik hängt davon ab, in welchem Alter es zu einem Anstieg der Growth-Hormone-Konzentration kommt:
> - Beginnt die Hormonproduktion vor der Pubertät, sind die Wachstumsfugen noch nicht geschlossen. Folglich wachsen betroffene Personen einfach sehr stark, wobei die Proportionen weitgehend „normal" bleiben. Man spricht von **hypophysärem Riesenwuchs (Gigantismus).**

- Beginnt die Hormonproduktion nach der Pubertät, sind die Wachstumsfugen bereits geschlossen und das Längenwachstum damit eingeschränkt. Das Wachstum findet dann an den Akren (den „äußersten Teilen" unseres Körpers) statt, wie etwa Finger und Zehen sowie einige Gesichtsknochen. Man spricht von **Akromegalie**.

TRH/TSH/Schilddrüsenhormone

Den Abschluss unseres Kapitels zur Adenohypophyse bildet wieder ein **glandotropes** Hormon, das **Thyroidea-stimulierende Hormon** (TSH), das auch **Thyreotropin** genannt wird. Bevor wir uns die vielfältigen Wirkungen der Schilddrüsenhormone anschauen, wollen wir erst einmal einen Blick auf die Regulation ihrer Freisetzung und ihre Synthese werfen.

Auch für das TSH gibt es wieder Releasing- und Inhibiting-Hormone:
- **Thyreotropin Releasing Hormone** (TRH) fungiert als Releasing-Hormon.
- **Dopamin** dient als Inhibiting-Hormon.

Wird durch den Einfluss von TRH TSH aus der Adenohypophyse freigesetzt, bindet dieses an die TSH-Rezeptoren der Schilddrüse und bewirkt dort die Freisetzung der **Schilddrüsenhormone** T_3 und T_4. Die Schilddrüsenhormone haben diverse Effekte auf ihre Zielgewebe und sind natürlich auch an einem Regulationsmechanismus beteiligt, indem sie die Freisetzung von TSH aus der Adenohypophyse hemmen.

Nun wollen wir uns die Schilddrüsenhormone einmal genauer anschauen (> Abb. 9.26):
- T_3 wird auch **Trijodthyronin** genannt und leitet sich von der Aminosäure Tyrosin ab. Ihr könnt euch die Strukturformel besser merken, wenn ihr euch vorstellt, dass es sich um zwei Tyrosine handelt, wobei bei einem der „Kopf" mit Amino- und Carboxylgruppe abgebrochen und nur der Phenolring auf das andere Tyrosin gesteckt wurde. Entsprechend finden sich in den Schilddrüsenhormonen auch keine Peptidbindungen. Zudem enthält T_3 drei Jod-Atome. Beachtet, dass zwei Atome am ersten Ring (näher an der Aminogruppe) hängen und nur eine am zweiten.
- Beim **reversen** T_3 ist die Anordnung der Jod-Atome umgekehrt: eins am ersten Ring und zwei am zweiten.

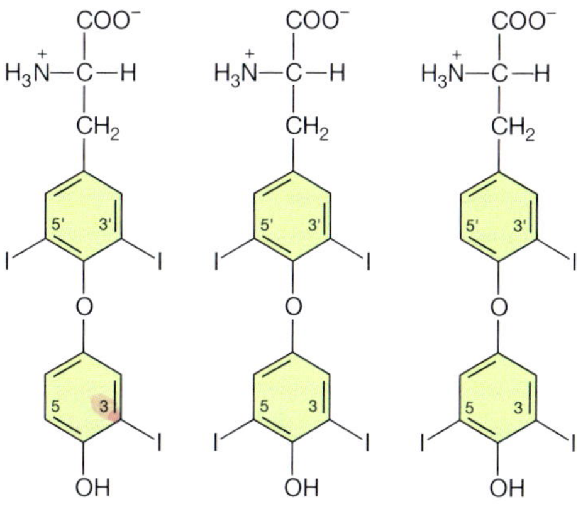

Abb. 9.26 Schilddrüsenhormone T_3, T_4 und reverses T_3. [L253]

- T_4 wird auch **Thyroxin** genannt; der Begriff Tetrajodthyronin ist nicht geläufig. Es ähnelt T_3, nur dass bei T_4 beide Ringe je zwei Jod-Atome tragen.
- Die Unterschiede in der Struktur haben Folgen für die biologische Wirksamkeit. Grundsätzlich wollen alle Schilddrüsenhormone dasselbe machen, aber:
  - T_3 hat die größte biologische Wirksamkeit.
  - Reverses T_3 ist biologisch inaktiv.
  - T_4 hat eine biologische Wirksamkeit, die deutlich unter der von T3 liegt.

Wie produziert nun die Schilddrüse Schilddrüsenhormone und wie werden sie bei Bedarf freigesetzt (> Abb. 9.27)?

Jodid-Ionen (I⁻) werden über einen Jodid-Natrium-Symport aus dem Blut in die Schilddrüsenzellen aufgenommen. Dieser Transport ist aktiv, da in den Schilddrüsenzellen eine vergleichsweise hohe Jodid-Konzentration herrscht. Die Jodid-Ionen wandern durch die Zelle zur anderen Seite und verlassen die Zelle durch einen Kanal namens Pendrin in ein Lumen, das mehrere Schilddrüsenzellen gemeinsam bilden. Dort werden sie von der membranständigen **Thyreoperoxidase** zu elementarem (ungeladenem) Jod oxidiert. In diesem Lumen findet sich auch ein von den Schilddrüsenepithelzellen synthetisiertes Protein namens **Thyreoglobulin**, das viele Tyrosinreste enthält. Jod wird nun an diese Tyrosinreste gehängt (es entstehen Monoiodtyrosin und Dijodtyrosin). Einige jodierte Tyrosinreste werden auf andere übertragen, sodass T_3 und T_4 entstehen.

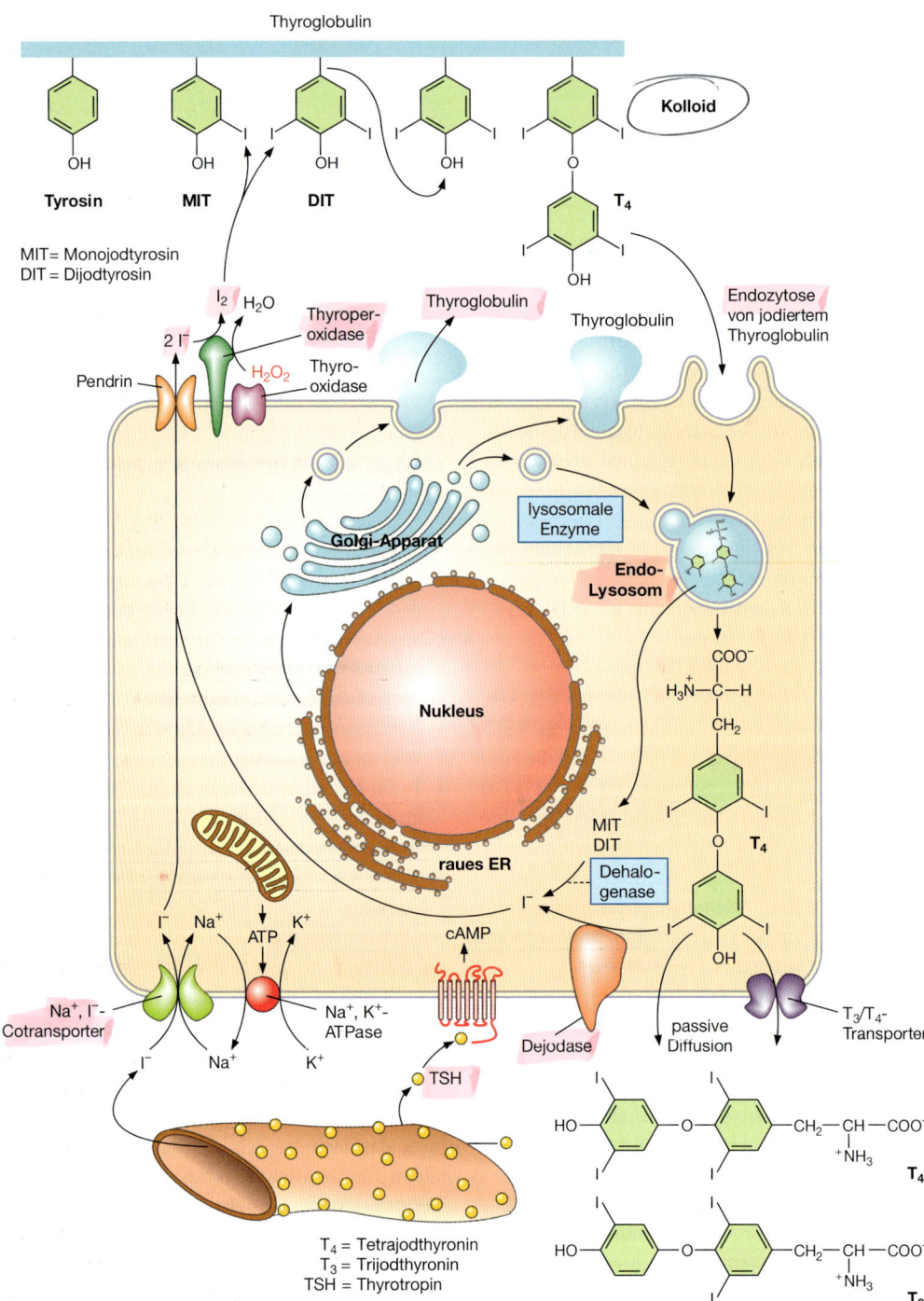

Abb. 9.27 Synthese der Schilddrüsenhormone [L253]

9.4 Rund um die Hypophyse

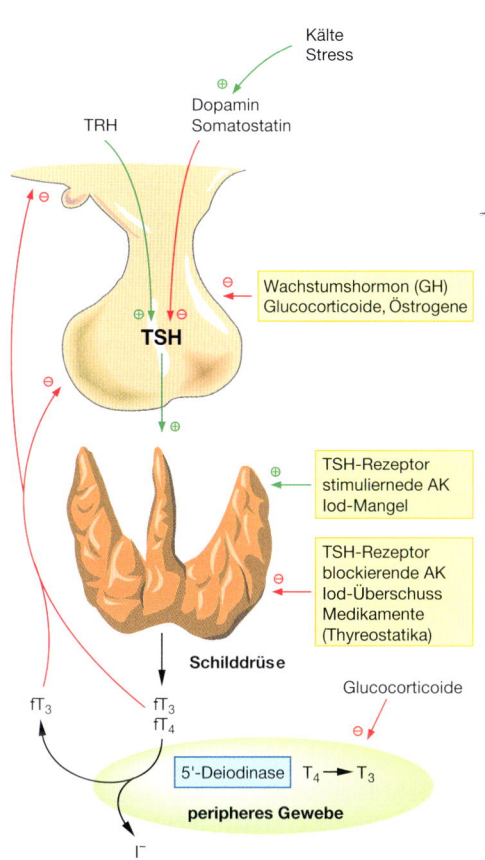

Abb. 9.28 Regulation der Sekretion der Schilddrüsenhormone [L253]

😊 FÜR AHNUNGSLOSE
Wenn T_3 besser wirkt, warum wird dann überhaupt T_4 gebildet? Es ist langlebiger! Deswegen substituieren Personen mit einer Schilddrüsenunterfunktion auch immer T_4 und nicht T_3.

↪ Kommen wir nun zu den Wirkungen der Schilddrüsenhormone. Da es sich um lipophile Hormone handelt, binden sie an einen intrazellulären Rezeptor, beeinflussen die Genexpression und brauchen folglich ein bisschen Zeit, bis ihre Effekte zum Tragen kommen:
- Förderung des **Wachstums** (u. a. durch Stimulation der Growth-Hormone-Synthese).
- Wichtig für Wachstum und Differenzierung im **ZNS**. Eine unbehandelte angeborene Schilddrüsenunterfunktion führt u. a. zu einer geistigen Retardierung. Man spricht von **Kretinismus**.
- „Ankurbelung" des **Stoffwechsels**. Energieverbrauch und damit auch Wärmeproduktion steigen. Gleichzeitig werden Stoffwechselwege aktiviert, die diesen erhöhten Energieverbrauch ermöglichen (Glykogenabbau etc.).
- Steigerung der **β-Rezeptoren am Herz** und damit Sensibilisierung des Herzens für den Einfluss von Katecholaminen.

📎 FÜR DIE KLAUSUR
Jede Antwortmöglichkeit, die mit vermehrtem Energieverbrauch und Aktivität assoziiert ist, trifft wahrscheinlich auf die Schilddrüsenhormone zu.

↪ Wenn TSH an die TSH-Rezeptoren der Schilddrüsenzellen bindet, ist dies das Signal, dass die Schilddrüsenhormone freigesetzt werden sollen (➤ Abb. 9.28). Das Thyreoglobulin wird durch Endozytose aufgenommen und das entstehende Endosom verschmilzt mit einem Lysosom, sodass das Protein abgebaut werden kann. Dabei werden T_3 und T_4 aus dem Protein freigesetzt und in das Blut abgegeben. Hier entsteht übrigens weitaus mehr T_4 als T_3 (20–40 : 1).

↪ Beide Schilddrüsenhormone sind lipophil und werden mithilfe des Thyroxin-bindenden Globulins zu ihrem Bestimmungsort gebracht.

↪ In der Peripherie exprimieren viele Gewebe ein Enzym namens **Dejodase**, das von T_4 ein Jod abspaltet, sodass das wirksamere T_3 entsteht. Häufig wird dabei aber auch das falsche Jod abgespalten und es entsteht das unwirksame reverse T_3.

↪ Nun können wir uns auch leicht vorstellen, was bei Schilddrüsenüber- und -unterfunktion passiert:
- Eine Schilddrüsenüberfunktion **(Hyperthyreose)** kann entstehen, wenn Antikörper an den TSH-Rezeptor binden, die ihn stimulieren **(Morbus Basedow)**. In diesem Fall werden zu viele Schilddrüsenhormone gebildet und die Patienten leiden unter Schwitzen, Tachykardie, Nervosität und Gewichtsverlust.
- Eine Schilddrüsenunterfunktion **(Hypothyreose)** kann nach der Entfernung der Schilddrüse **(Thyreoidektomie)** entstehen oder wenn Antikörper die Schilddrüse zerstören **(Hashimoto-Thyreoiditis)**. Patienten leiden unter vermehrtem Kälteempfinden, Bradykardie, Abgeschlagenheit und Gewichtszunahme. Zudem kann eine Schwellung

der Haut, die Myxödem genannt wird, auftreten. Die Therapie besteht in der Einnahme von Schilddrüsenhormonen.

9.4.2 Hypophysenhinterlappen/Neurohypophyse

Die Neurohypophyse ist, wie bereits erwähnt, nur eine Ausstülpung des Hypothalamus, die der Freisetzung von Hormonen dient. Entsprechend müssen wir uns hier auch nicht mit komplizierten Regelkreisen aus Releasing- und Inhibiting-Hormonen befassen. Da zudem nur zwei Hormone synthetisiert werden, werden wir dieses Kapitel schnell abgeschlossen haben. Der Transport der Hormone vom Kerngebiet des Hypothalamus in die Neurohypophyse erfolgt übrigens **entlang der Axone** mithilfe eines Proteins namens **Neurophysin I**.

Oxytocin

Wir haben eine Funktion des Oxytocins bereits bei der Besprechung des Prolactins kennengelernt: Es regt die **glatte Muskulatur der Zellen der Brustdrüse zur Kontraktion** an, sodass Milch ausgetrieben wird. Zusätzlich kann es aber auch eine **Kontraktion der Uterusmuskulatur** bewirken und damit die Wehentätigkeit verstärken.

Mittlerweile weiß man, dass Oxytocin noch viel mehr kann und u. a. sogar als **Neurotransmitter** Einfluss auf unser Verhalten nimmt. Erfreulicherweise sollte es aber reichen, davon einmal gehört zu haben.

Vasopressin/ADH

Das **antidiuretische Hormon (ADH)** wird auch **Adiuretin** oder **Vasopressin** genannt und ist v. a. im Wasserhaushalt von Bedeutung, dem wir noch ein Extrakapitel widmen werden. Da ADH aber im Gegensatz zu den anderen Hormonen des Wasserhaushalts relativ wenig mit anderen Hormonen interagiert (lediglich seine Freisetzung kann durch ein Hormon namens ANP gehemmt werden), können wir es ohne Probleme bereits jetzt besprechen.

Der wichtigste Reiz zur Freisetzung von ADH ist eine **Zunahme der Osmolarität des Blutplasmas.** Soll heißen: Erkennt der Hypothalamus, dass plötzlich die Konzentration der gelösten Teilchen im Blut höher ist, folgert er, dass es möglicherweise zu einem Verlust von Volumen gekommen ist (schließlich ist die Konzentration c = n/V, also Anzahl gelöster Teilchen geteilt durch Volumen). Er setzt daher über die Neurohypophyse ADH frei, um die Wasserausscheidung (Diurese) über die Niere zu drosseln. Dafür stehen dem ADH zwei Rezeptoren zur Verfügung:

- **V1-Rezeptoren** (V steht für Vasopressin) sind **Gq**-gekoppelt und bewirken einen Anstieg der Calciumkonzentration und damit eine **Kontraktion in glatten Muskelzellen der Gefäßmuskulatur.** Auf diese Weise sinkt das Volumen unseres Gefäßsystems und der Blutdruck steigt … und ihr wisst, woher der Name Vasopressin kommt.
- **V2-Rezeptoren** sind **Gs**-gekoppelt und führen zu einer Erhöhung der cAMP-Konzentration in den Zellen der Sammelrohre der Nieren. Dieser cAMP-Anstieg führt zum **Einbau von Aquaporinen** (Kanäle, durch die Wasser diffundieren kann) in die luminale Membran dieser Zellen, sodass Wasser aus dem Harn durch die Zellen zurück in das Blut diffundiert.

Übrigens: Wie wichtig ADH ist, merken wir spätestens dann, wenn es uns fehlt oder nicht mehr wirkt:

- Beim **Diabetes insipidus** kann Wasser nicht mehr über Aquaporine rückresorbiert werden (weil kein ADH gebildet wird oder die Aquaporine defekt sind) und es kommt zu einer verstärkten Urinausscheidung (Polyurie) von teilweise über 10 Litern pro Tag.
- Alkohol kann die ADH-Ausschüttung aus der Neurohypophyse hemmen und führt so zu einer vermehrten Wasserausscheidung.

9.5 Calciumhaushalt

Wir haben Calcium schon in unserem Exkurs zum Thema Knochen kennengelernt, wo wir auch auf einen der wichtigsten Faktoren im Calciumhaushalt gestoßen sind – **Parathormon,** das in der **Neben-**

9.5 Calciumhaushalt

schilddrüse produziert wird und **Calcium** parat stellt (➤ Abb. 9.29).

> **FÜR DIE KLAUSUR**
> Die Nebenschilddrüsen werden gelegentlich auch als **Epithelkörperchen** bezeichnet! Parathormon wird auch gerne Parathyrin genannt.

9.5.1 Parathormon

Parathormon ist ein Peptidhormon und vermittelt seine Effekte folglich über einen membranständigen Rezeptor, der Gs-gekoppelt ist. Seine Halbwertszeit liegt im Bereich von Minuten.

Parathormon hat mehrere Effekte (➤ Abb. 9.29):
- Es bewirkt über die (indirekte) **Aktivierung der Osteoklasten** die Freisetzung von Calcium aus dem Knochen.
- Es fördert die **Resorption von Calcium aus der Nahrung** und regt die Niere an, verstärkt **Calcium aus dem Primärharn zurückzuresorbieren,** damit nichts verloren geht.
- Es aktiviert die Synthese von **Vitamin D$_3$** (Calcitriol).
- Da aber Calcium und Phosphat schlecht lösliche Produkte bilden können, darf nur eins von ihnen im Blut in hohen Konzentrationen vorkommen. Da Parathormon die Calciumkonzentration im Blut erhöhen möchte, muss es folglich die Phosphatkonzentration senken, indem es die Rückresorption von Phosphat in der Niere hemmt.

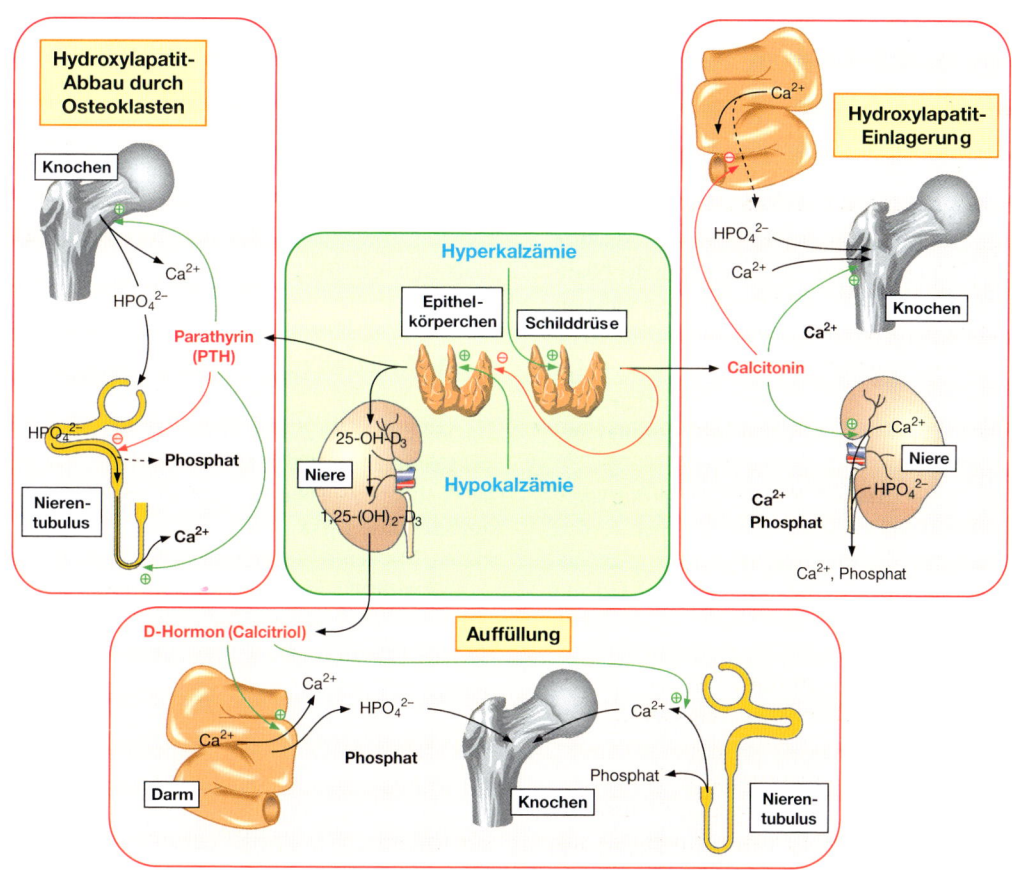

Abb. 9.29 Regulation des Calcium-/Phosphathaushalts durch Parathormon, Calcitonin und Calcitriol [L253]

9.5.2 Calcitonin

Calcitonin ist ein Peptidhormon aus den **C-Zellen der Schilddrüse**, das als direkter Gegenspieler des Parathormons fungiert (> Abb. 9.29). Es wird entsprechend bei hohen Calciumkonzentrationen sezerniert und **hemmt die Aktivität der Osteoklasten**, die **Calciumrückresorption in der Niere** und die **Aufnahme von Calcium aus der Nahrung**. Aus dem Gen für Calcitonin kann übrigens auch das **Calcitonin Gene-Related Peptide** (CGRP) hergestellt werden, das vasodilatatorisch wirkt und oft im Zusammenhang mit Migräne besprochen wird.

9.5.3 Calcitriol

Der dritte wichtige Faktor im Calciumhaushalt ist Vitamin D_3 oder Calcitriol, dessen Synthese ihr bei den Vitaminen kennenlernen werdet. Calcitriol wirkt wie die Steroidhormone über einen **intrazellulären Rezeptor** und wird im Blut ebenfalls **proteingebunden transportiert** (es ist dementsprechend lipophil). Die Effekte des Calcitriols können etwas verwirrend sein (> Abb. 9.29); merkt euch einfach, dass es für solide Knochen sorgen will, weshalb es:

- Die **Rückresorption von Calcium in der Niere fördert**. Da das Calcium aber ohnehin nicht im Blut bleiben soll und deshalb auch die Konzentration nicht zu sehr ansteigen wird, kann Calcitriol auch ohne Angst vor schlecht löslichen Produkten die **Rückresorption von Phosphat** fördern.
- Die **Mineralisation**, also die Einlagerung von Calcium und Phosphat in den Knochen, fördert.
- Die Resorption von Calcium und Phosphat aus der Nahrung verstärkt, was im Fall von Calcium wahrscheinlich über ein Protein namens **Calbindin** vermittelt wird.

Der prüfungsrelevante Mangel an Calcitriol wird euch ebenfalls bei den Vitaminen begegnen.

Bitte bedenkt: Auch wenn Calcium v. a. im Knochen gespeichert wird und deswegen in diesem Kapitel der Schwerpunkt auf Calcium als Bestandteil des mineralisierten Knochens gelegt wurde, erfüllt es im Körper vielfältige Funktionen (denkt z. B. an die Gq-gesteuerte Freisetzung von Calcium, die zur Kontraktion glatter Muskelzellen führt)!

> **FÜR DIE KLAUSUR**
> Bei der Synthese von Calcitriol werdet ihr sehen, dass es sich um ein Steroidhormon handelt, bei dem einer der Ringe durch Licht gespalten wurde. Es ist damit der prominenteste Vertreter einer Stoffgruppe, die **Secosteroide** genannt wird.

9.6 Blutdruck und Elektrolyte

Wenn unser Blutdruck zu hoch ist, haben wir prinzipiell zwei Möglichkeiten:
- Wir lassen etwas Volumen aus dem System, z. B. durch die **vermehrte Ausscheidung** von Wasser, oder
- Wir vergrößern das System, sodass es demselben Volumen mehr Platz bieten kann und der Druck auf diese Weise sinkt, z. B. durch **Vasodilatation**.

Wenn unser Blutdruck zu niedrig ist, machen wir einfach das Gegenteil (weniger Ausscheidung, Vasokonstriktion).

Auch der Elektrolythaushalt ist natürlich streng reguliert. In diesem Kapitel wird er allerdings eher als „Kollateralschaden" der Blutdruckregulation in Erscheinung treten.

9.6.1 Atriales natriuretisches Peptid

Das ANP habt ihr bereits bei den Rezeptoren kennengelernt und so wisst ihr hoffentlich noch, dass es als Peptidhormon über eine **membranständige Guanylatcyclase** wirkt ... jetzt müssen wir nur noch klären, was es macht (> Abb. 9.30).

ANP wird von den Zellen des **Herzvorhofs** gebildet und auf Dehnung dieser Zellen hin sezerniert. Es ist – überspitzt gesagt – eine Art Hilfeschrei des Herzens, der dem Rest des Körpers signalisiert: Ich platze gleich!

ANP verbessert diese Situation (senkt den Blutdruck) auf den zwei angesprochenen Wegen:
- Es führt zu einer Relaxation der Gefäßwandmuskulatur und sorgt so für eine **Vasodilatation**.
- Es führt in der Niere zu einer **Weitstellung der Gefäße**, sodass mehr Wasser aus dem Blut filtriert wird. Zudem wird die **Rückresorption von Natrium verhindert**, und da Wasser zum Kon-

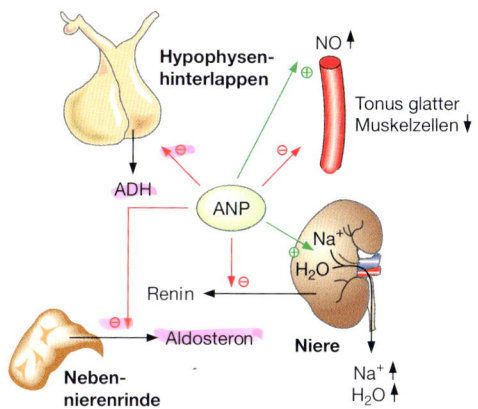

Abb. 9.30 Wirkung von ANP [L253]

zentrationsausgleich dem Natrium folgt, wird gleich noch mehr ausgeschieden.

> **LERNTIPP**
>
> Der Name **atri**ales **natriur**etisches **Peptid** liefert euch schon fast alle Infos zu diesem Hormon:
> - Es stammt aus den **Atri**en des Herzens.
> - Es sorgt dafür, dass mehr **Natri**um im **Ur**in landet.
> - Es ist ein **Peptid**hormon.

Neben diesen Funktionen hemmt ANP noch einige Hormone, die sonst zu einer Erhöhung des Blutdrucks führen, die uns im kommenden Abschnitt begegnen werden.

9.6.2 Renin-Angiotensin-Aldosteron-System (RAAS)

Das **RAAS** wird aktiv, wenn wir unseren Blutdruck steigern müssen (> Abb. 9.31). Um einem zu niedrigen Blutdruck entgegenwirken zu können, müssen wir ihn erst einmal registrieren. Dafür gibt es den **juxtaglomerulären Apparat** der Niere. Dieser misst in den Blutgefäßen, die das Blut zu den Glomeruli der Niere transportieren (Vasa afferentes), den Ionengehalt und v. a. den Blutdruck.

Wird ein Blutdruckabfall oder ein Elektrolyt-(Natrium-)mangel registriert, kommt es zur Freisetzung eines Enzyms, das in Granula gespeichert vorliegt, dem **Renin**. Renin fungiert als **Protease** und spaltet im Blut aus dem ziemlich großen, von der Leber synthetisierten Peptid **Angiotensinogen** (452 Aminosäuren) das Dekapeptid **Angiotensin I** (10 Aminosäuren) ab.

Jetzt haben wir zwar ein Enzym freigesetzt und ein Hormon aus einem Prohormon hergestellt, aber unser Blutdruck ist immer noch im Keller. Es braucht nämlich noch einen weiteren Schritt: Das **Angiotensin Converting Enzyme** (ACE), das auch

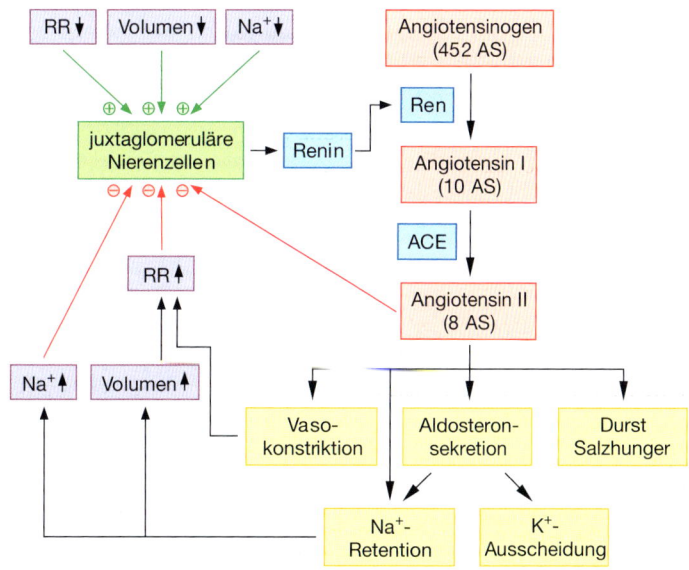

Abb. 9.31 Blutdruckregulation durch das Renin-Angiotensin-Aldosteron-System (RAAS) [L253]

Kininase II genannt wird, sitzt auf den Endothelzellen von Blutgefäßen und spaltet vom Angiotensin I zwei Aminosäuren ab, sodass **Angiotensin II** (8 Aminosäuren) entsteht.

Dieses Angiotensin II führt zu mehreren Effekten, die den Blutdruck steigern, v. a. über den Gq-gekoppelten AT_1-Rezeptor:
- Calciumeinstrom in die glatte Muskulatur der Gefäßwände → **Vasokonstriktion**
- **Durstgefühl und Salzhunger**
- Freisetzung von **Aldosteron**
- Damit der Blutdruck aber nicht bis ins Unendliche steigt, **hemmen hohe Spiegel von Angiotensin II die Reninsekretion.**

FÜR DIE KLAUSUR
Dieses Thema ist sehr prüfungsrelevant, weil viele blutdrucksenkende Mittel hier ansetzen:
- ACE-Hemmer verhindern die Bildung von Angiotensin II.
- AT_1-Antagonisten (Sartane) verhindern die Bindung von Angiotensin II an die AT_1-Rezeptoren.

Angiotensin II führt also zur Freisetzung von Aldosteron. Dieses Hormon kann auch freigesetzt werden, wenn im Blut **zu viel Kalium oder zu wenig Natrium** vorliegt. Es handelt sich um ein Steroidhormon (also um einen Abkömmling des Cholesterins), das in **der Zona glomerulosa,** der äußersten Schicht der Nebennierenrinde, produziert wird und bei seiner Freisetzung in den Sammelrohren (und distalen Tubuli) der Niere für einen vermehrten **Einbau von Natriumkanälen** (ENaC) und Natrium-Kalium-ATPasen sorgt. Durch diesen Kanal kann Natrium in die Zellen der Niere und letztlich ins Blut zurückgelangen, wobei ihm wieder Wasser osmotisch folgt. Damit das Blut nicht mit positiv geladenen Ionen überladen wird, wird vermehrt Kalium ausgeschieden. Aldosteron hat also drei Effekte:
- **Erhöhung des Natriumspiegels**
- **Senkung des Kaliumspiegels**
- **Verminderte Wasserausscheidung** und damit Steigerung des Blutdrucks

Diese drei Effekte können durch Aldosteronantagonisten gehemmt werden. Bei einem Aldosteronüberschuss, der auch als Conn-Syndrom bezeichnet wird, treten diese Effekte verstärkt auf.

LERNTIPP
Herr **Conn** hat zu viel Aldoster**on(n)**!

9.7 Übungen

1. Die Aufnahme von Glucose in die β-Zellen des Pankreas erfolgt über GLUT_____.
2. Die Wirksamkeit von T_ ist stärker als die von T_____.
3. Der Vorläufer des ACTH heißt _____.
4. Renin katalysiert die Umwandlung von _____ in _____.
5. Die Umwandlung von Angiotensin I in Angiotensin II wird katalysiert vom _____.
6. Parathormon bewirkt in der Niere die _____ von Calcium und die _____ von Phosphat.
7. Bei der Umwandlung von Proinsulin zu Insulin wird das _____ abgespalten.
8. Zu viel Cortisol → _____-Syndrom
9. Zu viel Aldosteron → _____-Syndrom

KAPITEL

10 Vitamine

10.1 Vitamin A 271

10.2 Vitamin D 274

10.3 Vitamin E 276

10.4 Übungen 276

Die gute Nachricht zuerst: Die meisten Vitamine und Cofaktoren, die ihr für das Physikum kennen müsst, habt ihr im Laufe dieses Buchs bereits kennengelernt. Wir können uns also in diesem Kapitel auf die wenigen noch fehlende Vitamine beschränken. Als kleine Gedächtnisstütze gibt es noch eine Zusammenstellung der wichtigsten Fakten zu den Vitaminen, die ihr bereits kennt.

FÜR AHNUNGSLOSE

Was sind überhaupt Vitamine? Ein Vitamin ist ein Stoff, den der Körper zum Überleben benötigt, aber nicht in ausreichendem Maß selbst synthetisieren kann. Sind die essenziellen Aminosäuren also auch Vitamine? Nein, denn die Nährstoffe gehören definitionsgemäß nicht zu den Vitaminen. Und was ist mit Eisen-Ionen? Nein, denn bei Vitaminen handelt es sich definitionsgemäß um organische Verbindungen.

Gemäß dieser Definition existieren **13 Vitamine**, die in wasser- und fettlösliche Vitamine unterteilt werden (> Tab. 10.1). Die Vitamine A, D, E und K sind **fettlöslich**, wohingegen die B-Vitamine, Vitamin C, H sowie Fol- und Panthotensäure **wasserlöslich** sind. Im Hinblick auf mögliche Prüfungsfragen auch in der Klinik solltet ihr euch merken, dass die Aufnahme der fettlöslichen Vitamine bei einer Störung der Fettverdauung beeinträchtigt ist und es dementsprechend zu Mangelerscheinungen kommen kann.

LERNTIPP
Der obligatorische Merkspruch: EDeKA – Die Vitamine **E, D, K** und **A** sind **fettlöslich**.

FÜR AHNUNGSLOSE

Was ist eigentlich mit den „fehlenden" B-Vitaminen? Die meisten fehlenden Zahlen waren mal vergeben, aber man fand bei vielen dieser vermeintlichen Vitamine irgendwann heraus, dass diese entweder gar nicht lebensnotwendig sind oder doch vom Körper synthetisiert werden können.

Jetzt müssen wir nur noch die Vitamine, die wir noch nicht kennen, besprechen!

10.1 Vitamin A

Vitamin A ist eigentlich nicht nur eine Substanz, sondern der Überbegriff für mehrere verwandte Metabolite (> Abb. 10.1):
- **Retinal** ist wichtig für den **Sehvorgang** und damit die für die Prüfungen relevanteste Form des Vitamin A.
- **Retinol** ist v. a. als **Transportform** wichtig.
- **Retinsäure** spielt beim **Wachstum** und der **Differenzierung** von Geweben eine Rolle.

Tab. 10.1 Übersicht der Vitamine

Vitamin	Name	Kapitel	Löslichkeit	Funktion	Prüfungsrelevantes Krankheitsbild bei Mangel
A	Retinol	➤ Kap. 10.1	Fett	Dunkelsehen Zellwachstum u. a.	Nachtblindheit Xerophthalmie Infektanfälligkeit
D	Cholecalciferol	➤ Kap. 10.2 ➤ Kap. 9.5.3	Fett	Calciumhaushalt und Knochenmineralisierung	Rachitis Osteomalazie
E	Tocopherol	➤ Kap. 10.3	Fett	Antioxidans	–
K	Phyllochinon/ Menachinon	➤ Kap. 7.4.4	Fett	Carboxylierungen der Gerinnungsfaktoren II, VII, IX und X sowie Protein C und S	Störung der Blutgerinnung
B_1	Thiamin	➤ Kap. 3.1.4	Wasser	Decarboxylierungen	Beri-Beri, Wernicke-Korsakow
B_2	Riboflavin	➤ Kap. 3.1.4	Wasser	Elektronenübertragungen als prosthetische Gruppe FMN oder FAD	–
B_3	Niacin	➤ Kap. 3.1.1	Wasser	Elektronenübertragungen als Cofaktor NAD oder NADP	Pellagra
B_5	Pantothensäure	Abb. 3.29	Wasser	Bestandteil von Coenzym A	–
B_6	Pyridoxin	➤ Kap. 6.3.2	Wasser	Transaminierung und Decarboxylierung v. a. im Aminosäurestoffwechsel als Pyridoxalphosphat (PALP)	–
B_9	Folsäure	➤ Kap. 5.7.5	Wasser	Übertragungen von Methyl- und Methylengruppen	Makrozytäre/hyperchrome Anämie Neuralrohrdefekte beim Embryo
B_{12}	Cobalamin	➤ Kap. 7.3.9 ➤ Kap. 11.3.2	Wasser	Isomerisierungen	Perniziöse (makrozytäre/hyperchrome) Anämie Funikuläre Myelose (ZNS-Schädigung)
C	Ascorbinsäure	➤ Kap. 6.2.1	Wasser	Antioxidans	Skorbut
H	Biotin	➤ Kap. 3.1.2	Wasser	Carboxylierung	Diverse (z. B. Hautdefekte, Depression, Haarausfall)

- **Ester** aus Retinol und Fettsäuren (z. B. **Retinylpalmitat**) sind die **Speicherform** von Vitamin A, v. a. in den Ito-Zellen der Leber.
➤ Aufgenommen wird das Vitamin A u. a. auch als Provitamin (Vorstufe) namens **β-Carotin.** Die **Dioxygenase** macht aus einem β-Carotin unter Verbrauch von Sauerstoff zwei Moleküle Retinal.
➤ Übrigens: Wenn fettlösliche Vitamine von den Zellen des Darms im Blut weitertransportiert werden sollen, sind sie häufig, wie andere lipophile Substanzen, Bestandteil von Chylomikronen.

10.1.1 Vitamin A beim Sehvorgang

Auch wenn die Funktionen unserer Sinne v. a. im Rahmen der Sinnesphysiologie besprochen werden, wollen wir die Bedeutung von Vitamin A für den Sehvorgang an dieser Stelle beleuchten.

10.1 Vitamin A

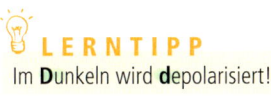

Abb. 10.1 Vitamin A – Synthese der verschiedenen Metabolite [L253]

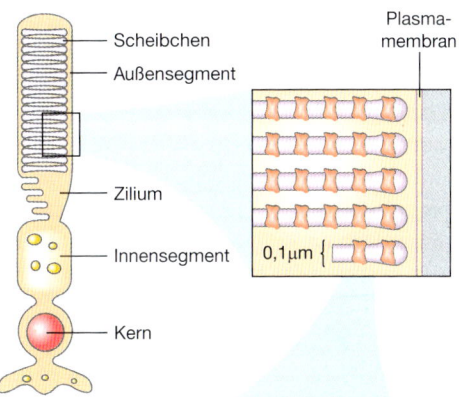

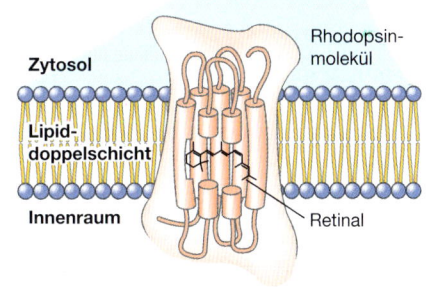

Abb. 10.2 Rhodopsin in den Stäbchen der Retina [L253]

Der Teil des Sehvorgangs, mit dem wir uns befassen wollen, findet in der Netzhaut (Retina) statt. Bei den Zellen der Netzhaut unterscheidet man **Zapfen (Farbsehen)** und **Stäbchen (hell vs. dunkel)**. Die Stäbchen enthalten Membranscheiben, die mit **Rhodopsin (Sehpurpur;** ➤ Abb. 10.2) gefüllt sind (in den Zapfen gibt es die sogenannten Zapfenopsine).

Rhodopsin besteht aus dem Protein Opsin, an das Retinal gebunden ist. Zusammen bilden sie einen G-Protein-gekoppelten Rezeptor, der das **G-Protein Transducin** gebunden hat (➤ Abb. 10.3).

- **Dunkelzustand:** Ohne Licht liegt das Retinal als **11-cis-Retinal** vor. Zudem wird in der Zelle viel zyklisches GMP (cGMP) synthetisiert, das Ionenkanäle für Natrium und Calcium offen hält. Durch diese Kanäle strömen positiv geladene Ionen in die Zelle und sorgen so für eine **Depolarisation**, welche die **Freisetzung des Transmitters Glutamat** bewirkt.

💡 **LERNTIPP**
Im **D**unkeln wird **d**epolarisiert!

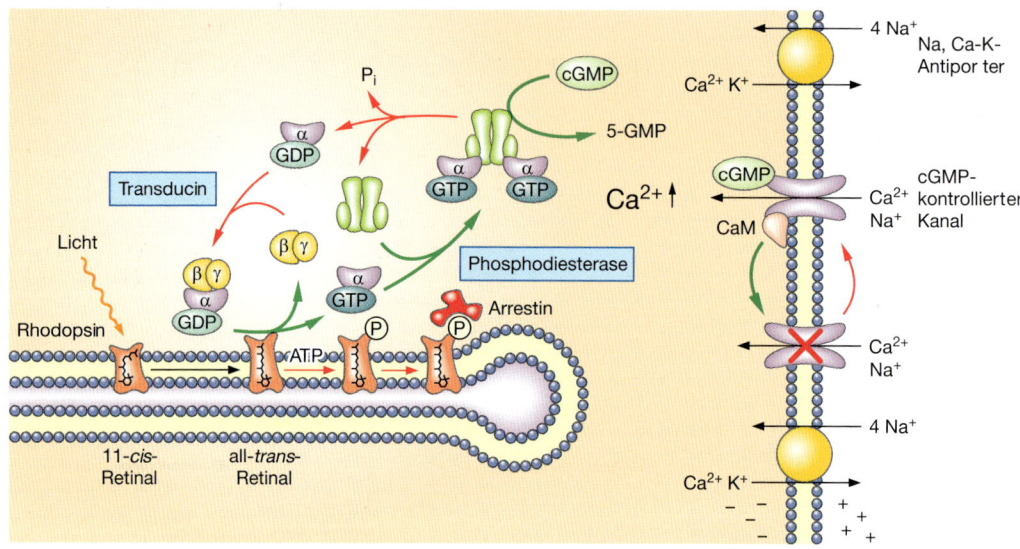

Abb. 10.3 Sehvorgang [L253]

- **Licht:** Fällt Licht auf das Retinal, kommt es zu einer Isomerisierung von 11-cis-Retinal. Die Doppelbindung an C-Atom 11 ist plötzlich **trans-konfiguriert**, wie alle anderen Doppelbindungen des Retinals (**all-trans-Retinal**), was ihr in der Strukturformel am Zickzackmuster erkennt. Das so entstandene aktive Rhodopsin (R*) aktiviert Transducin, das GTP bindet und eine Phosphodiesterase aktiviert. Diese spaltet cGMP, sodass sich die Kationenkanäle schließen. Die Zelle **hyperpolarisiert** und die Ausschüttung von Glutamat stoppt.

💡 LERNTIPP
Im **H**ellen wird **h**yperpolarisiert!

📖 FÜR DIE KLAUSUR
Beliebte Falschaussagen wollen euch glauben machen, dass es bei der Umwandlung von 11-cis- zu all-trans-Retinal zu Reaktionen wie Oxidationen, Hydroxylierungen etc. kommt. Es ist aber lediglich eine Umlagerung (Isomerisierung) an der Doppelbindung.

Wenn man sich die Bedeutung von Vitamin A für den Sehvorgang anschaut, ist es nicht verwunderlich, dass sich ein Mangel von Vitamin A auch am Auge manifestiert. Dieser betrifft v.a. die Stäbchen und führt zu Nachtblindheit. Zudem kann es zu einer verminderten Produktion von Tränenflüssigkeit und damit zur Trockenheit des Auges kommen (**Xerophthalmie**), die bis zur Erblindung führen kann.

Zudem kann ein Vitamin-A-Mangel zu unspezifischen Symptomen wie einer erhöhten Infektanfälligkeit führen.

Eine Vitamin-A-Überdosierung, z.B. durch übermäßige Supplementierung, kann unspezifische vegetative Symptome und Osteoporose hervorrufen.

10.2 Vitamin D

Das Vitamin D (**Cholecalciferol**) wird zwar auch mit der Nahrung aufgenommen, kann aber eigentlich aus Cholesterin synthetisiert werden. Allerdings benötigt der Körper zur Synthese von Vitamin D die **UV-Strahlen des Sonnenlichts** (> Abb. 10.4). Da man diese aber, gerade im deutschen Winter, nicht immer in ausreichender Dosierung abbekommt, wird Cholecalciferol immer noch oft als Vitamin bezeichnet.

Die Grundzüge der Biosynthese aus Cholesterin sollte man kennen:
1. In der **Leber** wird Cholesterin von der Cholesterin-Dehydrogenase in **7-Dehydrocholesterin** umgewandelt.

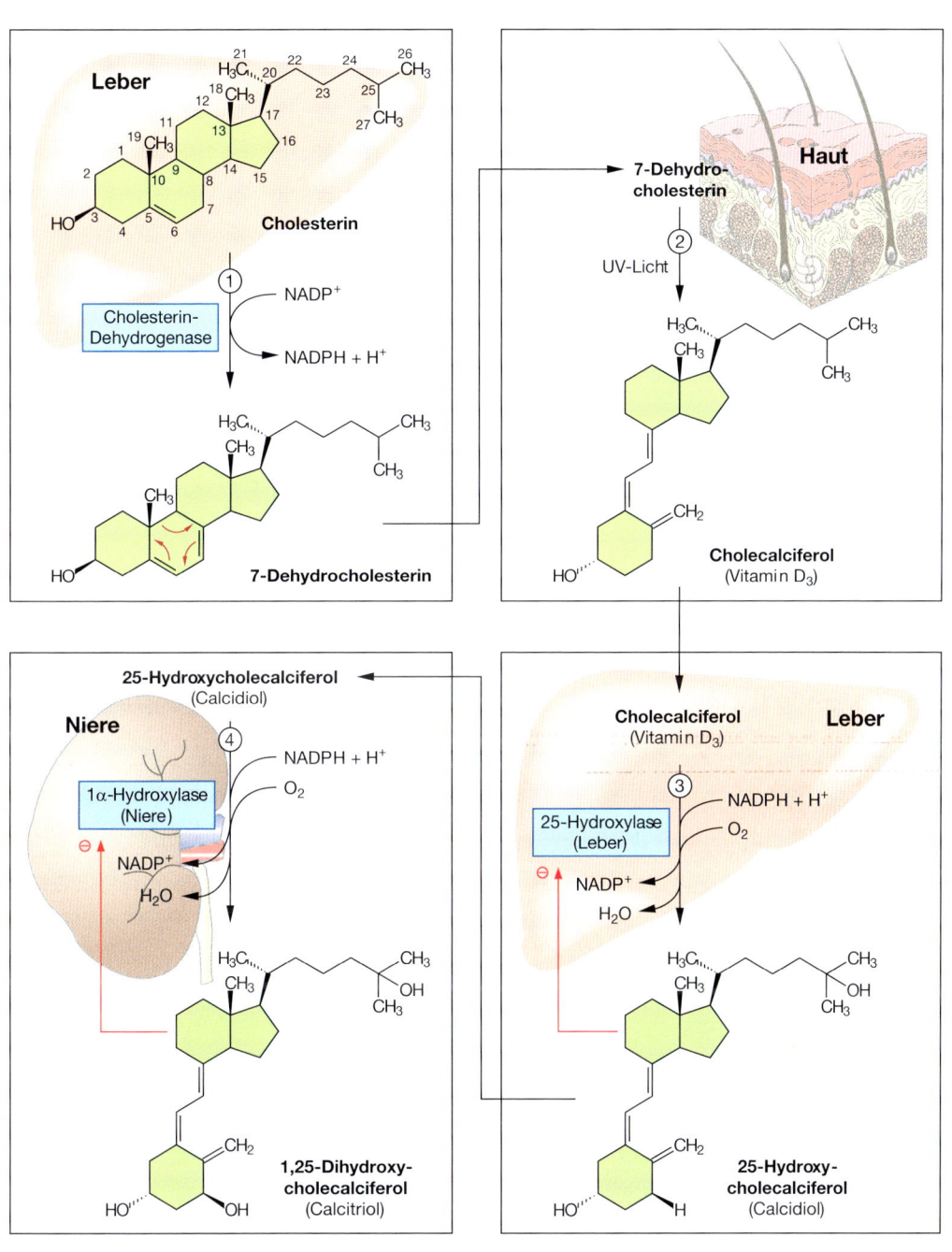

Abb. 10.4 Synthese von 1,25-Dihydroxycholecalciferol [L253]

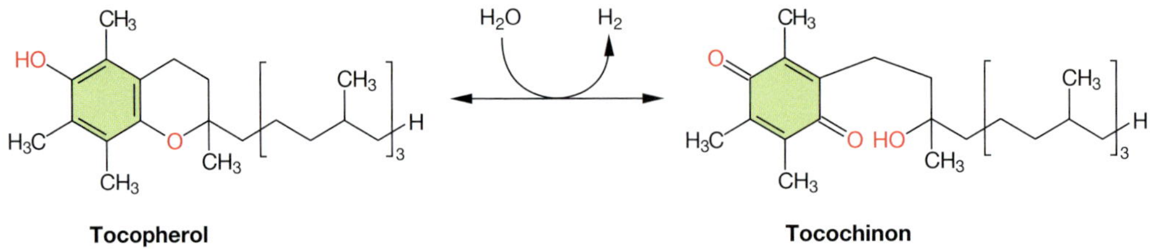

Tocopherol ⇌ (H₂O, H₂) **Tocochinon**

Abb. 10.5 Tocopherol und Tocochinon [L253]

2. 7-Dehydrocholesterin wird in die **Haut** transportiert, wo ohne das Zutun eines Enzyms ein Ring gespalten wird, sodass **Cholecalciferol (Vitamin D_3)** entsteht.
3. Nun geht es für das Cholecalciferol zurück in die **Leber,** wo die erste von zwei **Hydroxylierungen am C-Atom 25** erfolgt.
4. Der letzte Schritt findet in der Niere statt, wo es zur zweiten **Hydroxylierung an C-Atom 1** kommt. Das Produkt ist das biologisch aktive **1,25-Dihydroxycholecalciferol (Calcitriol).**

😊 FÜR AHNUNGSLOSE

Warum heißt das aktive 1,25-Dihydroxycholecalciferol auch Calci**tri**ol, wenn es doch nur „**Di**hydroxy" ist? Das Cholecalcifer**ol** enthält, wie der Name schon sagt, selbst eine Hydroxygruppe. Werden nun noch zwei Hydroxygruppen angehängt, hat man insgesamt drei Hydroxygruppen – Calci**tri**ol.

Da ihr die Funktionen von Vitamin D schon bei den Hormonen kennengelernt habt (➤ Kap. 9.5.3), wollen wir an dieser Stelle nur das Krankheitsbild bei Vitamin-D-Mangel besprechen:
- Bei Kindern entwickelt sich bei Vitamin-D-Mangel eine **Rachitis.** Dabei kommt es aufgrund der Störung des Calciumhaushalts zu Problemen bei der Mineralisation der Knochen. In der Folge entstehen Wirbelsäulendeformitäten, Minderwuchs usw.

💡 LERNTIPP

Rachitis macht den **R**ücken k**R**umm.

- Bei Erwachsenen führt der Vitamin-D-Mangel zur **Osteomalazie** (Knochenerweichung). Da das Wachstum schon abgeschlossen ist, kommt es nicht zu Deformitäten wie bei der Rachitis, sondern v. a. zu Schmerzen im Bereich der Knochen.

10.3 Vitamin E

Das Vitamin E (**Tocopherol**) hat ähnlich dem Vitamin C **antioxidative Funktion.** Als fettlösliches Vitamin ist es v. a. an der Zellmembran aktiv, wo sich gelegentlich Lipidradikale aus mehrfach ungesättigten Fettsäuren bilden, wenn diese von einer ROS angegriffen werden. Die Lipidradikale können dank Tocopherol wieder reduziert werden, wobei das Tocopherol selbst zum Radikal wird, das aber vergleichsweise wenig reaktiv ist. Das Tocopherol-Radikal kann dann seinerseits durch Vitamin C und Glutathion wieder zu einsatzbereitem Tocopherol regeneriert werden. Die einsatzbereite Form von Tocopherol ist dabei eine **Chinonstruktur** (➤ Abb. 10.5).

10.4 Übungen

1. Vervollständige ➤ Tab. 10.2.
2. Die Umwandlung von 11-cis-Retinal zu all-trans-Retinal ist eine _____.
3. Bewirkt Tageslicht eine De- oder Hyperpolarisation in den Stäbchen der Retina?
4. Die letzte Hydroxylierung des Vitamin D findet in der _____ statt.
5. An der Regeneration von Tocopherol (Vitamin _____) ist Vitamin _____ beteiligt.

Tab. 10.2 Übungstabelle: Übersicht der Vitamine

Vitamin	Name	Löslichkeit	Funktion	Prüfungsrelevantes Krankheitsbild bei Mangel
A	Retinol	Fett		
		Fett	Calciumhaushalt und Knochenmineralisierung	Rachitis Osteomalazie
E	Tocopherol	Fett	Antioxidans	–
	Phyllochinon/Menachinon	Fett		Störung der Blutgerinnung
B_1	Thiamin	Wasser	Decarboxylierungen	Beri-Beri, Wernicke-Korsakow
	Riboflavin	Wasser		–
B_3	Niacin	Wasser	Elektronenübertragungen als Cofaktor NAD oder NADP	Pellagra
		Wasser	Transaminierung und Decarboxylierung v. a. im Aminosäurenstoffwechsel als Pyridoxalphosphat (PALP)	–
B_{12}	Cobalamin	Wasser	Isomerisierungen	Perniziöse (makrozytäre/hyperchrome) Anämie Funikuläre Myelose (ZNS-Schädigung)
		Wasser		Skorbut
H		Wasser		Diverse (z. B. Hautdefekte, Depression, Haarausfall)
	Folsäure	Wasser	Übertragungen von Methyl- und Methylengruppen	
	Pantothensäure	Wasser		–

KAPITEL 11
Nährstoffe und ihre Aufnahme – vom Mund bis ins Blut

11.1 Nährstoffe 279

11.2 Parenterale Ernährung 280

11.3 Verdauung 281

11.4 Resorption 284

11.5 Übungen 289

11.1 Nährstoffe

Ihr habt in diesem Buch einiges über die Verstoffwechselung der unterschiedlichsten Nährstoffe gelernt. In diesem Kapitel wollen wir uns noch mit ein paar allgemeinen Fakten zu den Nährstoffen beschäftigen und uns den Weg der Nährstoffe (Kohlenhydrate, Lipide, Proteine) aus der Nahrung ins Blut anschauen – leichte Kost zum Abschluss!

11.1.1 Brennwerte

Der Energiegehalt von Lebensmitteln beschäftigt nicht nur Mediziner. Auch im Alltag muss man evtl. schauen, dass der Energiegehalt der aufgenommenen Nahrung mit dem eigenen Energiebedarf übereinstimmt.

Die bei der Verbrennung von Nährstoffen frei werdende Energie wurde früher in **Kalorien** (cal) angegeben. Wenn man im Alltag davon spricht, dass eine Tafel Schokolade 500 Kalorien hat, meint man aber eigentlich 500 **Kilokalorien** (kcal) … 500 000 Kalorien würden einem aber auch ein sehr schlechtes Gewissen machen.

Die Energie wird mittlerweile in Joule gemessen und so hat sich auch bei der Angabe des Energiegehalts von Nahrungsmitteln die Angabe in **Kilojoule** (kJ) etabliert. Man bezieht diese in der Regel noch auf eine bestimmte Menge, z. B. 100 g.

> **MERKE**
> **1 Kilokalorie entspricht 4,184 Kilojoule.** Rechne annäherungsweise also einfach mal vier, um vom Energiegehalt in Kilokalorien auf den in Kilojoule zu kommen.

Physikalischer Brennwert

Den **physikalischen Brennwert** eines Nährstoffs erhält man, wenn man diesen in einem Kalorimeter vollständig verbrennt. Dabei ergeben sich folgende Werte:
- 4 kcal/g bzw. 17 kJ/g für Kohlenhydrate
- 5,5 kcal/g bzw. 23 kJ/g für Proteine
- 9 kcal/g bzw. 37 kJ/g für Lipide

Physiologischer Brennwert

Im Körper sieht die Sache etwas anders aus. Grundsätzlich hat auch er das Ziel, Nährstoffe möglichst vollständig abzubauen:

Nährstoff + Sauerstoff (O_2) → Energie (z. B. in Form von ATP) + CO_2 + H_2O + Wärme

Bei Fetten und Kohlenhydraten klappt das Ganze auch, aber beim Stoffwechsel der Proteine fällt außerdem **Ammoniak** an, das in Form von **Harnstoff** ausgeschieden wird. Da Harnstoff noch gespeicherte Energie enthält, ist der **physiologische Brennwert,** also der Energiegehalt eines Stoffes, den unser Körper tatsächlich nutzen kann, bei Proteinen kleiner als der physikalische. Die physiologischen Brennwerte von Lipiden und Kohlenhydraten entsprechen dagegen den physikalischen. Infolgedessen sind die physiologischen Brennwerte von Proteinen und Kohlenhydraten identisch … und wir müssen uns weniger Zahlen merken (➤ Tab. 11.1).

Übrigens: **Alkohol** liegt mit einem Brennwert von 29 kJ/g zwar unter den Fetten, aber über Kohlenhydraten und Proteinen.

11.1.2 Kalorisches Äquivalent

Ein weiterer Begriff, von dem man gehört haben sollte, ist der des **kalorischen Äquivalents.** Das kalorische Äquivalent bezeichnet die Energiemenge, die aus einem Nährstoff freigesetzt wird, wenn man ihn **mit einem Liter Sauerstoff verbrennt.** Erfreulicherweise ist diese Energiemenge bei allen Nährstoffen gleich: **20 kJ/Liter bzw. 5 kcal/Liter.**

> **FÜR AHNUNGSLOSE**
> Wie kann das kalorische Äquivalent gleich sein, wenn Fette doch viel energiereicher als die anderen Nährstoffe sind? Fette sind zwar energiereicher, enthalten aber auch weniger Sauerstoff (Fettsäuren sind lange Kohlenwasserstoffketten), sodass mehr Sauerstoff notwendig ist, um sie zu verbrennen, bzw. wir mit derselben Menge Sauerstoff (1 Liter) eine geringere Menge Fett verbrennen können. Folglich erhalten wir bei der Verbrennung mit einem Liter Sauerstoff immer die gleiche Energiemenge, egal welchen Nährstoff wir verbrennen.

Tab. 11.1 Brennwerte der Nährstoffe

Nährstoff	Physikalischer Brennwert	Physiologischer Brennwert
Kohlenhydrate	17 kJ/g	17 kJ/g
Proteine	23 kJ/g	17 kJ/g
Lipide	37 kJ/g	37 kJ/g

11.1.3 Respiratorischer Quotient

Wesentlich wichtiger und auch vielseitiger als das kalorische Äquivalent ist der **respiratorische Quotient (RQ).** Um ihn zu berechnen, muss man das **Volumen von abgegebenem CO_2 durch das Volumen des aufgenommenen Sauerstoffs teilen:**

$$RQ = \frac{V(CO_2)}{V(O_2)}$$

| Formel 11.1

Wartet kurz, bevor ihr weiterlest, und überlegt euch, wie sich der RQ verändert, wenn der Körper unterschiedliche Nährstoffe verstoffwechselt. Als kleiner Hinweis: Wenn der Körper nur Kohlenhydrate metabolisiert, liegt der RQ bei **1.**

Wir haben gesagt, dass Fette weniger Sauerstoff als die anderen Nährstoffe enthalten; folglich muss der Körper für ihre Verbrennung wesentlich mehr Sauerstoff aufnehmen. Da deshalb der Nenner unseres Bruchs größer wird, wird der RQ kleiner. Wenn der Körper nur Fett verbrennt, sollte der RQ gegen **0,7** tendieren. Der RQ bei reiner Proteinverbrennung liegt dazwischen, bei knapp über **0,8.** Dieser RQ entspricht auch gleichzeitig dem **durchschnittlichen RQ in Ruhe,** der durch die Verstoffwechselung einer Mischung von Kohlenhydraten, Proteinen und Lipiden zustande kommt.

11.2 Parenterale Ernährung

Manchmal kann es bei einem Patienten nötig sein, den normalen Weg der Nahrung durch den Mund und den GI-Trakt ins Blut zu umgehen und die Nährstoffe direkt in gelöster Form durch einen intravenösen Zugang ins Blut zu bringen. Auch wenn man die Infusionen nicht selbst anrühren muss, sollte man trotzdem eine Idee haben, was bei **der parenteralen Ernährung** verabreicht wird oder werden kann:

- **Elektrolyte (Na⁺, K⁺ etc.)** sind fester Bestandteil, da es sonst zu Elektrolytentgleisungen kommen kann, die z. B. potenziell tödliche Herzrhythmusstörungen verursachen können.
- **Kohlenhydrate** werden in der Regel in Form von **Glucose,** also als Monosaccharid, infundiert.

- **Proteine** könnten als Antigene fungieren und von Antikörpern des Immunsystems gebunden werden, sodass es im schlimmsten Fall zum **anaphylaktischen Schock** kommt, was sicher nicht im Sinne des Patienten wäre. Man gibt deshalb lieber **Aminosäuren** – natürlich v. a. die, welche der Körper nicht selbst herstellen kann.
- **Lipide** sind zwar bei der kurzzeitigen parenteralen Ernährung von nachrangiger Bedeutung, werden aber bei langfristiger Gabe wichtig.

Grundsätzlich muss diese Zusammensetzung natürlich an die Situation des Patienten angepasst werden. Zudem ist zu bedenken, dass es bei der parenteralen Ernährung schon nach Tagen zu einer **Atrophie (Volumenabnahme) der Darmschleimhaut** kommt, da diese einen Teil ihrer Nährstoffe nicht aus dem Blut, sondern direkt aus dem Nahrungsbrei des Darms bezieht. Entsprechend sollte man überlegen, ob man nicht zumindest einen kleinen Teil der Nahrung über den „normalen Weg", also per os (über den Mund), geben kann.

11.3 Verdauung

Wir verfolgen nun den Nahrungsbrei von Mund nach aboral und schauen uns dabei die Wirkung der verschiedenen Verdauungssekrete auf die Nährstoffe an.

11.3.1 Mundhöhle

Im Mund wird der Nahrungsbrei von den Zähnen zerkleinert. Der von den Speicheldrüsen (Gll. parotis, submandibularis und sublingualis) produzierte **Mundspeichel**, genauer gesagt die **Muzine** in ihm, sorgt dafür, dass die Nahrung später problemlos durch die Speiseröhre in den Magen gelangen kann.

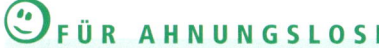

Was sind noch gleich Muzine? Bei Muzinen handelt es sich um stark **glykosylierte** (also mit Zuckern verknüpfte) **Proteine**. Die Zucker binden viel Wasser und sorgen so für die Gleitfähigkeit des Nahrungsbreis.

Neben der rein mechanischen Bearbeitung des Nahrungsbreis beginnt auch die Verdauung der Nährstoffe bereits im Mund … allerdings nur die der Kohlenhydrate. Im Speichel enthaltene **α-Amylasen**, die auch Ptyalin genannt werden, beginnen damit, Polysaccharide wie Stärke und Glykogen zu spalten. Zum Teil entstehen sogar schon erste Glucosemoleküle, die man auch schmecken kann: Wenn man Brot über längere Zeit im Mund behält und kaut, wird der Geschmack zunehmend süß.

11.3.2 Magen

Im Magen angekommen, wird der Nahrungsbrei mit Magensaft versetzt und von der Peristaltik (der Tätigkeit der Wandmuskulatur) durchmischt. Die Belegzellen (Parietalzellen) produzieren die Magensäure (HCl), die wahrscheinlich den meisten in den Sinn kommt, wenn sie an Verdauungsprozesse im Magen denken. Die Protonen der Magensäure sorgen dafür, dass der pH-Wert des Mageninhalts im Sauren (bei ca. 1) liegt.

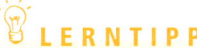

Parietalzellen **P**roduzieren **P**rotonen – die Beleg- bzw. Parietalzellen sind für die Salzsäureproduktion verantwortlich.

Die Magensäureproduktion erfüllt mehrere Funktionen:
- Der niedrige pH ist für die meisten, aber nicht alle Bakterien tödlich. Eine wichtige Ausnahme ist der Gastritis-Erreger *Helicobacter pylori*.
- Die Magensäure denaturiert zudem die Proteine der Nahrung.
- Sie aktiviert das Enzym Pepsin aus seiner Vorstufe Pepsinogen.

Was macht das **Pepsin**, das der Magensaft aktiviert? Pepsin spaltet Peptide, also Proteine, und zwar mitten in der Aminosäurekette. Man spricht deswegen von einer Endopeptidase, im Gegensatz zu Exopeptidasen, die an der Außenseite des Peptids Aminosäuren abspalten. Wo kommt Pepsin her? Aus den Hauptzellen der Magenschleimhaut!

😊 FÜR AHNUNGSLOSE

Warum wird Pepsin erst als Pepsinogen sezerniert und dann aktiviert? Eine beliebte Methode der Enzymfreisetzung im GI-Trakt ist die Aktivierung aus inaktiven Vorstufen (Zymogenaktivierung). Wenn ihr euch fragt, wieso, müsst ihr euch nur vor Augen führen, dass Enzyme wie Pepsin relativ wahllos Nährstoffe spalten, aus denen auch unsere Zellen bestehen. Es ist nachvollziehbar, dass die Zellen sicherstellen wollen, dass die Enzyme erst funktionstüchtig werden, wenn sie am Ort ihrer Bestimmung angelangt sind und keine Gefahr darstellen.

Aber nicht nur vor Enzymen, auch vor der Magensäure selbst müssen sich die Zellen der Magenschleimhaut schützen. Aus diesem Grund produzieren die **Nebenzellen** eine **Muzinschicht,** die als Barriere zwischen Säure und Mucosa fungiert.

Die Regulation der Magensäuresekretion wird in der Physiologie noch exzessiv besprochen, deswegen an dieser Stelle nur ein paar Fakten vorab:
- Die Sekretion von HCl wird stimuliert von **Acetylcholin, Histamin** und **Gastrin** (dessen Sekretion wiederum vom Gastrin Releasing Peptide stimuliert wird).
- Die Sekretion von HCl wird gehemmt durch **VIP** (vasoaktives intestinales Peptid), **Cholecystokinin** (CCK) und **Sekretin.**

📎 FÜR DIE KLAUSUR

Die Salzsäuresekretion kann durch Gabe von **Protonenpumpenhemmern** eingeschränkt werden.

Die Verdauung der Kohlenhydrate wird im Magen nicht weiter vorangetrieben und die Fettverdauung hat noch gar nicht richtig begonnen.

Übrigens: Die Belegzellen des Magens sezernieren nicht nur Salzsäure, sondern auch den **Intrinsic Factor.** Dieses **Glykoprotein** bildet Komplexe mit **Vitamin B_{12} (Cobalamin),** das nur in dieser Form **im terminalen Ileum** aufgenommen werden kann.

📎 FÜR DIE KLAUSUR

Im Rahmen einer (Autoimmun-)Gastritis kann es zu einem Untergang von Belegzellen und damit zu einem Mangel an Intrinsic Factor kommen, was dann zu einer Unterversorgung des Körpers mit Vitamin B_{12} führt. Die Folge: eine **perniziöse Anämie!**

11.3.3 Dünndarm

Gelangt der Nahrungsbrei ins Duodenum, wird **Sekretin** freigesetzt, das die Produktion der Magensäure drosselt. Außerdem münden im Duodenum die Ausführungsgänge von Pankreas und Gallenblase.

Pankreassekret

Das Pankreassekret hat viele Bestandteile und ist quasi eine Art Alleskönner:
- Das enthaltene **Bicarbonat** (HCO_3^-) neutralisiert die Salzsäure des Magens und hebt den pH-Wert. Die Folge: Die Enzyme des Magens finden nicht mehr ihr pH-Optimum vor und hören auf zu arbeiten, während für die Enzyme, die im Duodenum tätig werden sollen, perfekte Bedingungen geschaffen werden.
- Damit die Proteinverdauung weitergeht, enthält das Pankreassekret die **Endopeptidasen Trypsinogen und Chymotrypsinogen,** die im Dünndarm in ihre aktiven Formen (Trypsin und Chymotrypsin) überführt werden. Im Gegensatz zur Aktivierung von Pepsinogen ist hier allerdings ein **Enzym** (Enteropeptidase) für die Umwandlung der inaktiven Vorstufe (durch limitierte Proteolyse) verantwortlich.

😊 FÜR AHNUNGSLOSE

Was ist **limitierte Proteolyse?** Ein Teil des Peptids (in diesem Fall der Enzymvorstufen) wird abgespalten und das Enzym wird aktiv. Im Gegensatz zur Proteolyse bei der Verdauung von Proteinen muss hier natürlich nur ein ganz bestimmtes Fragment abgespalten werden, dessen Abspaltung quasi wie ein An-Schalter wirkt.

- Neben den Endopeptidasen werden auch **Exopeptidasen,** die **Carboxypeptidasen,** sezerniert. An welchem Ende der Aminosäurenkette sie aktiv werden (N- oder C-terminal) solltet ihr euch aus dem Namen erschließen können. Auch die Carboxypeptidasen werden als inaktive Vorstufen freigesetzt.
- Die **Pankreaslipase** spaltet u. a. TAGs.
- Die **Pankreasamylase** setzt die Spaltung der Kohlenhydrate in Monosaccharide fort. Sie wird

übrigens auch als Laborparameter zur Diagnostik der akuten Pankreatitis eingesetzt.
- Außerdem gibt es weitere Enzyme für so ziemlich alles, was in unserer Nahrung enthalten sein könnte:
  - **Ribonucleasen** für Nucleotide und RNA- bzw. DNA-Stränge
  - **Elastase** zur Spaltung elastischer Fasern
  - **Cholesterinesterase** zur Spaltung von Cholesterinestern

Übrigens: Eine verminderte Syntheseleistung des Pankreas, eine **Pankreasinsuffizienz** (z. B. infolge einer chronischen Pankreatitis) kann zu Problemen bei der Fettverdauung führen. Die Folge: Die Fette verbleiben im Nahrungsbrei und werden als Fettstühle (Steatorrhö) ausgeschieden.

Auch zum Pankreas solltet ihr ein paar regulierende Substanzen kennen:
- Die **Abnahme des pHs im Duodenum** sowie die **Freisetzung von Sekretin** (Indikatoren, dass der Nahrungsbrei im Duodenum ankommt) stimulieren die Sekretion des Pankreas (v. a. die von Bicarbonat). **Cholecystokinin** und der **N. vagus** (über **Acetylcholin**) stimulieren v. a. die Sekretion der Pankreasenzyme.
- Die Pankreassekretion wird v. a. durch **Somatostatin, pankreatisches Polypeptid** und die **Aktivität des Sympathikus** gehemmt.

> 💡 **LERNTIPP**
> Da der Parasympathikus für **„Rest and Digest"** zuständig ist, liegt man, wenn man ihn für irgendein Verdauungsorgan als stimulierenden Einfluss angibt, eigentlich immer richtig. Entsprechend wirkt der Sympathikus hemmend. Somatostatin hat ebenfalls einen hemmenden Effekt auf viele Organe des GI-Trakts.

Galle

Das Wichtigste zuerst:

> **MERKE**
> Das Gallensekret enthält **keine Enzyme!**

Galle wird nicht etwa von der Gallenblase, sondern von der Leber sezerniert und nur in der Gallenblase zwischengelagert. Bei der Sezernierung besteht die Galle noch zu großen Teilen aus Wasser, das allerdings stark rückresorbiert wird, sodass die „Blasengalle" sehr konzentriert ist. Sie enthält:
- **Bilirubin,** das Abbauprodukt des Hämoglobins (> Kap. 7.3.3), das ausgeschieden werden soll.
- **Gallensäuren,** die Abbauprodukte des Cholesterins (> Kap. 4.6). Damit sie sich gut in Wasser lösen, wurden einige Hydroxygruppen angehängt. Sie werden vor allem als **konjugierte Gallensäuren** mit Aminosäuren wie **Glycin** (→ Glycocholsäure) und **Taurin** (→ Taurocholsäure) freigesetzt. Welche Funktion haben die Gallensäuren?
  - **Fettverdauung:** Gallensäuren aktivieren die Pankreaslipase und helfen als amphiphile Substanzen beim Emulgieren des Nahrungsbreis.
  - Sie dienen zur Ausscheidung von Cholesterin, das wir nicht abbauen können. Tatsächlich werden die Gallensäuren aber zum überwiegenden Teil wieder aufgenommen (im **terminalen Ileum**) und zurück zur Leber gebracht. Dort werden ggf. im Darm entstandene sekundäre Gallensäuren wieder in primäre umgewandelt und die Gallensäuren stehen zur erneuten Sekretion bereit. Man spricht von einem **enterohepatischen** Kreislauf.
  - Hohe Gallensäurekonzentrationen hemmen außerdem die Herstellung weiterer Gallensäuren und die Cholesterinsynthese ... was logisch sein sollte – wenn man genug hat, braucht man nicht noch mehr!
  - Gallensäuren sorgen dafür, dass Cholesterin, das nicht als Gallensäure ausgeschieden wurde, gelöst bleibt und nicht ausfällt, was zu Steinen führen könnte. Neben diesen Cholesterinsteinen gibt es aber auch noch andere Arten von Gallensteinen.

> 🙂 **FÜR AHNUNGSLOSE**
> Was für eine Bedeutung hat das **Emulgieren** der Nahrung für die Verdauung ... und was ist das überhaupt? In einer Emulsion liegen Flüssigkeiten, die sich eigentlich nicht vermischen, als so feines Gemisch vor, dass man sie mit bloßem Auge als „eine Flüssigkeit" wahrnimmt. Das ist auch das Ziel für den Nahrungsbrei. Normalerweise lagern sich Fette im wässrigen Medium aufgrund von hydrophoben Wechselwirkungen zusammen. Das er-

schwert allerdings ihren Abbau, denn die Lipasen lösen sich vorwiegend im wässrigen Medium. Gallensäuren schaffen es als **amphiphile Verbindungen,** die strikten Grenzen zwischen Fett und Wasser zu durchbrechen (sie wirken als **Detergenzien**) und sorgen so für eine feinere Vermischung und damit mehr Angriffsfläche für die Verdauungsenzyme.

FÜR DIE KLAUSUR
Die Bindung zwischen der Aminosäure und der Gallensäure wird über die Aminogruppe der Aminosäure und die Carboxygruppe der Gallensäure vermittelt ... wie nennt man so eine Bindung? Eine **Amidbindung!**

Neben den genannten Verdauungsprozessen erfolgt im Dünndarm auch der Löwenanteil der **Nährstoffaufnahme.**

11.3.4 Dickdarm

Für den Dickdarm bleibt folglich nicht mehr viel übrig. Hier werden lediglich noch einige verbleibende Elektrolyte sowie restliches Wasser resorbiert (➤ Abb. 11.1, ➤ Abb. 11.2). Der Nahrungsbrei wird zunehmend konzentrierter und härter, bis er als Stuhl ausgeschieden wird.

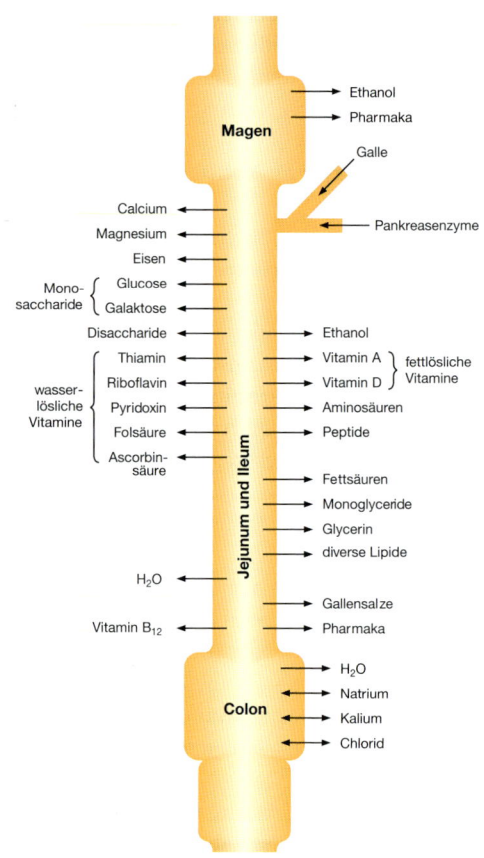

Abb. 11.1 Resorption im GI-Trakt [L253]

11.4 Resorption

Wenn die Nährstoffe weitgehend zerkleinert sind, können sie resorbiert werden, was wir uns im Folgenden für die einzelnen Nährstoffe anschauen wollen.

11.4.1 Kohlenhydrate

Da Zucker nur in Form von **Monosacchariden** aufgenommen werden, gibt es sogar noch auf der Schleimhaut **(im Bürstensaum)** Enzyme, die verbleibende Di- und Trisaccharide zerkleinern.
–○ Die Aufnahme von **Glucose und Galaktose** erfolgt über einen **sekundär aktiven Transporter (Sodium Dependent Glucose Transporter, SGLT1)** im **Symport mit Natrium** (➤ Abb. 11.3). Dieser Transporter spielt auch bei der Rückresorption von Glucose aus den Tubuli der Niere eine Rolle.
–○ Die Aufnahme von **Fructose** erfolgt passiv über erleichterte Diffusion. Dafür zuständig ist der **GLUT-5-Kanal** (➤ Abb. 11.3).
–○ Die Abgabe der Monosaccharide ins Blut erfolgt ebenfalls **passiv,** v. a. über **GLUT-2** (➤ Abb. 11.3).

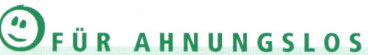 FÜR AHNUNGSLOSE
Was ist **erleichterte Diffusion?** Die Fructose bewegt sich in Richtung ihres Konzentrationsgradienten (also passiv); lediglich das Überqueren der hydrophoben Zellmembran wird ihr durch den Kanal, der wirklich nur eine Pore ist und nicht aktiv pumpt, erleichtert.

Wir wollen an dieser Stelle kurz unterschiedliche Transportformen besprechen (➤ Abb. 11.4). Die **Diffusion** durch eine Membran sowie die **erleich-**

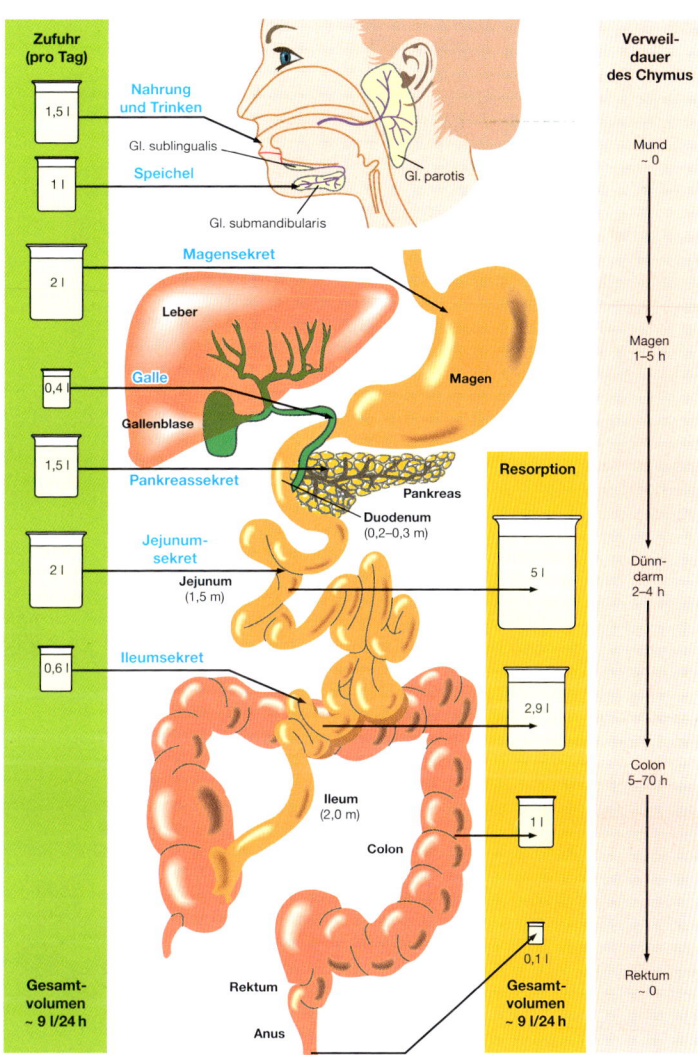

Abb. 11.2 Flüssigkeitsabgabe und -aufnahme im GI-Trakt [L253]

terte Diffusion mittels eines Kanals durch eine Membran sind **passive Transportvorgänge,** die keine Energie verbrauchen. Will man Stoffe entgegen ihres Konzentrationsgradienten transportieren, muss man dagegen Energie aufwenden. Man spricht von **aktivem Transport:**

– **Primär aktiver Transport:** Beim primär aktiven Transport stammt die Energie direkt aus der Hydrolyse, also dem Verbrauch von **ATP,** der Energiewährung der Zelle. Ein wichtiges Beispiel ist die **Na^+-K^+-ATPase,** die ATP verwendet, um drei Natriumionen aus der Zelle und zwei Kaliumionen in die Zelle zu befördern.

– **Sekundär aktiver Transport:** Der sekundär aktive Transport nutzt einen bestehenden Konzentrationsgradienten, um einen Stoff zu transportieren. Dabei wird z. B. beim **Natrium-Glucose-Symport** die Energie genutzt, die frei wird, wenn Natrium-Ionen entlang ihres Konzentrationsgefälles aus dem Darmlumen in die Zellen diffundieren, um Glucose in die gleiche Richtung zu transportieren.

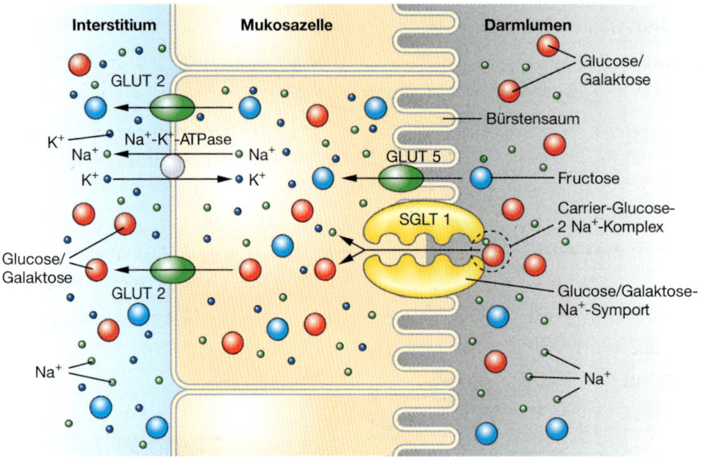

11 Nährstoffe und ihre Aufnahme – vom Mund bis ins Blut

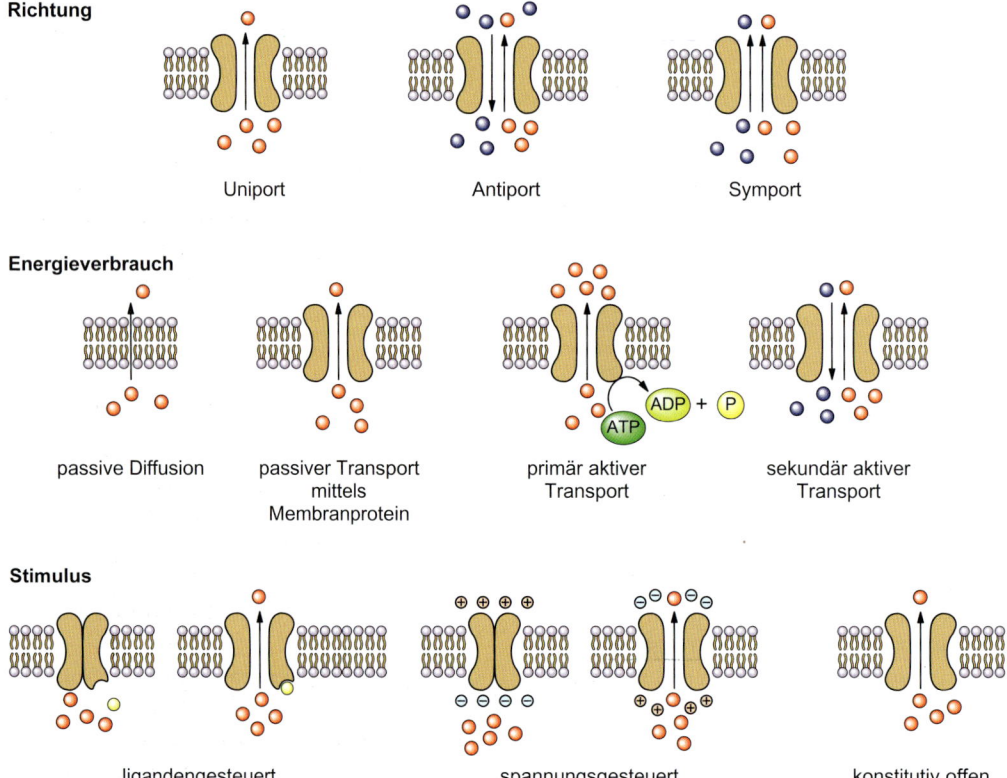

Abb. 11.3 Resorption der Monosaccharide und Abgabe ans Blut. [L253]

Abb. 11.4 Einteilung der Transportvorgänge nach verschiedenen Kriterien [L253]

- **Tertiär aktiver Transport:** Beim tertiär aktiven Transport wird der Konzentrationsgradient genutzt, den ein sekundär aktiver Transporter aufgebaut hat. Das ist aber eher Gegenstand der Physiologie.

Übrigens: Eines der Enzyme, die im Bürstensaum Disaccharide spalten, ist die **Lactase**, die Lactose in Galaktose und Glucose spaltet. Bei Menschen mit einer Lactoseintoleranz baut dieses Enzym die Lactose nicht ab, die deshalb nicht resorbiert werden kann. Da folglich eine höhere Konzentration gelöster Teilchen im Darm vorliegt, zieht die Lactose Wasser ins Darmlumen, was zu einer **Verflüssigung** des Stuhls führt. Zudem freuen sich die Bakterien des Dickdarms über das unerwartete Futter, was sie gerne abbauen und dabei Gase bilden, die zu Blähungen (**Meteorismus**) führen.

FÜR DIE KLAUSUR
Ihr habt in diesem Kapitel noch gar nichts von Insulin und Glucagon gehört. Das liegt daran, dass diese Hormone **keinen Einfluss auf die Aufnahme von Glucose aus dem Darm** haben. Diese Mechanismen haben sich zu einer Zeit entwickelt, als Nahrung noch knapp war. Deshalb wird erst einmal alles aufgenommen, was da ist. Die Aufnahme von Glucose löst aber natürlich eine Steigerung der Insulinsekretion aus, damit der Blutzuckerspiegel nicht zu sehr ansteigt und die Glucose gespeichert wird.

11.4.2 Proteine

Wir haben einige Enzyme, Endo- wie Exopeptidasen, kennengelernt, welche die in der Nahrung enthaltenen Proteine spalten (Pepsin, Trypsin, Chymotrypsin, Carboxypeptidase). Alle diese Enzyme wurden als inaktive Vorstufen freigesetzt.

Zum Abschluss der Proteinverdauung gibt es auch hier Enzyme, die der Darmmucosa aufsitzen. Diese **Aminopeptidasen** sind **Exopeptidasen**, die **am N-terminalen Ende** arbeiten, und werden **nicht als inaktive Vorstufen** freigesetzt.

FÜR DIE KLAUSUR
Gelegentlich ist statt von „inaktiven Vorstufen" auch von **Proenzymen** die Rede. Beide Begriffe meinen dasselbe!

Aufgrund der Vielzahl verschiedener Aminosäuren gibt es viele verschiedene Transporter, die i. d. R. sekundär aktiv (als **Symport mit Natrium**) funktionieren (> Abb. 11.5). Die Aufnahme kleinerer Peptide erfolgt ebenfalls sekundär aktiv, aber im **Symport mit H⁺**. Die Peptide werden dann in Enterozyten (Zellen der Darmmucosa) in ihre Aminosäuren zerlegt. Die Abgabe der Aminosäuren ans Blut erfolgt passiv.

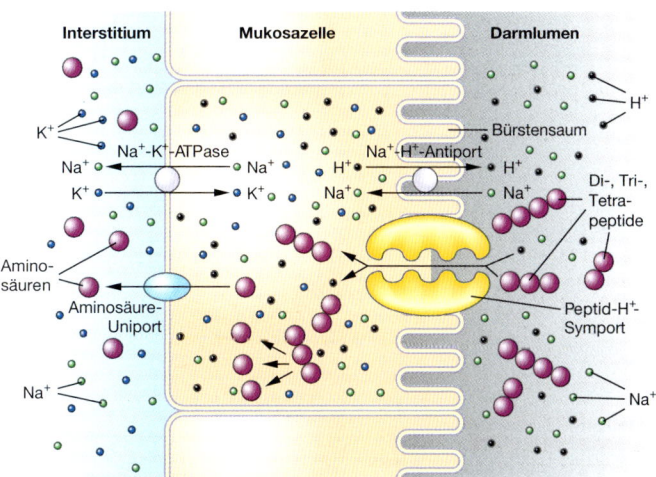

Abb. 11.5 Resorption von Peptiden mittels Protonen-Symport [L253]

🙂 FÜR AHNUNGSLOSE

Wieso können die Nährstoffe aus den Enterozyten ins Blut passiv abgegeben werden? Der Enterozyt nimmt die Nährstoffe aktiv aus dem Darm auf, er pumpt sich quasi mit Nährstoffen voll. Aus diesem Grund ist die Nährstoffkonzentration in ihm quasi immer höher als im Blut, sodass die Nährstoffe nur noch einen Kanal in der Membran des Erythrozyten brauchen, um entlang ihres Konzentrationsgradienten ins Blut diffundieren zu können.

11.4.3 Lipide

Die wichtigsten Fakten zur Lipidverdauung haben wir geklärt:
- Gallensäuren als Detergenzien
- Beginnt erst im Duodenum durch Pankreas-Lipase

Hier müsst ihr kein zusätzliches Enzym in der Darmmucosa kennen, das letzte Abbauschritte ausführt. Merkt euch v. a., dass der Großteil der ehemaligen Triacylglyceride (TAGs) als **Monoacylglyceride (Glycerin + 1 Fettsäure; MAGs)** und **freie Fettsäuren** in die Enterozyten aufgenommen wird (> Abb. 11.6). Die MAGs bilden dabei häufig **Mizellen** mit Gallensäuren, in denen auch fettlösliche Vitamine enthalten sind.

🙂 FÜR AHNUNGSLOSE

Was sind **Mizellen**? Bei Mizellen handelt es sich um (meist kugelförmige) Zusammenlagerungen von amphiphilen Verbindungen. In einer wässrigen Lösung lagern sich dabei die hydrophoben Anteile der Verbindungen nach innen, während die hydrophilen Anteile dem Lösungsmittel zugewandt sind und so dafür sorgen, dass sich die Mizelle gut löst.

Es ist allerdings nicht so, dass nur MAGs und freie Fettsäuren aufgenommen werden können. Es ist sogar möglich, dass TAGs resorbiert werden, wenn sie v. a. kurzkettige Fettsäuren besitzen.
Aus den Lipidbestandteilen werden in den Enterozyten **TAGs resynthetisiert**, die dann als **Chylomikronen** an die **Lymphe** (nicht ans Blut!) abgegeben werden.

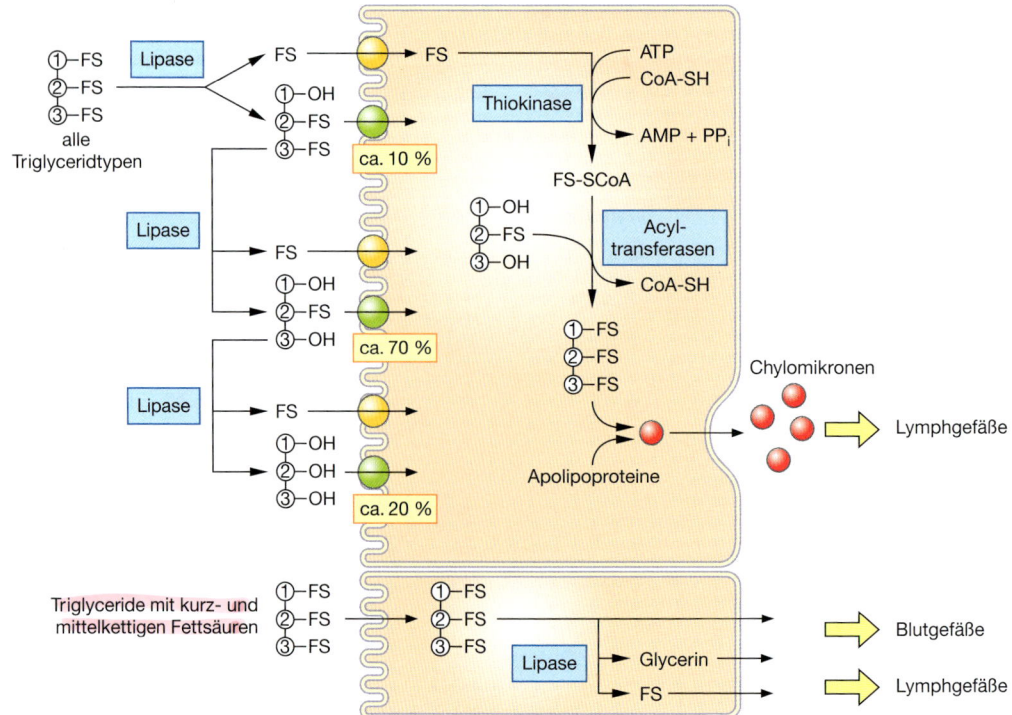

Abb. 11.6 Resorption der Lipide und Prozessierung in Enterozyten [L253]

▷ Jetzt, wo ihr wisst, dass die Gallensäuren nicht nur für den Abbau, sondern auch zur Resorption der Lipidbestandteile und fettlöslichen Vitamine wichtig sind, könnt ihr euch auch gut vorstellen, dass ein Mangel an Gallensäuren ähnlich wie ein Mangel an Pankreas-Lipase zu **Steatorrhö** und **Mangelerscheinungen** hinsichtlich der fettlöslichen Vitamine führt.

11.5 Übungen

1. Vervollständige ➤ Tab. 11.2.

Tab. 11.2 Übungstabelle: Brennwerte

Nährstoff	Physikalischer Brennwert	Physiologischer Brennwert
	17 kJ/g	17 kJ/g
	23 kJ/g	
Lipide		

2. Die Aktivierung von Enzymen durch Spaltung inaktiver Vorstufen nennt man _____ .
3. Die Belegzellen (_____) der Magenschleimhaut sezernieren _____ und _____ .
4. Galaktose und Glucose werden im Darm über _____ resorbiert.
5. Fructose wird im Darm dagegen über _____ resorbiert.

KAPITEL 12 Im Labor

12.1	Die experimentelle Doktorarbeit	291
12.2	Rund um Viren	292
12.3	Rund um Bakterien	295
12.4	Polymerase-Kettenreaktion	299
12.5	Gel-Elektrophorese	300
12.6	Onkogene	303
12.7	Übungen	304

Viele von euch werden im Rahmen ihrer Doktorarbeit früher oder später mal ein Labor betreten und kaum ein Medizinstudent kommt durch das Studium, ohne im Biochemiepraktikum ein paar Reagenzien pipettiert zu haben – Grund genug, einen Blick auf Methoden zu werfen, die im Labor häufig verwendet werden.

12.1 Die experimentelle Doktorarbeit

Bevor wir zu dem Stoff kommen, der auch im Physikum Punkte bringt, gibt es noch ganz schnell ein paar kleine Tipps, um später eurer Doktorarbeit zum Erfolg zu verhelfen. Vielleicht erinnert ihr euch in einigen Semestern zurück an dieses Kapitel und umgeht ein paar Dinge, die anderen Kommilitonen zum Verhängnis geworden sind! Falls eure Biochemieprüfung immer näher rückt und ihr in akuter Zeitnot steckt, überspringt diese Tipps – euch werden keine Punkte entgehen!

- **Thema → Fragestellung → Hypothese:** Dass wissenschaftliches Arbeiten nach diesem Schema funktioniert, wissen viele wahrscheinlich schon aus der Schule. Trotzdem bekommen viele Studenten Probleme, wenn sie diese Begriffe für ihre Doktorarbeit mit Inhalt füllen sollen.

> **!ACHTUNG**
> Beachtet besonders, dass die Hypothese so klar formuliert ist, dass es nur zwei Möglichkeiten gibt: Sie stimmt oder sie stimmt nicht! Wenn ihr euch beim Planen der Experimente fragt, wie sie euch helfen, die Hypothese zu veri- oder zu falsifizieren, stellt ihr sicher, dass eure Arbeit Struktur hat und ihr nicht nur unzusammenhängende Daten produziert.

- **Dokumentation:** Macht euch zu jedem Experiment genug Notizen, sodass ihr auch in zwei Jahren noch genau wisst, was ihr gemacht habt. Verzögerungen passieren schnell und man vergisst noch schneller.
- **Sauberkeit:** Gerade wenn ihr mit Zellen arbeitet, können euch Kontaminationen Unmengen Zeit (und die Abteilung Geld) kosten. Deshalb macht

alles sauber, schaut, dass der Abzug eurer Hood funktioniert, und entsorgt euren Müll nach Vorschrift.
- **Betreuung:** Da man als Mediziner meist wenig Ahnung von Laborarbeit hat, ist die Betreuung fast noch wichtiger als das eigentliche Thema. Besprecht, bevor ihr anfangt, wer im Labor für euch zuständig ist. Im Idealfall gibt es eine erfahrene MTA, die euch die Methoden beibringt, und einen Betreuer, der beim Projekt den Überblick behält.
- **Mit offenen Karten spielen:** Wenn ihr unbedingt magna oder gar summa cum laude wollt, solltet ihr euch über die Kriterien eurer Fakultät für die Vergabe dieser Noten informieren und mit eurem Betreuer besprechen, ob diesen Kriterien im Rahmen eurer Doktorarbeit entsprochen werden kann.
- **Strukturiert schreiben:**
  – Material und Methoden könnt ihr schon schreiben, während ihr die Experimente macht (ansonsten Notizen machen!).
  – Wenn ihr mit den Experimenten fertig seid, erstellt ihr die Abbildungen und hangelt euch im Ergebnis-Teil an diesen entlang.
  – In der Diskussion werden die Ergebnisse diskutiert und im Anschluss die wichtigsten Erkenntnisse zusammengefasst.
  – Zum Abschluss schreibt ihr die Einleitung, in der ihr die relevanten Informationen zu den Themen eurer Doktorarbeit zusammenfasst.

> ☺ **FÜR AHNUNGSLOSE**
> Warum die Einleitung am Schluss schreiben? Weil ihr, bis ihr den Rest geschrieben habt, nicht wisst, welche Themen letztlich alle angesprochen werden, und ihr erst am Schluss wisst, wofür ihr den wissenschaftlichen Background liefern müsst!

12.2 Rund um Viren

Zurück zum Prüfungs-/Physikumsrelevanten:
Das Thema **Viren** wird eigentlich in der Biologie besprochen. Wir wollen an dieser Stelle aber trotzdem kurz auf die Viren eingehen, da es virale Bestandteile gibt, die euch im Labor und im Physikum begegnen werden. Und wenn man von viralen Bestandteilen spricht, ohne nicht zumindest mal ein paar Grundlagen zum Thema Viren zu kennen, wäre das doch etwas peinlich.

12.2.1 Allgemeines

Viren sind im Gegensatz zu Eukaryonten und Prokaryonten keine Lebewesen, sondern **infektiöse Partikel.** Als Nichtlebewesen verfügen Viren über keinen eigenen Stoffwechsel und sind deshalb zur Vermehrung auf andere Organismen angewiesen. In der Regel schaden sie diesen und man könnte sie daher als Parasiten bezeichnen, was aber umstritten ist, da Parasiten als Lebewesen definiert sind.

Da Viren normalerweise nur wenige hundert Nanometer groß sind, könnt ihr sie mit dem Lichtmikroskop (im Gegensatz zu Bakterien) nicht erkennen. Es gibt allerdings Ausnahmen wie die Megaviren oder die erst vor wenigen Jahren entdeckten Pandoraviren, die, was ihre Größe angeht, schon an kleine Bakterien heranreichen.

12.2.2 Aufbau

Im Inneren eines Virus befindet sich dessen Erbinformation. Dabei handelt es sich entweder um **RNA oder DNA.** Da das Genom geschützt werden muss, ist es von einer Proteinhülle, dem **Capsid,** umgeben. Einige Viren haben zusätzlich zum Capsid noch eine

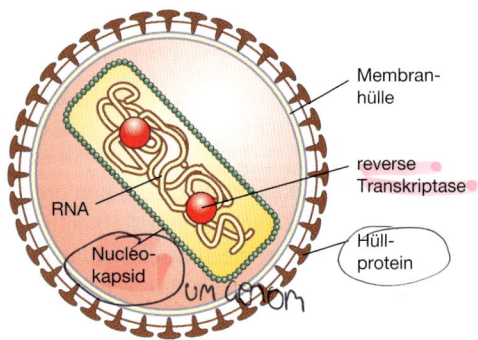

Abb. 12.1 Das HI-Virus und seine Struktur [L253]

Lipidhülle. Als Beispiel ist in ➤ Abb. 12.1 der Aufbau eines HI-Virus (**Human Immunodeficieny Virus**) dargestellt.

12.2.3 Retroviren und reverse Transkriptase

Manche Viren besitzen eine Erbinformation aus RNA, die – sobald das Virus in die Wirtszelle gelangt – in DNA umgeschrieben wird. Diese DNA wird in das Genom der Wirtszelle integriert und die wiederum synthetisiert dann die mRNA. Man bezeichnet solche Viren als **Retroviren**. Einer der bekanntesten Vertreter dieser Familie ist das **HI-Virus** (Human Immunodeficieny Virus; ➤ Abb. 12.2).

Das Enzym, das bei Retroviren die DNA aus RNA herstellt, solltet ihr kennen. Es sind **RNA-abhängige DNA-Polymerasen**, die auch als **reverse Transkriptasen** bezeichnet werden. Eine nichtvirale reverse Transkriptase kennt ihr bereits: die Telomerase (➤ Kap. 5.4.1)!

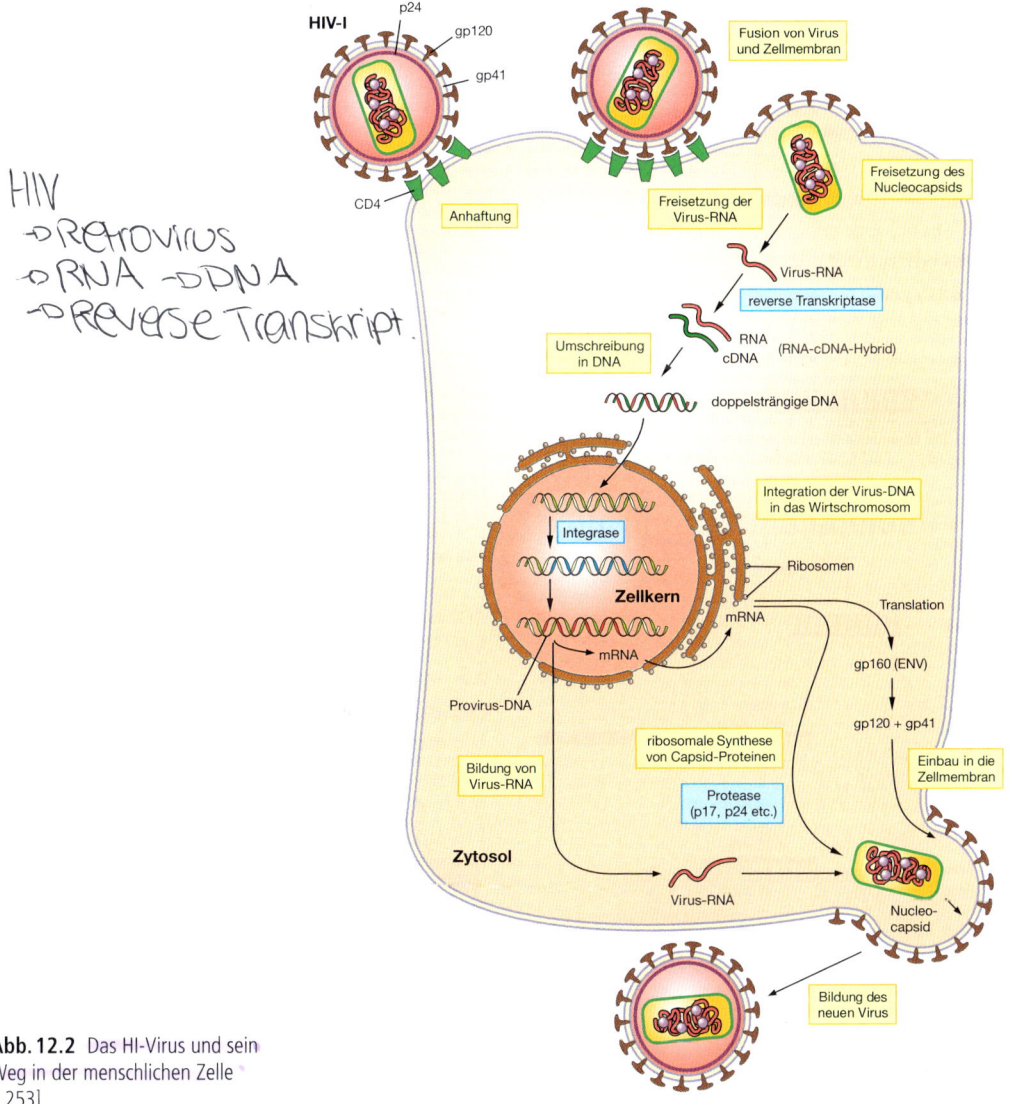

Abb. 12.2 Das HI-Virus und sein Weg in der menschlichen Zelle [L253]

FÜR AHNUNGSLOSE

Und was machen reverse Transkriptasen im Labor? Mit ihnen kann man aus fragiler RNA vergleichsweise stabile **cDNA** (copy DNA) herstellen. Außerdem hat die Herstellung von cDNA mit der mRNA eines bestimmten Gens einen weiteren Vorteil gegenüber genomischer DNA: Sie besitzt **keine Introns,** da die mRNA bereits gespleißt wurde.

12.2.4 siRNA

Pflanzen machen sich zur Virusabwehr ein spezielles System zunutze, das virale RNA abbaut. Ob dieses System beim Menschen ebenfalls der Virusabwehr dient, ist nicht abschließend geklärt; es wird aber auf jeden Fall eingesetzt, um die Expression von Genen zu regulieren.

Bei der **siRNA** (small interfering RNA) handelt es sich um RNA, die vom Körper wie alle anderen RNAs auch hergestellt wird. Im Unterschied zur mRNA codiert diese aber nicht für ein Protein, sondern wird genutzt, um andere RNAs zielgerichtet abzubauen. Im Unterschied zu den meisten RNAs bildet sie zudem **Doppelstränge** aus.

FÜR DIE KLAUSUR

Bei der Herstellung der siRNAs spielt häufig das Enzym Dicer eine Rolle.

Nach ihrer Synthese bildet die siRNA zusammen mit Proteinen den RNA-Indiced Silencing Complex **(RISC).** Dabei erkennen die Proteinbestandteile die Sequenz eines Strangs der siRNA und suchen nach RNAs (z. B. mRNAs), die eine komplementäre Sequenz besitzen. Wird eine solche komplementäre mRNA gefunden, wird sie abgebaut, sodass aus ihr kein Protein mehr entstehen kann (> Abb. 12.3). Man spricht von **posttranskriptionellem Gen-Silencing,** also dem Stopp der Genexpression nach der Transkription (aber noch vor der Translation), genauer gesagt von **RNA-Interferenz** (die siRNA interferiert mit der Funktion der mRNA).

FÜR AHNUNGSLOSE

Ist es nicht ineffizient, wenn der Körper selbst mRNAs herstellt, um sie dann mithilfe von ebenfalls selbst hergestellten siRNAs wieder abbauen zu lassen? Ein bisschen! Eine menschliche Zelle hat so viele Gene, die an verschiedenste Situationen angepasst exprimiert werden müssen, dass sie kleine Effizienzverluste in Kauf nimmt, wenn sie dafür einen wirksamen Regulationsmechanismus erhält.

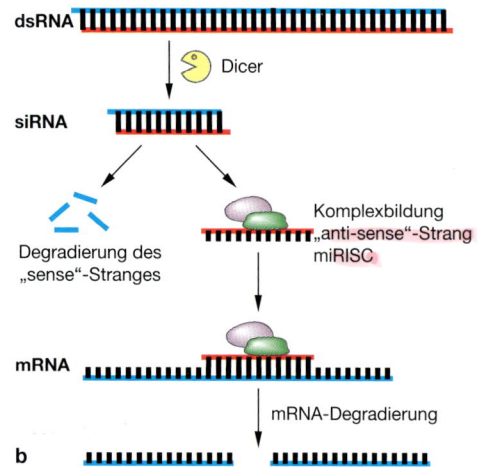

Abb. 12.3 Funktion von siRNAs [L253]

Und wie nutzt man das Ganze im Labor? Man kann z. B. mithilfe von Viren DNA-Sequenzen in das Genom einer Zelle einbauen, die für siRNAs codieren. Die Zelle beginnt nun, die siRNAs zu synthetisieren, was dazu führt, dass zu den siRNAs komplementäre mRNAs abgebaut werden, sodass aus ihnen keine Proteine entstehen. Wenn man weiß, welche mRNAs man abbauen lassen möchte, kann man passende siRNAs designen und so gezielt mRNAs zerstören, um zu schauen, wie die Zelle ohne bestimmte Proteine auskommt. Man bezeichnet dieses Vorgehen als **Gen-Knock-down.**

12.3 Rund um Bakterien

Auch die Bakterien begegnen euch in der Biologie wesentlich detaillierter, sind aber aus der biologischen Grundlagenforschung nicht mehr wegzudenken. Nach einem kleinen Grundkurs zum Bakterienaufbau besprechen wir ihre Rolle im Labor.

12.3.1 Aufbau

Bakterien sind **Prokaryonten**, sie besitzen also keinen Zellkern, sondern ein Kernäquivalent (Nucleoid), d. h. ein geschlossenes, auf engem Raum gepacktes Bakterienchromosom (> Abb. 12.4).

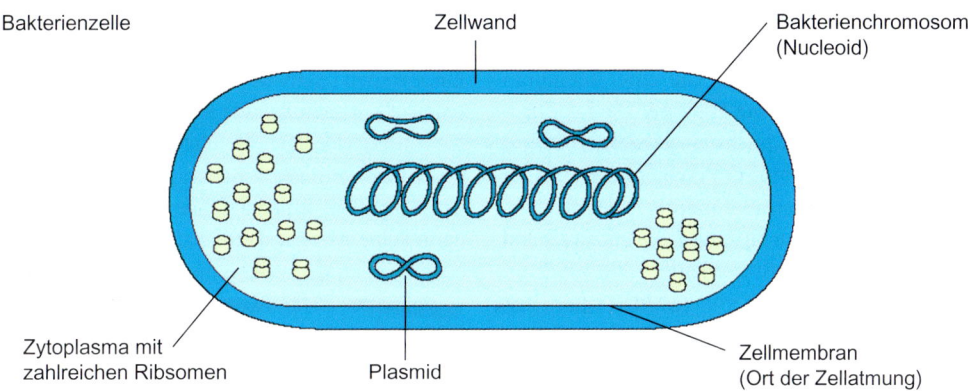

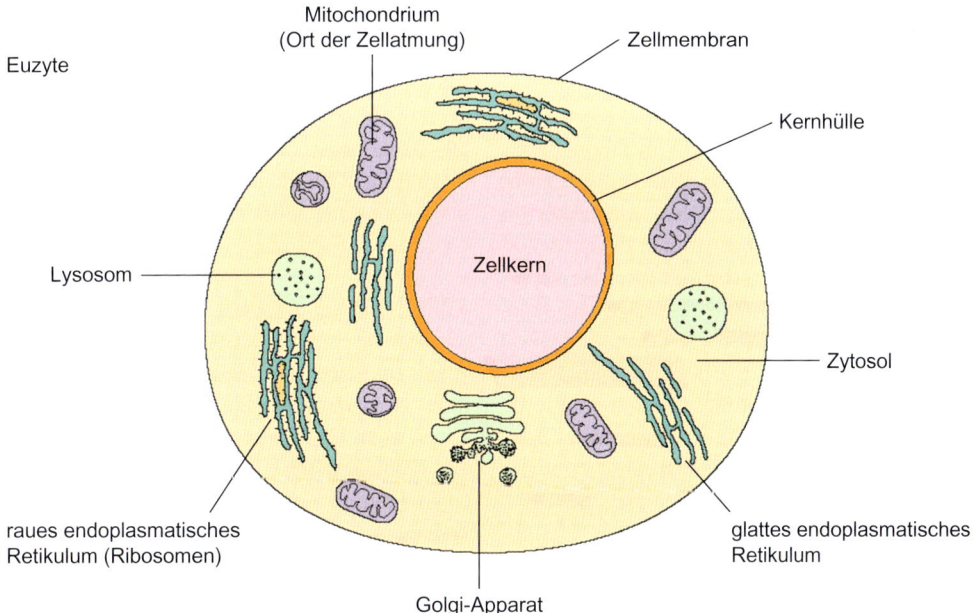

Abb. 12.4 Bakterienzelle und eukaryontische Zelle im Vergleich [G157]

> 😊 **FÜR AHNUNGSLOSE**
> Kann man die Begriffe „Bakterien" und „Prokaryonten" synonym verwenden? Der Begriff Prokaryont beinhaltet die Bakterien, aber er umfasst zusätzlich noch die Archaeen. Da diese im Medizinstudium nicht relevant sind (es sind keine humanpathogenen Arten bekannt), braucht ihr über sie nicht mehr zu wissen. Nur so viel: Auch wenn ihr noch nie von ihnen gehört habt, habt ihr wahrscheinlich gerade welche im Mund.

> 😊 **FÜR AHNUNGSLOSE**
> Was kann man sich unter „Resistenzen gegen Antibiotika" vorstellen? Sie verhindern, dass das Bakterium von den Antibiotika getötet wird. So können die Plasmide z. B. für Proteine codieren, die das Antibiotikum aus der Zelle transportieren (**Efflux-Pumpen**) oder es durch Spaltung bestimmter Strukturen inaktivieren (**β-Lactamasen**).

DNA

Das Kernäquivalent ist nicht von einer Membran umgeben und besitzt **keine Histone.** Da das Chromosom ringförmig ist, reicht ein **einzelner Origin of Replication** (ORI) aus, um die gesamte DNA zu replizieren. Eine weitere Besonderheit der Bakterien-DNA: Es gibt **keine Introns** und entsprechend muss auch nicht gespleißt werden!

Die Gene sind in Form von Funktionseinheiten organisiert, die Operons genannt werden. Auf diese Weise wird die Aktivität des Gens reguliert.

Bei Bakterien enthält eine mRNA häufig Informationen für mehrere verschiedene Proteine. Man bezeichnet sie dann als polycistronisch.

Plasmide

Bakterien besitzen nicht nur DNA in ihrem Kernäquivalent, sondern verfügen zusätzlich über **extrachromosomale, ringförmige DNA,** die im Zytoplasma schwimmt. Diese sogenannten **Plasmide** (es kann durchaus auch mehrere geben) werden unabhängig vom restlichen Genom repliziert und dann zufällig auf die Tochterzellen verteilt. Wofür codieren Plasmide? Sie enthalten z. B. Resistenzen gegen Antibiotika (**R-Plasmid**). Außerdem können Proteine produziert werden, welche die Virulenz des Bakteriums steigern oder es dem Bakterium ermöglichen, seine Plasmide an andere Bakterien weiterzugeben (Fertilitätsplasmid, **F-Plasmid**). Wie Plasmide von einem Bakterium zum anderen gelangen, sodass sich Antibiotikaresistenzen ausbreiten können, werden wir später im Kapitel besprechen.

Organellen

Zum Thema Organellen gibt es im Vergleich zu den Eukaryonten relativ wenig zu wissen. In der Prokaryontenzelle ist nämlich die Kompartimentierung, also die Untergliederung der Zelle in Reaktionsräume, wesentlich geringer ausgeprägt – **Mitochondrien, Golgi-Apparat und ER fehlen.** Findet in Bakterien dann keine Atmungskette statt? Nicht zwangsläufig, aber es ist möglich, denn die Enzyme der Atmungskette können in der Membran der Bakterienzelle lokalisiert sein, über die dann auch der Protonengradient aufgebaut wird.

Ribosomen

Wir haben bereits gelernt, dass sich die bakteriellen Ribosomen von denen der Eukaryonten unterscheiden. Bakterien besitzen (wie die Mitochondrien) **70S-Ribosomen,** die aus einer **50S-** und einer **30S-** Untereinheit bestehen. Diesen Unterschied macht man sich bei der Antibiotikatherapie zunutze.

12.3.2 Horizontaler Gentransfer

Wenn ein Plasmid für eine Antibiotikaresistenz codiert, ist es natürlich für eine Bakterienpopulation super, wenn Kopien des Plasmids ausgetauscht werden können, damit allen Bakterien diese Resistenz zugutekommt. Es gibt eine Möglichkeit, genetische Information auszutauschen, ohne dass dabei gleich Nachkommen erzeugt werden müssen. Man spricht von **Parasexualität** oder **horizontalem Gentransfer.**

12.3 Rund um Bakterien

> 😊 **FÜR AHNUNGSLOSE**
> Warum „**horizontaler** Gentransfer"? Die Gene werden innerhalb einer Generation transferiert. Der Begriff „**vertikaler** Gentransfer" beschreibt das, was wir Menschen machen: unsere Gene an unsere Nachkommen weitergeben.

Für horizontalen Gentransfer gibt es drei Möglichkeiten (➤ Abb. 12.5):
- **Transformation:** Bakterien können unter bestimmten Bedingungen **freie DNA** aufnehmen.
- **Konjugation:** Die Konjugation kommt unserer Vorstellung von Fortpflanzung noch am nächsten. Dabei bilden Bakterien, die über einen Fertilitätsfaktor verfügen (man bezeichnet sie auch als F⁺), einen **Fertilitäts- bzw. Sexpilus** aus, über den die Plasmide direkt von einem Bakterium zum nächsten gelangen können.
- **Transduktion:** Bei der Transduktion wird die Bakterien-DNA durch Viren übertragen. Dabei ist der **Bakteriophage** (so bezeichnet man Viren, die sich auf Prokaryonten spezialisiert haben) in erster Linie darauf aus, seine eigene Erbinformation in das bakterielle Genom zu integrieren. Dass dabei gelegentlich auch Teile der bakteriellen DNA mitgenommen werden, ist ein eher für die Bakterien nützlicher Nebeneffekt.

Wie nutzt man horizontalen Gentransfer im Labor? Ganz einfach: Stellt euch vor, ihr erzeugt ein neues Plasmid, indem ihr ein Gen in ein bereits bestehendes Plasmid einfügt. Nun könnt ihr Bakterien dazu zwingen, dieses Plasmid via Transformation aufzunehmen. Die Bakterien vermehren sich nun und das aufgenommene Plasmid wird mitvermehrt. Nun müsst ihr nur noch eure Plasmide aus den Bakterien isolieren und habt eine enorme Anzahl von Plasmi-

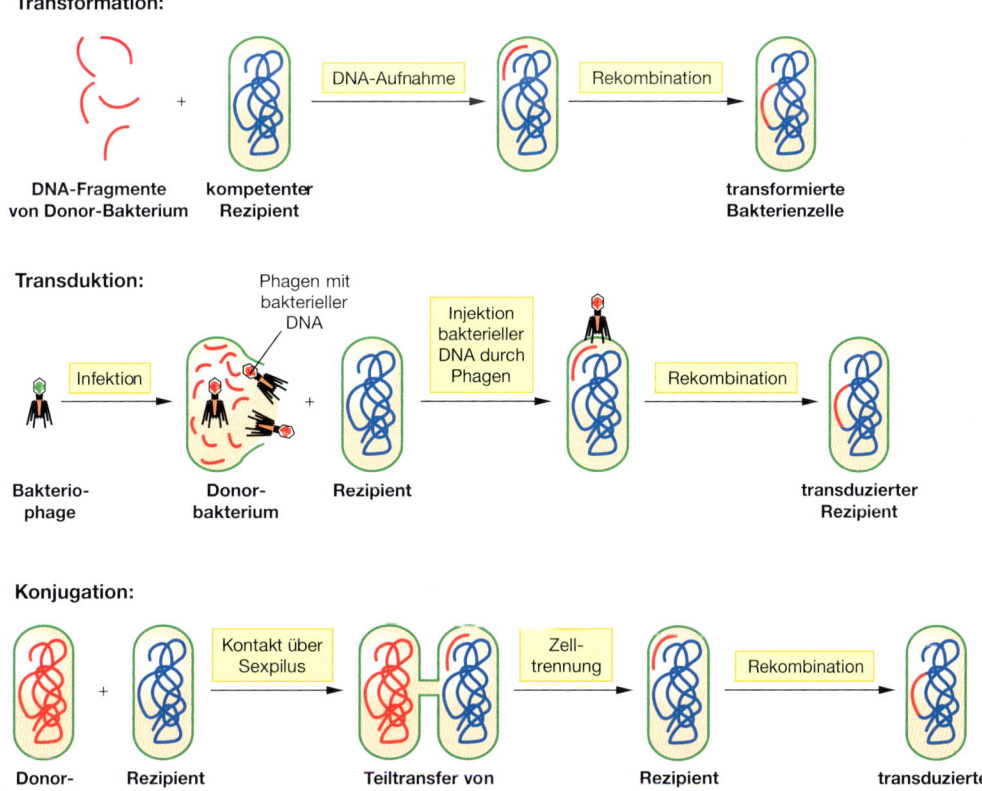

Abb. 12.5 Die drei Möglichkeiten des horizontalen Gentransfers: Transformation, Transduktion und Konjugation [L253]

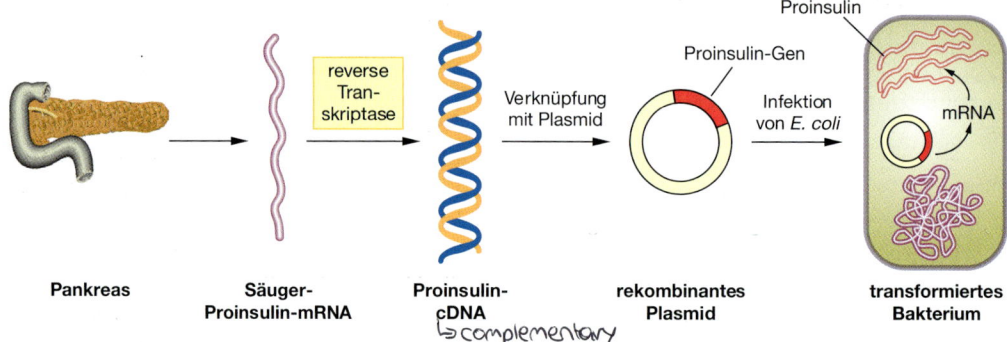

| Pankreas | Säuger-Proinsulin-mRNA | Proinsulin-cDNA | rekombinantes Plasmid | transformiertes Bakterium |

Abb. 12.6 Synthese von Insulin mithilfe von Bakterien [L253]

den, für deren Synthese ihr sonst ewig gebraucht hättet. Die Bakterien wurden gewissermaßen als biologische Kopierer benutzt.

Man kann die Bakterien auch nutzen, um Proteine zu synthetisieren. So wird mittlerweile Insulin hergestellt, indem man die humane mRNA für Insulin mittels einer reversen Transkriptase in cDNA umschreibt, diese cDNA dann in ein Plasmid einfügt und dieses Plasmid in Bakterien gibt. Die Bakterien beginnen, die Proteine des Plasmids (und damit auch die Insulin-cDNA) in mRNAs umzuschreiben, und synthetisieren aus diesen mRNAs Proteine … darunter dann auch Insulin (> Abb. 12.6).

LERNTIPP
- Bei der **K**onjugation sind die Bakterien (**K**)onnected, also über einen Fertilitätspilus verbunden.
- Bei der Trans**F**ormation geht es um die Aufnahme **F**reier DNA.
- Übrig bleibt die Transduktion, die mithilfe von Viren stattfindet.

12.3.3 Restriktionsendonucleasen

Die Fähigkeit eines Bakteriums, DNA aufnehmen zu können, ist nicht ohne Risiko: Wenn z. B. fremde DNA – also die einer anderen Spezies – in die Zelle gelangt, kann diese zum Problem werden. Aus diesem Grund besitzen Bakterien in ihrem Zytoplasma spezielle Enzyme, die **Restriktionsendonucleasen.**

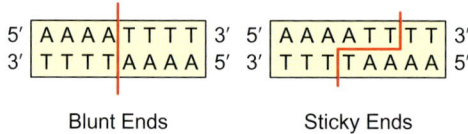

Blunt Ends   Sticky Ends

Abb. 12.7 Restriktionsendonucleasen: Blunt Ends und Sticky Ends [L253]

FÜR AHNUNGSLOSE
Was verrät uns der Name „Restriktionsendonucleasen"? Nucleasen sind Enzyme, die DNA oder RNA spalten. Die Silbe „endo" macht deutlich, dass die Spaltung mitten im Molekül und nicht nur an den Rändern stattfindet, was auch sinnvoll ist, wenn man die DNA zerstören möchte.

Die Restriktionsendonucleasen spalten die DNA an **palindromischen Sequenzen.** Palindromische Sequenzen sind Abschnitte der DNA, die sich auf beiden Strängen des Doppelstrangs gleich lesen.

Bei der Spaltung eines Doppelstrangs durch Restriktionsendonucleasen können **Blunt** oder **Sticky Ends** entstehen (> Abb. 12.7).

- **Blunt Ends:** Bei der Entstehung von Blunt Ends schneidet das Enzym auf dem kürzesten Weg einmal durch den Doppelstrang. Die Chance, dass die zwei Fragmente wieder zusammenfinden, ist relativ gering.
- **Sticky Ends:** Schneidet das Enzym Sticky Ends, entstehen an den Enden der Doppelstrangfragmente kleine Einzelstränge, die zueinander komplementär sind. Da sich zwischen ihnen erneut Wasserstoffbrückenbindungen ausbilden kön-

12.4 Polymerase-Kettenreaktion

nen, besteht die Chance, dass sich die Stränge wieder zusammenlagern. Dann muss nur noch eine DNA-Ligase das Zucker-Phosphat-Rückgrat verbinden und der Doppelstrang ist so gut wie neu. Schneidet man ein Gen und ein Plasmid mit den gleichen Restriktionsenzymen, kann man das Gen in das Plasmid einbauen, weshalb diese Enzyme auch im Labor von großer Bedeutung sind. So hätten wir unser Plasmid, das wir mittels der Bakterien vermehrt haben, sehr wahrscheinlich mithilfe von Restriktionsendonucleasen und Ligasen erzeugt.

Unsere nächste Methode, die **Polymerase-Kettenreaktion** (PCR = Polymerase Chain Reaction) hat zwar nichts mit Bakterien und Viren zu tun, löst aber ein wichtiges Problem:

Stellt euch vor, ihr benötigt für ein Experiment große Mengen eines Gens aus bestimmten Zellen. Ihr könntet nun warten, bis sich die Zellen soweit vermehren, dass durch Replikation genug Kopien des Gens entstanden sind. Dabei entstehen natürlich nicht nur Kopien des Gens, für das ihr euch interessiert, sondern das gesamte Genom wird vervielfältigt. Es wäre also viel praktischer, wenn ihr nur das Gen vermehren würdet, an dem ihr auch interessiert seid. Und noch praktischer wäre es, wenn ihr das Ganze innerhalb von Stunden machen könntet und nicht tagelang warten müsstet.

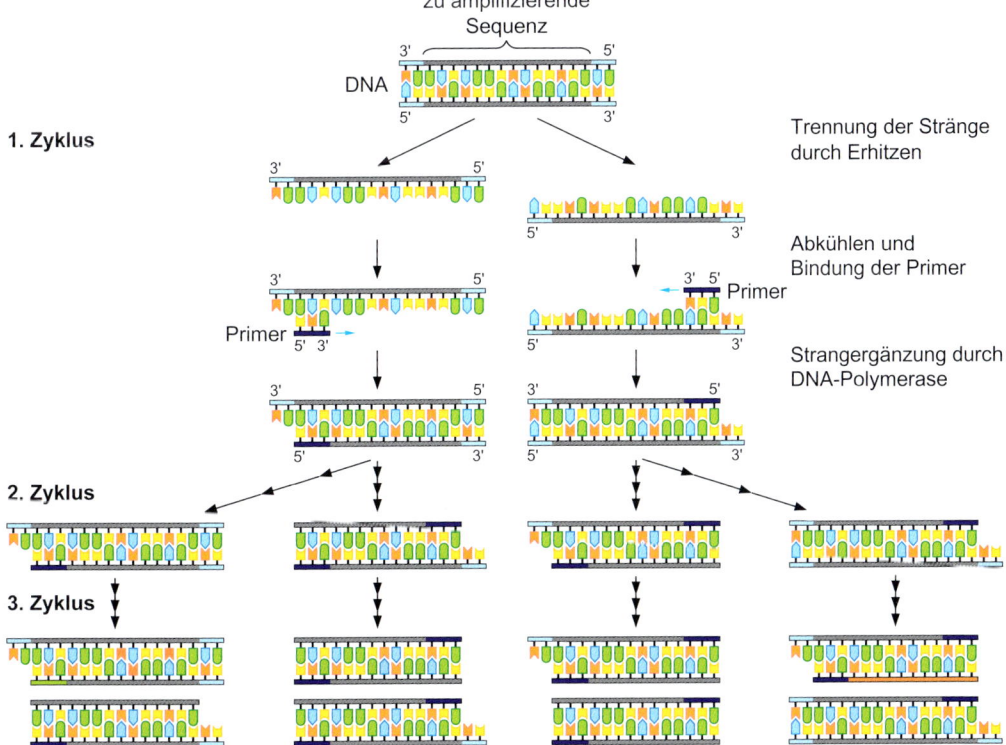

Abb. 12.8 Schema einer PCR [L253]

Dafür gibt es die Polymerase Chain Reaction (> Abb. 12.8), die wie folgt abläuft:
1. Ihr braucht eine kleine Menge der DNA der Zellen, die ihr untersuchen wollt. Die DNA wird auf rund 95 °C erhitzt, sodass die Wasserstoffbrücken, die den DNA-Doppelstrang zusammenhalten, gelöst werden. Diesen Prozess bezeichnet man als **Denaturierung.**
2. Nun braucht es Primer, die euer Gen binden können. Da dieses Binden aber bei 95 °C unmöglich ist, wird das Ganze auf rund 60 °C abgekühlt, damit es zum **Annealing** der Primer kommt.

!**ACHTUNG**
Der Begriff Primer ist hier etwas irreführend, denn es handelt sich nicht wie bei der Replikation um kurze RNA-, sondern um kurze DNA-Sequenzen aus ca. 10–20 Nucleotiden. Diese können synthetisch hergestellt werden und überstehen die Denaturierung. Spätestens wenn ihr im Labor mal mit RNA arbeiten müsst, werdet ihr merken, dass diese derartige Temperaturen wahrscheinlich nicht so gut wegstecken würde.

3. Eine hitzestabile DNA-Polymerase fängt – ausgehend von den Primern – an, freie Nucleotide (die müsst ihr natürlich vorher zu eurer DNA gegeben haben) zu einem komplementären Strang zu verknüpfen. Diese **Elongation** kann bei ca. 70 °C stattfinden, da die verwendeten Polymerasen aus Bakterien stammen, die in der Nähe von heißen Quellen leben und bei diesen Temperaturen ideal arbeiten.

Nun wurde die DNA bzw. euer Zielgen verdoppelt. Nach einem weiteren Zyklus habt ihr schon vier Kopien, danach acht usw. Die Zahl der Kopien wächst also exponentiell. Wenn ihr nicht nur ein Zielgen, sondern die gesamte DNA vervielfältigen wollt, müsst ihr lediglich Primer verwenden, die unspezifisch im gesamten Genom binden.

12.5 Gel-Elektrophorese

Bei dem Begriff **Gel-Elektrophorese** haben viele vermutlich schon irgendein Bild von einem Experiment im Kopf, aber wir wollen uns diesem Thema etwas systematischer nähren:

Bei der Gel-Elektrophorese geht es grundsätzlich erst einmal darum, Moleküle voneinander zu trennen (> Abb. 12.9). Dabei machen wir es uns zunutze, dass Moleküle unterschiedlich groß und unterschiedlich geladen sein können. Stellt euch vor, wir legen ein Gel mit Poren mit einer bestimmten Größe auf eine Platte und stellen diese in einen Elektrophoresepuffer mit geeigneten Elektrolyten, damit Strom fließen kann. Jetzt geben wir auf eine Seite des Gels ein Gemisch aus verschiedensten Molekülen. Wenn wir nun eine Spannung an dieses Gel anlegen, werden die positiv geladenen Moleküle zu der Seite des Gels mit dem negativ geladenen Pol wandern und umgekehrt. Wann wandert ein Molekül besonders schnell?

- Wenn es sehr stark geladen ist, sodass die Kräfte, denen es im elektrischen Feld ausgesetzt ist, es quasi durch das Gel treiben.
- Wenn es im Vergleich zu den Poren des Gels sehr klein ist, sodass das Gel ihm praktisch keinen Widerstand entgegensetzt.

Da es aber in der Praxis relativ unpraktisch ist, wenn sowohl die Ladung eines Moleküls als auch dessen Größe Einfluss auf das Wanderungsverhalten nehmen, sorgt man häufig dafür, dass alle Moleküle einer Probe gleich geladen sind. Hat man z. B. ein Proteingemisch, das man auftrennen möchte, versetzt man es mit negativ geladenem **Natriumdodecylsulfat** (SDS = Sodium Dodecyl Sulfate). Dieses bindet an die Proteine und überdeckt deren Eigenladung. Auf diese Weise weisen alle Proteine eine konstante negative Ladungsverteilung auf und wandern somit zum positiv geladenen Pol. Die Wanderungsgeschwindigkeit hängt dann nur noch von der Größe der einzelnen Proteine ab. Wenn ihr die Spannung nach einiger Zeit stoppt, sind die kleinsten Proteine am weitesten gewandert. Aber aufpassen: Wenn ihr zu lange wartet, haben sowohl die kleinen als auch die großen Proteine den positiv geladenen Pol erreicht und ihr müsst eure Probe erneut auftrennen.

12.5 Gel-Elektrophorese

⊸ Wenn ihr DNA auftrennen wollt, kommt ihr ohne Reagenzien wie SDS aus, denn DNA-Fragmente verfügen dank des Phosphatrückgrats bereits über eine gleichmäßige negative Ladung.
⊸ Je nach Größe und Eigenschaften der zu trennenden Moleküle verwendet man unterschiedliche Materialien als Gele. Ihr solltet v. a. von **Polyacrylamid** (kleine Poren) und **Agarose** (große Poren) als Grundlage von Gelen gehört haben. Die genaue Porengröße kann man z. B. durch die Konzentration der Matrixmaterialien im Gel beeinflussen.

12.5.1 Auswertung

Nun haben wir also unsere zu trennenden Moleküle getrennt, aber wir wissen trotzdem nicht, was wo in unserem Gel liegt … schließlich steht nicht plötzlich irgendwo „Hallo, ich bin die Bande von Albumin". Wir müssen also irgendwie dafür sorgen, dass unsere getrennten Moleküle sichtbar werden. Dafür gibt es zwei Möglichkeiten: **Färben** und **Blotten.**

Färben

Bei einer Färbung färben wir alle getrennten Moleküle an. Bei Nucleotiden verwendet man häufig **Ethidiumbromid,** bei Proteinen z. B. **Coomassie-Brilliant-Blue oder Silber.** Nun sehen wir zumindest, wie weit unsere Moleküle gewandert sind.

Wenn wir nun auch noch ein Gemisch mit verschiedenen Molekülen bekannter Größe (Marker, „Ladder") gleichzeitig auf unserem Gel aufgetrennt haben, können wir, indem wir die Lage der Banden mit denen des Markers vergleichen, zumindest abschätzen, wie groß unsere Moleküle sind.

Blotten

Angenommen, wir wollen nun ganz genau wissen, ob Molekül XY eines unserer zu trennenden Moleküle war, dann reicht eine einfache Färbung natürlich nicht aus. Suchen wir ein bestimmtes Protein, könnten wir z. B. einen Antikörper einsetzen, der nur dieses Protein bindet. Wir können diesen Antikörper aber nicht einfach auf unser Gel geben, denn dann würde er gar nicht bis zum gesuchten Protein vordringen. Die Lösung: Wir übertragen die Moleküle aus dem Gel auf eine Membran, auf welcher der Antikörper problemlos das gesuchte Molekül anfärben kann. Dieses Übertragen der getrennten Stoffe wird auch Blotten/Blotting genannt. Je nach Art der Stoffe, nach denen gesucht wird, unterscheidet man:
- **Western Blot:** Nachweis von **Proteinen** mittels **Antikörper** (➤ Abb. 12.10).
- **Southern Blot:** Nachweis von **DNA.** Man verwendet **komplementäre DNA- oder RNA-Sequenzen,** um bestimmte DNA-Fragmente zu finden.
- **Northern Blot:** Nachweis von **RNA** ebenfalls mit **komplementären DNA- oder RNA**-Sequenzen.

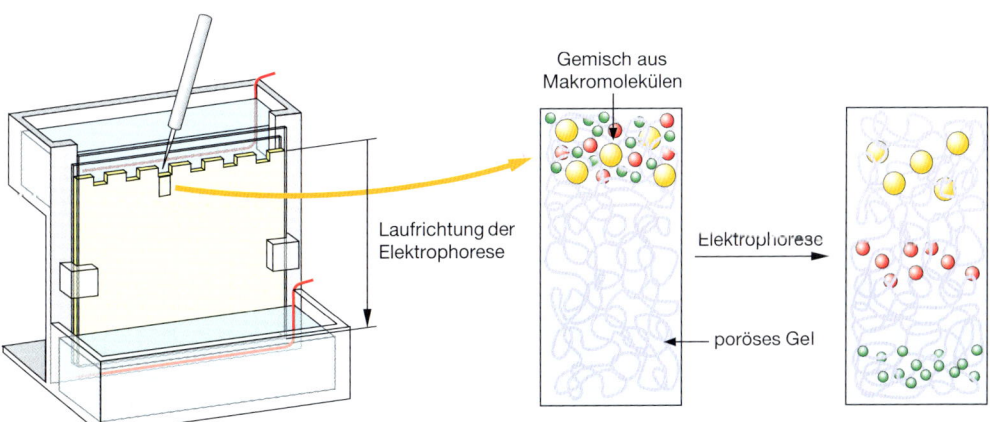

Abb. 12.9 Prinzip der Gel-Elektrophorese [L253]

FÜR AHNUNGSLOSE

Was haben Blots denn mit Himmelsrichtungen zu tun? Gar nichts. Der erste Blot wurde von Edward Southern zum Nachweis bestimmter DNA-Fragmente durchgeführt. Die Benennung der Blots zum Nachweis von RNA und Proteinen sind Wortspiele ... Wer sagt, Wissenschaftler hätten keinen Humor!

LERNTIPP

Wenn ihr Probleme bei der Zuordnung des entsprechenden Blots zum nachgewiesenen Molekül habt, denkt daran, dass Schnee fällt:
SNo**W DR**o**P**s – **S**outhern **N**orthern und **W**estern Blot zum Nachweis von **D**NA, **R**NA und **P**rotein

Aber Moment mal: Nur weil man einen Antikörper an ein Protein bindet, kann man es doch noch lange nicht sehen! Man muss erst ein bisschen Farbe ins Spiel bringen und geht dafür folgendermaßen vor:

1. Der **Erstantikörper** wird auf die Membran, auf der auch das gesuchte Molekül sitzt, gegeben und bindet dort nur die gesuchten Moleküle (➤ Abb. 12.11). Überschüssiger Antikörper wird abgewaschen. Alternativ kann man auch Antikörper an eine Platte befestigen und ein Molekülgemisch darauf geben. In diesem Fall bleiben nur die gesuchten Moleküle hängen und der Rest wird abgewaschen.

2. Nun gibt man den **Zweitantikörper** dazu. Dieser ist an ein Enzym gekoppelt und bindet den Erstantikörper (➤ Abb. 12.11). Bei dem Verfahren, bei dem die Antikörper auf der Platte befestigt sind, richtet sich der Zweitantikörper nicht gegen den Erstantikörper, sondern direkt gegen das gesuchte Molekül.

3. Das **Enzym,** das an den Antikörper gekoppelt ist, wandelt ein zugegebenes farbloses oder nicht leuchtendes Reagenz in ein **farbiges oder leuch-**

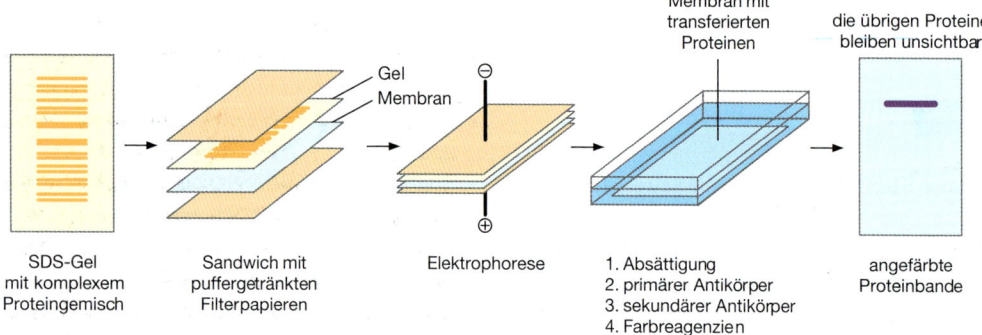

Abb. 12.10 Western Blot [L253]

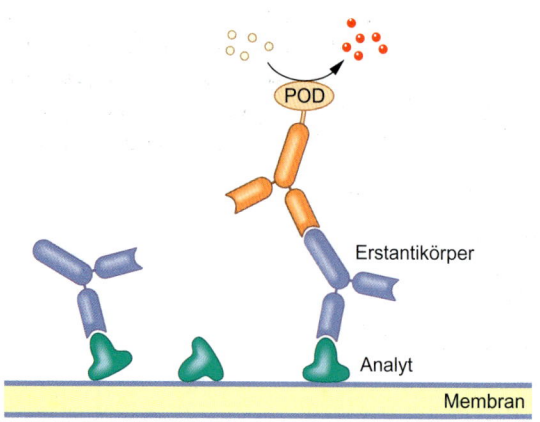

Abb. 12.11 Färbung mit Erst- und Zweitantikörper [L253]

12.6 Onkogene

Zum Abschluss noch ein Thema, das auf den ersten Blick eigentlich gar nicht so wirklich hier hineinpasst. Manche Moleküle in unseren Zellen, z. B. die G-Proteine, spielen bei Wachstums- und Teilungsprozessen unserer Zellen eine wichtige Rolle. Problematisch wird es, wenn es in den Genen für diese Moleküle zu Mutationen kommt, sodass diese dauerhaft aktiv sind. Unkontrolliertes Wachstum und verstärkte Zellteilung sind die Folge und können zur Entstehung von Krebs führen. Die Gene, die für diese essenziellen, aber auch potenziell gefährlichen Moleküle codieren, werden Proto-Onkogene genannt. Kommt es zu einer Mutation, sodass das Gen nun die Krebsentstehung tatsächlich fördert, spricht man von Onkogenen (> Abb. 12.13).

Aufgrund dieser Gefahr werden die Produkte von (Proto-)Onkogenen im Normalfall von Proteinen kontrolliert, die von sogenannten Tumor-Suppressor-Genen codiert werden (> Abb. 12.13). Ihre Aufgabe ist es, veränderte Proteine, die zu einer malignen Transformation der Zelle, also zur Krebsentstehung, führen können, unschädlich zu machen oder sogar die Apoptose einzuleiten, wenn die Zelle nicht mehr zu retten ist. Auch in Tumor-Suppressor-Genen kann es zu Mutationen kommen, die das Risiko der Krebsentstehung steigern, weil plötzlich ein Kontrollmechanismus wegfällt.

Viren, wie etwa die Retroviren, die wir in diesem Kapitel kennengelernt haben, können die Krebsentstehung ebenfalls begünstigen: Baut ein Virus seine DNA ins Genom ein, kann es z. B. passieren, dass der virale Promotor, der eigentlich dafür sorgt, dass die Virus-DNA exprimiert wird, auch die verstärkte Expression anderer Gene auslöst, was wiederum vermehrtes Wachstum und Zellteilung nach sich ziehen kann. Man spricht von viralen Onkogenen (> Abb. 12.13).

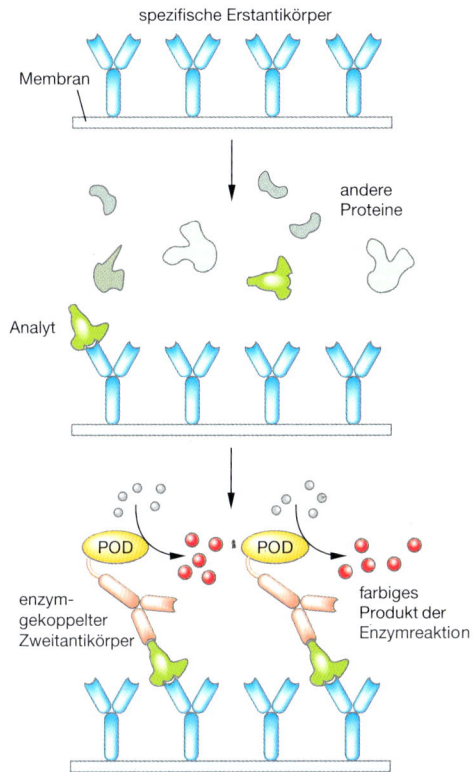

Abb. 12.12 Färbung mit Zweitantikörper nach Bindung eines Moleküls mithilfe von befestigtem Erstantikörper [L253]

tendes Reagenz um (> Abb. 12.12). Auf diese Weise entsteht dort, wo sich unser Molekül befindet, ein Farb- oder Lichtsignal und wir haben das gesuchte Molekül nachgewiesen.

😊 FÜR AHNUNGSLOSE

Warum verwendet man erst einen Erst- und dann einen Zweitantikörper? Könnte man nicht auch einfach das Enzym direkt an den Erstantikörper hängen? Da Erstantikörper nur gegen ganz spezielle Strukturen gerichtet sind, ist ihre Herstellung recht kostenintensiv und es werden nicht so große Mengen eines Typs verkauft, weshalb sie vergleichsweise teuer sind (genau wie Fachbücher im Medizinstudium). Enzyme an viele verschiedene Erstantikörper zu hängen, ist ebenfalls teuer. Da man aber prinzipiell jedes erdenkliche Molekül mit dieser Methode nachweisen kann/will, nutzt man zunächst immer einen Antikörper, der selektiv das gesuchte Protein bindet, und nimmt dann einen enzymkonjugierten Antikörper, der eine bestimmte Struktur, die auf allen Antikörpern vorkommt, bindet. Auf diese Weise kann man von dem enzymkonjugierten Antikörper sehr große Mengen herstellen und spart Geld.

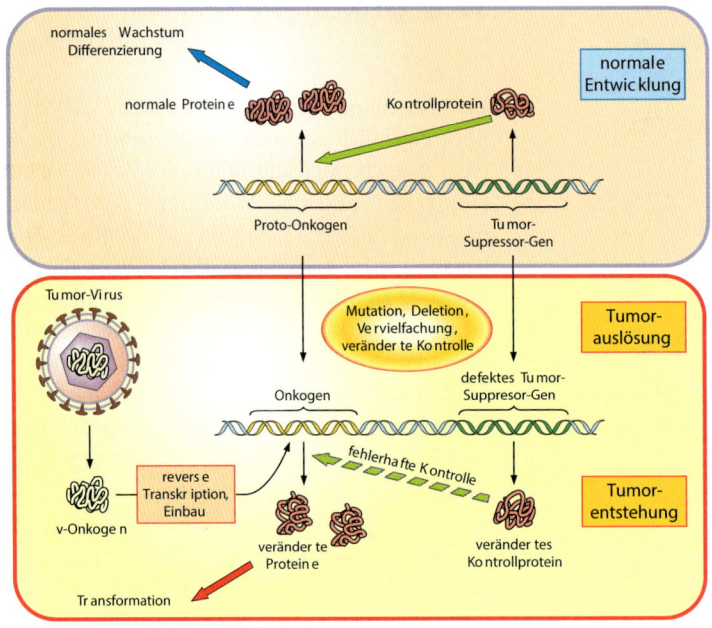

Abb. 12.13 (Virale) Onkogene und Tumor-Suppressor-Gene [L253]

12.7 Übungen

1. Reverse Transkriptasen sind _____-abhängige _____-Polymerasen.
2. _____RNAs können zum posttranskriptionellen Gen-silencing mittels RNA-Interferenz genutzt werden.
3. Will man ein Gen in ein Plasmid einfügen, verwendet man zum Schneiden von Gen und Plasmid Enzyme namens _____, und zwar am besten solche, die _____ Ends schneiden.
4. Die Aufnahme von freier DNA durch Bakterien heißt _____.
5. Bei der Gel-Elektrophorese werden Stoffe nach _____ und _____ aufgetrennt.
6. Mit einem _____ Blot weist man Proteine nach.
7. Mit einem _____ Blot weist man DNA nach.
8. Mit einem Northern Blot weist man _____ nach.

KAPITEL 13 Lösungen

13.1	Einführung in Stoffwechselwege	305
13.2	Grundstruktur der Zelle	306
13.3	Kohlenhydratstoffwechsel	306
13.4	Lipidstoffwechsel	306
13.5	Genetik	307
13.6	Proteine	307
13.7	Blut	307
13.8	Immunsystem	308
13.9	Hormone	308
13.10	Vitamine	308
13.11	Verdauung	309
13.12	Im Labor	310

13.1 Einführung in Stoffwechselwege

1. b
2. Pyranose
3. Furanose
4. Oxidation an C6
5. N-Acetyl-Glucosamin und Glucuronsäure
6. N-Acetyl-Neuraminsäure
7. Phenylalanin, Isoleucin, Tryptophan, Methionin, Leucin, Valin, Lysin und Threonin
8. d
9. Siehe ➤ Tab. 13.1

Tab. 13.1 Lösungstabelle: Fettsäuren und ihre Struktur

Fettsäure	Struktur
Arachidonsäure	20 C-Atome, 4 Doppelbindungen
Palmitinsäure	gesättigte Fettsäure, 16 C-Atome
Linolsäure	18 C-Atome, 2 Doppelbindungen
Stearinsäure	gesättigte Fettsäure, 18 C-Atome
Linolensäure	18 C-Atome, 3 Doppelbindungen
Ölsäure	18 C-Atome, 1 Doppelbindung

1. Phosphatidylcholin (Lecithin), Phosphatidylserin, Phosphatidylethanolamin, Phosphatidylinositol, Cardiolipin
2. Induced-fit
3. $1/v_{max}$
4. $-1/K_M$

13.2 Grundstruktur der Zelle

1. Maternal
2. Glatten ER
3. Ubiquitin
4. a
5. Peroxisomen
6. Zell-Zell

13.3 Kohlenhydratstoffwechsel

1. Siehe ➤ Tab. 13.2
2. Mg^{2+}
3. Über Dihydroxyacetonphosphat
4. Aktiviert
5. Leber
6. TPP, Liponamid, CoA, FAD, NAD^+
7. **C**itrat, **I**socitrat, (α-)**K**etoglutarat, **S**uccinyl-CoA, **S**uccinat, **F**umarat, **M**alat, **O**xalacetat
8. Succinyl-CoA und Glycin

13.4 Lipidstoffwechsel

1. Siehe ➤ Tab. 13.3

Tab. 13.2 Lösungstabelle: Kohlenhydratstoffwechsel

Komplex	Funktion	Transportiert Protonen?	Eisen-Schwefel-Komplexe	Häm-Gruppen
I (NADH-Dehydrogenase)	• Oxidiert NADH • Überträgt Elektronen auf Ubichinon	ja	ja	nein
II (Succinat-Dehydrogenase)	• Oxidiert $FADH_2$ • Überträgt Elektronen auf Ubichinon	nein	ja	ja
III (Cytochrom-C-Reduktase)	• Übernimmt Elektronen von Ubichinol • Überträgt Elektronen auf Cytochrom C	ja	ja	ja
IV (Cytochrom-Oxidase)	• Übernimmt Elektronen von Cytochrom C • Überträgt Elektronen auf O_2	ja	nein	ja

Tab. 13.3 Lösungstabelle: Übersicht der Lipoproteine (zum Auswendiglernen!)

	Chylomikronen	VLDL	LDL	HDL
Dichte	am geringsten			am höchsten
Verhalten in Elektrophorese	wandert nicht	wandert in prä-β-Fraktion	wandert in β-Fraktion	wandert in α-Fraktion
Zusammensetzung	90 % TAG 1–2 % Protein Rest Phospholipide und Cholesterin	50 % TAG Rest zu ähnliche Teilen Phospholipide, Cholesterin und Protein	40 % Cholesterin 20 % Protein Rest zu gleichen Teilen Cholesterin und Phospholipide	50 % Protein Rest vor allem Cholesterin und Phospholipide
Syntheseort	Darm	Leber	Leber	Leber
Funktion	TAGs aus dem Darm in die Peripherie	TAGs aus der Leber in die Peripherie	Cholesterin zur Peripherie	Cholesterin aus der Peripherie zur Leber
Apoproteine	**B48**, C, E	**B100**, C, E	**B100**	**A**, C, E

2. Diabetischen Ketoazidose
3. β-HMG-CoA-Reduktase; Cholesterinsynthese
4. Acetyl-CoA
5. Carnitin
6. Aspartat; Oxalacetat
7. Malonyl-CoA; Fettsäuresynthese
8. 3
9. Zellweger-Syndrom
10. NADH; FADH$_2$

13.5 Genetik

1. Siehe ➤ Tab. 13.4

Tab. 13.4 Lösungstabelle: Verschiedene RNAs

RNA	Funktion
hnRNA/prä-mRNA (heterogeneous nuclear RNA)	unmittelbares Produkt der Transkription
mRNA (messenger RNA)	entsteht durch Reifung der prä-mRNA und wird bei der Translation als Vorlage zur Synthese des Proteins genutzt
tRNA (transfer RNA)	bringt Aminosäuren zum Ribosom
rRNA (ribosomal RNA)	Bestandteil der Ribosomen
snRNA (small nuclear RNA)	Bestandteil des Spleißosoms, hilft bei der Reifung der prä-mRNA
miRNA (micro RNA)	kann Abbau von mRNA auslösen und reguliert auf diese Weise die Proteinbiosynthese nach der Transkription

2. Siehe ➤ Tab. 13.5

Tab. 13.5 Lösungstabelle: Transkriptionshemmstoffe

Hemmstoff	Wirkweise	Einsatz/Vorkommen
α-Amanitin	hemmt vor allem RNA-Polymerase II und damit die Synthese von mRNAs in höheren Konzentrationen auch Wirkung auf die RNA-Polymerase III	im Gift des Grünen Knollenblätterpilzes
Actinomycin D	interkaliert DNA	Zytostatikum (u. a. bei Sarkomen)
Gyrasehemmstoffe	hemmen bakterielle Gyrase (entspricht Topoisomerase II)	Antibiotikum (z. B. Chinolone)
Mitomycin C	interkaliert DNA und verbindet Stränge kovalent miteinander	Zytostatikum
Rifampicin	hemmt bakterielle RNA-Polymerase	Antibiotikum

3. Guanin mit Cytosin über drei Wasserstoffbrücken und Adenin mit Thymin über zwei Wasserstoffbrücken.
4. Je zwei Histone vom Typ H2a, H2b, H3 und H4
5. Vgl. Abschnitt im ➤ Kap. 5.4.1
6. Anti
7. Pro
8. Auf Stufe der Nucleosiddiphosphate

13.6 Proteine

1. Siehe ➤ Tab. 13.6
2. Endoplasmatischen Retikulum; Asparagin
3. Golgi-Apparat; Serin und Threonin
4. Lysyloxidase
5. Lysin, Leucin
6. Pyruvat, Oxalacetat, α-Ketoglutarat
7. Arginin

13.7 Blut

1. Siehe ➤ Tab. 13.7
2. Leber, Milz, Knochenmark
3. Kwashiorkor
4. Retikulozyt
5. α; γ
6. Ferrochelatase
7. Viele Protonen (niedriger pH), hohe CO_2-Konzentration, hohe Temperatur, viel 2,3-BPG
8. V; X; Ca^{2+}
9. XIII

Tab. 13.6 Lösungstabelle: Stoffwechsel spezieller Aminosäuren

Aminosäure	Assoziierte Substanzen	Relevante Erkrankung
Glutamat	Glutamat und GABA als Neurotransmitter	–
BCAA	–	Ahornsirupkrankheit
Cystein	Cysteamin	–
Tryptophan	Niacin, Serotonin, Melatonin	Karzinoid
Histidin	Histamin	Anaphylaktische Reaktion
Phenylalanin, Tyrosin	Dopamin, Catecholamine, Melanin	Parkinson, Albinismus, Phenylketonurie, Alkaptonurie
Methionin	SAM	–

Tab. 13.7 Lösungstabelle: Normalwerte wichtiger Laborparameter

Parameter	Normwert
MCH	30 pg
Hk	45 %
MCV	90 fl

13.8 Immunsystem

1. Siehe ➤ Tab. 13.8
2. Siehe ➤ Tab. 13.9
3. Myeloperoxidase; neutrophile
4. Penta
5. IgA
6. C5b, C6, C7, C8, C9

Tab. 13.8 Lösungstabelle: Vergleich MHC-I vs. MHC-II

	MHC-I	MHC-II
Wo?	alle kernhaltigen Zellen	antigenpräsentierende Zellen (B-Zelle, Makrophage, dendritische Zelle)
Was wird präsentiert?	Proteine der Zelle	phagozytierte Krankheitserreger
Ort der Beladung	raues ER	Endosom
Struktur	α-Kette in Membran und angelagertes $β_2$-Mikroglobulin	α- und β-Kette in Membran

Tab. 13.9 Lösungstabelle: Akute-Phase- vs. Anti-akute-Phase-Proteine

Protein	Akute-Phase- oder Anti-akute-Phase-Protein
Caeruloplasmin	Akute-Phase-Protein
Albumin	Anti-akute-Phase-Protein
Ferritin	Akute-Phase-Protein
CRP	Akute-Phase-Protein
Transferrin	Anti-akute-Phase-Protein
Haptoglobin	Akute-Phase-Protein

13.9 Hormone

1. GLUT2
2. T_3; T_4
3. POMP
4. Angiotensinogen; Angiotensin I
5. ACE
6. Resorption; Ausscheidung
7. C-Peptid
8. Cushing
9. Conn

13.10 Vitamine

1. Siehe ➤ Tab. 13.10
2. Isomerisierung
3. Hyperpolarisation
4. Niere
5. E, C

Tab. 13.10 Lösungstabelle: Übersicht der Vitamine

Vitamin	Name	Löslichkeit	Funktion	Prüfungsrelevantes Krankheitsbild bei Mangel
A	Retinol	Fett	Dunkelsehen Zellwachstum u. a.	• Nachtblindheit • Xerophthamie • Infektanfälligkeit
D	Cholecalciferol	Fett	Calciumhaushalt und Knochenmineralisierung	• Rachitis • Osteomalazie
E	Tocopherol	Fett	Antioxidans	–
K	Phyllochinon/Menachinon	Fett	Carboxylierungen der Gerinnungsfaktoren II, XII, IX und X sowie Protein C und S	Störung der Blutgerinnung
B_1	Thiamin	Wasser	Decarboxylierungen	• Beri-Beri • Wernicke-Korsakow
B_2	Riboflavin	Wasser	Elektronenübertragungen als prosthetische Gruppe FMN oder FAD	–
B_3	Niacin	Wasser	Elektronenübertragungen als Cofaktor NAD oder NADP	Pellagra
B_6	Pyridoxin	Wasser	Transaminierung und Decarboxylierung v. a. im Aminosäurenstoffwechsel als Pyridoxalphosphat (PALP)	–
B_{12}	Cobalamin	Wasser	Isomerisierungen	• Perniziöse (makrozytäre/hyperchrome) Anämie • Funikuläre Myelose (ZNS-Schädigung)
C	Ascorbinsäure	Wasser	Antioxidans	Skorbut
H	Biotin	Wasser	Carboxylierung	diverse (z. B. Hautdefekte, Depression, Haarausfall)
	Folsäure	Wasser	Übertragungen von Methyl- und Methylengruppen	• Makrozytäre/hyperchrome Anämie • Neuralrohrdefekte beim Embryo
	Pantothensäure	Wasser	Bestandteil von Coenzym A	–

13.11 Verdauung

1. Siehe ➤ Tab. 13.11
2. Limitierte Proteolyse/Zymogenaktivierung
3. Parietalzellen; Salzsäure/HCl; Intrinsic Factor
4. SGLT 1
5. GLUT 5

Tab. 13.11 Lösungstabelle: Brennwerte der Nährstoffe

Nährstoff	Physikalischer Brennwert	Physiologischer Brennwert
Kohlenhydrate	17 kJ/g	17 kJ/g
Proteine	23 kJ/g	17 kJ/g
Lipide	37 kJ/g	37 kJ/g

13.12 Im Labor

1. RNA-abhängige DNA-Polymerasen
2. siRNAs
3. Restriktionsendonuclease; Sticky
4. Transformation
5. Größe, Ladung
6. Western
7. Southern
8. RNA

Register

Symbole
1,25-Dihydroxycholecalciferol 276
2,3-Bisphosphoglycerat 213
2,4-Dinitrophenol 104
5-Hydroxyindolacetat 197
5-Phosphoribosyl-1-Pyrophosphat 168
α-Aminocarbonsäuren 14
α-Amylasen 281
α-Helix 18, 19
β-Carotin 272
β-Faltblatt 18, 20
β-Oxidation 119
– Energiebilanz 123
– Fettsäureaktivierung 119
– Reaktionen 120
– Regulation 123
δ-Aminolävulinatsynthase 209
ω-3-Fettsäuren 23

A
ABC-Transporter 138
Absorptionsspektrum 68
ACE-Hemmer 270
Acetal 11
Acetonbildung 126
Acetyl-CoA 91, 120, 128
Acetylsalicylsäure 221
Acyl-CoA 120
Adenosin-Triphosphat 64
Adipozyten 132
Adiuretin 266
Adrenalin 86, 119, 248
– Wirkung 249
Akromegalie 263
Akrosom 56
Aktivierungsenergie 2
Akute-Phase-Proteine 225
Alanin-Zyklus 200
Albinismus 198
Albumin 205
Aldehyd 5
Alkaptonurie 198
Allergen 227
Allergie 227
– Histamin 197
Allopurinol 176
Amid 17
Amidbindung 17
Amine, biogene 189
Aminogruppe 14

Aminosäure 14
– essenzielle 16
– glucogene 189
– ketogene 189
– proteinogene 14
– Strukturformel 15, 16
– verzweigtkettige 195
Aminotransferasen 186
Ammoniak 280
– Entsorgung 191
– Transport 192
Anämie 216
– megaloblastäre 174, 216
– perniziöse 216, 282
Androgene 255
Anenzephalie 174
Angiotensin 270
Annealing 159
Anti-akute-Phase-Proteine 225
Antibiotika 158
Anticodon 155
Antigen 226
Antikoagulantien 220
Antikörper 231
– Klassen 233
– Struktur 231
Antioxidation 109
Antithrombin III 220
Anziehungskräfte, elektrostatische 18
Apoenzym 30
Apoproteine 136
Apoptose 103, 166
Aquaporine 48
Äquivalent, kalorisches 280
Arachidonsäure 222
Arbeiten, wissenschaftliches 291
Arteriosklerose 136, 139
Ascorbinsäure 182
Asialglykoprotein-Rezeptoren 13
Asparagin 54
Aszites 206
AT1-Antagonisten 270
Atmungskette 98
– Entkopplung 104
– Grundprinzipien 98
– Hemmung 104
– Komplexe 101
– Reaktionen 100
– Regulation 103
ATP 64

ATP-Synthase 102
atriales natriuretisches Peptid 242, 268

B
Bakterien 295
– Konjugation 297
– Operon 153
– Parasexualität 296
– Transduktion 297
– Transformation 297
Bakteriophage 297
Basophile 227
B-Cell Lymphoma-Proteins 167
Beri-Beri 89
B-Gedächtniszellen 229
Bicarbonat 214, 282
Bilirubin 210, 283
Biliverdin 210
Bindegewebe 181
Bindung
– kordinative 208
Biokatalysator 30
Biotin 78
Blot 301
– Färben 302
Blunt Ends 298
Blut 203
– Bestandteile 203
– Zellen 203
Blutdruck 268
Blutgerinnung 217
– extrinsischer Weg 218
– intrinsischer Weg 219
– plasmatische 218
– Regulation 219
Blutstillung 217
– plasmatische 218
– zelluläre 217
Blutzuckerspiegel
– Adrenalin 86
B-Lymphozyten 229
Bohr-Effekt 214
Branched-Chain Amino Acids 195
Brennwert 279

C
Caeruloplasmin 216
Calcitonin 268
Calcitriol 268, 276
Calcium 266

Calmodulin 83
cAMP 73
cAMP Response Element-Binding Proteins 240
Cap 151
Carboanhydrase 42
Carbonsäuren 92
Carbonylgruppe 5
Carboxygruppe 14
Carboxyhämoglobin 211
Cardiolipin 26, 51
Carnitin 140
Carnitin-Shuttle 120, 139
Caspasen 167
Catecholamine 249, 252
– Wirkung 249
cDNA 294
Cellulose 12
Ceramid 27
Cerebroside 27
Chemotherapeutika 176
Chiralität 7
Chiralitätszentrum 7
Cholecalciferol 274
Cholesterin 48, 132
– Calcitriol-Bildung 274
– Steroidhormone 253
Cholesterin-Synthese
– Reaktionen 133
– Regulation 136
Chondroitinsulfat 13
Choriongonadotropin, humanes 261
Chromatin 49, 146
Chromosomen 49, 148
– akrozentrische 50
Chylomikronen 136, 137
– Remnants 138
Chymotrypsin 282
cis-Golgi-Netzwerk 54
Citrat-Shuttle 141
Citratzyklus 93
– anabole Reaktionen 97
– anaplerotische Reaktionen 98
– Bilanz 96
– Reaktionen 93
– Regulation 97
Citrullin 193
Clopidogrel 221
Cluster of Differentiation 230
Cobalamin 216, 282
– Mangel 216
Cobalt 216
Code, genetischer 154
Code-Sonne 154
Codon 154
Coenzym 43
Cofaktor 30, 43

– ATP 64
– Cytochrom C 103
– FAD 90
– FMN 90
– NAD 65
– NADP 65
– Pyruvatdehydrogenase 88
– Thiaminpyrophosphat 89
– Ubichinon 103
Conn-Syndrom 270
Cori-Zyklus 78
Cortisol 249
– Freisetzung 252
– Funktionen 253
– Regulation 252
Cosubstrat 43
Cumarinderivate 220
Cushing-Syndrom 253
Cyclin-Dependent Kinases 165
Cycline 165
Cyclooxygenase 221
Cystein 196
Cytochrom C 103
Cytochrom P450 53

D
Desaturasen 130
Diabetes
– insipidus 266
– mellitus 246
Diacylglycerid 24
Diacylglycerin 240
Diastereomere 7
Dicer 294
Dichte 136
Dickdarm 284
Diffusion 42
– erleichterte 284
– laterale 47, 48
Diphosphatidylglycerin 26
Disaccharide 11
– Bindungen 11
Disulfidbrücke 18
Divalent Metal Transporter 215
DNA 145
– Bakterien 296
– Mutationen 162
– Reparatur 161
– Replikation 159
– Viren 292
DNA-Helicase 159
DNA-Ligase 160
DNA-Polymerase 159, 161, 300
– Arten 161
Doktorarbeit, experimentelle 291
Dopamin 198, 261
Doppelbindung 22

Doppelhelix 145
Dünndarm 282

E
Eisen 215
Eisenmangelanämie 216
Eiter 226
Elastin 183
Elektrolyte 205, 280
Elektrophorese 137
– Lipoproteie 137
Enantiomere 7
Endiol 182
Endopeptidase 281
endoplasmatisches Retikulum 52
– glattes 52
– raues 53
Endorphine 253
Endosymbiontentheorie 26, 51, 77
Endothel 217
Endotoxine 28
Energiegehalt 279
Enhancer 150
Enterozyten 215
Entzündungsmediatoren 226
Enzymaktivität
– Enzymeinheit 42
– Wechselzahl 42
Enzyme 30
– Allosterie 40
– Induced-fit-Konzept 31
– Inhibition 38
– Interkonvertierung 41
– Iso- 32
– Klassifikation 33
– Kooperativität 41
– multifunktionelle 34
– pH-Abhängigkeit 32
– Schlüssel-Schloss-Prinzip 31
– Spezifitäten 31
– Struktur 30
– Suizidinhibition 40
– Temperaturabhängigkeit 32
Enzymeinheit 42
Enzymkinetik 34
– Lineweaver-Burk-Plot 37
– Maximalgeschwindigkeit 34
– Michaelis-Menten-Gleichung 36
– Michaelis-Menten-Konstante 36
– Reaktionsgeschwindigkeit 35
Eosinophile 227
Epigenetik 147
Erbinformation 143
Ernährung
– parenterale 280
Erythropoese 206
– Regulation 206

Register

Erythropoetin 207
Erythrozyt 109
Erythrozyten 204
Ester 20
Euchromatin 147
Eukaryonten 45
Exopeptidase 281
Exzisionsreparatur 162

F

Favabohnenkrankheit 109
Favismus 109
Feedback-Inhibition 69
Fenton-Reaktion 215
Ferroportin 215
Fertilitätsplasmid 296
Fette 20
Fettsäuren 21, 48
– ungesättigte 48
Fettsäure-Synthese 127
– längere Fettsäuren 130
– Reaktionen 128
– Regulation 130
Fibrillin 183
Fibrin 218
Fibrinogen 218
Fibrinolyse 219
Fischer-Projektion 5
Flavin-Adenin-Dinucleotid 90
Flavin-Mononucleotid 90
Fluid-Mosaik-Modell 48
Folsäure 174
– Mangel 174, 216
Fructose 113
Furanose 8

G

Galaktosämie 112
Galaktose 7, 112
Galaktoseintoleranz 112
Galle 283
– Zusammensetzung 283
Gallensäuren 283
Gamma-Aminobuttersäure 195
Gammopathie, monoklonale 206
Gangliosid 27
Gel-Elektrophorese 300
– Färbung 301
Gen 149
Gen-Knock-down 294
Gen-Silencing, posttranskriptionelles 294
Gentransfer
– horizontaler 296
– vertikaler 297
Gerinnungskaskade 218, 219
Gestagene 255
Gibbs-Energie 2

Gicht 55, 176
Giftung 110
Gigantismus 262
Gleichgewichtskonstante 3
Glucagon 71, 85, 119, 247
Glucocorticoide 252
Glucokinase 61
Gluconeogenese 74, 76, 118
– Reaktionen 76
– Regulation 78
Glucosaminoglykane 12
Glucose 7
Glucose-6-Posphat-Dehydrogenase-Mangel 109
Glutamat 195
Glutamat-Dehydrogenase 187
Glutathion 109, 205, 276
Glycerin 118
Glykation 212
Glykogen 12, 79
– Abbau 81
– Granula 86
– Synthese 80
Glykogenolyse 81, 82
– Regulation 83
Glykokalix 49
Glykolipide
– Zellmembran 48
Glykolyse 59, 61
– anaerobe 68
– Bilanz 69
– Reaktionen 60
– Regulation 69
Glykoproteine 13
– Zellmembran 48
Glykosphingolipide 27
Glykosylierung 212
Glykosylphosphatidylinositol-Anker 48
Golgi-Apparat 54
– Diktyosomen 54
G-Proteine 239
Gradient
– elektrochemischer 102
Granulozyten 226
Growth Hormone Releasing Hormone 262
Gruppe
– funktionelle 9
– prosthetische 43, 79, 90

H

Halbacetal 8
Haldane-Effekt 214
Hämatopoese 206
Hamburger-Shift 214
Hämoglobin 207

– Abbau 209
– Allosterie 213
– Aufbau 207
– Bildungspartner 211
– fetales 208
– Sauerstoffabgabe 213
– Sauerstoffaffinität 213
– Sauerstoffbindung 212
– Synthese 209
Hämosiderin 216
Hämostase 217
Hapten 226
Harnsäure 176
Harnstoff 192, 280
– Ausscheidung 195
– Zyklus 192
Hashimoto-Thyreoiditis 265
H+-ATPasen 55
Haupthistokompatibilitätskomplex 228
Haworth-Struktur 8
HDL 136, 138
Hemmung
– kompetitive 39
– nichtkompetitive 39
– unkompetitive 40
Heparin 13, 220
Hepatomegalie 86
Heterochromatin 147
Heterodimer 230
heterogeneous nuclear RNA 150
Heteroglykane 12
Hexokinase 61
Hirnanhangsdrüse 250
Histamin 197
Histidin 197
Histone 49, 146
HI-Virus 293
Holoenzym 30
Homodimer 230
Homoglykane 12
Hormon
– adrenocorticotropes 253
– antidiuretisches 266
– follikelstimulierendes 255, 258, 260
– luteinisierendes 255, 260
– melanozytenstimulierendes 253
– Thyroidea-stimulierendes 263
Hormone 237
– Adrenalin 248
– aglandotrope 250
– Cortisol 252
– Dopamin 261
– glandotrope 250
– Glucagon 247
– Hypothalamus 250

– Insulin 242
– Klassifikation 237
– Noradrenalin 248
– Prolactin 261
– Proopiomelanocortin 253
– Regulation 250
– Rezeptoren 238
– Schilddrüsen- 263
– Sexual- 255
– Somatotropin 262
– Steroid- 253
– Thyreotropin 263
– Transport 238
Human Lymphocyte Antigen 228
Hyaluronsäure 13
Hydrolasen 33
Hydrolyse 20
Hydroxylapatit 183
Hydroxyl-Radikal 109
Hyperglykämie 246
Hyperthyreose 265
Hyperurikämie 176
Hypoglykämie 86
Hypophyse 250
Hypothalamus 250
Hypothyreose 265
Hypoxia Inducible Factor 207

I

Ikterus 210
Immunglobulin 231
– Klassen 233
– Struktur 231
Immunsystem 225
– Zellen 226
Importine 49
Induced-fit-Konzept 31
Inositol 26
Insulin 71, 85, 119, 242
– Sekretion 244
– Wirkung 245
Insulin-Like-Growth-Faktor I 262
Interkonvertierung 41
Interphase 165
Intrinsic Factor 216, 282
Isoenzyme 32
Isomerasen 34
Isomerie 6
Isopren 28

J

Januskinasen 241
Joule 279

K

Kalorien 279
Karyoplasma 49
Katalase 42

Katalysator 4, 30
Keratin 183
Kernlamina 49
Kernporen 49
Ketoazidose, diabetische 126, 247
Keton 5
Ketonkörper 123
– Abbau 124, 126
– Bildung 123
– Synthese 124
Ketosäuren 186
Kinetik 3
Knochen 183
Kohlendioxid
– Abgabe 214
– Transport 214
Kohlenhydrate 4, 59, 280
– Regulation des Stoffwechsels 114
Kohlenstoffmonoxid 211
Kollagen 181
Kompartiment 46
Komplementsystem 234
– alternativer Aktivierungsweg 234
– klassischer Aktivierungsweg 234
Kondensationsreaktionen 20
Konfigurationsisomere 6, 22
Konformationsisomere 6
Konstitutionsisomere 6
Kooperativität 41, 212
Kreatinin 201
Kreatinkinase 32
Kreatinphosphat 201
Kreislauf
– enterohepatischer 283
Kwashiorkor 206

L

Lactase 287
Lactat 68, 78
Lactatdehydrogenase 68
Lactose 12
Lactoseintoleranz 287
LDL 136, 138
LDL/HDL-Quotient 139
L-Dopa 198
Leber
– Biotransformation 110
Lecithin 26
Lesch-Nyhan-Syndrom 170
Leukotrien 222
Leukozyten 205
Ligand 184
Ligasen 34
Lineweaver-Burk-Plot 37
Lipide 20, 29, 281
– Verseifung 20
Lipid-Rafts 48

Lipolyse 117
– Diabetes mellitus 247
Lipoplyse
– Regulation 119
Lipopolysaccharide 28
Lipoproteine
– Aufbau 136
– Klassifikation 136
– Wanderungsverhalten 137
Lyasen 34
Lymphozyten 228
Lysosom 54
– Autolysosom 56
– Heterolysosom 56
– Osteoklasten 56
– Spermien 56
– Stadieneinteilung 55

M

Macrophage Colony-Stimulating Factor 183
Magen 281
Magensäure 281
Major Histocompatibility Complex 228
Makrophage 227
Malaria 109
Malat-Shuttle 76, 96, 101, 140
Malonyl-CoA 123
Maltose 12
Marfan-Syndrom 183
Mastzelle 227
Matrix
– extrazelluläre 58
Maximalgeschwindigkeit 34
Mean Corpuscular Hemoglobin 216
Mean Corpuscular Hemoglobin Concentration 216
Mean Corpuscular Volume 216
Megakaryozyten 217
Melatonin 197
Membranangriffskomplex 234
Membranprotein 180
Membranproteine
– integrale 48
– periphere 48
Menstruationszyklus 260
Mesomerie 17
Methämoglobin 211
Methionin 200
Methylenblau 211
Methylen-Tetrahydrofolat 176
M-Gradient 206
MHC-Moleküle 228
Michaelis-Menten-Gleichung 36
Michaelis-Menten-Konstante 36
Microbodies 57

Mitochondrial Outer Membrane Permeabilization 166
Mitochondrium 50
– Cardiolipin 51
– Endosymbiontentheorie 51
– Transportmechanismen 139
– Typen 50
Mitose 165
Mizellen 288
Modifikationen, posttranslationale 179
Monoacylglycerid 23
Monosaccharide 4
Monozyten 184, 227
Morbus Basedow 265
Morbus hämolyticus neonatorum 233
Mucopolysaccharide 12
Multienzymkomplex 34
– Pyruvatdehydrogenase 87
Mundhöhle 281
Muskel 200
Muskelfasern 202
Mutarotation 9
Muzine 281
Myelose, funikuläre 216
Myoglobin 211

N
N-Acetylneuraminsäure 13
Nachtblindheit 274
NAD 65
NADP 65
natürliche Killerzellen 228
Neugeborenenikterus 210
Neuralrohrdefekte 174
Neurohypophyse 266
Neurotransmitter
– exzitatorischer 195
– inhibitorischer 195
Neutrophile 226
N-Glykosylierung 54
Niacin 197
Nicotinamid-Adenin-Dinucleotid 65
Nicotinamid-Adenin-Dinucleotid-Phosphat 65
Noradrenalin 248
– Wirkung 249
Northern Blot 301
Nuclear Localization Signal 49
Nucleinbase 143
Nucleolus 50
Nucleolus Organizer Regions 50
Nucleosid 143
Nucleosom 147
Nucleotid 143
Nucleus 49

O
Okazaki-Fragmente 160
Omega-3-Fettsäuren 23
Onkogen 303
Operon 153, 296
Opsonierung 227, 234
Organellen 45
Origin of Replication 159
Ornithin 193, 194
Osmose 42
Osteoblasten 183
Osteoklasten 183
Osteomalazie 276
Osteoprotegerin 184
Östrogen 184, 255, 261
Oxalacetat 96
Oxidation 9, 11
Oxidationszahl 9
Oxidoreduktasen 33
Oxytocin 262, 266

P
Pankreas 282
– Insuffizienz 283
– Regulation 283
– Sekret 282
Parathormon 184, 267
Parkinson-Krankheit 198
Pathogen-Associated Molecular Patterns 227
Pellagra 66
Pentosephosphatweg 106
– oxidativer Teil 107
– regenerativer Teil 108
– Regulation 108
Pepsin 281
Peptid 17
– Nomenklatur 17
Peptidbindung 17
Peroxisom 57
– Plasmalogene (Etherlipide) 57
Phagozytensystem, mononukleäres 209
Phenylalanin 197
Phenylketonurie 197
Phosphatidylcholin 26
Phosphatidylethanolamin 26
Phosphatidylinositol 26
Phosphatidyl-Inositol-4,5-bisphosphat 240
Phosphatidylserin 26, 167
Phosphat/Sauerstoff-Quotient 104
Phosphoenolpyruvat 64
Phosphoglyceride 24
Phospholipide 47
Phosphorylierung
– atypische 168
pKs-Wert 16

Plasma 203, 205
– Proteine 205
Plasmazelle 229
Plasmid 296
Plasmin 219
Polymerase-Kettenreaktion 299
Polysaccharide 12
Polysom 52
Porphyrin 208
Primer 300
Proenzym 287
Progesteron 259, 261
Prokaryonten 45, 295
Prolactin 261
Proopiomelanocortin 253
Prostaglandine 222
Proteasom 51
Protein 17, 179, 281
– Aufnahmemenge 184
– biologische Wertigkeit 185
– Decarboxylierung 188
– Desaminierung 187
– lysosomales 53, 180
– Membran- 53
– Nomenklatur 17
– posttranslationale Modifikation 179
– sekretorisches 53, 180
– Strukturebenen 17
– Transaminierung 186
Proteinkinase C 241
Proteoglykane 13
Proteolyse
– Diabetes mellitus 247
– limitierte 179, 218, 282
Protonenpumpen 55
Protonenpumpenhemmer 282
Punkt, isoelektrischer 16
Purine 143
– Abbau 176
– Salvage-Pathway 170
– Synthese 168
Pyranose 8
Pyridoxalphosphat 186
Pyrimidine 143
– Abbau 176
– Synthese 170
Pyruvat 64, 141
Pyruvatdehydrogenase 86, 87
– Reaktionen 88
– Regulation 88

Q
Quotient, respiratorischer 280

R
Racemat 8
Rachitis 276

Reaktion
- geschwindigkeitsbestimmende 4
Reaktionsgeschwindigkeit 3, 35
- halbmaximale 35
Receptor Activator of Nuclear Factor κB 183
Redoxreaktion 9
Reduktion 9
Renin-Angiotensin-Aldosteron-System 269
Reperfusionsschaden 176
Replikationsgabel 159
Resorption 284
- Kohlenhydrate 284
- Lipide 288
- Proteine 287
Restriktionsendonucleasen 298
Retinal 271
Retinol 271
Retinsäure 271
Retroviren 293
Reverse Transkriptase 161
Rezeptor
- G-Protein-gekoppelter 239
- Tyrosinkinasen 241
Rhabdomyolyse 136
Rhodopsin 273
Riboflavin 90
Ribonucleoproteine 52
Ribose 64
Ribosom 50, 52, 156
- 70S- 51
- 80S- 51
- bakterielles 296
- Untereinheiten 52
Ribozym 30
RNA 148
- Arten 149
- messenger- 52
- ribosomale 50
- Viren 293
RNA-Interferenz 294
RNA-Polymerase 150, 158
Rotamere 6

S

Saccharose 12
Salvage-Pathway 170
Sartane 270
Sauerstoffaufnahme 214
Sauerstoffbindungskurve 212
Sauerstoffpartialdruck 212
Sauerstoffspezies, reaktive 109
Sauerstofftransport 212
Schiff-Base 187
Schilddrüsenhormone 263
- Wirkung 265

Schlüssel-Schloss-Prinzip 31
Schwangerschaftstest 261
Second Messenger 73, 239
Sehvorgang 272
Sekretin 282
Selenocystein 155
Serotonin 197
Serpin 220
Serum 203
Serum-Elektrophorese 206
Sexualhormone 255
- Freisetzung 255
SH-Gruppen 91
Sichelzellanämie 216
Signalpeptid 54, 180
Signal Recognition Particle 180
Signaltransduktion
- Mediatoren 239
Silikose 55
siRNA 294
Skorbut 183
small nuclear RNA 152
Sodium Dependent Glucose Transporter 284
Solenoid 148
Somatoliberin 262
Somatotropin 262
Southern Blot 301
Spaltung
- thiolytische 122
Sphingolipide 27
Sphingomyelin 27
Spina bifida 174
Spleißosomen 152
Stäbchen 273
Stammzellen 206
Stärke 12
Statine 136
STAT-Proteine 241
Steatorrhö 283
Stereochemie 6
Stereoisomere 6, 22
Steroide 29
Steroidhormone 253
Stickstoff 185
Stickstoffbilanz 185
Stickstoffmonoxid 194, 227, 242
Sticky Ends 298
Stoffwechsel 1
Streptokinase 219
Strukturformel 6
Substratkettenphosphorylierung 64
Substratsättigung 35
Succinat 96
Succinyl-CoA 122
Suizidinhibition 40
Suizid-Inhibitor 176

Sulfatide 27
Summenformel 6
Superoxiddismutase 226
Synthasen 34
Synthetasen 34

T

TATA-Box 150
Telomere 160
Terpene 28
Testosteron
- Funktiion 257
T-Gedächtniszellen 231
T-Helferzellen 230
Thermodynamik 2
Thermogenin 104
Thiamin 89
Thiaminmangel 89
Thiaminpyrophosphat 89
Thioester 91
Thiolgruppen 91
Thrombin 218
Thrombozyten 205, 217
Thrombozytenaggregations-hemmer 220, 221
Thrombus
- Auflösung 219
- primärer 218
- sekundärer 218
Thyreoidektomie 265
Thyreotropin 263
Thyroxin 263
Tissue Plasminogen Activator 219
T-Killerzellen 230
T-Lymphozyten 229
- zytotoxische 230
Tocopherol 276
Topoisomerase 150
Transaminasen 186
Transferasen 33
Transferrin 215
transfer RNA 155
trans-Golgi-Netzwerk 54
Transkriptasen, reverse 293
Transkription 149
- Hemmstoffe 152
Translation 53, 154, 156
- Hemmstoffe 158
Translocon 54, 181
Transmembranproteine 48
Transport
- aktiver 285
Triacylglycerid 23, 24, 117
- Synthese 131
Trijodthyronin 263
Trypsin 282
Tryptophan 197

Tumor-Nekrose-Faktor α 167
Tumor-Suppressor-Gene 303
Tyrosin 198

U
Ubichinon 103
Ubiquitin 51
Urokinase 219
Uronsäuren 13

V
Van-der-Waals-Kräfte 19, 48
Vasopressin 266
Verdauung 281
Viren 292
Vitamin 271
– A 271
– B1 89
– B2 90
– B6 187
– B7 78
– B9 174
– B12 216, 282
– C 182, 276
– D 274
– D3 268
– E 276
– H 78
– K 222
Vitamin-K-Antagonisten 220
VLDL 136, 138

Vollblut 203
Von-Willebrand-Faktor 217

W
Wachse 28
Wasserstoffbrücken 18
Wasserstoffperoxid 109
Wechselzahl 42
Wernicke-Enzephalopathie 90
Wernicke-Korsakow-Syndrom 90
Wertigkeit, biologische 185
Western Blot 301
Wobble-Hypothese 155

X
Xeroderma pigmentosum 162
Xerophthalmie 274

Z
Zapfen 273
Zelle 45
Zellkern 49
Zellkontakte 58
Zell-Matrix-Kontakte 58
Zellmembran 46
– Aufbau 47
– Cholesterin 48
– Doppelschicht (Bilayer) 47
– Fettsäuren 48
– Fluidität 48
– Fluid-Mosaik-Modell 48

– Glykokalix 49
– Glykolipide 48
– Glykoproteine 48
– Membranproteine 48
– Van-der-Waals-Kräfte 48
Zellwand 46
Zellweger-Syndrom 122
Zell-Zell-Kontakte 58
Zellzyklus 164
– G0-Phase 164
– G1-Phase 165
– G2-Phase 165
– Kontrollmechanismen 165
– Mitose 165
– S-Phase 165
Zentrum, aktives 30
Zinkfinger-Domäne 150
Zucker 4
– Reaktionsmechanismen 9
Zwitterion 16
Zyankali 105
Zymogenaktivierung 282
Zytokine 227
Zytoplasma 45, 49
Zytoskelett 57
– Aktinfilamente 57
– Intermediärfilamente 57
– Mikrotubuli 57

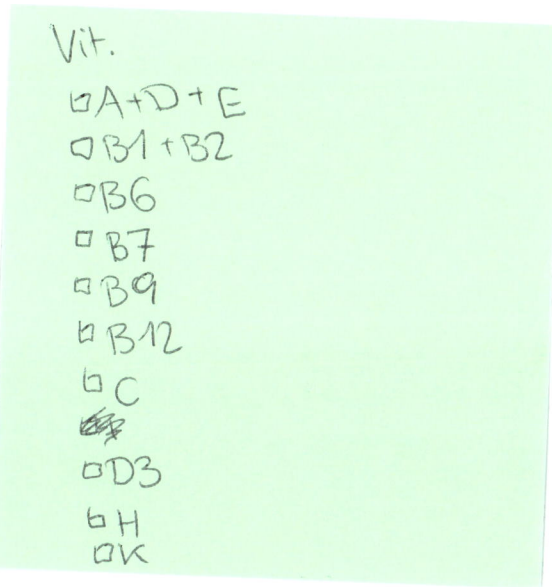